IMAGING ANATOMY

영상해부학 1

집필진

강은보 동의과학대학교 방사선학과
김창복 광주보건대학교 방사선학과
김문찬 동남보건대학교 방사선학과
김아영 대구가톨릭대학교 방사선학과
박종배 전) 충북보건과학대학교 방사선학과
임인철 동의대학교 방사선학과
임재동 대원대학교 방사선학과
장현철 수성대학교 방사선학과
정강교 안동병원 영상의학과
정봉재 전) 한국국제대학교 방사선학과
조평곤 대구가톨릭대학교 방사선학과
최종학 전) 고려대학교 방사선학과
최준구 극동대학교 방사선학과
한동균 을지대학교 방사선학과

도서출판 대학서림

일러두기

영상해부(imaging anatomy)는
의학영상을 찾아가는데 있어서,
길잡이 지도(guide map)입니다.

인체 곳곳의 이름이 어찌 젊게 바뀌었는지
그것들은 영상을 통해 어찌 네트워크를 만들고 있는지를
'내비게이션'처럼 보여줄 것입니다.

영상해부(imaging anatomy)는
의학영상의 길을 찾아나서는 이들에게
'즐겨찾기'처럼
업 그레이드 실시간 교통정보입니다.

솔솔한 흥미를 가지고
'톡톡' 인체의 신비한 영역을 짚어 찾아내
영상해부의 세계로
여행을 떠나십시오.

- 해부용어는 한글, 영어 순서로 배열하였습니다.
- 우리말 해부용어는 모두 붙여서 썼으며. 최근 용어(이전용어) 순서로 배열하였습니다.
- 큰괄호 [ ] 안팎에 있는 우리말 용어는 같은 뜻으로 함께 쓰기로 정한 해부용어입니다.

2025년 2월, 지은이

차례

1장 • 머리뼈(두개골) … 1

머리뼈 – 영상 이해를 위한 맨눈해부학 보기–앞면 ………… 03
머리뼈 – 영상 이해를 위한 맨눈해부학 보기–옆면 ………… 04
머리뼈 – 영상 이해를 위한 맨눈해부학 보기–아래면 ……… 05
머리뼈(두개골)의 정면촬영영상 ……… 06
머리뼈(두개골)의 측방향촬영영상 ……… 07
Towne촬영 ……… 08
신생아 머리뼈(두개골)의 정면촬영영상 ……… 09
신생아 머리뼈(두개골)의 Towne촬영영상 ……… 10
신생아 머리뼈(두개골)의 측방향촬영영상 ……… 11
안장(터어키안) ……… 12
코곁굴(부비동), Waters촬영영상 ……… 13
코곁굴(부비동), Caldwell촬영영상 ……… 14
코곁굴(부비동)의 측방향촬영영상 ……… 15
코안(비강)·코곁굴(부비동)의 CT영상 ……… 17
코안(비강)·코곁굴(부비동)의 MR영상 – 수평단면상 ……… 19
코안(비강)·코곁굴(부비동)의 MR영상 – 관상단면상 ……… 21
꼭지돌기(유양돌기), Law촬영 ……… 23
관자뼈(측두골)의 추체부, 눈확(안와)을 통한 후전방향촬영 … 24
관자뼈(측두골)의 추체부[청각계통] Schüller촬영과 Stenvers촬영 ……… 25
관자뼈(측두골)의 CT영상 – 수평단면상 ……… 26
관자뼈(측두골)의 CT영상 – 관상단면상 ……… 30
관자뼈(측두골)의 MR 영상 – 수평단면상 ……… 33
코뼈(비근골) ……… 34
턱관절(악관절) ……… 35
턱관절(악관절)부의 CT 영상 ……… 36
턱관절(악관절)부의 MR영상 – 시상·관상단면상 ……… 38
치아촬영 ……… 40
파노라마촬영 ……… 42
아래턱뼈(하악골)의 정면촬영영상 ……… 43

2장 • 눈확(안와) … 45

눈확 – 영상 이해를 위한 맨눈해부학 보기 – 옆면 ……… 47
눈확 – 영상 이해를 위한 맨눈해부학 보기 – 윗면 ……… 48
시각신경관(시신경관), Rhese 촬영 ……… 49
눈동맥(안동맥)조영 ……… 50
위눈정맥(상안정맥)의 구분 ……… 52
눈확정맥(안와정맥)조영 정면촬영영상 ……… 53
눈확정맥(안와정맥)조영 ……… 54
눈확(안와)(뼈구조)의 CT영상 – 수평단면상 ……… 56
눈확(안와)(뼈구조)의 CT영상 – 관상단면상 ……… 58
눈확(안와)(연부구조)의 CT영상 – 관상단면상 ……… 60
눈확(안와)(연부구조)의 CT영상 – 수평단면상 ……… 62
안구의 CT영상 – 수평단면상 ……… 65
정상 눈확(안와)의 MR영상 – 횡단면상 ……… 66

3장 • 뇌, 뇌혈관 … 67

중추신경계 – 영상 이해를 위한 맨눈해부학 보기 ……… 69
대뇌반구 – 영상 이해를 위한 표면해부학 보기 ……… 70
대뇌반구 – 영상 이해를 위한 표면해부학 보기 ……… 71
대뇌반구 – 영상 이해를 위한 표면해부학 보기 ……… 72
뇌실과 맥락얼기–영상 이해를 위한 맨눈해부학 보기 ……… 73
뇌실·뇌수조계의 해부 ……… 74
뇌혈관(뇌바닥 동맥) ……… 75
속목동맥(내경동맥)조영 동맥상 – 측면상 ……… 76
속목동맥(내경동맥)조영 동맥상 – 정면상 ……… 77
속목동맥(내경동맥)조영 정맥상 – 측면상 ……… 78
속목동맥(내경동맥)조영 정맥상 – 정면상 ……… 79
척추동맥(추골동맥)조영 동맥상 – 측면상 ……… 80
척추동맥(추골동맥)조영 동맥상 – 정면상 ……… 81
척추동맥(추골동맥)조영 정맥상 – 측면상 ……… 82

척추동맥(추골동맥)조영 정맥상 – 정면상 ······ 83
정맥각(Monro구멍) ······ 84
바깥목동맥(외경동맥)조영 동맥상 – 측면상 ······ 85
정상 바깥목동맥(외경동맥)조영상 ······ 86
뇌의 MR영상(1) – 큰구멍(대공) 위모서리 높이의 수평단면상 88
뇌의 MR영상(2) – 뇌줄기 아래부분 높이의 수평단면상 ······ 90
뇌의 MR영상(3) – 앞두개바닥에서
안장 높이의 수평단면상 ······ 92
뇌의 MR영상(4) – 대뇌 바닥핵(기저핵) 높이의 수평단면상 ··· 94
뇌의 MR영상(5) – 부챗살관(방사관) 높이의 수평단면상 ······ 96
뇌의 MR영상(6) – 마루점(두정부) 수평단면상 ······ 98
뇌의 MR영상(7) – 가쪽뇌실(외측뇌실) 앞뿔에서
안장 앞쪽의 관상단면상 ······ 100
뇌의 MR영상(8) – 셋째뇌실 전반부의 관상단면상 ······ 101
뇌의 MR영상(9) – 뇌줄기 앞모서리의 관상단면상 ······ 102
뇌의 MR영상(10) – 다리뇌(교뇌)·연수이행부의 관상단면상 104
뇌의 MR영상(11) – 소뇌 및 넷째뇌실의 관상단면상 ······ 106
뇌의 MR영상(12) – 정중시상단면상 ······ 108
뇌 및 머리뼈의 CT영상(1) ······ 110
큰구멍(대공)을 포함한 수평면
뇌 및 머리뼈의 CT 영상(2) ······ 112
소뇌계곡을 포함한 수평면
뇌 및 머리뼈의 CT영상(3) ······ 114
넷째뇌실 아래부, 속귀길구멍을 포함한 수평면
뇌 및 머리뼈의 CT영상(4) ······ 116
안장, 넷째뇌실 위부분을 포함한 수평면
뇌 및 머리뼈의 CT영상(5) ······ 118
아래둔덕, 셋째뇌실바닥을 포함한 수평면
뇌 및 머리뼈의 CT영상(6) ······ 120
Monro구멍, 솔방울샘(송과체)을 포함한 수평면
뇌 및 머리뼈의 CT영상(7) ······ 122
가쪽뇌실 몸통부를 포함한 수평면
뇌 및 머리뼈의 CT영상(8) ······ 124
반난원중심을 포함한 수평면
뇌 및 머리뼈의 CT영상(9) ······ 126
대뇌반구 위부분을 포함한 수평면

4장 • 인두, 후두, 침샘, 갑상샘 ··· 129

목(경부) – 영상 이해를 위한 맨눈해부학 보기 ······ 131
목(경부) – 영상 이해를 위한 맨눈해부학 보기 ······ 132
후두 – 영상 이해를 위한 맨눈해부학 보기 ······ 133
후두 – 영상 이해를 위한 맨눈해부학 보기 ······ 134
코인두(비인두)의 단순촬영 ······ 135
인두부의 CT 수평단면상 ······ 136
후두의 CT 수평단면상(1) ······ 138
후두의 CT 수평단면상(2) ······ 140
인두의 MR영상 – 관상단면상 ······ 142
인후두의 MR영상 –
인두의 시상단면상, 후두의 관상단면상 ······ 144
침샘(타액선)조영 – 귀밑샘(이하선) ······ 146
침샘(타액선)조영 – 턱밑샘(악하선) ······ 148
갑상샘의 해부 ······ 150
정상 갑상샘의 MR영상(1) – 관상단면상 ······ 151
정상 갑상샘의 MR영상(2) – 횡단면상 ······ 152
정상 갑상샘·부갑상샘의 초음파 영상 ······ 154
목(경부) 연조직의 계측 ······ 158

5장 • 허파[폐], 가슴세로칸(종격), 복장뼈(흉골) ··· 159

가슴우리(흉곽)와 가슴세로칸(종격)
영상 이해를 위한 맨눈해부학 보기 ······ 161
가슴[흉부]의 정면촬영상 ······ 162
가슴[흉부]의 측방향촬영상 ······ 163
허파엽(폐엽)과 엽사이틈새(엽간열) ······ 164
기관뒤삼각 ······ 165
폐구역[허파구역] ······ 166
기관지 – 영상 이해를 위한 맨눈해부학 보기 ······ 170
허파꼭대기(폐첨) 촬영상 ······ 171
허파문(폐문)의 높이 ······ 172

허파동맥(폐동맥)과 허파정맥(폐정맥) ··· 173
가슴[흉부]의 연조직 음영 ··· 174
가슴세로칸(종격)의 구분 ··· 175
허파[폐], 가슴세로칸(종격)의 경계선 ··· 177
가슴[흉부]의 MR영상(1)
횡단면상 ··· 178
가슴[흉부]의 MR영상(2)
관상단면상 ··· 182
가슴[흉부]의 MR영상(3)
대동맥활부에 평행인 단면상 (사위 시상단면상) ··· 184
복장뼈(흉골)의 사방향촬영상 ··· 186
복장뼈(흉골)의 측방향촬영상 ··· 188

6장 • 심장, 젖샘 ··· 189

심장과 혈관 – 영상 이해를 위한 맨눈해부학 보기 ··· 191
심장을 통한 혈류 경로 – 영상 이해를 위한 맨눈해부학 보기 ··· 192
가슴[흉부]의 정면촬영상 ··· 193
가슴[흉부]의 측방향촬영상 ··· 194
선택적 좌관상동맥조영 ··· 195
선택적 관상동맥조영 ··· 196
오른심실(우심실)조영 ··· 198
왼심실(좌심실)조영 ··· 199
심장의 CT해부 ··· 200
여성 유방과 앞가슴벽 – 영상 이해를 위한 맨눈해부학 보기 202
유방 X선촬영 ··· 203
정상 젖샘(유선)의 CR영상 ··· 204
정상 유방[젖]의 초음파 영상 ··· 206
유방[젖]의 MR 영상 ··· 208

7장 • 척추, 척수 ··· 209

척추뼈 – 영상 이해를 위한 맨눈해부학 보기 ··· 211
목뼈(경추)의 정면촬영상 ··· 212
고리뼈(환추골)와 중쇠뼈(축추골)의 정면촬영상 ··· 213
목뼈(경추)의 측방향촬영상 ··· 214
목뼈(경추)의 사방향촬영상 ··· 215
등뼈(흉추)의 정면촬영상 ··· 216
등뼈(흉추)의 측방향촬영상 ··· 217
허리뼈(요추)의 정면촬영상 ··· 218
허리뼈(요추)의 사방향촬영상 ··· 219
허리뼈(요추)의 측방향촬영상 ··· 220
허리엉치관절(요천골관절)의 정면촬영상 ··· 221
허리엉치관절(요천골관절)의 측방향촬영상 ··· 222
엉치뼈(천골)의 정면촬영상 ··· 223
엉치뼈(천골)와 꼬리뼈(미골)의 측방향촬영상 ··· 224
엉치엉덩관절(천골장골관절)의 사방향촬영상 ··· 225
척주를 구성하는 관절 ··· 226
척주와 척수 – 영상 이해를 위한 맨눈해부학 보기 ··· 227
척추·척수의 MR영상(1) – 목뼈(경추) 시상단면상 ··· 228
척추·척수의 MR영상(2) – 목척수(경수) 횡단면상 ··· 230
척추·척수의 MR영상(3)
고리뒤통수관절(두개·경추이행부)의 관상단면상 ··· 232
척추·척수의 MR영상(4) – 허리뼈(요추) 관상단면상 ··· 234
척추·척수의 MR영상(5) – 허리뼈(요추) 시상단면상 ··· 236
척추·척수의 MR영상(6) – 허리뼈(요추) 시상단면상 ··· 238
척추·척수의 MR영상(7) – 허리뼈(요추) 횡단면상 ··· 240
척추원반(추간판)의 구조와 거미막밑공간(지주막하강)의 관계 242
척추, 척수의 CT영상(1) ··· 243
척추, 척수의 CT영상(2) ··· 244
척추, 척수의 CT영상(3) ··· 245
척추, 척수의 CT영상(4) ··· 246

8장 • 배(복부) 단순X선촬영 … 247

배안 장기 – 영상 이해를 위한 맨눈해부학 보기 ……………… 249
배(복부) 단순 X선촬영 …………………………………… 250
소화관 안의 가스상 …………………………………… 252
옆구리(측복부)의 그림 …………………………………… 253
골반부의 연조직 음영 …………………………………… 254
간, 지라(비장), 신장[콩팥]의 형태 ……………………… 255
배안(복강)의 해부 그림 …………………………………… 257
복막뒤공간(후복막강)의 구분 ……………………………… 259
오른쪽 복막뒤공간(후복막강) ……………………………… 260
간각부와 복막바깥지방층의 관계 ………………………… 261
위 – 장관 안의 가스 분포 ………………………………… 262
배(복부) 초음파영상 …………………………………… 263

9장 • 식도, 위, 장[창자] … 265

소화계통 – 영상이해를 위한 맨눈해부학 보기 ……………… 267
식도의 구역 …………………………………………… 268
식도의 정면촬영상 ……………………………………… 269
식도의 제1사위상 ……………………………………… 270
식도의 제2사위상 ……………………………………… 271
식도의 측방향촬영 충만상 ………………………………… 272
식도의 생리적 잘록부위(협착부)와 주변장기 ………………… 273
식도위연결부 …………………………………………… 274
위의 정면촬영 충만상(선 자세) ……………………………… 275
위의 사방향촬영상 ……………………………………… 276
위의 충만상, 2중조영상 및 렐리프상 ……………………… 277
위의 측방향촬영상 ……………………………………… 279
폭포모양 위 …………………………………………… 280
위의 긴장도와 위형 ……………………………………… 281
압박상 ………………………………………………… 282
위와 주변장기의 관계 …………………………………… 284
샘창자(십이지장)와 주변장기의 관계 ……………………… 285
위, 소장, 대장과 주변장기의 관계 ………………………… 286
십이지장[샘창자]의 각 부분 명칭 ………………………… 287
위와 십이지장의 점막주름 ………………………………… 288
작은창자[소장] ………………………………………… 287
작은창자[소장]의 분포와 명칭 …………………………… 288
공장[빈창자] · 회장[돌창자] · 결장[잘록창자]의 점막상 ……… 291
작은창자[소장]의 이중조영상 ……………………………… 292
돌창자끝부분(회장말단부) ………………………………… 294
맹장충수연결부 ………………………………………… 296
큰창자[대장]의 기능적 잘록부위(협착부위) ………………… 297
큰창자[대장]의 미세구조 ………………………………… 298
큰창자[대장]의 주행과 주변장기의 관계 …………………… 299
바륨 주장조영의 정면촬영영상 …………………………… 300
큰창자[대장]의 이중조영상 ……………………………… 301
큰창자[대장]의 이중조영상 ……………………………… 302
직장[곧창자]의 측방향촬영상 ……………………………… 303
직장[곧창자]의 정면촬영상 ………………………………… 304
위 · 아래창자간막동맥(상 · 하장간막동맥)과 그 분지 ………… 305
식도의 CT영상(1) ……………………………………… 306
식도의 CT영상(2) ……………………………………… 308
위의 CT영상 …………………………………………… 310
십이지장[샘창자]의 CT영상 ……………………………… 312
작은창자[소장]의 CT영상 ………………………………… 314
큰창자[대장]의 CT영상 …………………………………… 316
위의 MR영상 …………………………………………… 318
작은창자[소장]의 MR영상 ………………………………… 320
직장[곧창자]의 MR영상 …………………………………… 322

01 머리뼈(두개골) skull

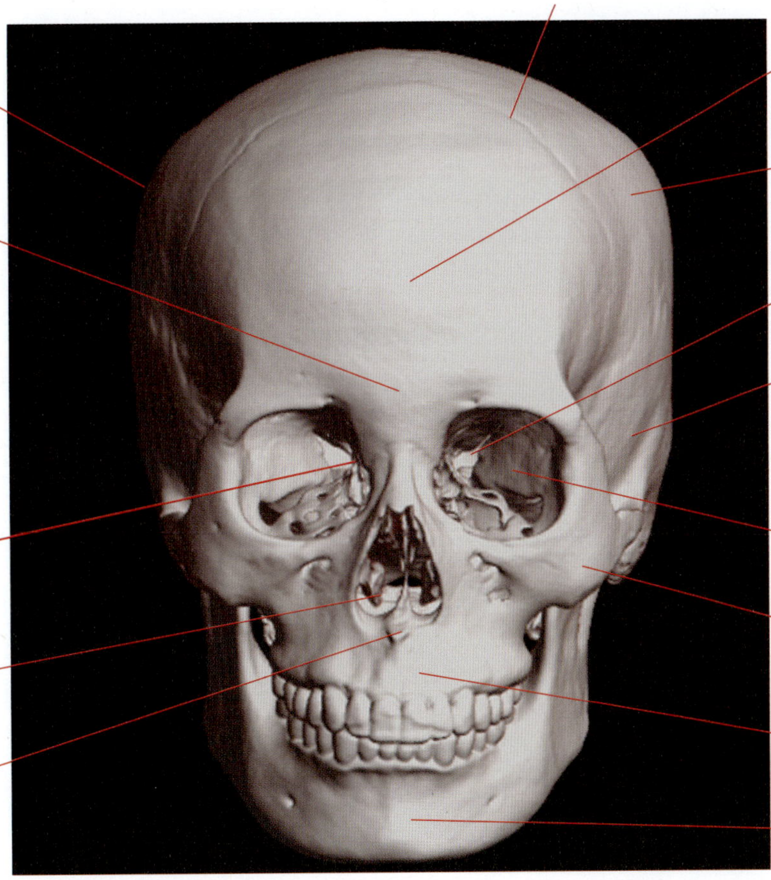

머리뼈 앞면, 3차원 CT영상

머리(head)는 머리카락이 덮고 있는 머리덮개부분과 얼굴로 나눈다. 머리의 뼈(bones of skull)는 모두 스물 두 개로 이루어져 있으며, 크게 머리덮개뼈(calvaria)와 얼굴뼈(facial bone)로 나눈다. 이를 통틀어 하나의 뼈로 말할 때에는 머리뼈(두개골, cranium, skull)라고 한다.

머리뼈-영상 이해를 위한 맨눈해부학 보기 / Cranium - Review of Gross Anatomy

앞 면

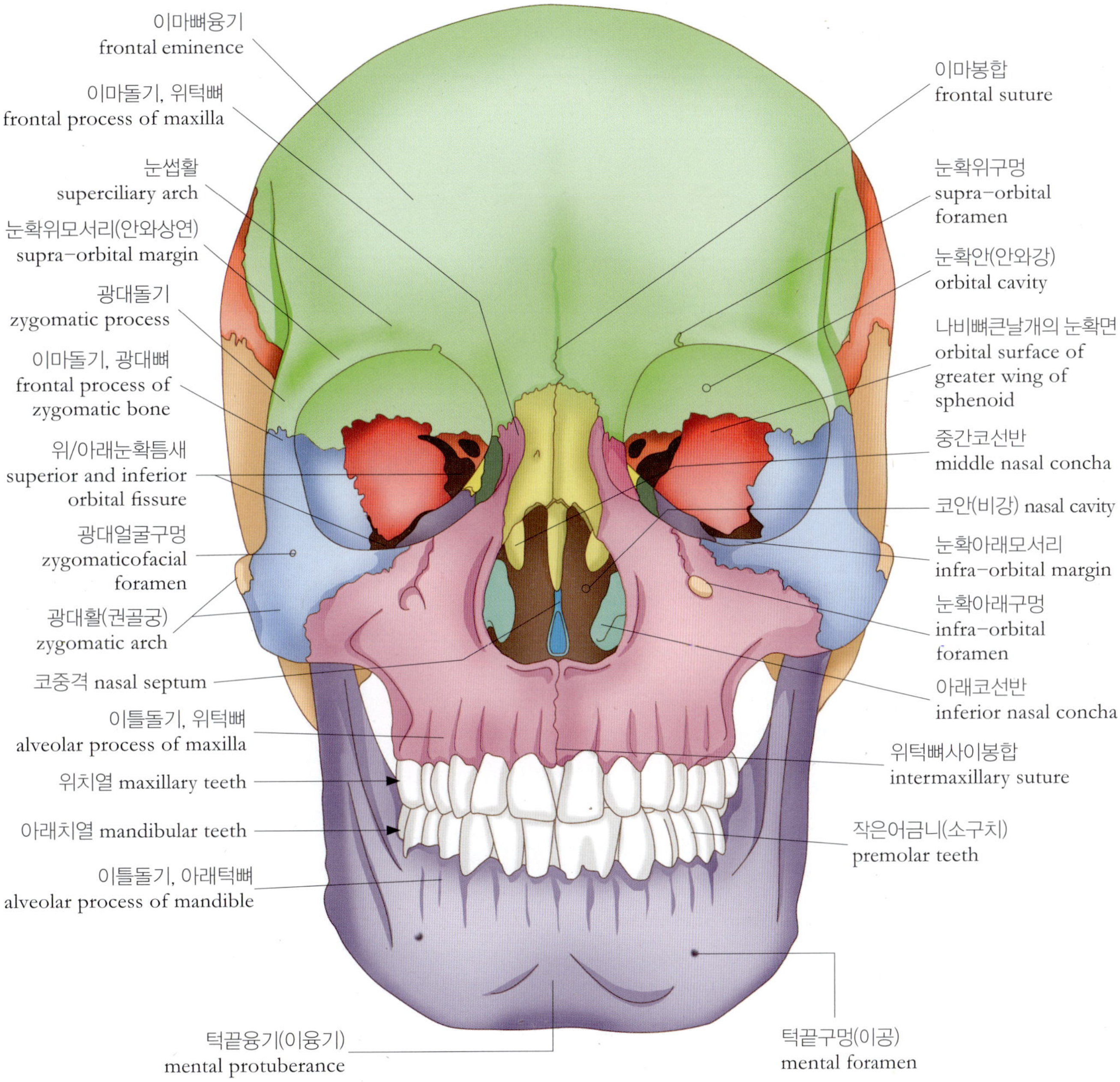

Bones (뼈)			
	벌집뼈 ethmoid	아래턱뼈 mandible	나비뼈 sphenoid
	이마뼈 frontal	위턱뼈 maxilla	관자뼈 temporal
	코선반뼈 inferior concha	코뼈 nasal	보습뼈 vomer
	눈물뼈 lacrimal	마루뼈 parietal	광대뼈 zygomatic

머리뼈-영상 이해를 위한 맨눈해부학 보기 / Cranium - Review of Gross Anatomy

오른쪽 옆면

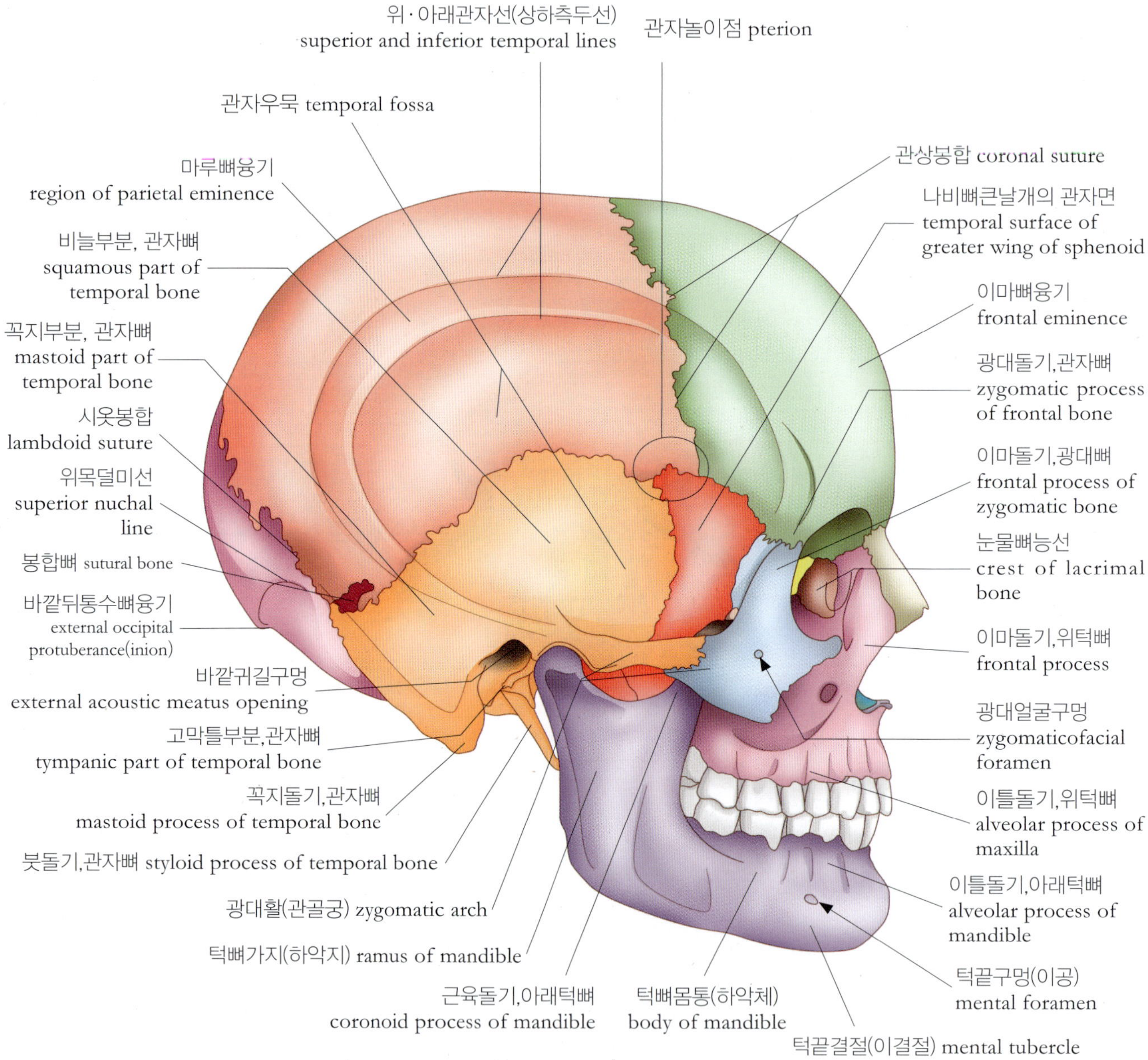

Bones (뼈)				
	벌집뼈 ethmoid	위턱뼈 maxilla	나비뼈 sphenoid	광대뼈 zygomatic
	이마뼈 frontal	코뼈 nasal	봉합뼈 sutural	
	눈물뼈 lacrimal	뒤통수뼈 occipital	관자뼈 temporal	
	아래턱뼈 mandible	마루뼈 parietal	보습뼈 vomer	

머리뼈-영상 이해를 위한 맨눈해부학 보기 / Cranium - Review of Gross Anatomy

아래면

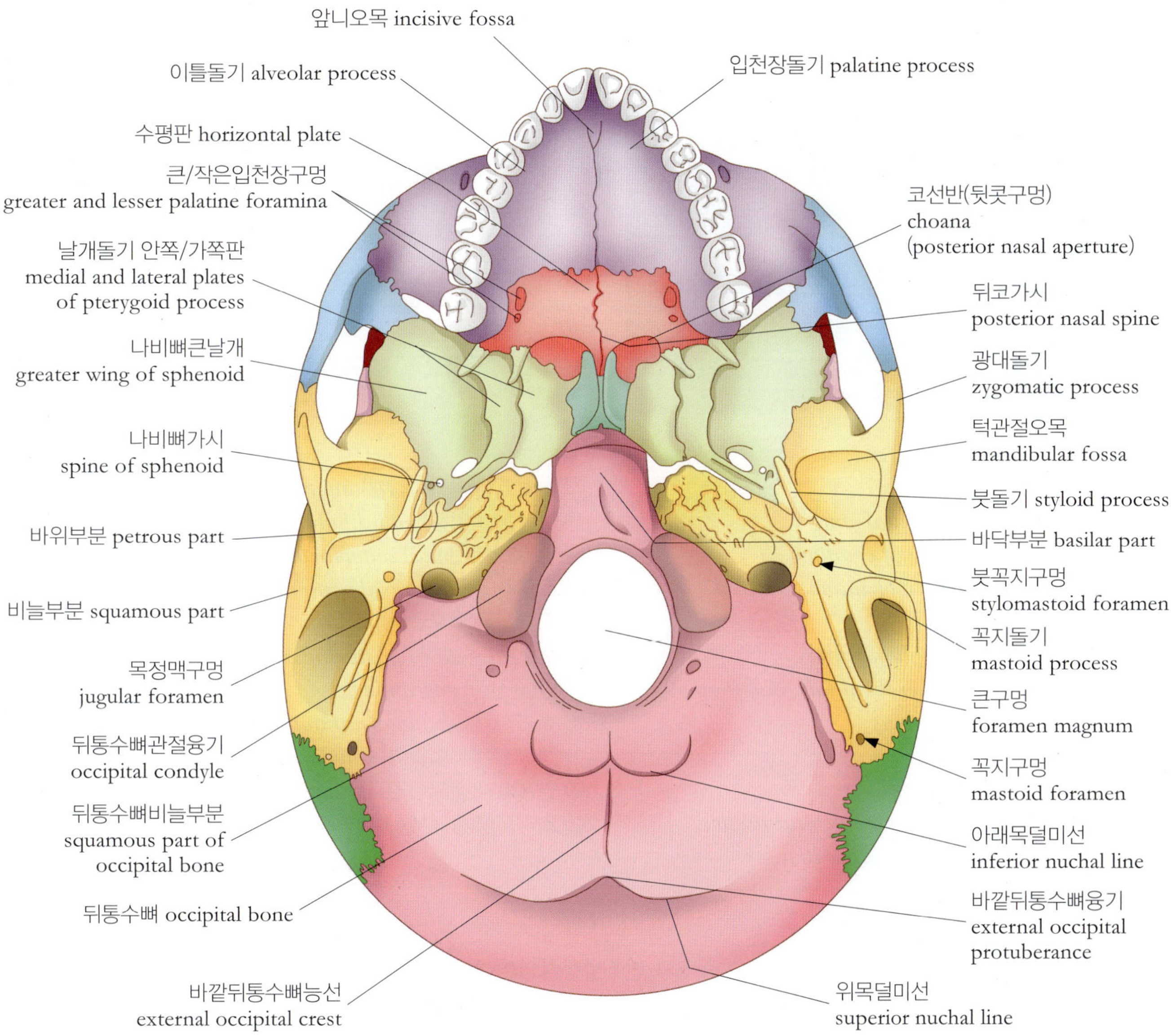

Bones (뼈)			
	이마뼈 frontal	입천장뼈 palatine	관자뼈 temporal
	위턱뼈 maxilla	마루뼈 parietal	보습뼈 vomer
	뒤통수뼈 occipital	나비뼈 sphenoid	광대뼈 zygomatic

머리뼈(두개골)의 정면촬영상 / frontal view of skull

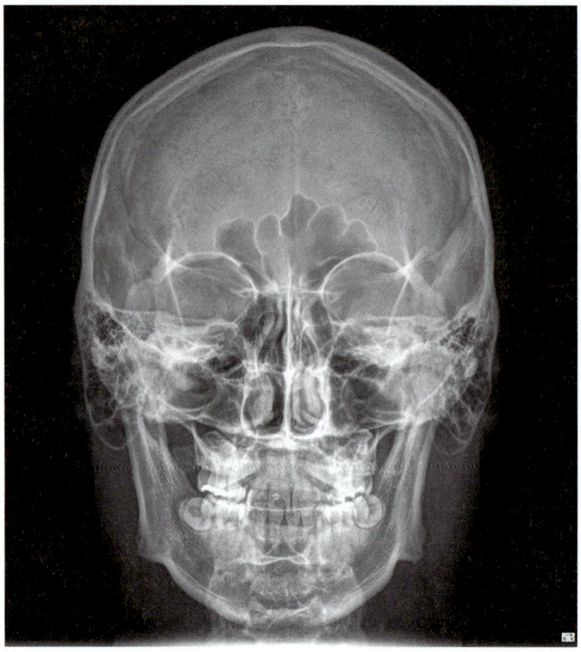

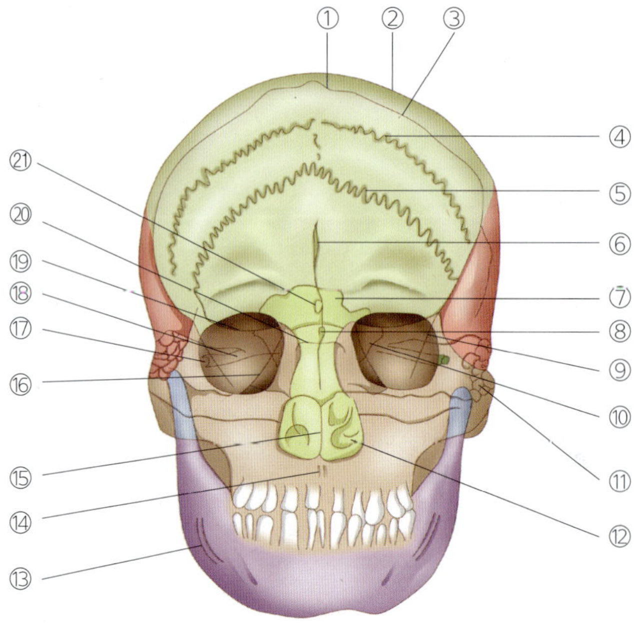

① 위시상정맥굴고랑(상시상동구) *sulcus for superior sagittal sinus*
② 바깥판(외판) *outer table of cranium*
③ 속판(내판) *inner table of cranium*
④ 관상봉합 *coronal suture*
⑤ 시옷봉합(인자봉합) *lambdoid suture*
⑥ 대뇌낫(대뇌겸), 석회화 *cerebral falx, calcified*
⑦ 이마굴(전두동) *frontal sinus*
⑧ 볏돌기(계관) *crista galli*
⑨ 무명선 *innominate line*
⑩ 위눈확틈새(상안와열) *superior orbital fissure*
⑪ 꼭지벌집(유돌봉소) *mastoid air cells*
⑫ 아래코선반(하비갑개) *inferior nasal concha*
⑬ 턱뼈관(하악관) *mandibular canal*
⑭ 앞코가시(전비극) *anterior nasal spine*
⑮ 코중격(비중격) *nasal septum*
⑯ 뒤벌집굴(후사골동) 가쪽벽(외측벽) *lateral wall of posterior ethmoid sinus*
⑰ 안뜰(전정) *vestibule*
⑱ 속귀길(내이도) *internal auditory canal*
⑲ 접형능선(접형골릉) *sphenoid ridge*
⑳ 안장바닥(터어키안저) *floor of sella turcica*
㉑ 솔방울샘(송과체), 석회화 *pineal body, calcified*

머리뼈(두개골, skull) 정면촬영에는 후전방향촬영과 전후방향촬영이 있다. 한번의 촬영을 할 경우에는 해부학적으로 복잡한 얼굴뼈(facial bone)를 영상면에 근접시키는 후전방향촬영이 기본이나 환자가 엎드린 자세로 자세고정이 불안정하여, 전후방향촬영으로 쓰는 경우가 많다. 두개관(calvarium)의 형상, 골 농도, 異常 석회화음영의 유무 등을 검토한다. 머리뼈 바닥(두개저, base of skull)에 대해서는 안장바닥(터어키안저, sellar floor), 위눈확틈새(상안와열, superior orbital fissure), 코곁굴(부비동, paranasal sinus), 관자뼈(측두골, temporal bone) 바위끝(추체부, petrous portion) 등을 검토한다.

무명선(innominate line)은 나비뼈(접형골, sphenoid bone) 큰날개(대익, greater wing of sphenoid)가 관자우묵(측두와, temporal fossa)을 형성하는 면이 선으로 정면상에서 나타나는 것이다. 이 무명선과 광대뼈활(권골궁, zygomatic arch) 사이에 관자우묵(temporal fossa)이 있다.

머리뼈(두개골)의 측방향촬영상 / lateral view of skull

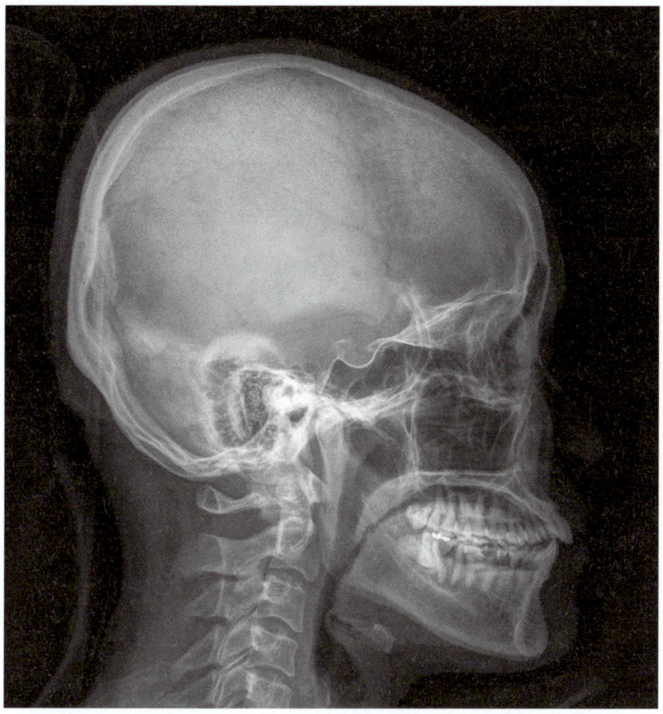

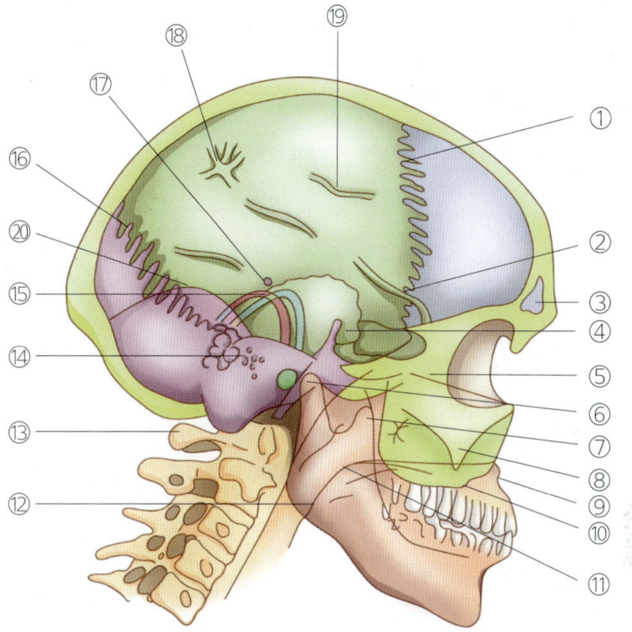

① 관상봉합 *coronal suture*
② 중간뇌막동맥고랑(중경막동맥구) *indentation of middle meningeal artery*
③ 이마굴(전두동) *frontal sinus*
④ 안장(터어키안) *sella turcica*
⑤ 눈확바닥(안와상) *orbital floor*
⑥ 아래턱뼈(하악골) 관절돌기 *condyloid process of mandible*
⑦ 아래턱뼈(하악골) 근육돌기(근돌기) *coronoid process of mandible*
⑧ 위턱뼈(상악골) 광대돌기(권골돌기) *zygomatic process of maxilla*
⑨ 앞코가시(전비극) *anterior nasal spine*
⑩ 위턱굴(상악동) 바닥(저) *antral floor*
⑪ 단단입천장(경구개) 후연 *posterior end of hard palate*
⑫ 혀후연(설후연) *posterior tongue*
⑬ 고리뼈(환추골) *atlas(C I)*
⑭ 꼭지벌집(유돌봉소) *mastoid air cells*
⑮ 귓바퀴(이개) *pinna of ear*
⑯ 시옷봉합(인자봉합) *lambdoid suture*
⑰ 송방울샘(송과체)의 석회화 *pineal body, calcified*
⑱ *parietal star(spider)*
⑲ 판사이정맥(판간정맥) *diploic vein*
⑳ 가로정맥굴고랑(횡정맥동구) *sulcus for transverse sinus*

머리뼈(두개골, skull) 측방향촬영은 정면촬영과 함께 머리부 X선촬영의 기본이다. 좌우방향, 우좌방향의 두 가지 촬영법이 있으며, 병변의 위치를 예상할 경우에는 병소쪽을 영상면에 가까이 놓고 촬영한다.

Parietal star(spider)는 판사이정맥고랑(판간정맥구, groove for diploic vein)이 마루뼈(두정골, parietal bone)에서 뚜렷하게 보이며 별모양(star-like)을 이루고 있는 것을 가리킨다. 중간뇌막동맥고랑(중경막동맥구, groove for middle meningeal artery)은 안장(터어키안, sella turcica)부에서 두정부(parietal region)와 측두(temporal region) 뒤부분으로 갈라지는 특징적인 형태를 나타낸다.

Towne촬영 / Towne's view of skull

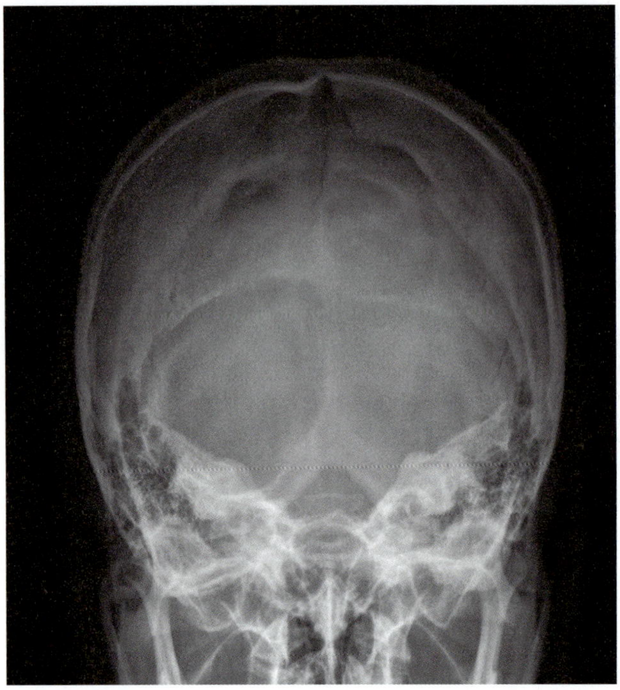

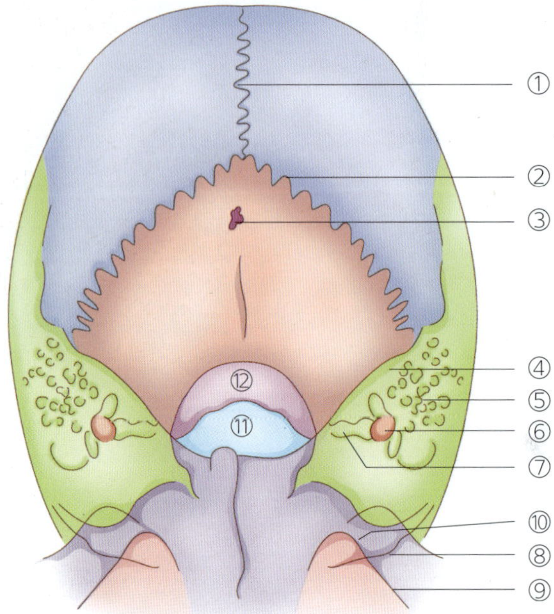

① 시상봉합 *sagittal suture*
② 시옷봉합(인자봉합) *lambdoid suture*
③ 송방울샘(송과체)의 석회화 *pineal body(calcified)*
④ 관자뼈(측두골) 바위끝(추체부) *petrous portion*
⑤ 꼭지벌집(유돌봉소) *mastoid air cells*
⑥ 속귀(내이) *internal ear*
⑦ 속귀길(내이도) *internal auditory canal*
⑧ 나비뼈(접형골) 큰날개(대익) *greater wing of sphenoid bone*
⑨ 위턱굴(상악동) 위벽(상벽) *roof of maxillary sinus*
⑩ 아래눈확틈새(하안와열) *inferior orbital fissure*
⑪ 안장등(안배) *dorsum sellae*
⑫ 큰구멍(대공) *foramen magnum*

Towne촬영(Towne method)은 정면 전후방향촬영에 비하여 영상에 뒤통수뼈(후두골, occipital bone)가 차지하는 범위가 넓어지므로 뒤통수뼈의 전체 윤곽을 관찰하기에 적합하며, 큰구멍(대공, foramen magnum) 안에 안장등(안배, dorsum sellae)이 투영된다. 바위능선(추체골릉, petrous ridge)과 내이도구멍(내이도공, orifice of internal acoustic meatus)도 관찰의 주안점이 된다. 그밖에 아래눈확틈새(하안와열, inferior orbital fissure), 상악동(위턱굴, maxillary sinus) 뒤부분 등도 관찰된다.

이 촬영방법을 Grashey method라고도 한다.

신생아 머리뼈(두개골)의 정면촬영상 / frontal view of neonatal skull

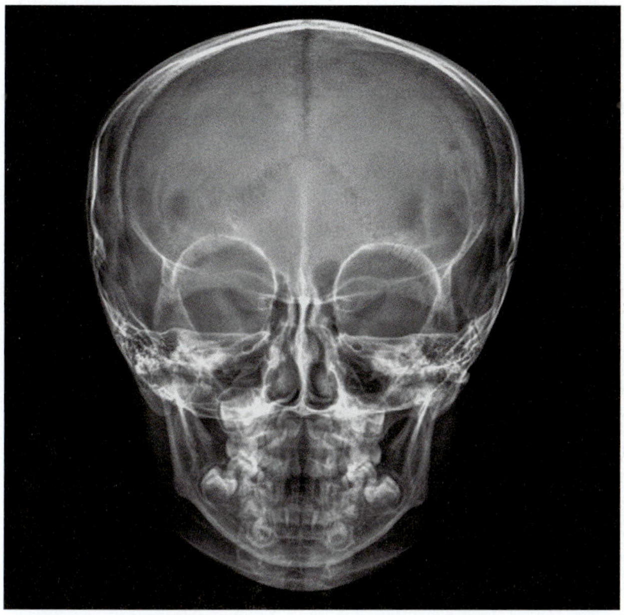

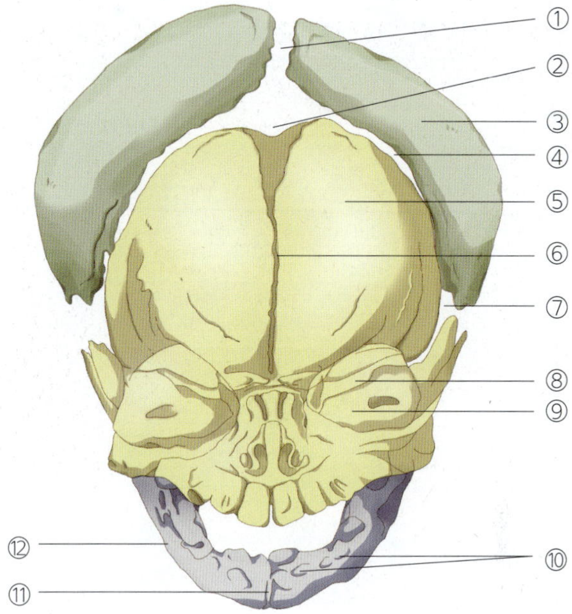

① 시상봉합 *sagittal suture*
② 앞숫구멍(대천문) *anterior fontanelle*
③ 마루뼈(두정골) *parietal bone*
④ 관상봉합 *coronal suture*
⑤ 이마뼈(전두골) *frontal bone*
⑥ 이마봉합(전두봉합) *metopic suture*
⑦ 비늘봉합(인상봉합) *squamous suture*
⑧ 눈확(안와) *orbit*
⑨ 관자뼈(측두골) 바위(추체) *petrous part*
⑩ 젖니(유치) *deciduous tooth*
⑪ 턱뼈결합(하악결합) *symphysis of mandible*
⑫ 아래턱뼈(하악골) *mandible*

이마뼈(전두골, frontal bone)는 출생시에 정중(正中)에서 좌우로 떨어져 있으나, 이 현상은 보통 5~6세까지에 없어진다. 이 이마뼈의 봉합이 그대로 남아 있을 때를 이마봉합(전두봉합, metopic suture)이라고 하며, 10% 정도에서 볼 수 있다.

신생아 머리뼈(두개골)의 Towne촬영상 / Towne's view of neonatal skull

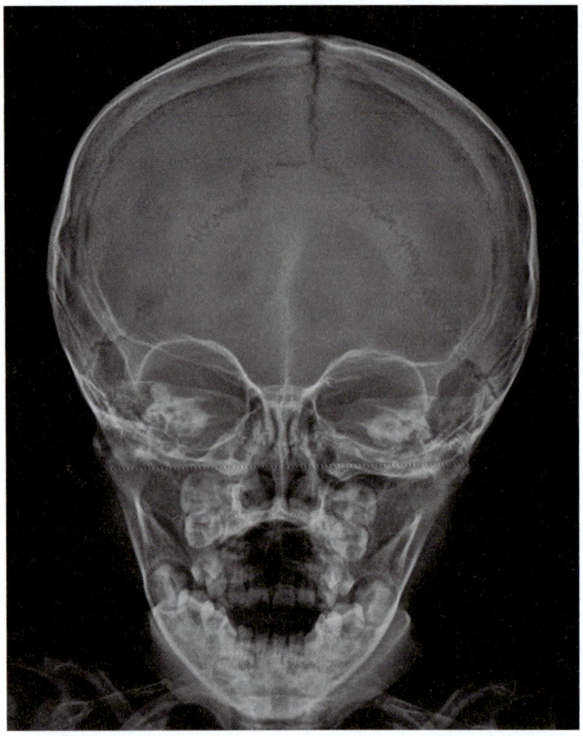

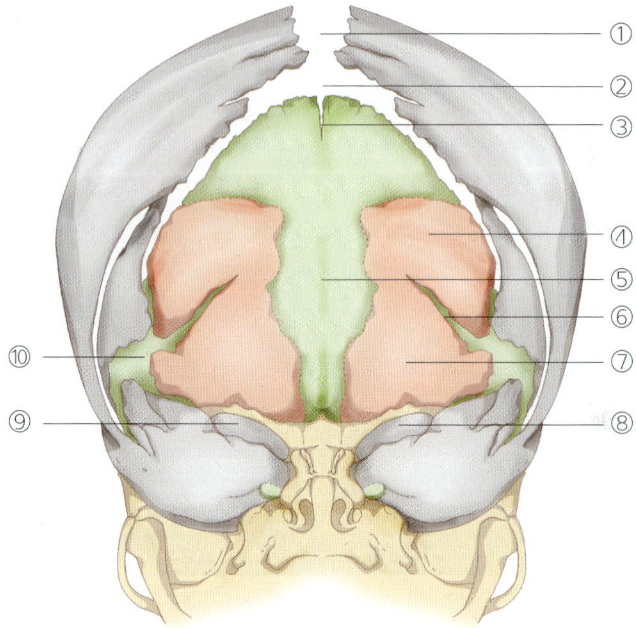

① 시상봉합 *sagittal suture*
② 뒤숫구멍(소천문) *posterior fontanelle*
③ 뒤통수뼈(후두골) 위정중틈새(상정중열) *superior medians fissure of occipital bone*
④ 뒤통수뼈(후두골)의 *interparietal portion*
⑤ 뒤통수뼈(후두골)의 *squamous portion*
⑥ *mendosal suture*
⑦ 뒤통수뼈(후두골)의 *supraoccipital portion*
⑧ 뒤통수뼈(후두골)의 *supraoccipial portion*과 *exoccipital portion* 사이의 연골결합
⑨ 뒤통수뼈(후두골)의 *exoccipital portion*
⑩ 뒤외측숫구멍(후외측천문) *posterolateral fontanelle*

Mendosal suture는 신생아 뒤통수뼈(후두골, occipital bone)에서 볼 수 있는 봉합이며, 출생 후 몇 주일에 없어진다. 뒤통수뼈(occipital bone)의 위부분과 외측뒤통수부에 있는 균열을 무명연골결합이라고 부르기도 하며, 출생 후 2~3년에 없어진다.

신생아 머리뼈(두개골)의 측방향촬영상 / lateral view of neonatal skull

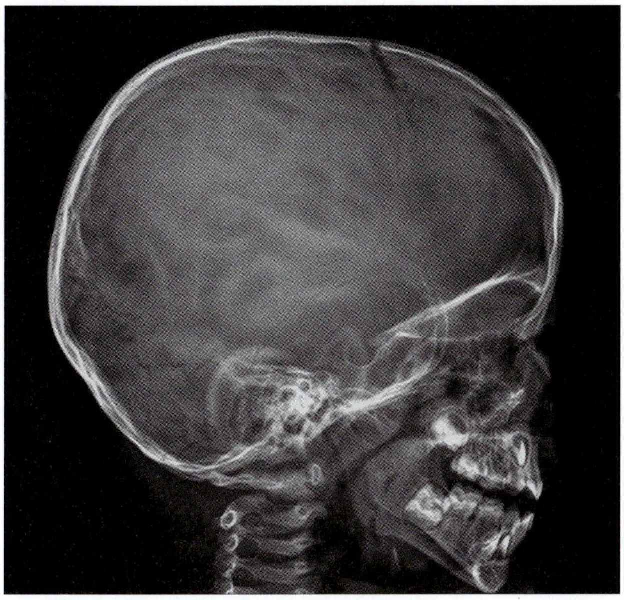

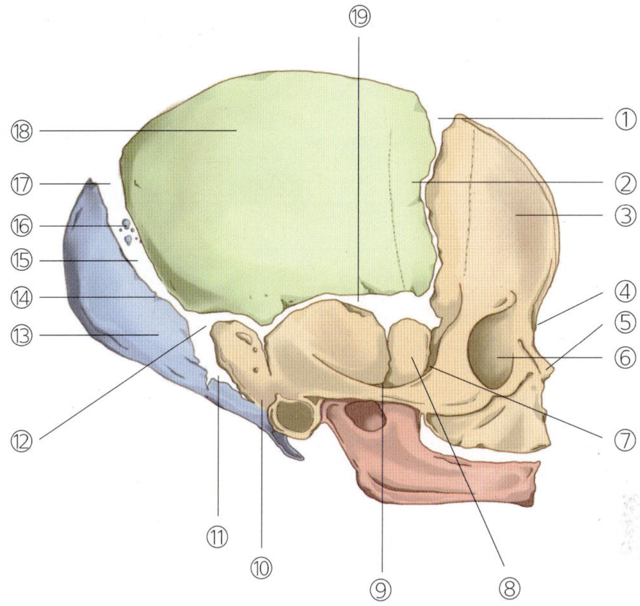

① 앞숫구멍(대천문) *anterior fontanelle*
② 관상봉합 *coronal suture*
③ 이마뼈(전두골) *frontal bone*
④ 이마코봉합(전두비골봉합) *frontonasal suture*
⑤ 코뼈(비근골) *nasal bone*
⑥ 눈확(안와) *orbit*
⑦ 안장(터어키안) *sella turcica*
⑧ 관자뼈(측두골) 비늘부분(인상부) *squamosa of temporal bone*
⑨ 나비뒤통수뼈연골결합(접형후두골연골결합) *spheno-occipital synchondrosis*
⑩ 뒤통수뼈(후두골)의 *exoccipital portion*
⑪ 뒤통수뼈(후두골)의 *supraoccipital portion*과 *exoccipital portion*사이의 연골결합
⑫ 뒤외측숫구멍(후외측천문) *posterolateral fontanelle*
⑬ 뒤통수뼈(후두골)의 *squamous portion*
⑭ *mendosal suture*
⑮ 시옷봉합(인자봉합) *lambdoid suture*
⑯ 봉합골 *wormian bones*
⑰ 뒤숫구멍(소천문) *posterior fontanelle*
⑱ 마루뼈(두정골) *parietal bone*
⑲ 비늘봉합(인상봉합) *squamous suture*

봉합뼈(wormian bones)는 봉합선 사이에 있는 몇 개 또는 여러 개의 작은 뼈조각을 말한다. 나비뒤통수뼈연골결합(접형후두골연골결합, sphenooccipital synchondrosis)은 나비뼈(접형골, sphenoid bone)와 뒤통수뼈(후두골, occipital bone) 뇌바닥부사이에 있으며, 25세까지 유합되는 일이 없어 골절선(fracture line)으로 오인될 때가 있다.

안장(터어키안) / sella turcica

정면촬영상(frontal view)

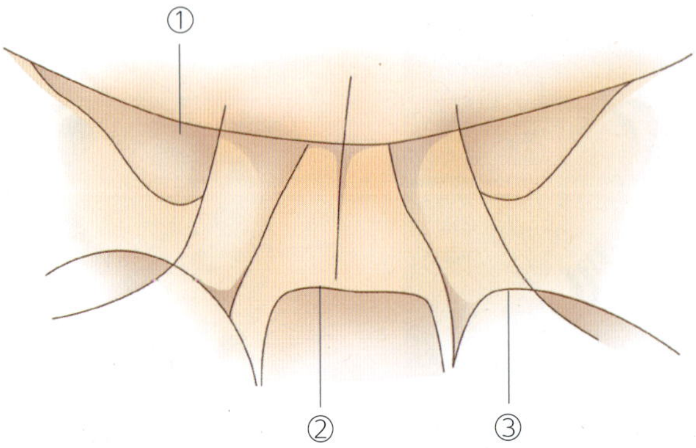

① 나비뼈(접형골)평면 *planum sphenoidale*
② 안장바닥(터어키안저) *sellar floor*
③ 벌집위턱판(사골상악동판) *ethmoidomaxillary plate*

측방향촬영상(lateral view)

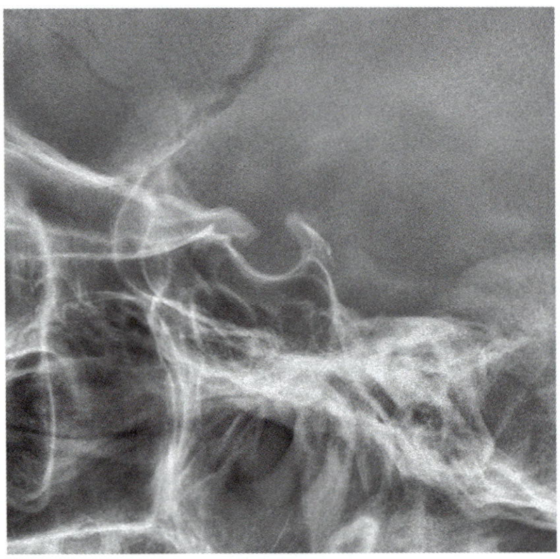

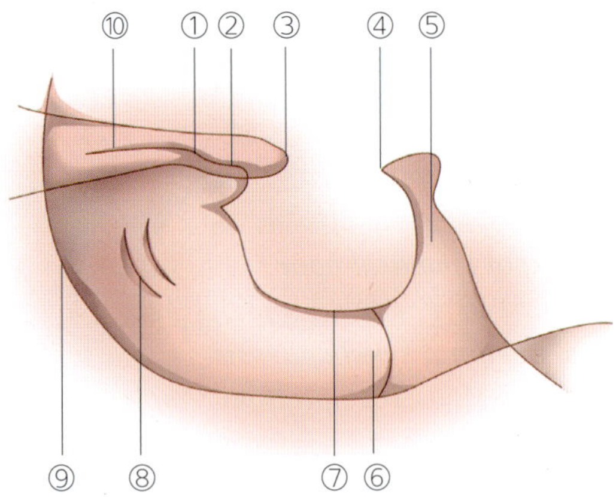

① 시각신경고랑(시신경구) *optic nerve sulcus*
② 안장결절(안결절) *tuberculum sellae*
③ 앞침대돌기(전상돌기) *anterior clinoid process*
④ 뒤침대돌기(후상돌기) *posterior clinoid process*
⑤ 안장등(안배) *dorsum sellae*
⑥ 나비굴(접형동) *sphenoid sinus*
⑦ 안장바닥(터어키안저) *sellar floor*
⑧ 목동맥고랑(경동맥구) *carotid artery sulcus*
⑨ 나비뼈(접형골) 큰날개(대익)
greater wing of sphenoid bone
⑩ 나비뼈(접형골)평면 *planum sphenoidale*

코곁굴(부비동), Waters촬영상 / paranasal sinuses, Waters view

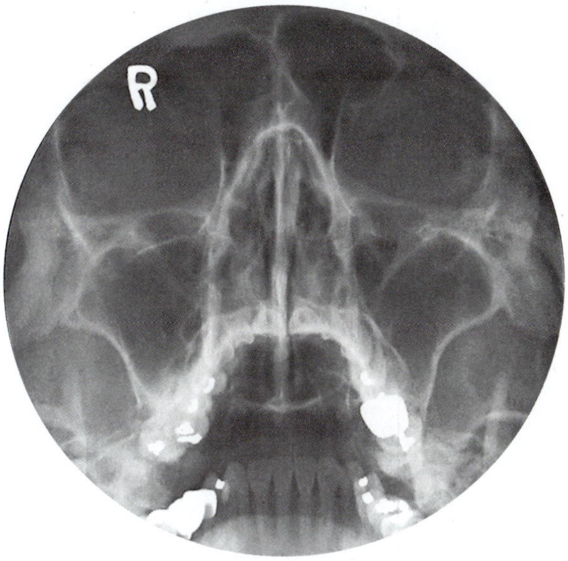

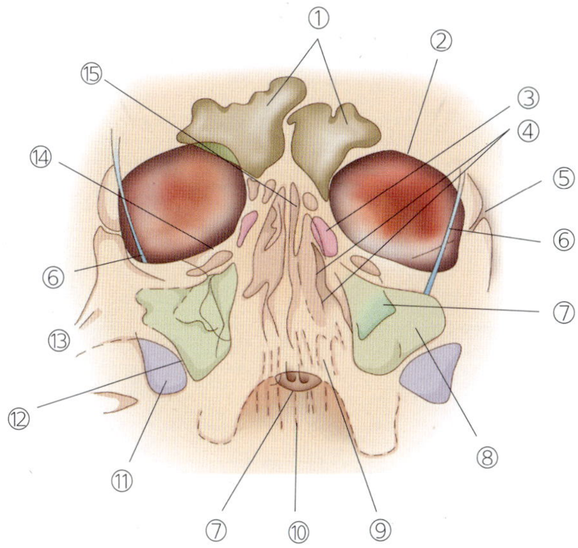

① 이마굴(전두동) *frontal sinus*
② 눈확위모서리(안와상연) *superior margin of orbit*
③ 벌집굴(사골동) *ethmoid sinus*
④ 코선반(비갑개) *nasal concha*
⑤ 이마광대봉합(전두권골봉합) *frontozygomatic suture*
⑥ 무명선
nnominate line (greater wing of sphenoid bone)
⑦ 나비굴(접형동) *sphenoid sinus*
⑧ 위턱굴(상악동) *maxillary sinus*
⑨ 위치아(상치) *superior teeth*
⑩ 아래치아(하치) *inferior teeth*
⑪ 위턱뼈(상악골)과 턱뼈가지(하악지)사이의 간격
space between maxilla and ramus of mandible
⑫ 위턱굴(상악동) 가쪽벽(외측벽)
lateral wall of maxillary sinus
⑬ 광대뼈(권골) *zygomatic bone*
⑭ 눈확바닥(안와상) *orbital floor*
⑮ 코뼈(비근골) *nasal bone*

코곁굴(부비동, 부비강, paranasal sinuses)은 공기에 의하여 다른 기관 또는 조직과 식별되며 굴(동, sinus)내면을 싸고있는 점막골막의 윤곽은 연부음영으로서 충분히 관찰될 수 있는 사진 농도를 나타낸다.

Waters촬영은 가장 일반화된 코곁굴(부비동, paranasal sinuses)촬영법이다. 이 촬영은 주로 위턱굴(상악동, maxillary sinus)을 관찰하기 위하여 적용되며, 관자뼈(측두골, temporal bone) 추체부(petrous portion)는 위턱굴(maxillary sinus) 아래모서리의 바로 아래에 투영된다.

코곁굴(부비동), Caldwell촬영상 / paranasal sinuses, Caldwell view

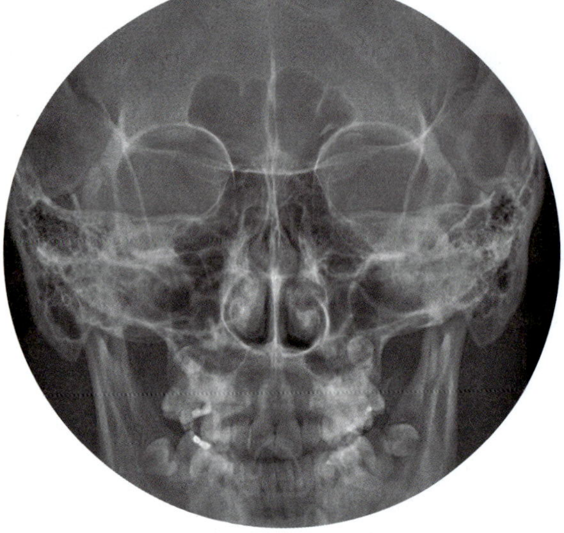

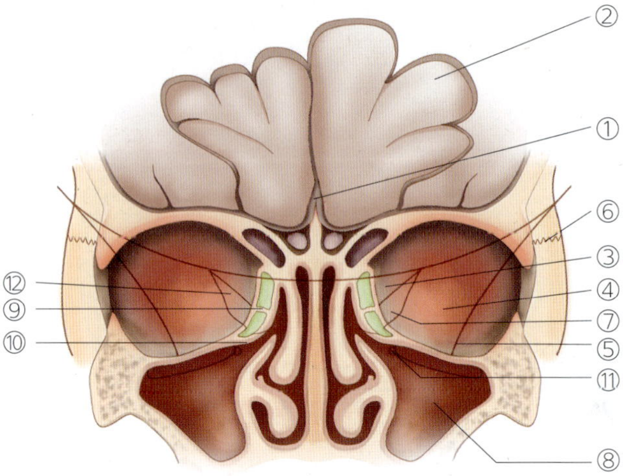

① 볏돌기(계관) *crista galli*
② 이마굴(전두동) *frontal sinus*
③ 나비뼈(접형골) 작은날개(소익)
lesser wing of sphenoid bone
④ 나비뼈(접형골) 큰날개(대익)
greater wing of sphenoid bone
⑤ 무명선 *innominate line*
⑥ 이마광대봉합(전두권골봉합) *frontozygomatic suture*
⑦ 종이모양판(지양판) *lamina papiracea*
⑧ 위턱굴(상악동) *maxillary sinus*
⑨ 벌집굴(사골동) *ethmoid sinus*
⑩ 벌집위턱판(사골상악동판) *ethmoidomaxillary plate*
⑪ 원형구멍(정원공) *foramen rotundum*
⑫ 위눈확틈새(상안와열) *superior orbital fissure*

Caldwell 촬영은 관자뼈(측두골, temporal bone)의 추체부(petrous portion)가 눈확아래모서리(안와하연, infraorbital margin)의 바로 아래에 위치하여 주로 이마굴(전두동, frontal sinus), 벌집굴(사골동, ethmoid sinus), 코안(비강, nasal cavity)을 관찰하기에 적합하다. 이마굴은 대체로 원뿔모양을 이루며 좌우의 굴(sinus)이 비대칭적인 것이 많다. 벌집굴 옆벽은 매우 얇은 종이와 같은 판으로 되어 있어 눈확(안와, orbit)과 경계가 되는데 정면상에서는 앞사골동(전사골동, anterior ethmoidal sinus)과 뒤사골동(후사골동, posterior ethmoidal sinus) 두 개의 종이모양판(지양판, lamina papyracea)을 관찰할 수 있다. 벌집위턱판(사골상악동판, plate for ethmomaxillary sinuses)은 벌집굴에서 위턱굴(상악동, maxillary sinus)로 이행한 부위에서 벌집굴로 약간 볼록하게 안아래쪽으로부터 바깥위쪽으로 향한 선으로 보이게 된다. 흔히 벌집굴은 이마뼈(전두골, frontal bone)의 눈확판(안와판, orbital plate)과 수평방향으로 나타난다.

코곁굴(부비동)의 측방향촬영상 / lateral view of paranasal sinuses

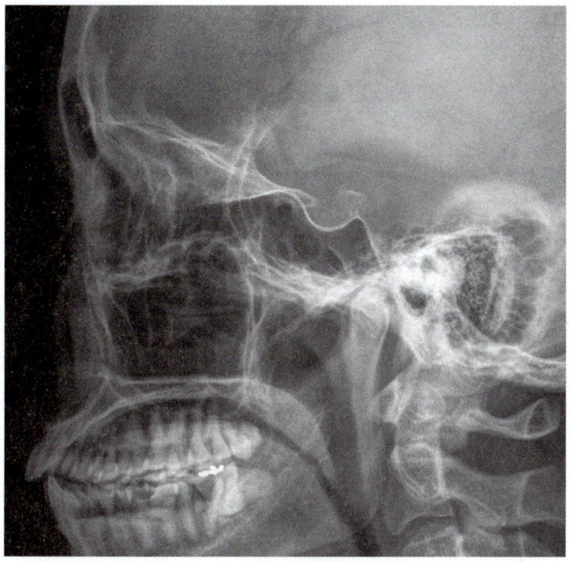

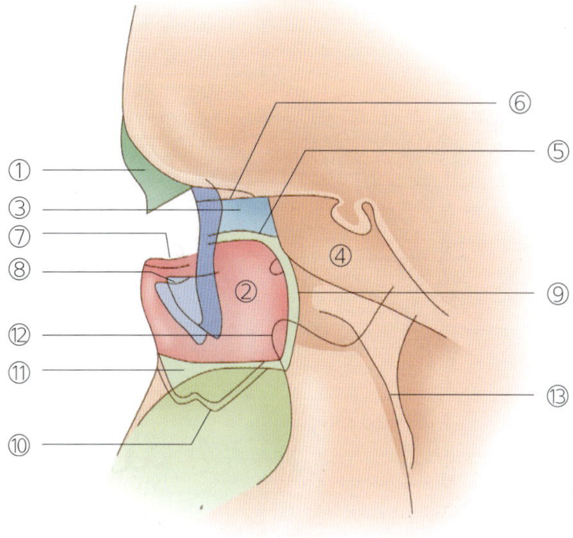

⑧은 a모양의 연속된 줄이다.

① 이마굴(전두동) *frontal sinus*
② 위턱굴(상악동) *maxillary sinus*
③ 벌집굴(사골동) *ethmoidal sinus*
④ 나비굴(접형동) *sphenoidal sinus*
⑤ 위턱굴(싱악동) 위벽(상벽)의 뒤부분 *posterior portion of superior wall of maxillary sinus*
⑥ 체판(사판) *cribriform plate*
⑦ 위턱굴(상악동) 위벽(상벽)의 앞부분 *anterior portion of superior wall of maxillary sinus*
⑧ 위턱굴(상악동) 위벽(상벽)의 가쪽부분(외측부) *lateral portion of superior wall of maxillary sinus*
⑨ 날개입천장오목(익구개와) *pterygopalatine fossa*
⑩ 이틀오목(치조함요) *alveolous recess*
⑪ 단단입천장(경구개) *hard palate*
⑫ 아래턱뼈(하악골) 근육돌기(근돌기) *coronoid process of mandible*
⑬ 위인두(상인두) *epipharynx*

나비굴(접형동, sphenoidal sinus)은 측방향촬영에서 가장 잘 관찰할 수 있으나, 앞벽은 중간두개우묵(중두개와, middle cranial fossa) 앞벽의 곡선과 혼동하기 쉽다. 날개입천장오목(익구개와, pterygopalatine fossa)은 위턱굴(상악동, maxillary sinus) 뒷벽과 날개돌기(익상돌기, pterygoid process)사이에 끼여있는 길이 약 3cm의 깔때기 모양 간격으로 관찰된다. 보통은 좌우가 다소 어긋나 있어 완전히 겹쳐지는 일이 없으므로 네 개의 선이 날개입천장(익구개관, pterygopalatine)을 향한 것처럼 보이나 양쪽의 깔때기 모양의 눈확바닥(inferior wall)은 뒤위쪽을 향하는 선으로 측정이 가능하다.

위턱굴 아래벽은 코안바닥(비강상)보다 아래쪽에서 보게 되는 일이 많다.

코곁굴(부비동, paranasal sinuses)의 위치

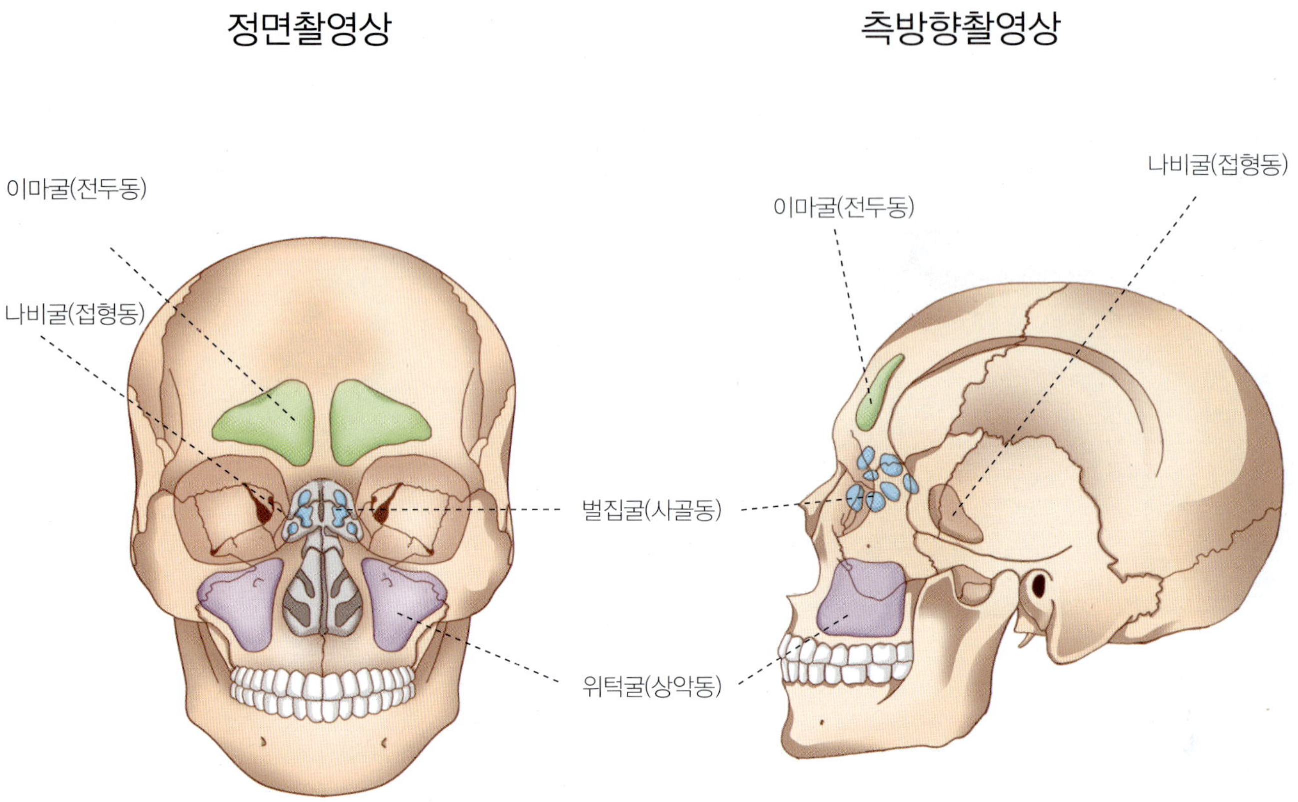

코안(비강) · 코곁굴(부비동)의 CT영상 / CT images of nasal cavity and paranasal sinuses

A. 벌집굴(사골동) 중간부분(위눈확틈새 높이)

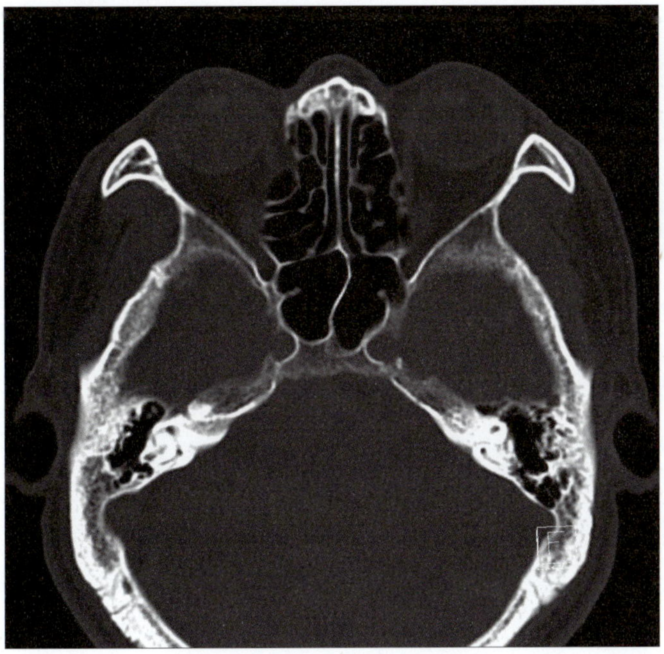

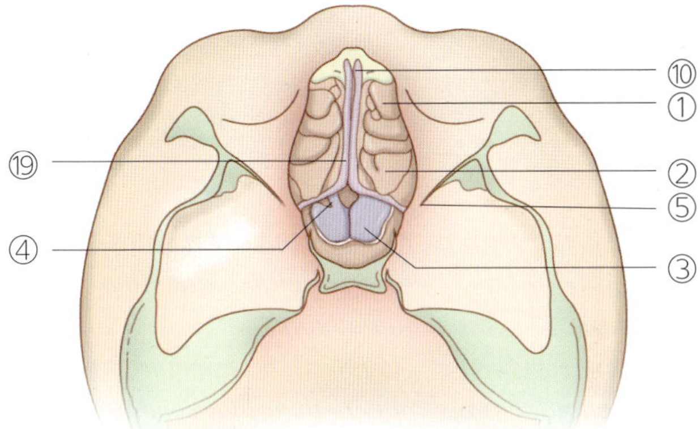

B. 벌집굴(사골동) 아래부분(아래눈확틈새 높이)

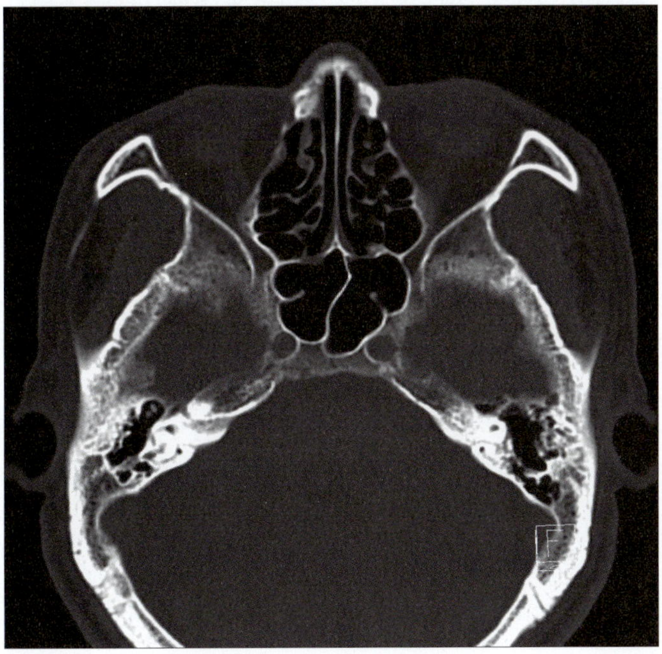

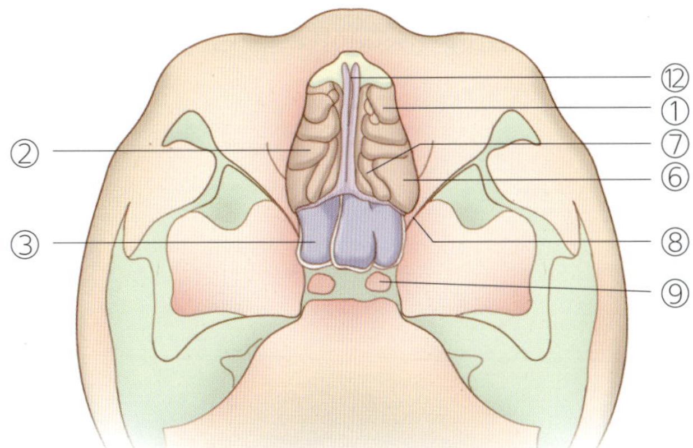

C. 벌집뼈융기(나비입천장구멍 높이)

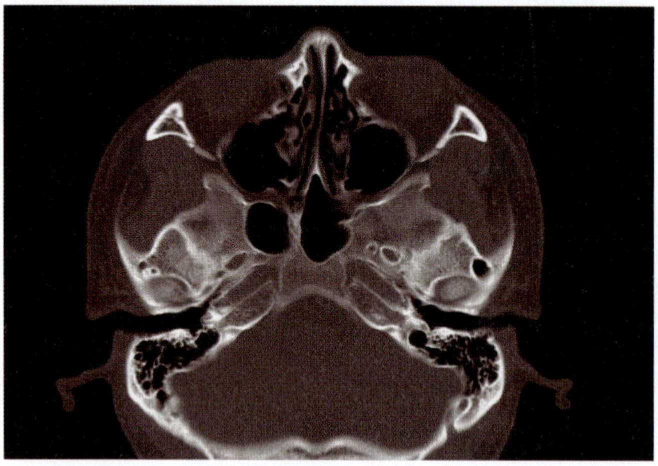

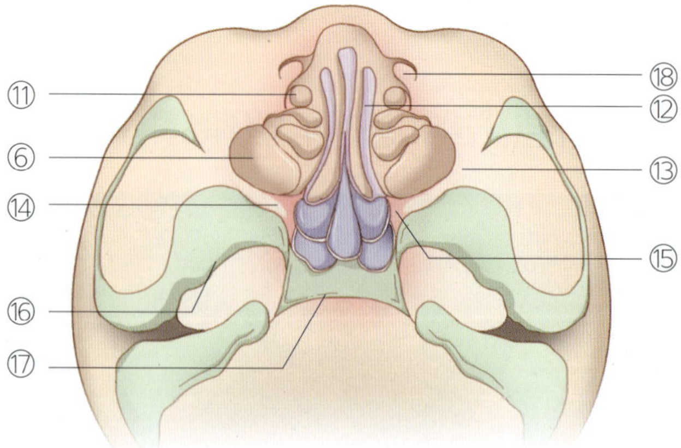

① 앞벌집굴(전사골동) *anterior ethmoidal sinus*
② 뒤벌집굴(후사골동) *posterior ethmoidal sinus*
③ 나비굴(접형동) *sphenoidal sinus*
④ 나비굴구멍(접형동구)[접형사골오목] *aperture of sphenoidal sinus(sphenoethmoidal recess)*
⑤ 위눈확틈새(상안와열) *superior orbital fissure*
⑥ 위턱굴(상악동) *maxillary sinus*
⑦ 위코선반(상비갑개) *superior nasal concha*
⑧ 아래눈확틈새(하안와열) *inferior orbital fissure*
⑨ 원형구멍(정원공) *foramen rotundum*
⑩ 후각고랑(취열) *olfactory groove*
⑪ 벌집뼈융기(사골포) *ethmoidal bulla*
⑫ 중간코선반(중비갑개) *middle nasal concha*
⑬ 날개위턱틈새(익상악열) *pterygomaxillary fissure*
⑭ 날개입천장오목(익구개와) *pterygopalatine fossa*
⑮ 접형입천장구멍(접구개공) *sphenopalatine foramen*
⑯ 날개관(익돌관) *pterygoid canal*
⑰ 입천장칼집관 *palatovaginal canal*
⑱ 코눈물관(비루관) *nasolacrimal duct*
⑲ 통합상행각(統合上行脚)

코안(비강, nasal cavity) 및 코곁굴(부비동, paranasal sinus) 영역의 CT에서는 기저수평면에 평행으로 주사하므로서 아래코길(하비도, inferior meatus)이 눈확(안와, orbit) 아래벽에 거의 평행인 해부영상을 얻을 수 있다.

벌집굴(사골동, ethmoid sinus)에서 위턱굴(상악동, maxillary sinus) 위부분에 걸쳐서는 날개입천장오목(익구개와, pterygopalatine fossa)이나 중간코길(중간비도, middle nasal meatus) 등의 중요한 부분이 있기 때문에 충분히 이해할 필요가 있다.

코안(비강) · 코곁굴(부비동)의 MR영상-수평단면상 / axial MR images of nasal cavity and paranasal sinuses

A. 벌집굴(사골동) 중간부분

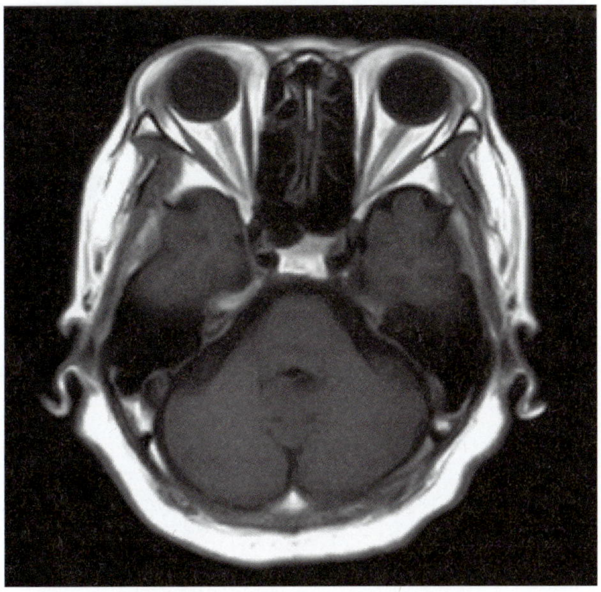

B. 나비굴(접형동)과 벌집굴(사골동) 아래부분

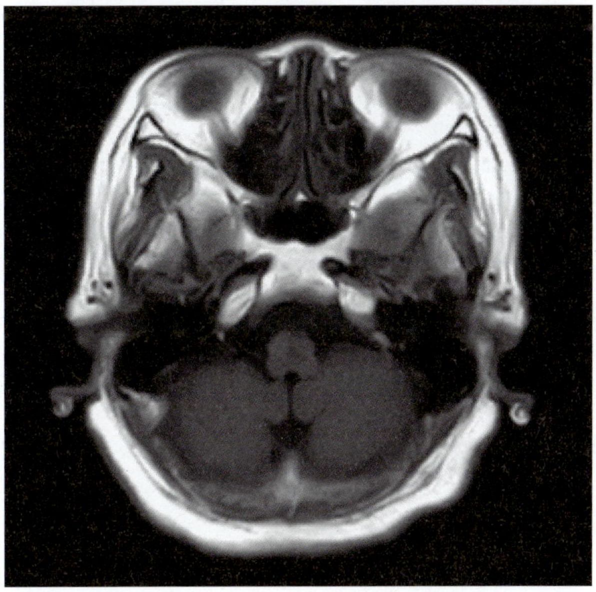

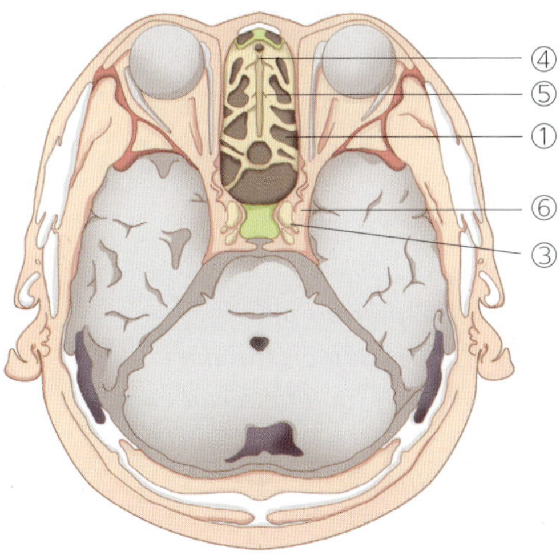

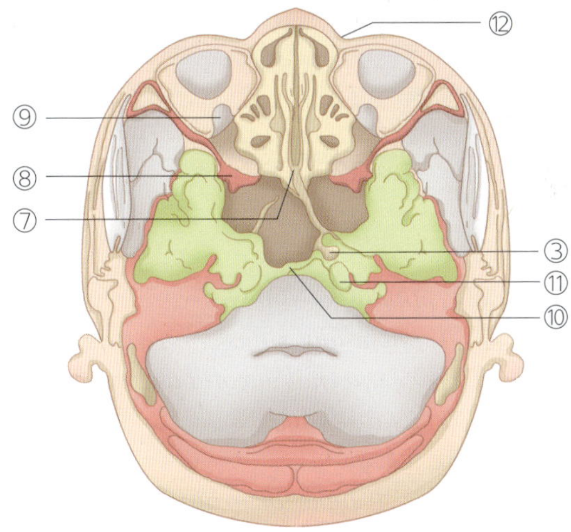

MR 영상에서, 코곁굴(부비강, paranasal sinuses)안의 공기나 혈관 등의 성분이 유동적인 부분은 검고, 수분량이 많은 부종 등은 희게 나타난다.

눈확(안와, orbit)이나 날개입천장오목(익구개와, pterygopalatine fossa) 및 위눈확틈새(상안와열, superior orbital fissure) 등의 지방은 희게 나타난다(그림 A, B).

C. 위턱굴(상악동)(중간코선반 높이)

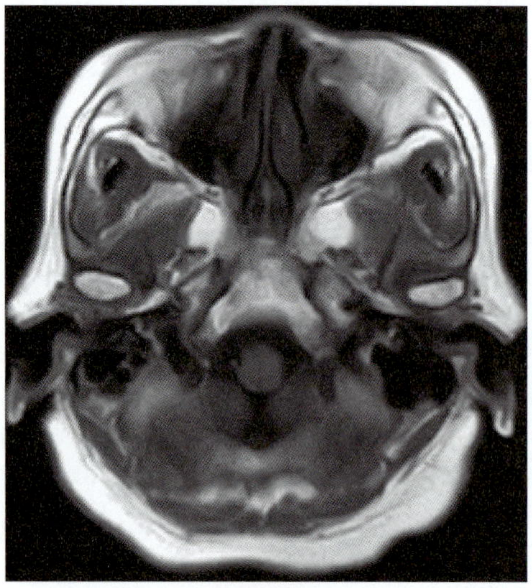

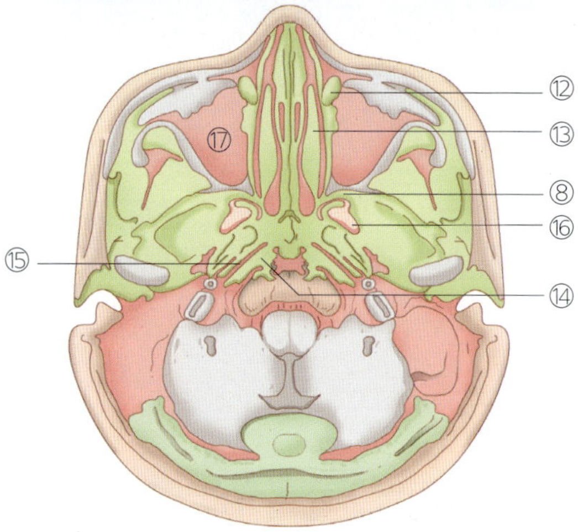

D. 위턱굴(상악동)(아래코선반 높이)

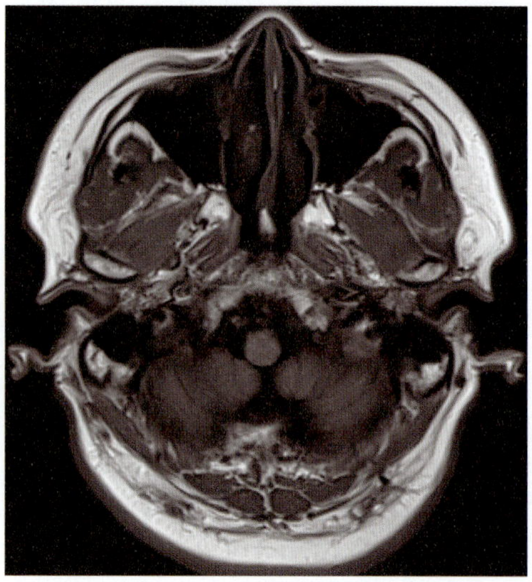

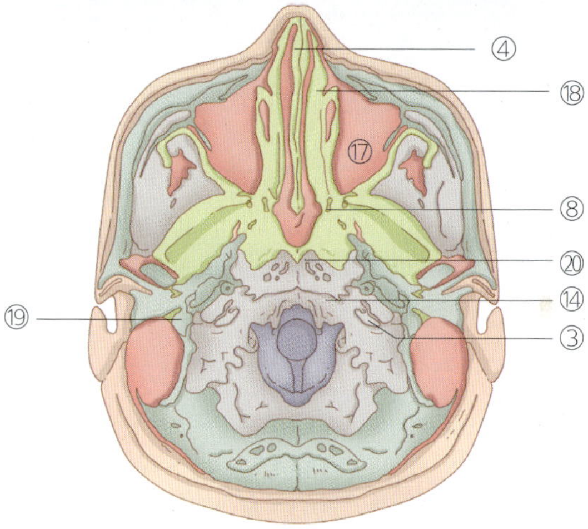

① 벌집굴(사골동) *ethmoidal sinus*
② 나비굴(접형동) *sphenoidal sinus*
③ 속목동맥(내경동맥) *internal carotid artery*
④ 코중격(비중격) *nasal septum*
⑤ 통합상행각(統合上行脚)
⑥ 위눈확틈새(상안와열) *superior orbital fissure*
⑦ 나비굴구멍(접형동구)
aperture of sphenoidal sinus(sphenoethmoidal recess)
⑧ 날개입천장오목(익구개와) *pterygopalatine fossa*
⑨ 아래곧은근(하직근) *inferior rectus muscle*
⑩ 비스듬틀(사대) *clivus*
⑪ 바위끝(추체첨부) *petrous apex*
⑫ 코눈물관(비루관) *nasolacrimal duct*
⑬ 중간코선반(중비갑개) *middle nasal concha*
⑭ 척주앞근(추전근) *prevertebral muscles*
⑮ *pharyngobasilar fascia*
⑯ 날개근정맥얼기(익돌근정맥총) *pterygoid plexus*
⑰ 위턱굴(상악동) *maxillary sinus*
⑱ 아래코선반(하비갑개) *inferior nasal concha*
⑲ 속목정맥(내경정맥) *internal jugular vein*
⑳ 귀인두관구멍(이관개구부) *orifice of auditory tube*

그림 C에서는 pharyngobasilar fascia에 따라 위인두점막과 옆인두강(방인두강, parapharyngeal space)이 MR 영상에서 뚜렷하게 구별된다.

코안(비강) · 코곁굴(부비동)의 MR영상-관상단면상 / coronal MR images of nasal cavity and paranasal sinuses

A. 앞벌집굴(전사골동)

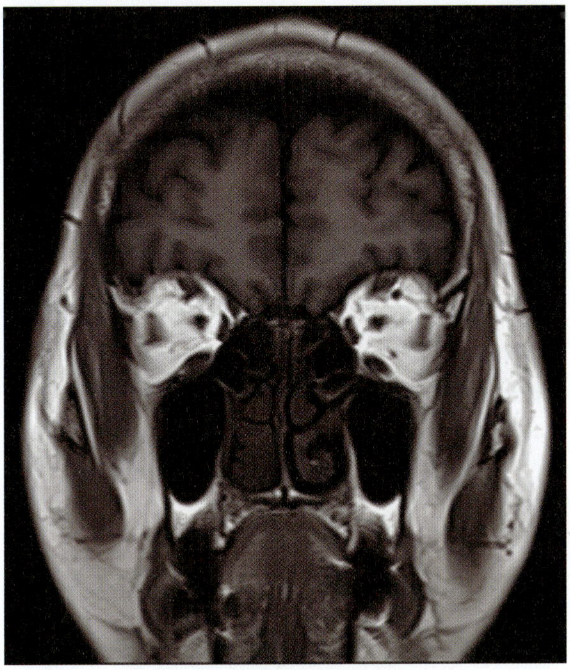

B. 뒤벌집굴(후사골동)

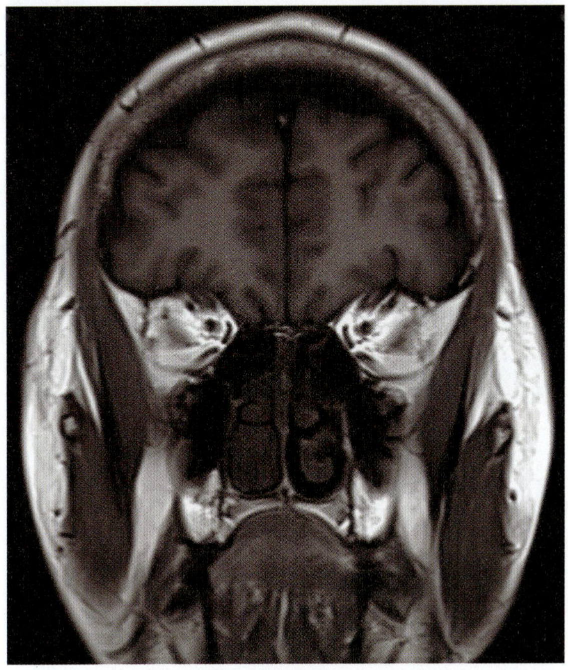

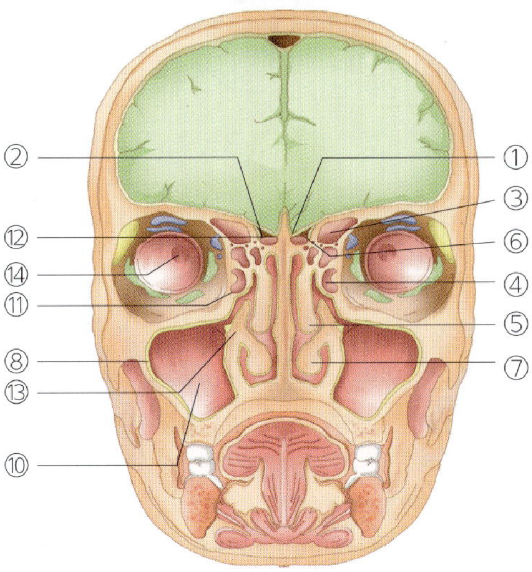

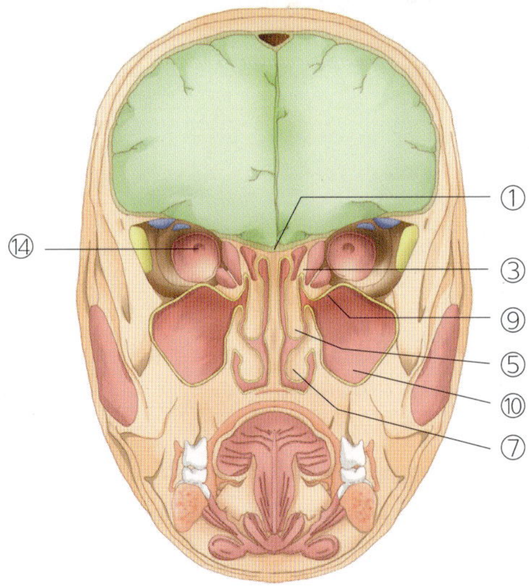

MR 관상단면상에서는 병변의 상하방향으로의 진전을 뚜렷하게 알 수 있다.

C. 날개입천장오목(익구개와)

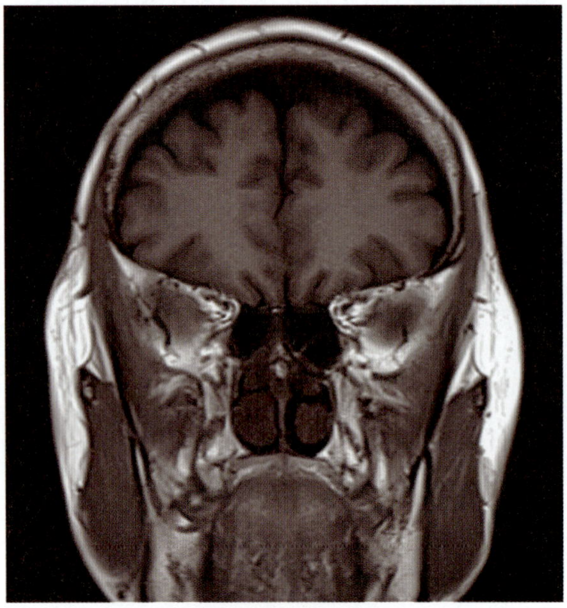

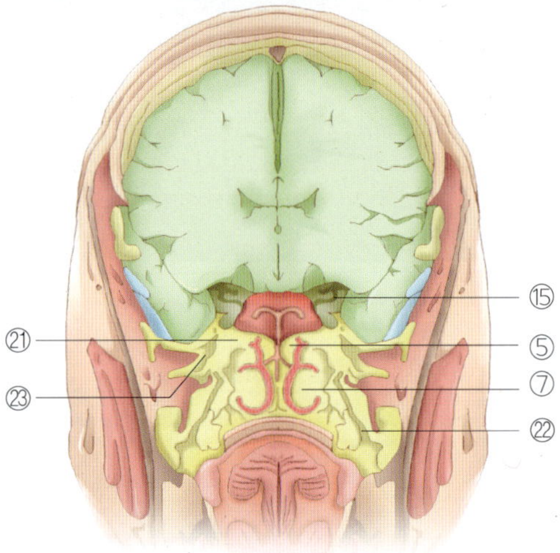

D. 귀인두관구멍(이관개구부)

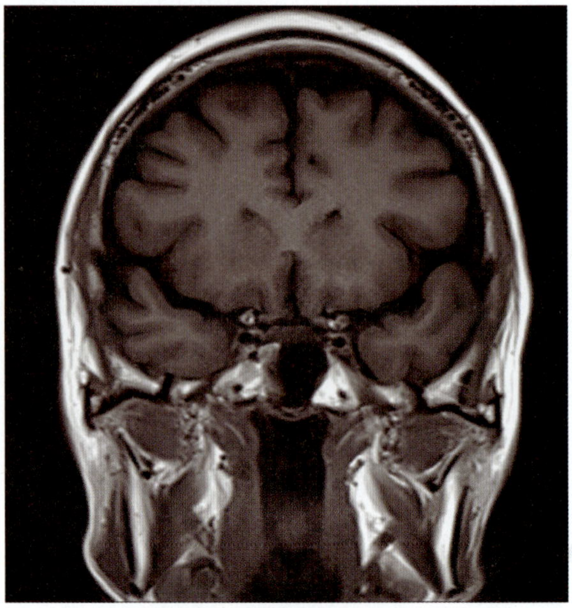

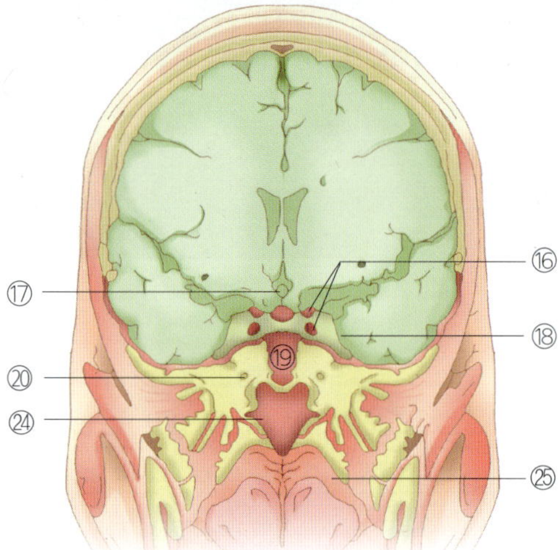

① 체판(사판) *cribriform plate*
② 이마굴(전두동) *frontal sinus*
③ 벌집굴(사골동) *ethmoidal sinus*
④ 벌집뼈융기(사골포) *ethmoidal bulla*
⑤ 중간코선반(중비갑개) *middle nasal concha*
⑥ 통합상행각(統合上行脚)
⑦ 아래코선반(하비갑개) *inferior nasal concha*
⑧ 이틀구멍(치조공) *alveolar foramina*
⑨ 벌집위턱판(사골상악판) *ethmoidomaxillary plate*
⑩ 위턱굴(상악동) *maxillary sinus*
⑪ 반달틈새(반월열공) *semilunar hiatus*
⑫ 사골두개내벽
⑬ 갈고리돌기(구상돌기) *uncinate process*
⑭ 시각신경(시신경) *optic nerve*
⑮ 위눈확틈새(상안와열) *superior orbital fissure*
⑯ 속목동맥(내경동맥) *internal carotid artery*
⑰ 뇌하수체오목(하수체와) *hypophysial fossa*
⑱ 경질막(경막) *dura mater*
⑲ 나비굴(접형동) *sphenoidal sinus*
⑳ 날개관(익돌관) *pterygoid canal*
㉑ 날개입천장오목(익구개와) *pterygopalatine fossa*
㉒ 안쪽날개근(내측익돌근) *medial pterygoid muscle*
㉓ 가쪽날개근(외측익돌근) *lateral pterygoid muscle*
㉔ 귀인두관구멍(이관개구부) *orifice of auditory tube*
㉖ 옆인두강(방인두강) *parapharyngeal space*

꼭지돌기(유양돌기), Law촬영 / mastoid process, Law method

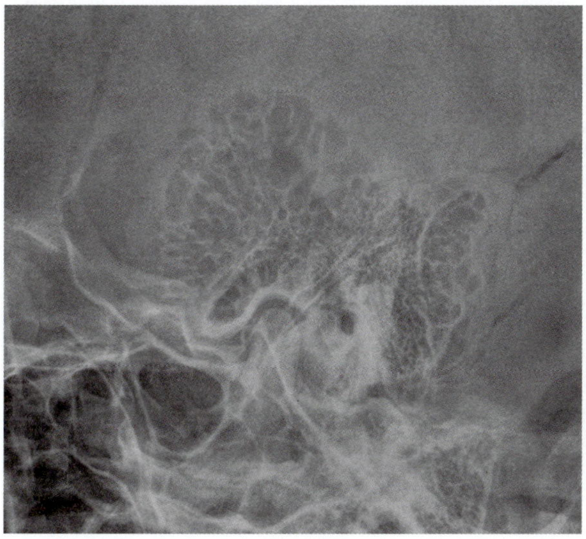

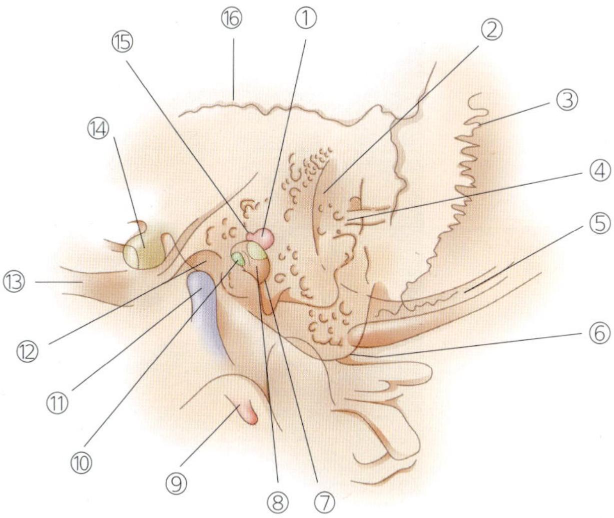

① 꼭지방(유양돌기동) *mastoid antrum*
② 가쪽정맥굴(측정맥동)앞판 *lateral sinus plate*
③ 시옷봉합(인자봉합) *lambdoidal suture*
④ 이끌정맥(도출정맥) *emissary vein*
⑤ 뒤통수뼈(후두골) *occipital bone*
⑥ 꼭지돌기끝(유양돌기첨) *mastoid tip*
⑦ 바깥귀길(외이도) *external auditory meatus*
⑧ 속귀길(내이도) *internal auditory meatus*
⑨ 붓돌기(경상돌기) *styloid process*
⑩ 가운데귀[중이] *middle ear*
⑪ 관절돌기 *condylar process*
⑫ 턱관절오목(하악와) *mandibular fossa*
⑬ 광대뼈활(권골궁) *zygomatic arch*
⑭ 안장(터어키안) *sella turcica*
⑮ 고실위오목(고실상함요) *epitympanic recess*
⑯ 비늘봉합(인상봉합) *squamous suture*

Law 촬영은 꼭지돌기(유양돌기, mastoid process)부의 측면상을 관찰하기 위한 X선검사법이다. 이 촬영상에서는 꼭지돌기부(mastoid portion)가 영상중앙에 뚜렷하게 나타나야 하며, 바깥귀길구멍(외이도공, external acoustic meatus)과 속귀길구멍(내이도공, internal acoustic meatus)은 겹쳐서 나타나야 하고, 하악골머리(하악골두, head of mandible)는 바깥·속귀길구멍의 앞쪽에 나타나야 한다.

Law 촬영법에는 X선관의 이중각도법(double tube-angulation method)과 단일각도법(single tube-angulation method)이 있다.

관자뼈(측두골)의 추체부, 눈확(안와)을 통한 후전방향촬영 / transorbital method for petrous portions

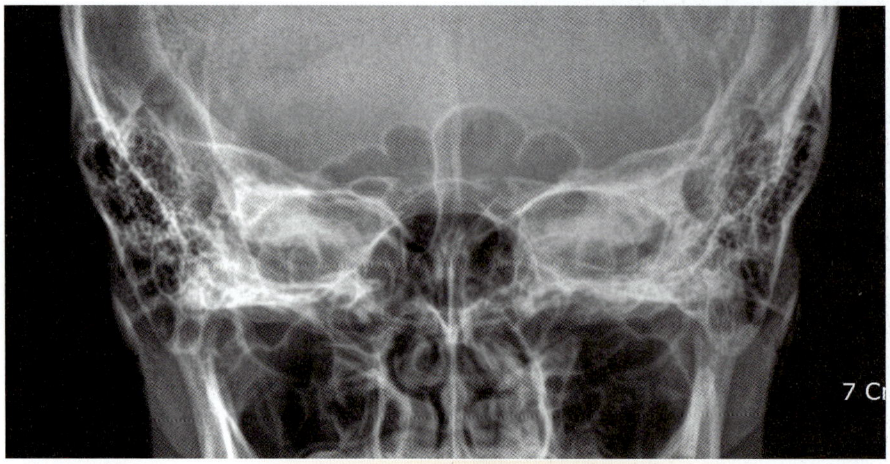

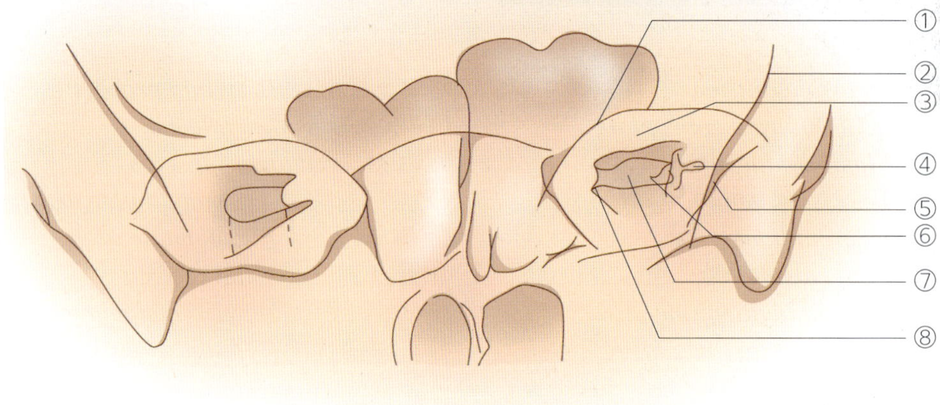

① 눈확위모서리(안와상연) *superior margin of orbit*
② 무명선(접형골큰날개)
innominate line(greater wing of sphenoid bone)
③ 관자뼈(측두골) 바위(추체) *petrous part*
④ 속귀길바닥(내이도저)
fundus of internal auditory canal
⑤ 속귀안뜰(내이전정) *vestibule of internal ear*
⑥ 가로능선(횡릉) *transverse crest*
⑦ 속귀길(내이도) *internal auditory canal*
⑧ 속귀길(내이도) 뒤벽(후벽)의 안쪽모서리(내측연)
posterior wall of internal auditory canal, medial border

속귀길(내이도, internal acoustic meatus)을 싸고 있는 관자뼈(측두골, temporal bone) 바위(추체부, petrous portion)는 머리뼈(두개골, skull)의 앞뒤로 볼 때에 중앙에 위치하기 때문에 조사야를 줄인 정면촬영(후전방향촬영)이 진단적 가치가 있다.

환자를 수직촬영대 앞에 앉게 하고, 환자의 머리를 이마(forehead)와 코(nose)로 고정하고 안와이공선(orbito-meatal line)이 영상면에 수직되게 조정한다. 영상중앙에 코뿌리점(비근점, nasion) 높이를 놓고, 중심 X선은 코뿌리점에 수직(또는 발쪽으로, 머리쪽으로 5도)으로 입사시킨다.

관자뼈(측두골)의 추체부[청각계통], Schüller촬영과 Stenvers촬영 / Schüller method and Stenvers method of petrous portions [auditory system]

A. Schüller촬영상

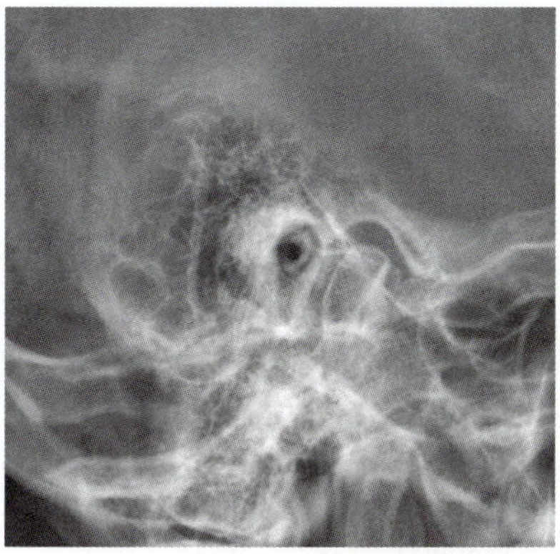

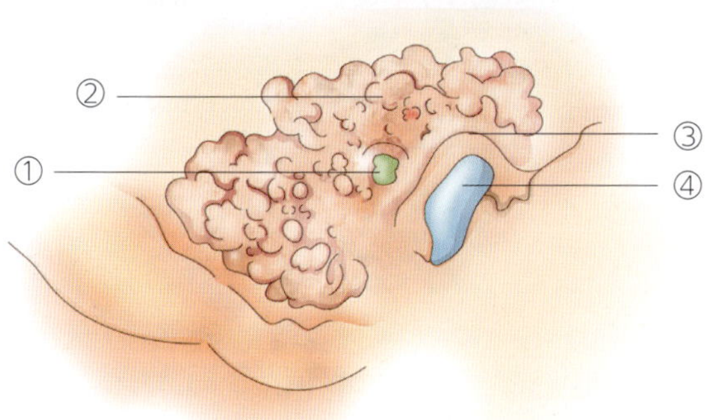

B. Stenvers 촬영상

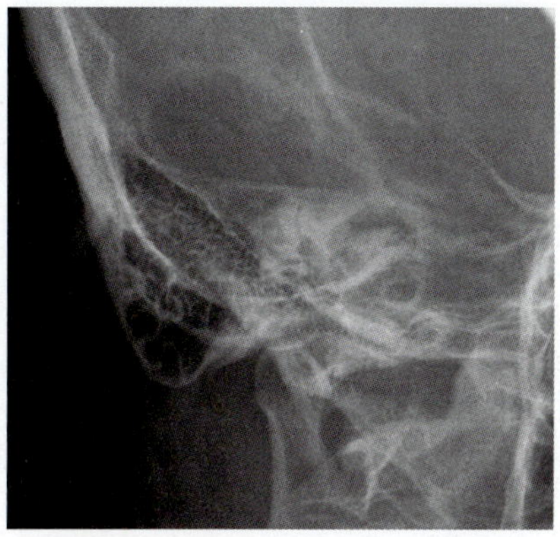

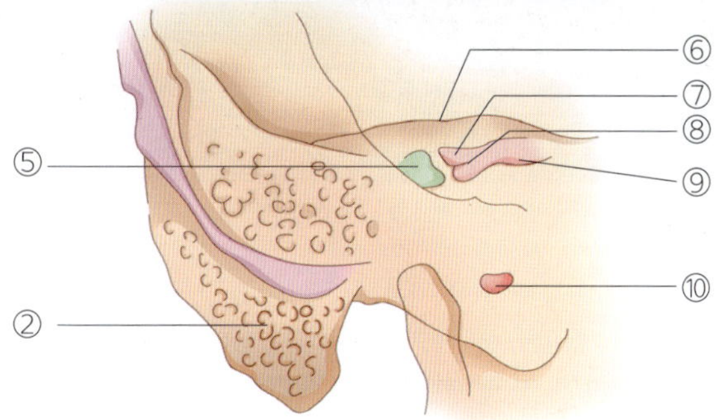

① 바깥귀길구멍(외이공) *external auditory foramen*
② 꼭지벌집(유돌봉소) *mastoid air cells*
③ 턱관절오목(하악와) *mandibular fossa*
④ 하악골머리(하악두) *mandibular head*
⑤ 속귀안뜰(내이전정) *vestibule of internal ear*

⑥ 관자뼈(측두골) 바위(추체) *petrous part*
⑦ 속귀길바닥(내이도저) *fundus of internal auditory canal*
⑧ 가로능선(횡릉) *transverse crest*
⑨ 속귀길(내이도) *internal auditory canal*
⑩ 혀밑신경관(설하신경관) *hypoglossal canal*

관자뼈(측두골, temporal bone)를 측방향에서 보면 오른쪽과 왼쪽이 겹치므로 이것을 피하기 위해서, 바른 측면자세에서 중심 X선을 상하방향으로 작은 각도(25도)를 주고 촬영하는 것이 Schüller법이다. 유돌벌집(유돌봉소, mastoid air cell)의 공기를 함유한 부분이 가장 잘 관찰되는 동시에 턱관절(악관절, temporomandibular joint)이 잘 나타난다.

관자뼈 바위(추체부, petrous portion)의 장축은 두개의 시상축에 대해서 약 45도를 이루므로 통상의 두개 정면촬영상, 측방향촬영상에서는 모두 비스듬하게 투사된다.

관자뼈의 '바른 측방향촬영상'이 되는 것이 Stenvers촬영이다. 이 촬영에서 환자는 후전자세에서 정중면이 촬영측으로 45도 되게 머리를 회전하고, 중심 X선을 머리쪽으로 12도로 비스듬히 입사한다. Stenvers촬영상에서는 바위(추체부, petrous portion)의 전체상이 잘 관찰된다.

관자뼈(측두골)의 CT영상-수평단면상 / axial CT images of temporal bone

A. Reid기준선에서 4mm 위쪽

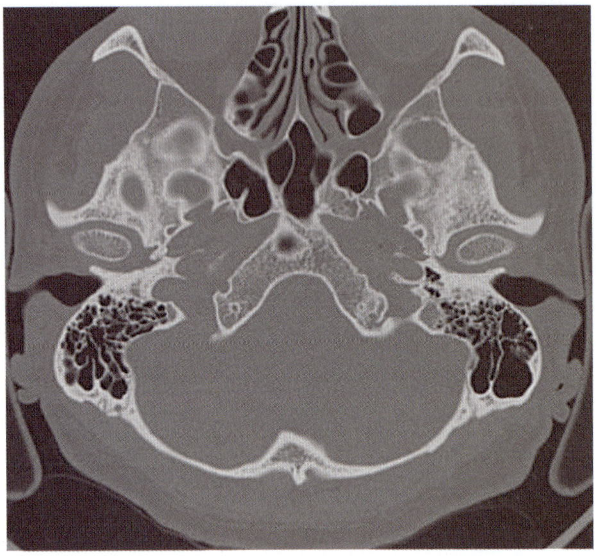

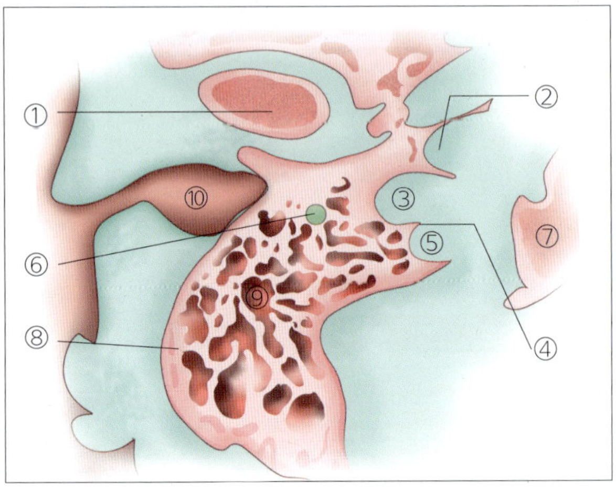

수평단면상에서 바깥귀(외이, external ear)·가운데귀(중이, middle ear)·속귀(내이, inner ear)를 볼 수 있으며, 바깥귀·가운데귀(중이)의 연조직 병변이 파악된다. 또, 꼭지벌집(유돌봉소, mastoid air cell)·고실뼈(이소골, auditory ossicle) 등 미세 뼈구조가 상세히 관찰된다.

그림은 바깥귀길(외이도, external acoustic meatus)을 통한 수평단면상이나, 외이도의 외측 1/3은 연골성, 내측 2/3는 골성으로 위벽이외는 거의 고실부골판에 포함되어 있다. 꼭지돌기(유양돌기, mastoid process) 안에 얼굴신경관(안면신경관, facial canal)이 확인되나, 유돌벌집(mastoid air cell)의 발육정도에 따라서는 식별이 어려운 경우도 있다. 고실(tympanic cavity) 앞벽에는 중이관(이관, auditory tube)과 고막긴장근반관(고막장근반관, semicanal for tensor tympani muscle)이 있으며, 고실 안쪽벽에는 달팽이(와우, cochlea)에 의한 돌출부 고실곶(고실갑각, promontory of tympanum)이 보이고, 뒤아래쪽에는 원형창(정원창, fenestra rotunda)이 관찰된다.

B. 그림 A의 4mm 위쪽

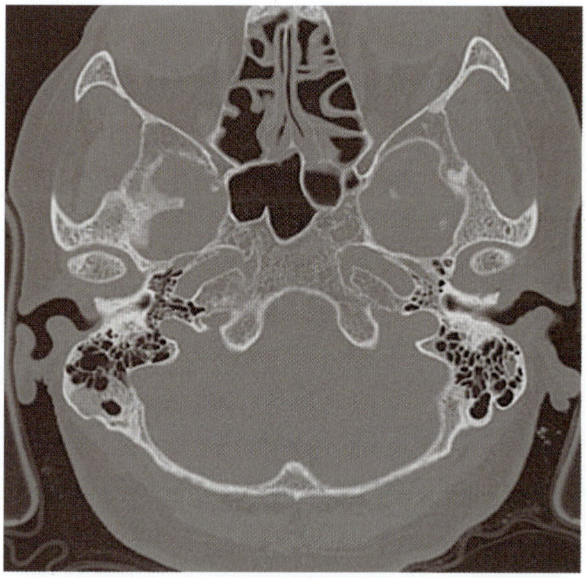

C. 그림 A의 8mm 위쪽

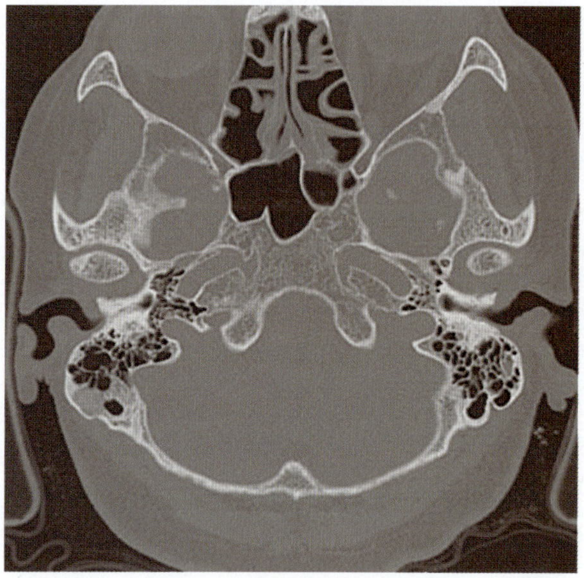

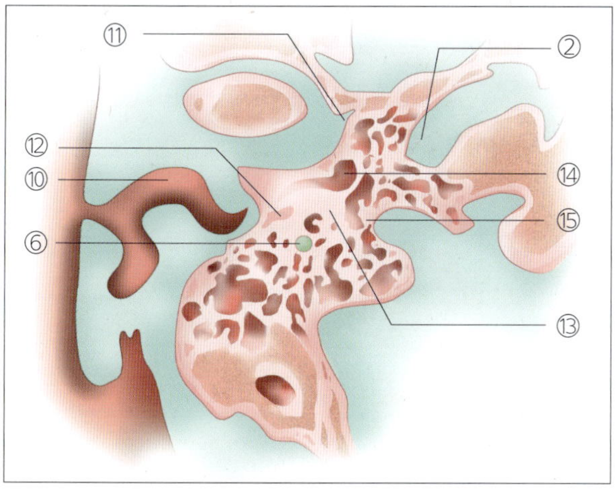

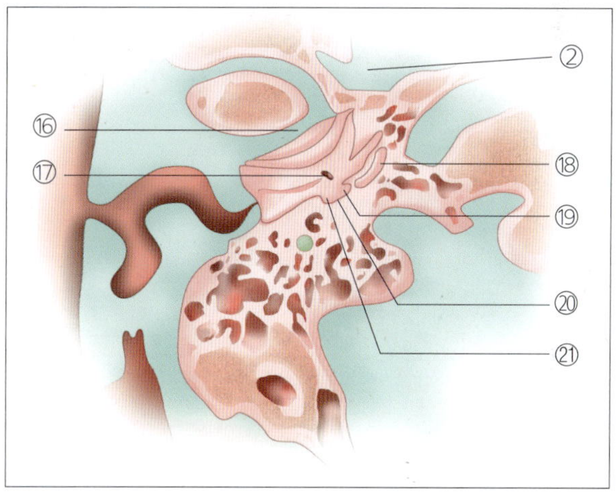

① 턱뼈관절융기(하악과) *mandibular condyle*
② 목동맥관(경동맥관)
carotid canal 안직경:*5.5mm(5~6.5mm)*, 길이:*3~4cm*
③ 목정맥오목(경정맥와) *pars nervosa of jugular fossa*
④ 목정맥구멍(경정맥공)속돌기 *intrajugular process*
⑤ 목정맥오목(경정맥와)혈관부
pars vasculosa of jugular fossa
⑥ 얼굴신경관(안면신경관)(유돌부)
facial nerve canal(mastoid segment)
⑦ 비스듬틀(사대) *clivus*
⑧ 꼭지돌기(유양돌기) *mastoid process*
⑨ 꼭지벌집(유돌봉소) *mastoid air cells*
⑩ 바깥귀길(외이도) *external auditory canal*
⑪ 암석비늘틈새(추체린열) *petrosquamosal fissure*
⑫ 고실꼭지틈새(고실유돌열) *tympanomastoid fissure*
⑬ 큰고실가시(대고실극) *greater tympanic spine*
⑭ 고막 *tympanic membrane*
⑮ 아래고실(하고실) *hypotympanum*
⑯ 고실비늘틈새(고실린열)
tympanosquamosal fissure(glaserian fissure)
⑰ 망치뼈자루(추골병) *handle of malleus*
⑱ 달팽이(와우)기저회전 *basal turn of cochlea*
⑲ 원형창(정원창) *round window*
⑳ 원형창(정원창) 후계(後界) *subiclum promontory*
㉑ 고실굴(고실동) *tympanic sinus*

D. 그림 A의 10mm 위쪽

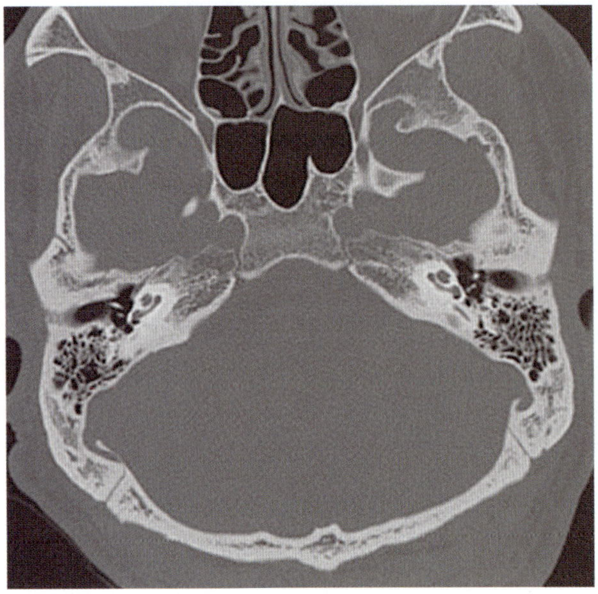

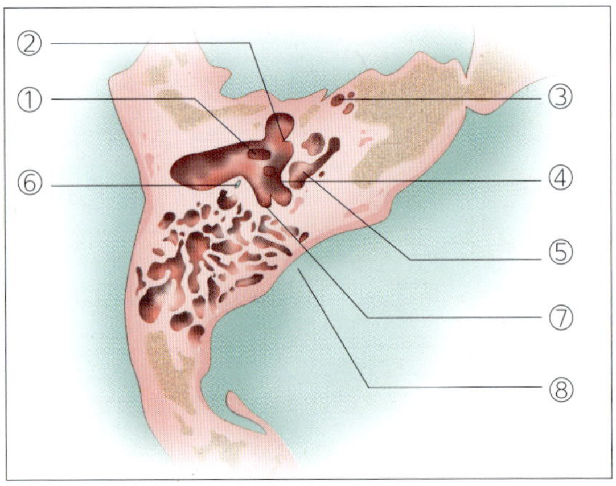

E. 그림 A의 12mm 위쪽

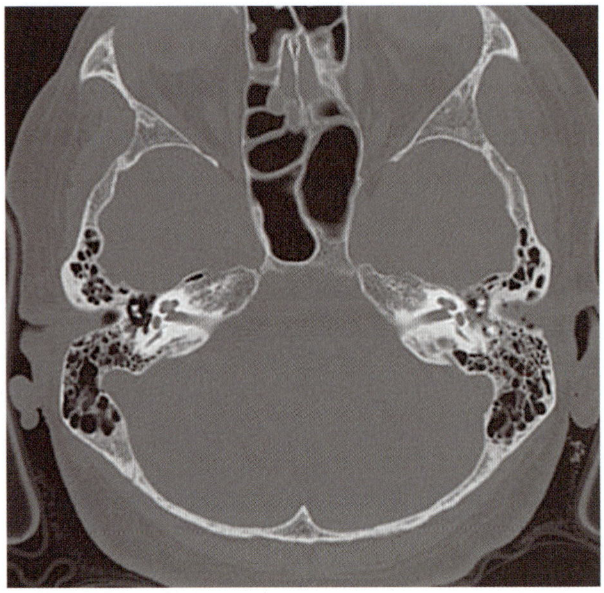

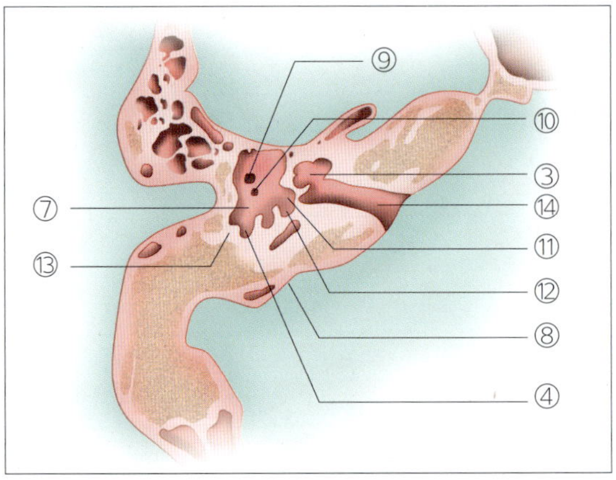

① 망치뼈자루(추골병) *handle of malleus*
② 숟가락돌기(와우상돌기) *cochleariform process*
③ 달팽이(와우) *cochlea*
④ 고실굴(고실동) *tympanic sinus*
⑤ 뒤반고리관(후반규관) *posterior semicircular canal*
⑥ 얼굴신경관(안면신경관) *facial nerve canal*
⑦ 얼굴신경오목(안면신경함요) *facial nerve recess*
⑧ 안뜰수도관(전정수관) *vestibular aqueduct*
⑨ 망치뼈(추골) *malleus*
⑩ 모루뼈(침골) *incus*
⑪ 안뜰창(난원창) *oval window*
⑫ 안뜰(전정) *vestibule*
⑬ 피라밋융기(추체융기) *pyramidal eminence*
⑭ 속귀길(내이도) *internal auditory canal*
⑮ 망치뼈머리(추골두) *head of malleus*
⑯ 모루뼈몸통(침골체) *body of incus*
⑰ 꼭지방어귀(유양돌기동구) *aditus antrum*
⑱ 꼭지방(유양돌기동) *mastoid antrum*
⑲ 무릎오목(신경슬와) *geniculate fossa*
⑳ 얼굴신경관(안면신경관)(미로부) *facial nerve canal(labyrinthine segment)*
㉑ 반고리관(반규관)총각 *common crus of semicircular canal*
㉒ 가쪽반고리관(외측반규관) *lateral semicircular canal*
㉓ 꼭지벌집(유돌봉소) *mastoid air cells*

F. 그림 A의 14mm 위쪽

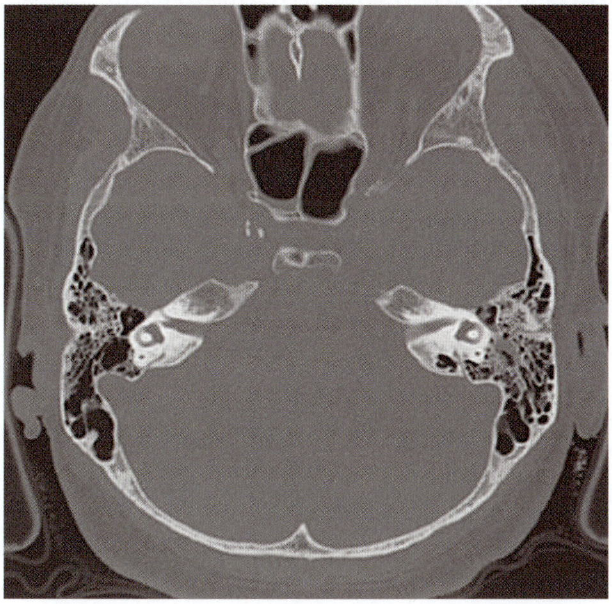

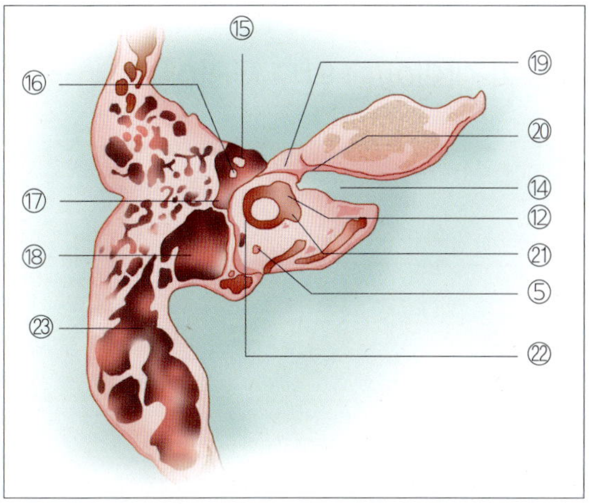

가운데귀(중이, middle ear)강은 바깥귀(외이, external ear), 속귀(내이, inner ear)의 중간에 있는 함기강(含氣腔)으로 뒤쪽은 비교적 넓고 복잡하다. 귓속뼈(이소골, auditory ossicle)연쇄는 3차원배열을 나타내고 있다. 위고실(상고실, epitympanum)에는 망치뼈머리(추골두부, head of malleus), 모루뼈몸통(침골체부, body of incus), 인대가 있다. 중간고실(중고실, mesotympanum)에는 망치뼈자루(추골병, handle of malleus), 모루뼈긴다리(침골장각, long crus of incus)가 있다. 등자뼈(등골, stapes)은 나타내기 곤란하나 등자뼈바닥(등골저, base of stapes)이 부착하는 안뜰창(난원창, oval window)은 고실곶(고실갑각, promontory of tympanum) 뒤위쪽에서 관찰된다.

고실상부는 꼭지방어귀(유양돌기동구, groove for mastoid antrum)로 꼭지방(유양돌기동, mastoid antrum)과 연결되고 있다. 속귀는 달팽이(와우, cochlea), 타원(전정, vestibule), 반고리관(반규관, semicircular duct)의 3부분으로 구성되고 있으나, 달팽이는 2회전반의 나사모양 구조로 안뜰에 이어진다. 그 회전상태는 관상단면 CT영상으로 이해하기 쉽다. 반고리관은 안뜰(vestibule)의 뒤바깥쪽에 있고, 위반고리관(상반규관)과 뒤반고리관(후반규관)의 앞안쪽부에서의 연결부는 반고리관 총각(common crus)으로 관찰된다. 속귀길(internal acoustic meatus)은 관자뼈 바위(추체골, petrous bone) 장축에 대해서 45도로 나아간다.

관자뼈(측두골)의 CT영상-관상단면상 / coronal CT images of temporal bone

A. 바깥귀길(외이도) 앞모서리에서 9mm 앞쪽

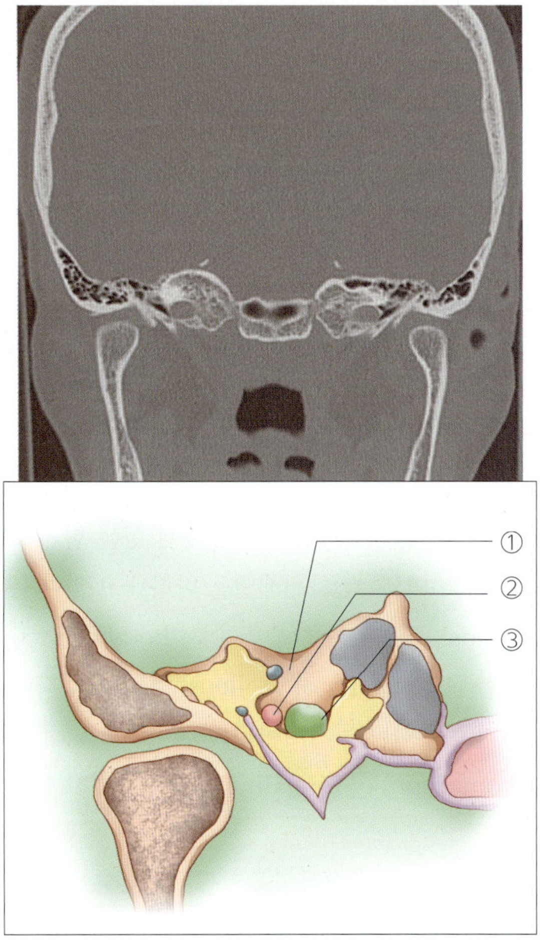

B. 그림 A에서 4.5mm 뒤쪽

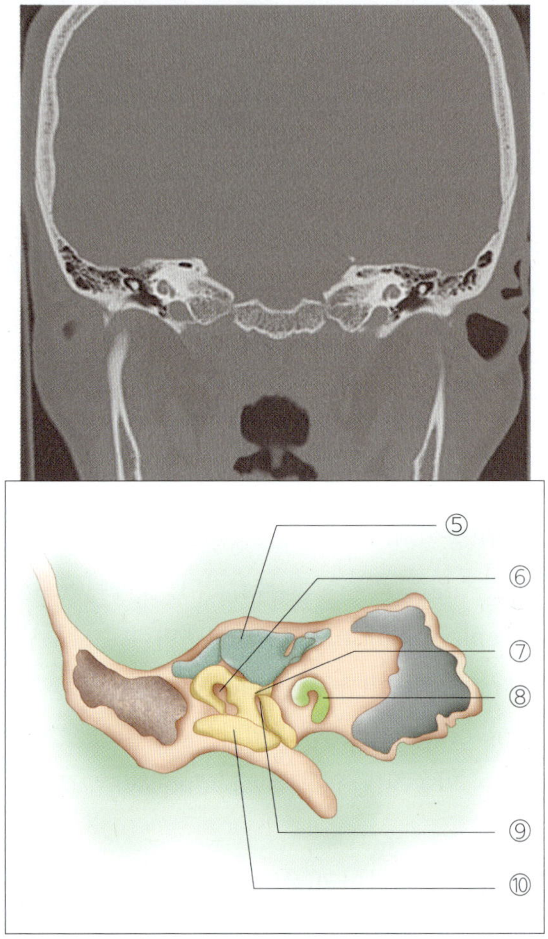

Reid기준선에 대해서 110도 direct coronal CT영상이나, 바깥귀길(외이도, external acoustic meatus) 상내측연의 고실지붕(고실개, tegmen tympani), 고막(tympanic membrane), 위고실(상고실, attic) 및 고실뼈(이소골, auditory ossicle)의 위치관계를 파악하기가 쉽다. 중간고실(중고실, mesotympanum)에 접한 달팽이(와우, cochlea)가 확인되고 고실곶(고실갑각, promontory of tympanum)도 뚜렷하게 보인다. 달팽이의 위바깥쪽에 얼굴신경관(안면신경관, facial canal) 고실부(tympanic portion)가 관찰되어, 수평단면상에서 식별이 어려운 경우에도 관상단면상에서는 뚜렷하게 나타난다. 속귀길(내이도, internal acoustic meatus)에서는 수평단면상에서 나타나지 못한 낫모양능선(겸상능)을 알 수 있으며, 상반부와 하반부를 구별하고 있는 것이 확인된다. 속귀길 높이에서는 위 및 가쪽 반고리관(상·외측 반규관, semicircular duct), 안뜰(전정, vestibule)이 나타나 고실곶(promontory) 위쪽에 안뜰창(난원창, oval window)에 의한 오목부가 보인다.

C. 그림 A에서 6.0mm 뒤쪽

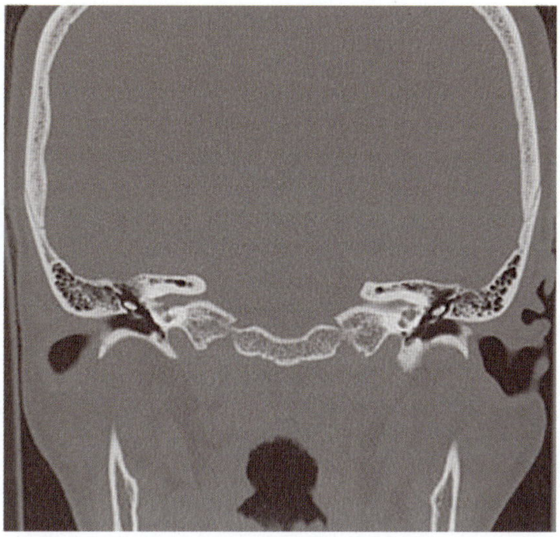

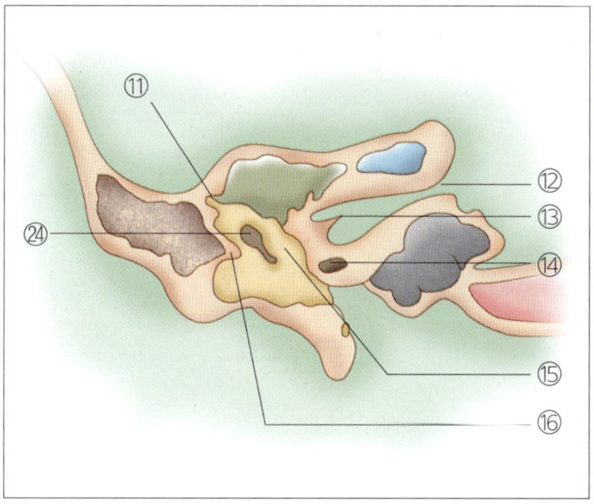

D. 그림 A에서 7.5mm 뒤쪽

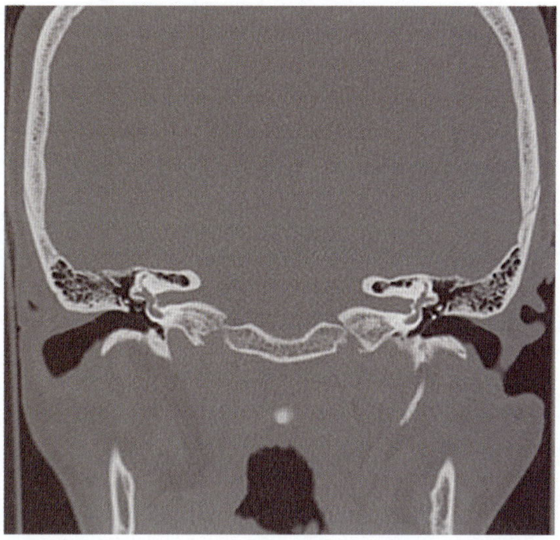

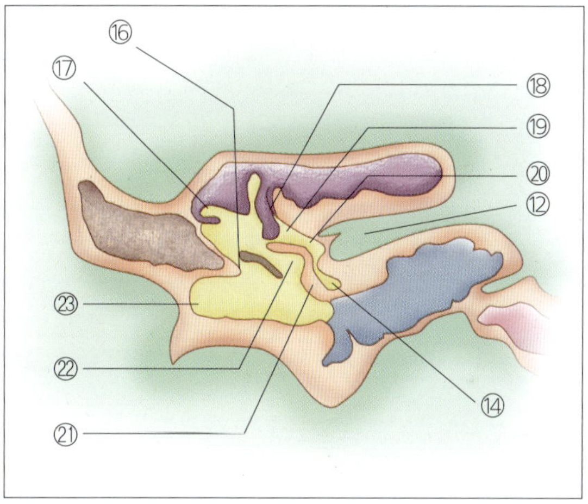

① 무릎오목(신경슬와) *geniculate fossa*
② 고막긴장근반관(고막장근반관) *semicanal for tensor tympani muscle*
③ 목동맥관(경동맥관) *carotid canal*
④ 턱뼈관절융기(하악과) *mandibular condyle*
⑤ 위고실(상고실) *epitympanum*
⑥ 망치뼈(추골) *malleus*
⑦ 얼굴신경관(안면신경관)(고실부) *facial nerve canal(tympanic segment)*
⑧ 달팽이(와우) *cochlea*
⑨ 숟가락돌기(와우상돌기) *cochleariform process*
⑩ 고막 *tympanic membrane*
⑪ 위고실오목(상고실함요) *epitympanic recess*
⑫ 속귀길(내이도) *internal auditory canal*
⑬ 낫모양능선(겸상능) *falciform crest*
⑭ 달팽이(와우)기저회전 *basal trun of cochlea*
⑮ 고실 *tympanic cavity*
⑯ 고실지붕(고실개) *scutum*
⑰ *Körner* 사이벽(격벽) *Körner's septum*
⑱ 위반고리관(상반규관) *superior semicircular canal*
⑲ 가쪽반고리관(외측반규관) *lateral semicircular canal*
⑳ 안뜰(전정) *vestibule*
㉑ 고실곶(갑각) *promontory of tympanic cavity*
㉒ 안뜰창(난원창) *oval window*
㉓ 바깥귀길(외이도) *external auditory canal*
㉔ 모루뼈(침골) *incus*

E. 그림 A의 12.0mm 뒤쪽

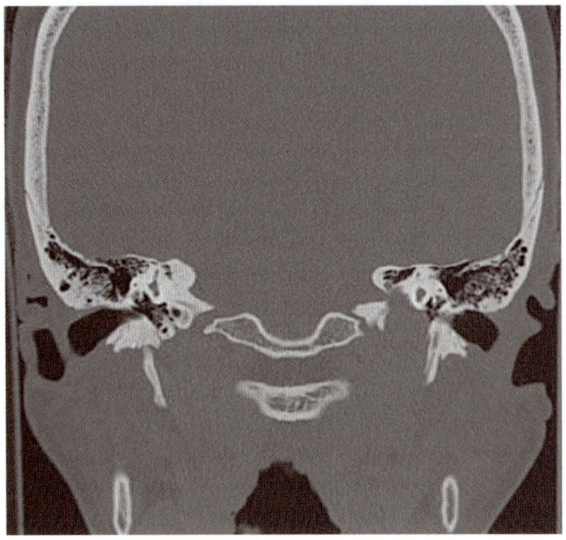

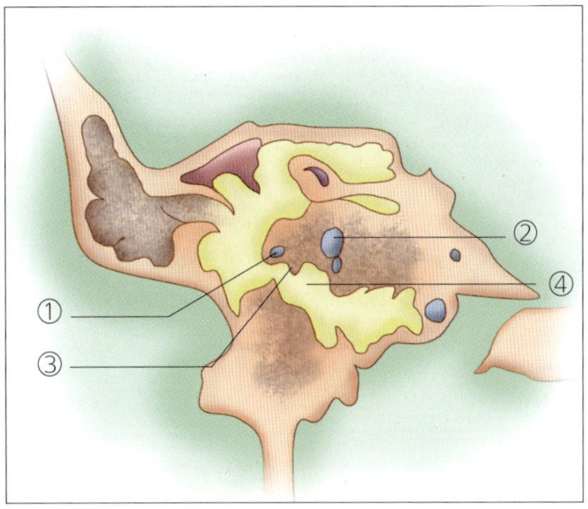

F. 그림 A의 13.5mm 뒤쪽

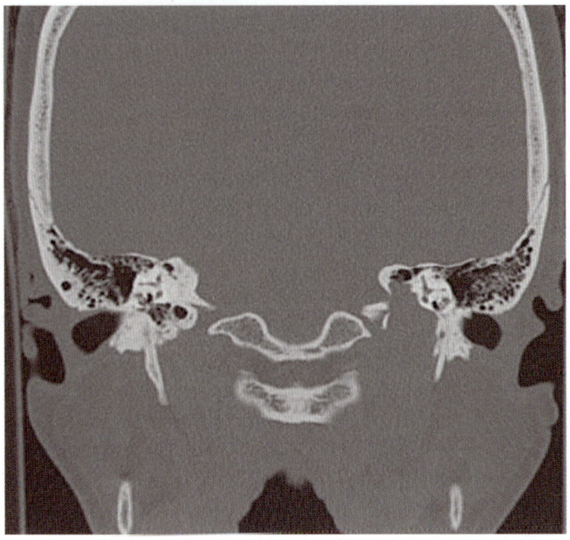

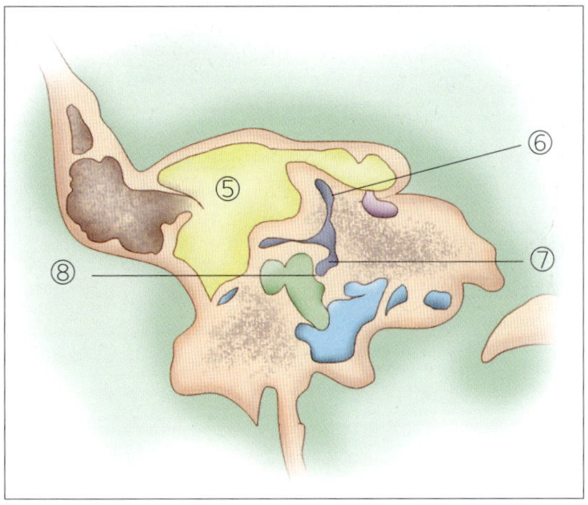

① 가쪽반고리관(외측반규관) *lateral semicircular canal*
② 안뜰(전정) *vestibule*
③ 피라밋융기(추체융기) *pyramidal eminence*
④ 뒤고실(후고실) *posterior tympanum*
⑤ 꼭지방(유양돌기동) *mastoid antrum*
⑥ 위반고리관(상반규관) *superior semicircular canal*
⑦ 뒤반고리관(후반규관) *posterior semicircular canal*
⑧ 원형창(정원창) *round window*

안뜰(전정, vestibule)을 중심으로 한 위·바깥쪽 뒤반고리관(후반규관, semicircular duct)의 주행이 확인된다. 원형창(정원창, round window)은 안뜰창(난원창, oval window)에 대해서 뒤아래쪽에 있다. 뒤고실(후고실, posterior tympanic)은 복잡하고 피라밋융기(추체융기, pyramidal eminence)에 따라 안쪽의 고실굴(고실동, sinus tympani)과 바깥쪽의 얼굴신경오목(안면신경함요, fossa for facial nerve)으로 나누어진다.

관자뼈(측두골)의 MR 영상-수평단면상 / axial MR images of temporal bone

A. Reid 기준선을 기준으로 한 속귀길(내이도)을 통한 단면상

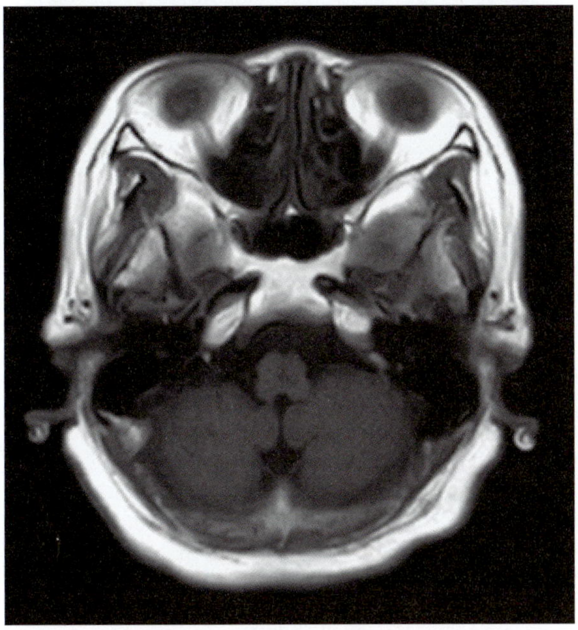

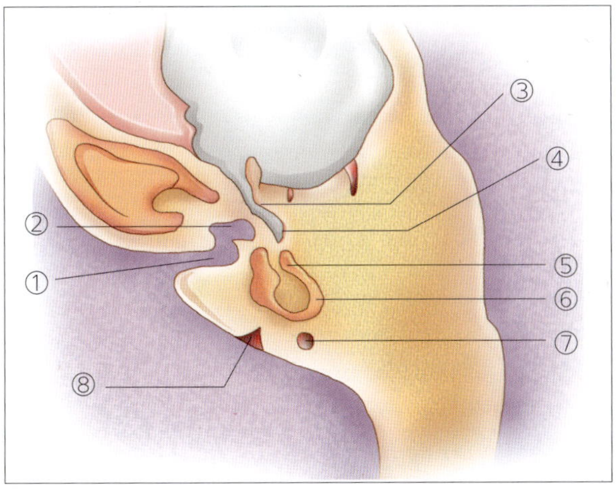

B. 그림 A의 3mm 위쪽 단면상

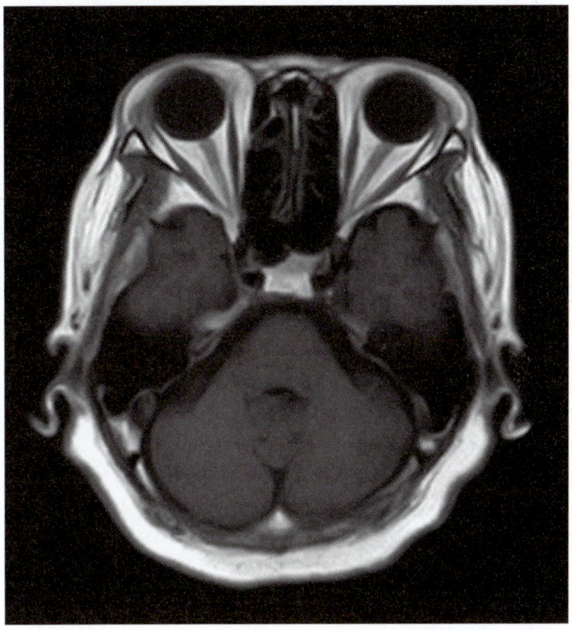

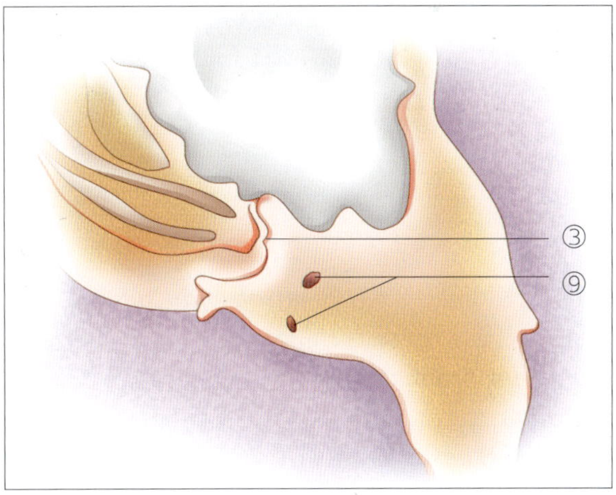

① 속귀길(내이도) *internal auditory canal*
② 달팽이(와우) *cochlea*
③ 큰얕은추체신경(대천추체신경) *greater superficial petrosal nerve*
④ 얼굴신경(안면신경)(고실부) *facial nerve(tympanic segment)*
⑤ 안뜰(전정) *vestibule*
⑥ 가쪽반고리관(외측반규관) *lateral semicircular canal*
⑦ 뒤쪽반고리관(후반규관) *posterior semicircular canal*
⑧ 안뜰수도관(전정수관) *vestibular aqueduct*
⑨ 위반고리관(상반규관) *superior semicircular canal*

코뼈(비근골) / nasal bone

측방향촬영상(lateral view)

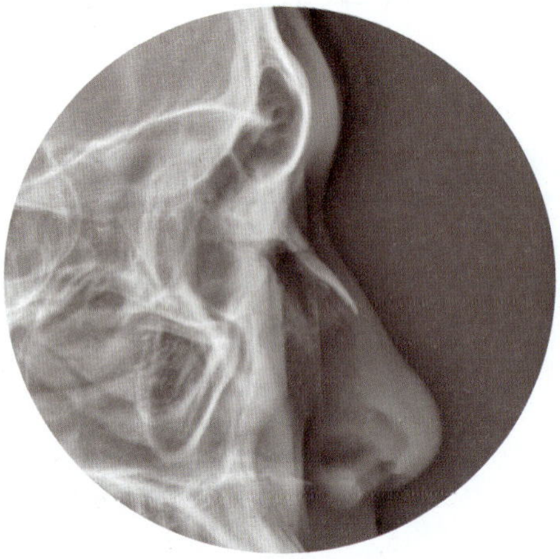

축방향촬영상(axial view)

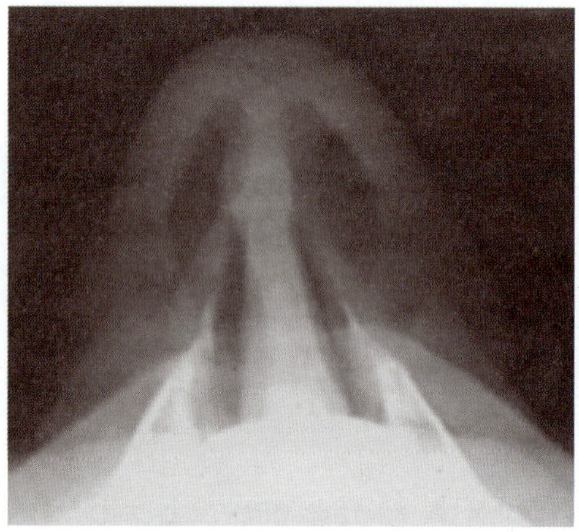

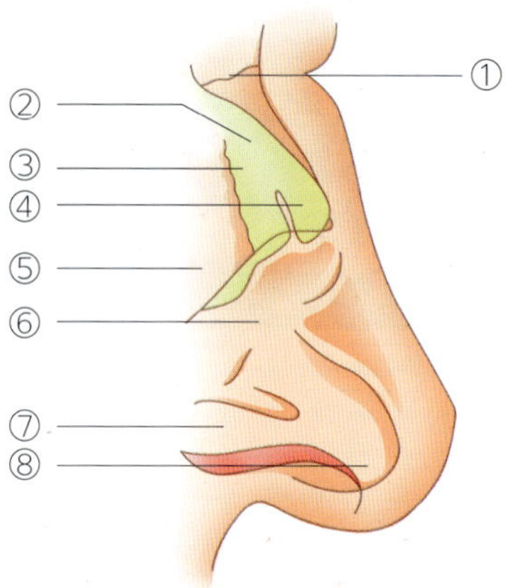

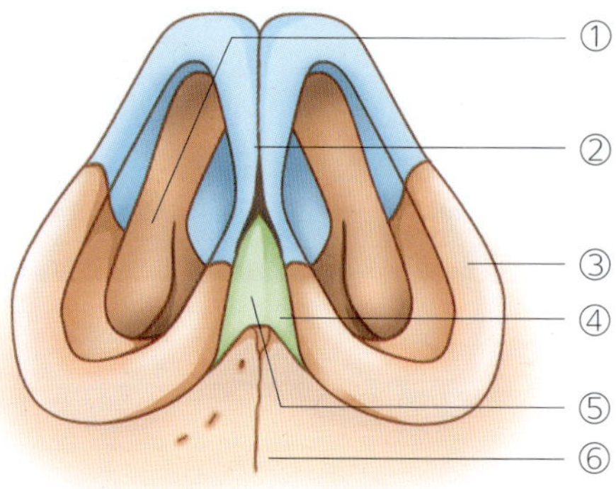

① 코이마봉합(비골전두골봉합) *nasofrontal suture*
② 코섬모체신경오목(비모양신경구)
groove for branch of nasociliary nerve
③ 봉합 *suture*
④ 코뼈(비근골) *nasal bone*
⑤ 위턱뼈(상악골) *maxilla*
⑥ 중격연골 *septal carilage*
⑦ 콧방울(비익) *ala of nose*
⑧ 코안뜰(비전정) *nasal vestibule*

① 콧구멍(비공) *naris(nostrils)*
② 중격연골 *septal cartilage*
③ 콧방울(비익) *ala of nose*
④ 코뼈(비근골) *nasal bone*
⑤ 골중격 *bony septum*
⑥ 눈확위모서리(안와상연) *supraorbital ridge*

코뼈(비근골, nasal bone)은 외상을 입었을 때에 골절을 관찰하기 위하여 촬영한다.

턱관절(악관절) / temporomandibular joint

입을 닫은 자세 촬영상
(closed mouth view)

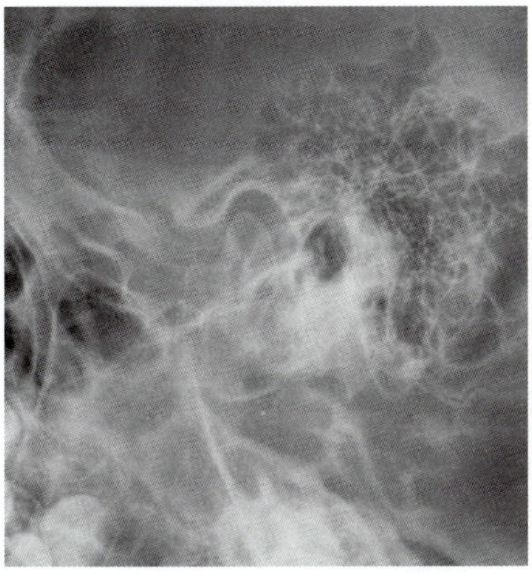

입을 벌린 자세 촬영상
(open mouth view)

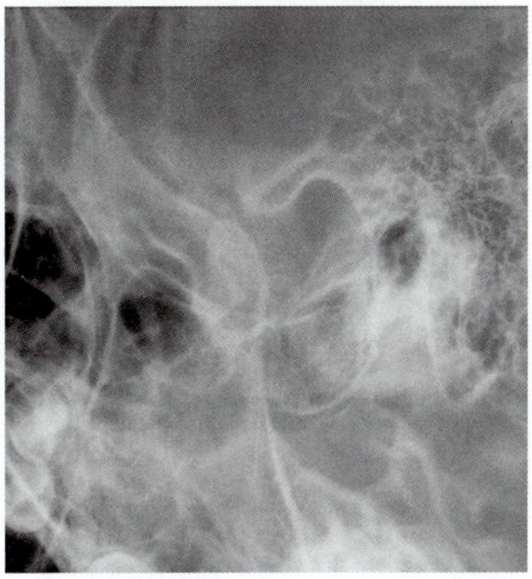

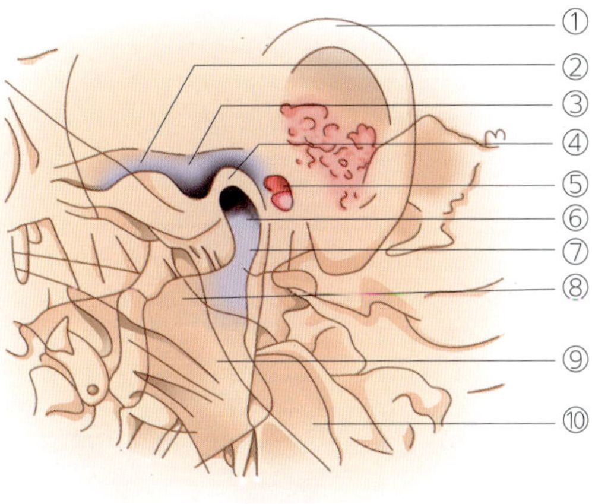

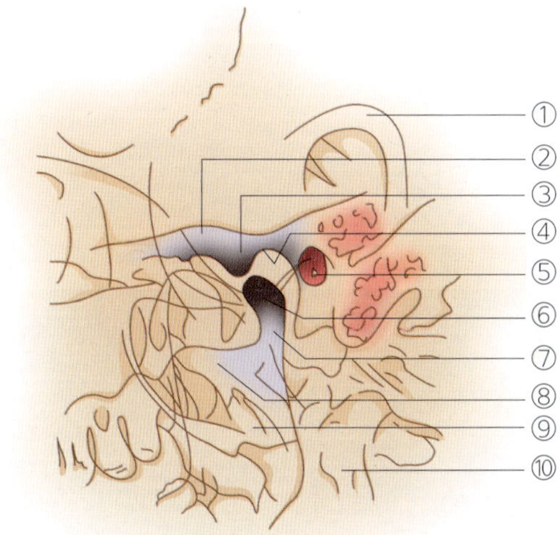

① 귀바퀴(이개) *pinna of ears*
② 광대뼈돌기(권골돌기) *zygomatic process*
③ 관절결절 *articular tubercle*
④ 턱관절오목(하악와) *mandibular fossa*
⑤ 바깥·속귀길구멍(외·내이도공) *external and internal auditory meatus*
⑥ 턱뼈머리(하악골두) *head of mandible*
⑦ 턱뼈목(하악골경) *neck of mandible*
⑧ 근육돌기(근돌기) *coronoid process of mandible*
⑨ 턱뼈가지(하악지) *mandibular ramus*
⑩ 목뼈(경추) *cervical spine*

아래턱뼈(하악골, mandible)의 관절돌기(condylar process)는 입을 닫은 상태에서는 턱관절오목(하악와, mandibular fossa) 안에 있으나, 입을 벌린 상태에서는 턱관절(악관절, temporomandibular joint) 앞으로 옮겨져 관절결절의 아래쪽까지 이동한다.

턱관절(악관절)부의 CT 영상 / CT images of temporomandibular joint

A. 횡단면상

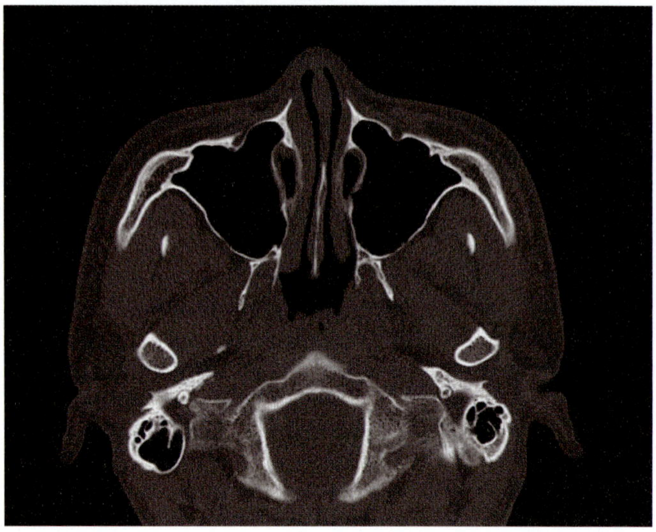

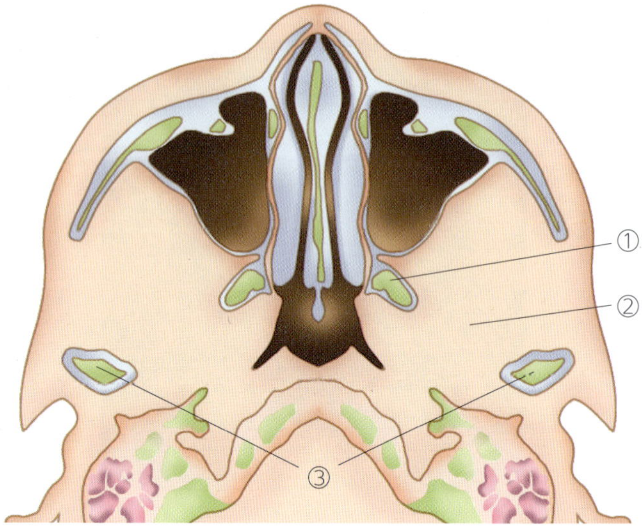

B. 관상단면상

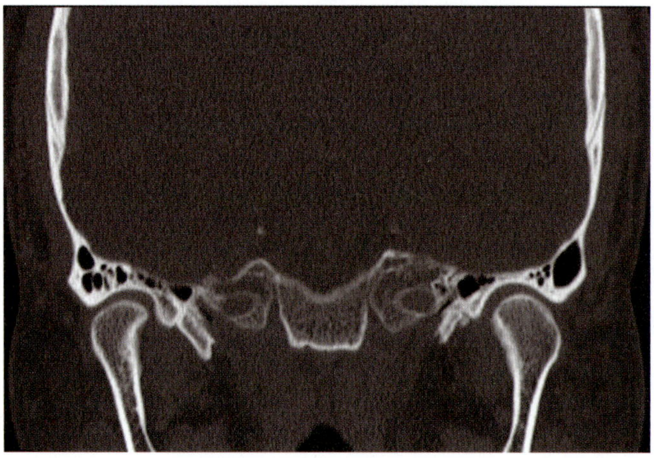

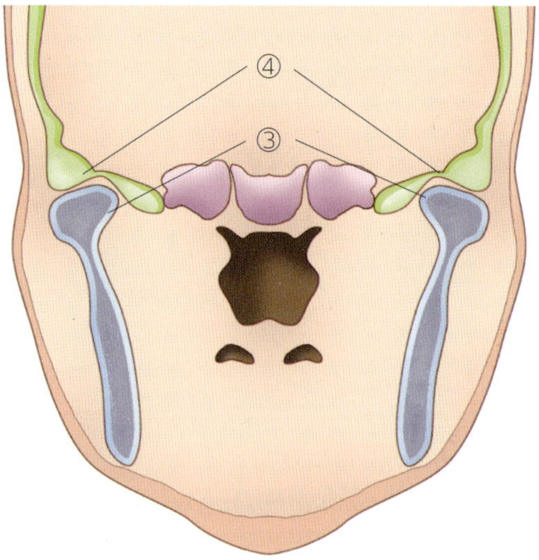

C. 직접 시상단면상

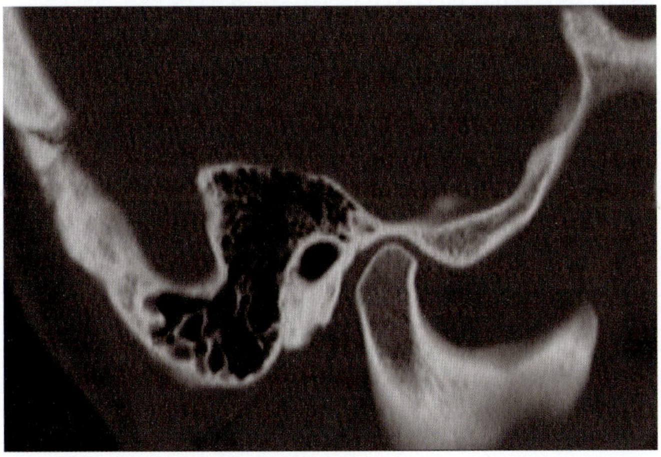

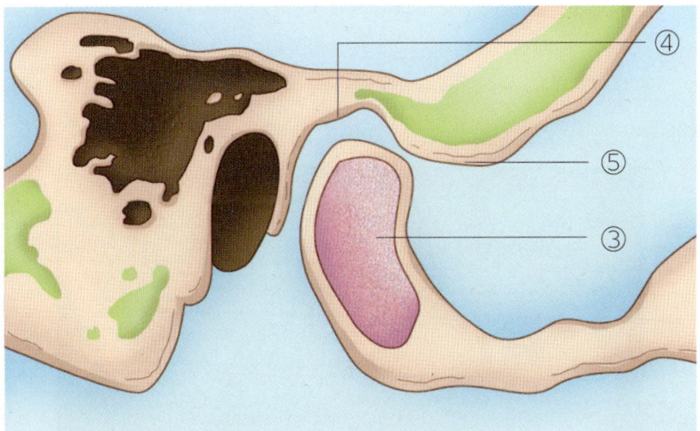

① 날개돌기(익상돌기) *pterygoid process*
② 가쪽날개근(외측익돌근) *lateral pterygoid muscle*
③ 턱뼈머리(하악두) *head of mandible*
④ 턱관절오목(하악와) *mandibular fossa*
⑤ 관절결절 *articular tubercle*

턱관절증(악관절증, temporomandibular arthrosis) 검사에서 CT는 뼈부분의 degenerative changes 및 관절원반(관절원판, discus articularis) 변위를 진단하는 데에 쓰여진다. 전자는 턱관절(악관절, temporomandibular joint)부를 중심으로 횡단면상·관상단면상을, 그리고 시상단면상이 필요할 때에는 횡단면상의 재구성영상으로 나타낸다. 턱뼈머리(하악두, head of mandible), 턱관절오목(하악와, mandibular fossa)부의 골 증식이나 위축성 변화를 파악한다. 후자는 직접 시상단면상으로 나타낸다. 관절원반(articular disc)의 앞쪽 전위가 있는지를 판단한다.

턱관절(악관절)부의 MR영상-시상 · 관상단면상 / MR images of temporomandibular joint

A

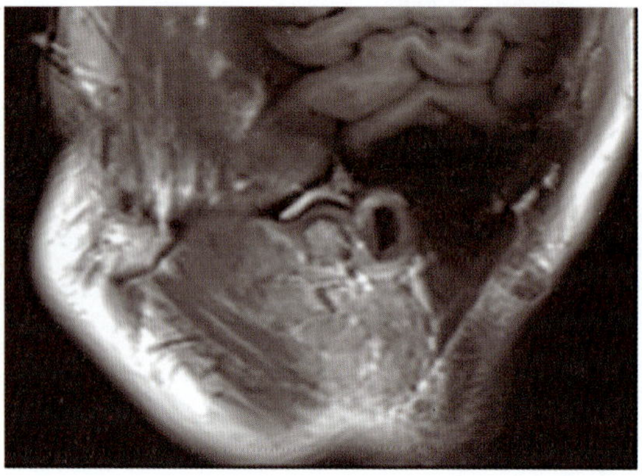

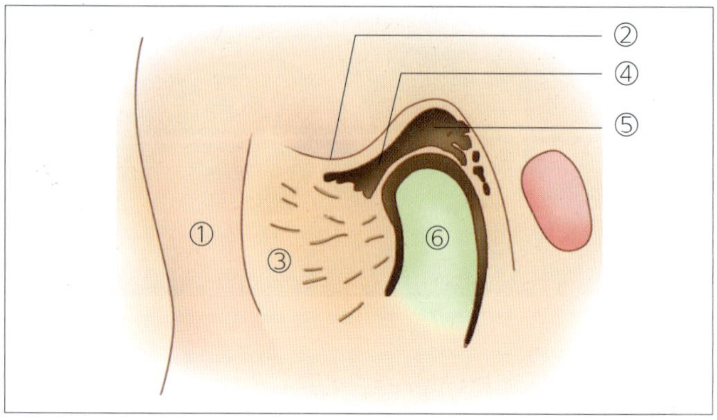

B

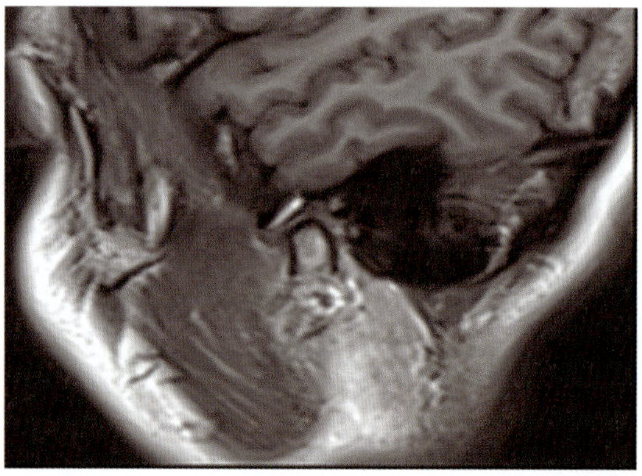

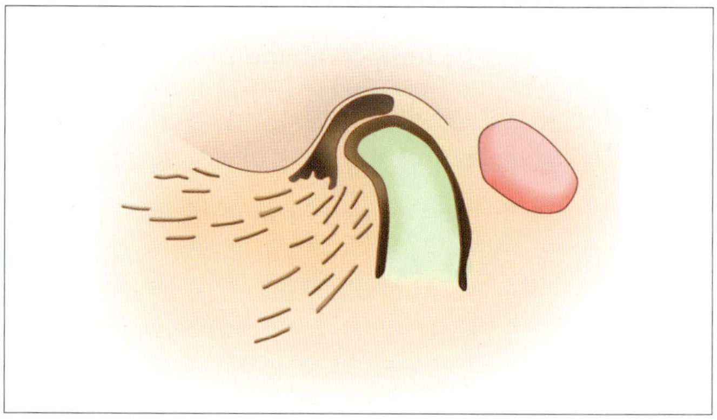

C

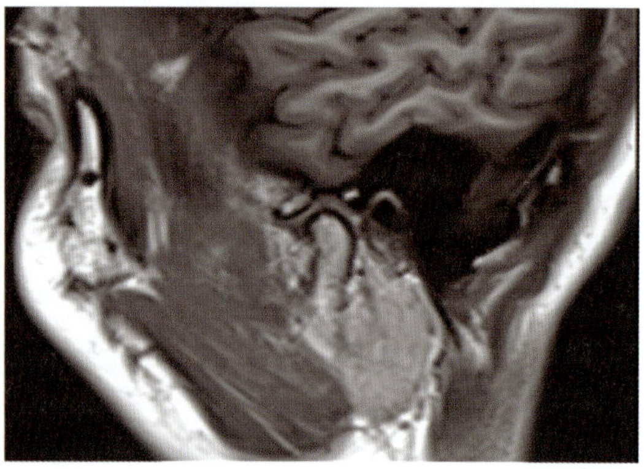

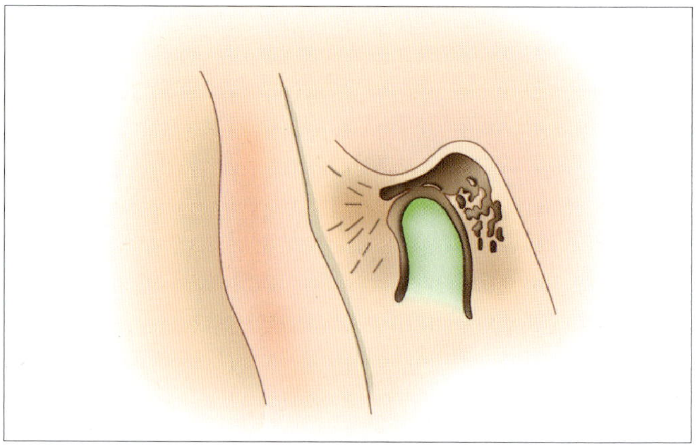

〈입을 벌린 자세〉

D

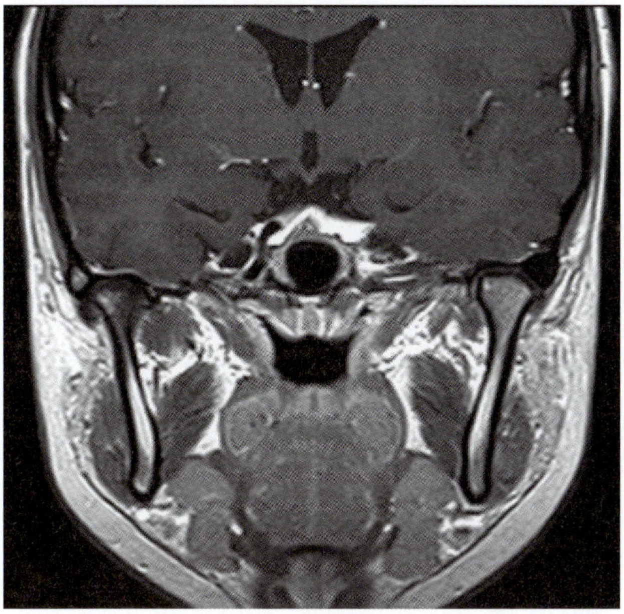

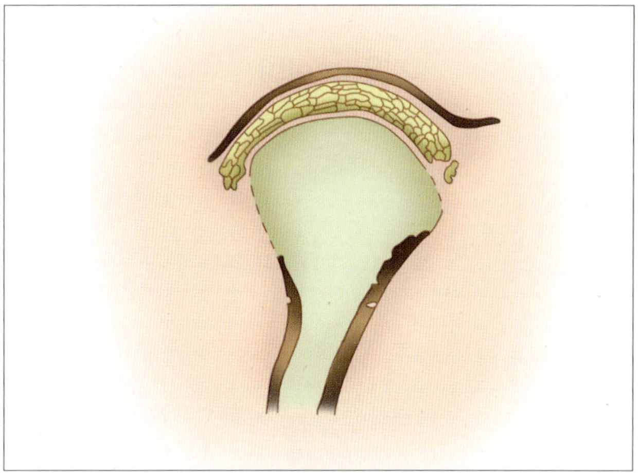

① 관자근(측두근) *temporal muscle*
② 관절결절 *articular tubercle*
③ 가쪽날개근(외측익돌근) *lateral pterygoid muscle*
④ 관절원반(관절원판) 전비후대
anterior band of articular disc
⑤ 관절원반(관절원판) 후비후대
posterior band of articular disc
⑥ 턱뼈머리(하악두) *head of mandible*

턱관절(악관절, temporomandibular joint)의 시상방향 MR영상은 양쪽을 입을 벌린 자세와 다문 자세로 촬영한다. 턱뼈머리(하악두, head of mandible)와 턱관절오목(하악와, mandibular fossa)의 골변형이 있거나 원반이 턱뼈머리의 앞쪽에 있으면 異常이다. 원반의 안쪽 전위를 파악하기 위해서는 관상단면상을 쓴다.

치아촬영 / dental radiography

치아(teeth)

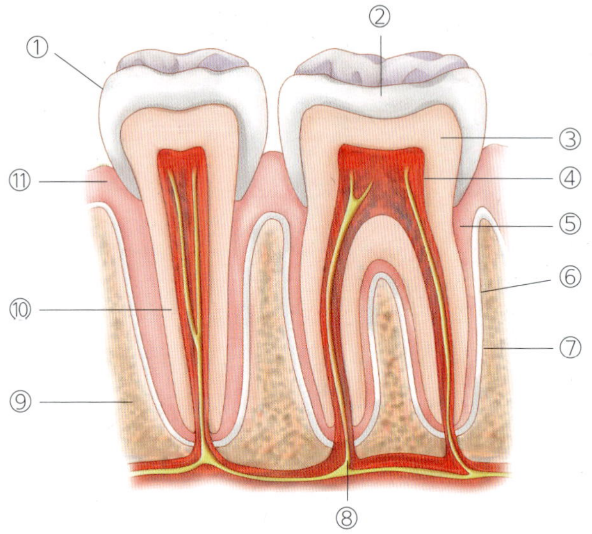

턱뼈몸통(하악체), 교합촬영
(mandibular teeth, occlusal view)

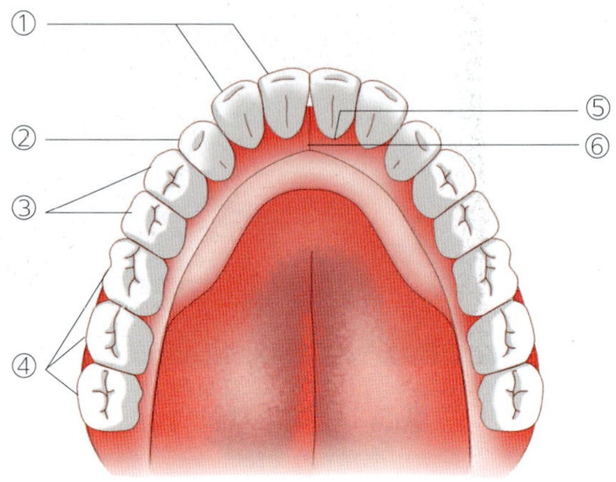

① 치아머리(치관) *dental crown*
② 사기질(에나멜질) *enamel substance*
③ 상아질 *dentin*
④ 치아속질강(치수강) *pulp cavity*
⑤ 시멘트질 *cement substance*
⑥ 치아주위막(치근막) *periodontal membrane*
⑦ 경판 *lamina dura*
⑧ 신경, 혈관 *nerve and vessels*
⑨ 뼈(골) *bone*
⑩ 치아뿌리(치근) *dental root*
⑪ 치아목(치경) *dental neck*

① 속·바깥앞니(내·외절치)
central and lateral incisors
② 송곳니(견치) *canine*
③ 작은어금니(소구치) *premolars*
④ 큰어금니(대구치) *molars*
⑤ 치아주위막(치근막) *periodontal membrane*
⑥ 턱뼈결합(하악골결합) *symphysis of mandible*

위치열(maxillary dentition)

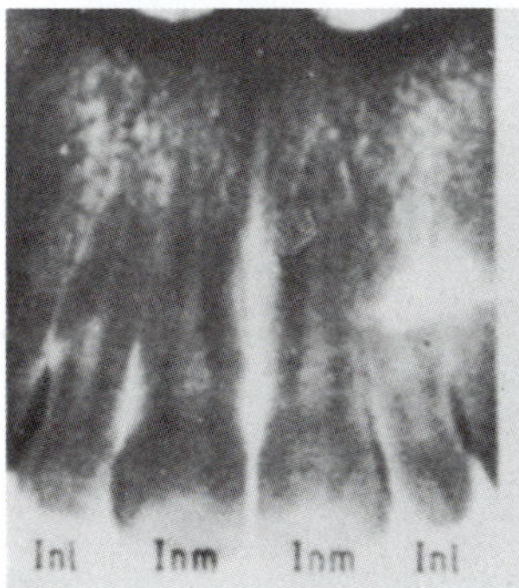

앞니(절치)

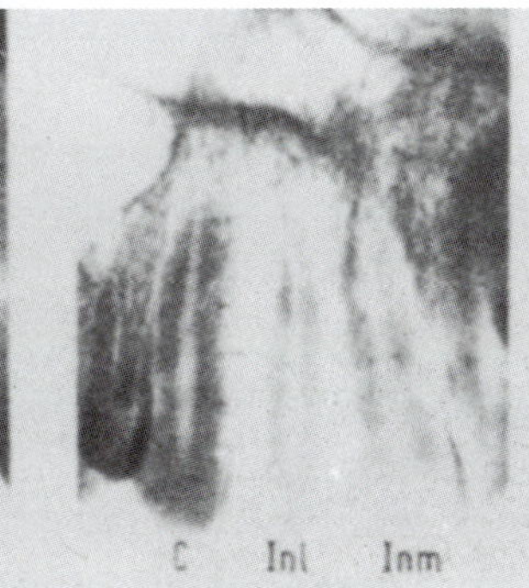

앞니, 송곳니
(절치, 견치)

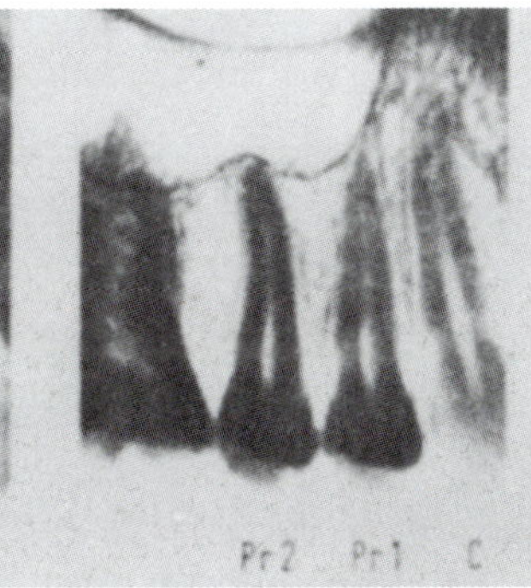

송곳니, 작은어금니
(견치, 소구치)

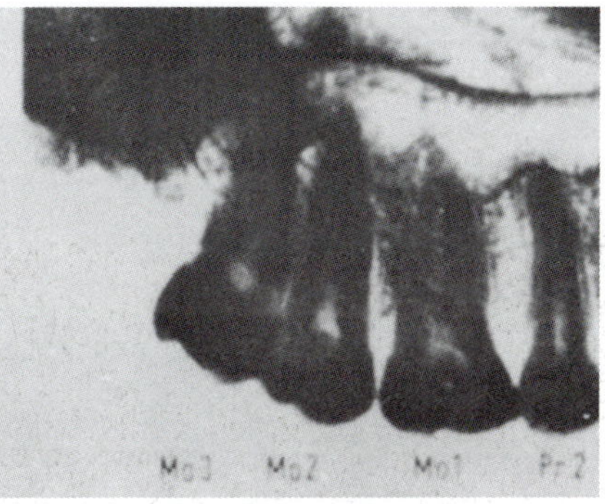

작은어금니, 큰어금니
(소구치, 대구치)

아래치열(mandibulary dentition)

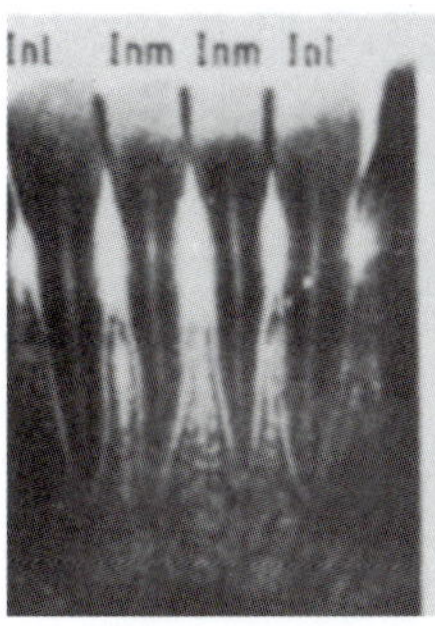

앞니(절치)

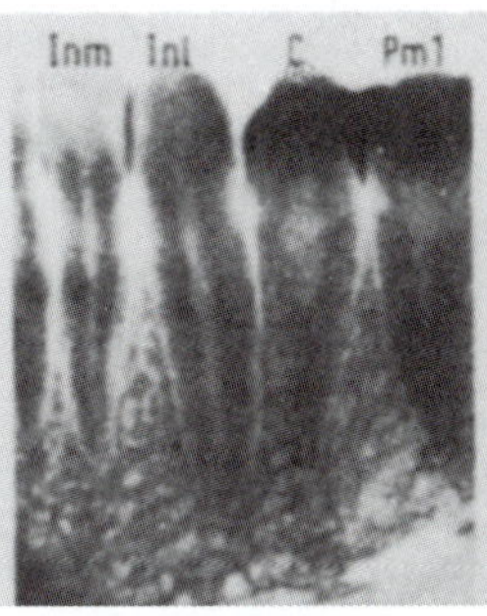

앞니, 송곳니, 작은 어금니
(절치, 견치, 소구치)

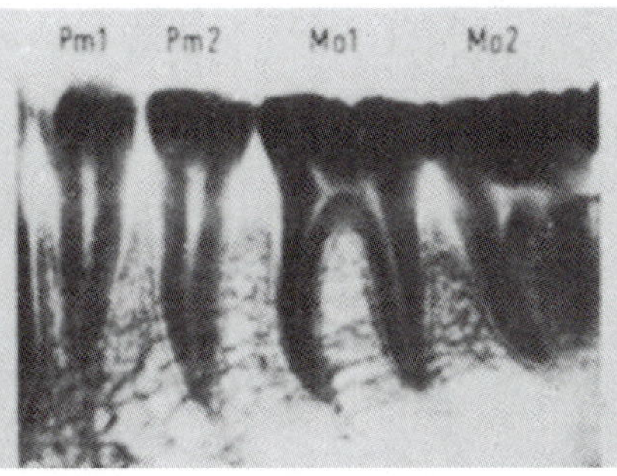

작은어금니, 큰어금니
(소구치, 대구치)

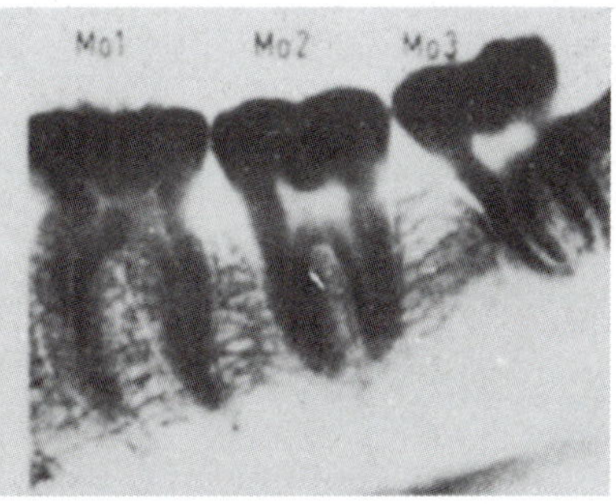

큰어금니(대구치)

파노라마촬영 / panoramic radiography

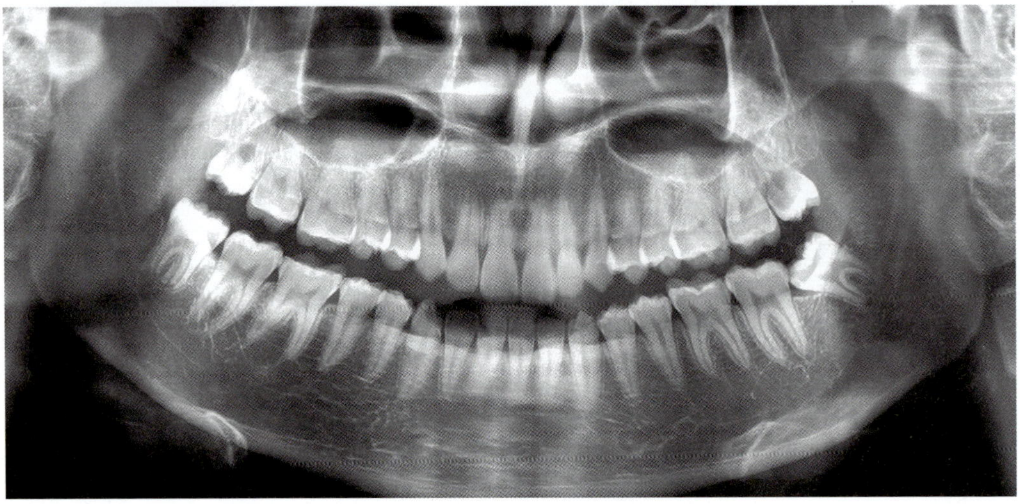

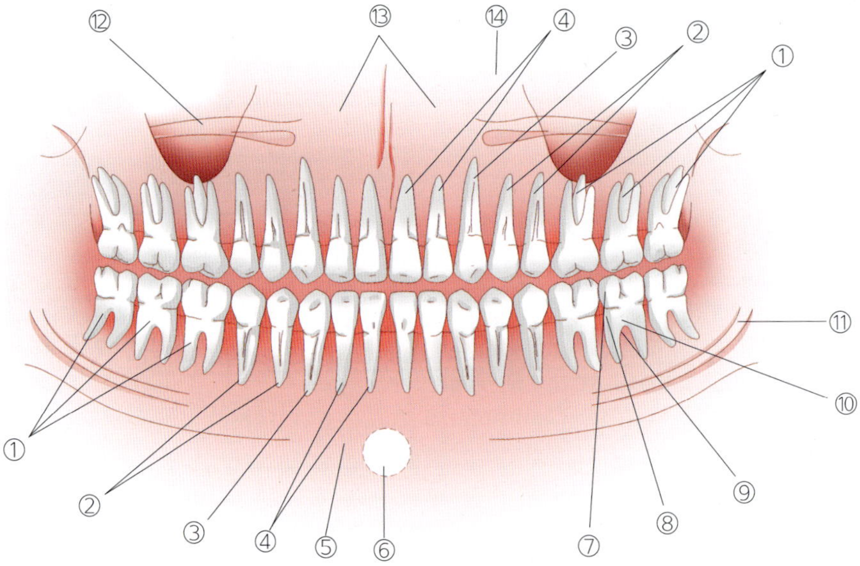

① 큰어금니(대구치) *molars*
② 작은어금니(소구치) *premolars*
③ 송곳니(견치) *canine*
④ 앞니(절치) *incisors*
⑤ 턱뼈몸통(하악체) *body of mandible*
⑥ 턱끝결절(이결절) *mental tubercle*
⑦ 치아머리(치관) *dental crown*
⑧ 치아목(치경) *dental neck*
⑨ 치아뿌리(치근) *dental root*
⑩ 치아속질강(치수강) *pulp cavity*
⑪ 턱뼈관(하악관) *mandibular canal*
⑫ 단단입천장(경구개) *hard palate*
⑬ 코안(비강) *nasal cavities*
⑭ 위턱굴(상악동) *maxillary sinus*

파노라마촬영은 panoramic radiography, pan–oral radiography라고 부르며, 위·아래턱뼈(상·하악골, maxilla · mandible)와 치아활(치궁, dental arches)의 전체모습을 얻을 수 있다.

아래턱뼈(하악골)의 정면촬영상 / P-A projection of mandible

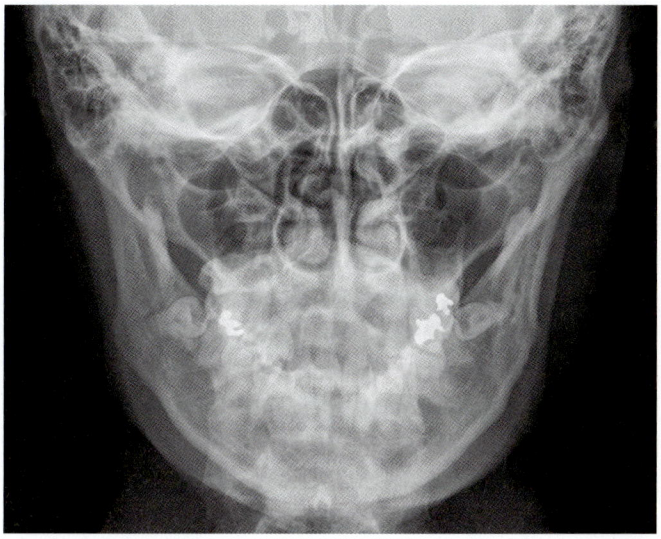

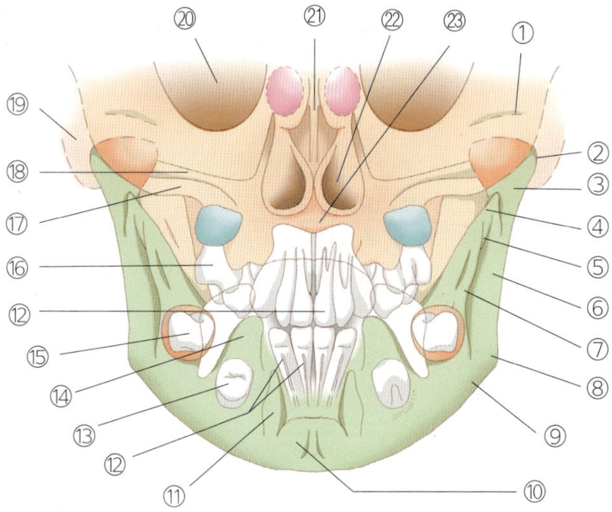

① 턱관절오목(하악와) *mandibular fossa*
② 턱뼈머리(하악두) *head of mandible*
③ 턱뼈목(하악경) *neck of mandible*
④ 근육돌기(근돌기) *coronoid process*
⑤ 턱뼈구멍(하악공) *mandibular foramen*
⑥ 턱뼈가지(하악지) *ramus of mandible*
⑦ 이틀관(치조관) *alveolar canal*
⑧ 턱뼈각(하악각) *mandibular angle*
⑨ 턱뼈몸통(하악체) *mandibular body*
⑩ 턱끝결절(이결절) *mental tubercle*
⑪ 송곳니(견치)(영구치아) *canine teeth(permanent teeth)*
⑫ 앞니(절치)(영구치아) *incisors teeth(permanent teeth)*
⑬ 작은어금니(소구치)(영구치아) *premolar teeth(permanent teeth)*
⑭ 큰어금니(대구치)(탈락치아) *molars teeth(deciduous teeth)*
⑮ 셋째큰어금니(사랑니, 제3대구치)(영구치아) *third molar teeth(wisdom teeth, permanent teeth)*
⑯ 위치열 *maxillary(superior) dentition*
⑰ 위턱굴(상악동) *maxillary sinus*
⑱ 위턱뼈(상악골) *maxilla*
⑲ 꼭지돌기(유양돌기) *mastoid process*
⑳ 눈확안(안와강) *orbital cavity*
㉑ 코중격(비중격) *nasal septum*
㉒ 아래코선반(하비갑개) *inferior nasal concha*
㉓ 단단입천장(경구개) *hard palate*

아래턱뼈(하악골, mandible)의 정면촬영은 환자를 선 자세 후-전위 또는 엎드린 자세로 위치시켜 촬영한다. 중심 X선은 주로 턱뼈몸통(하악체, body of mandible)을 관찰하고자 할 경우에는 입술높이의 정중면에 수직으로 투사시키고, 턱뼈가지(하악지, ramus of mandible)와 관절돌기(condylar process)를 관찰하고자 할 경우에는 양쪽 턱관절(악관절, temporomandibular joint)의 중앙부에 머리쪽으로 30도로 투사시킨다.

02 눈확(안와) orbit

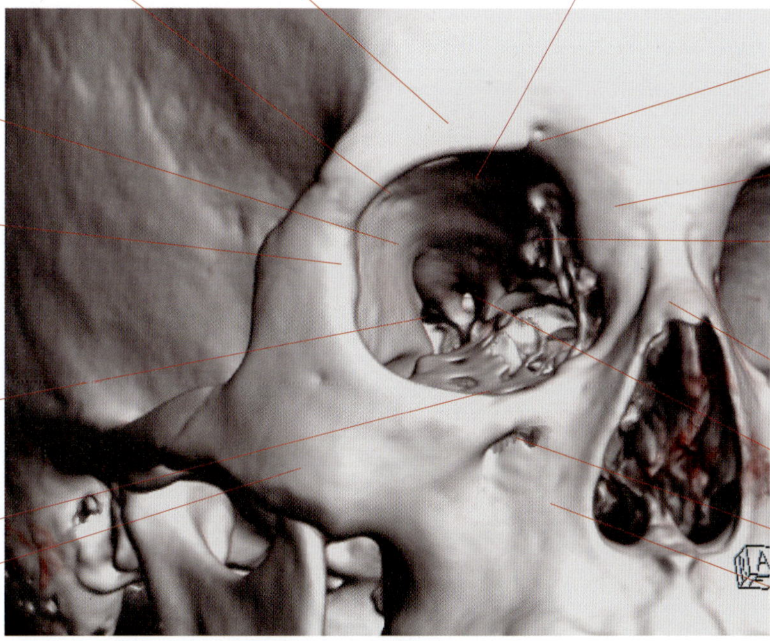

눈확 및 시각신경관, 3차원 CT영상

눈확(안와, orbit)은 얇은 골벽으로 둘러싸인 원뿔모양의 공간으로, 그 안에 안구(eye ball)·신경(nerve)·근육(muscle)·눈동맥(ophthalmic artery)·지방조직(fat tissue) 등이 들어 있다. 눈확을 형성하는 뼈는 일곱 개가 있으며, 이 뼈들에 의해 위아래쪽 벽과 안바깥쪽 벽이 형성되어 있다.

눈확-영상 이해를 위한 맨눈해부학 보기 / Orbit - Review of Gross Anatomy

옆 면

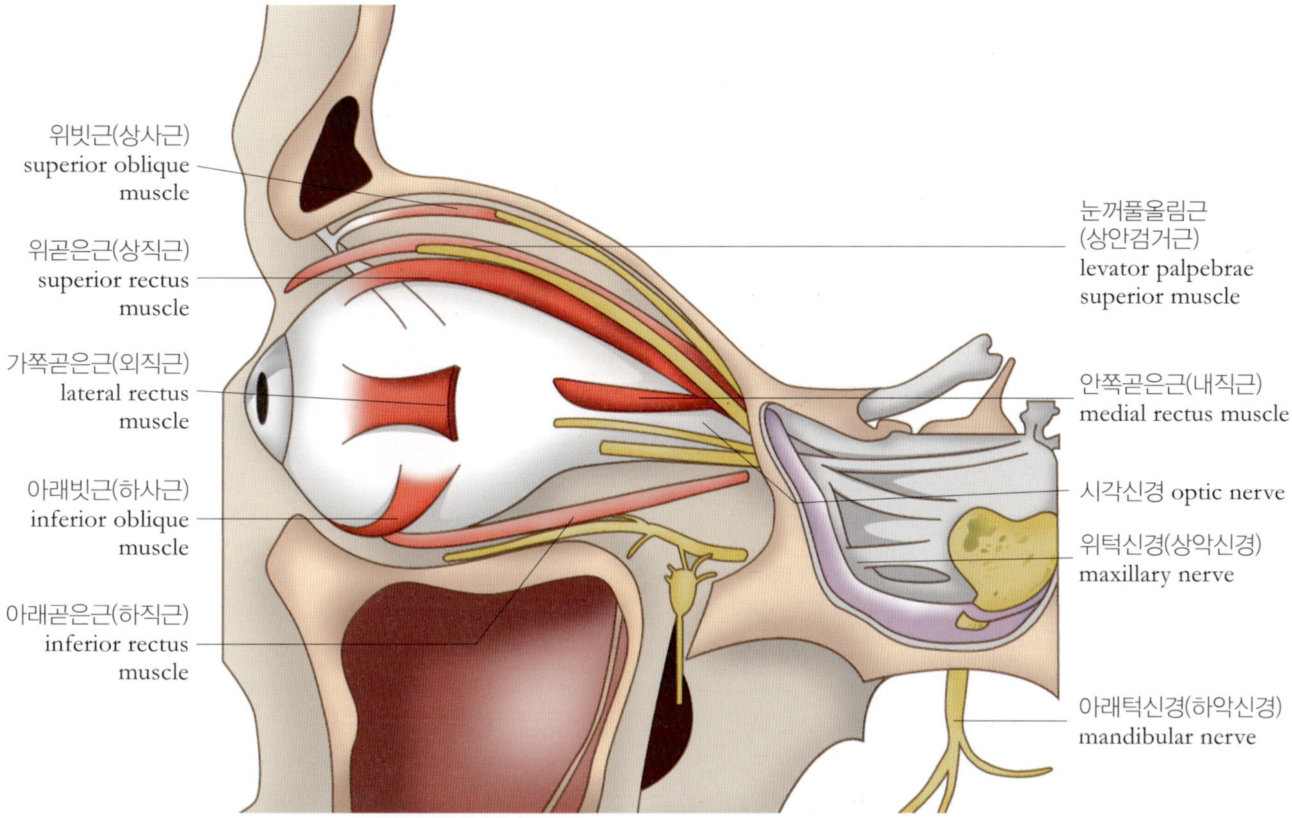

윗 면

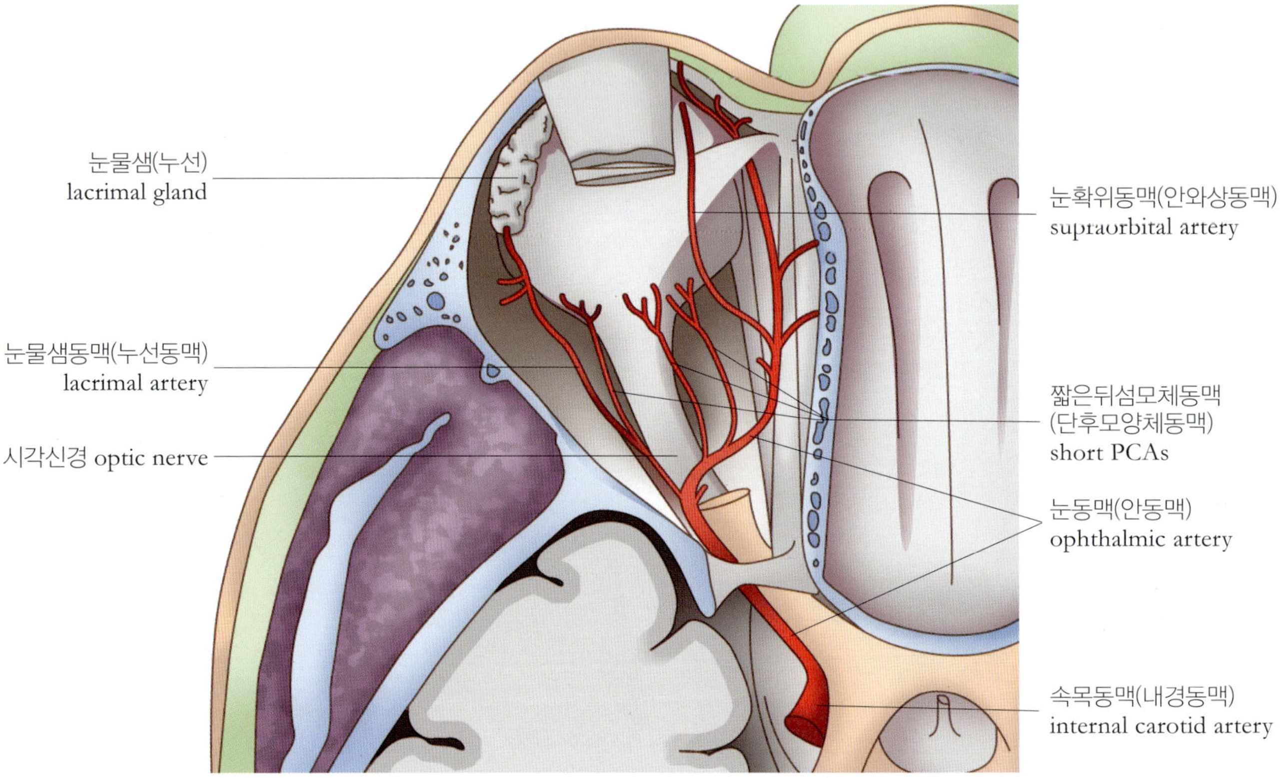
눈물샘(누선)
lacrimal gland
눈물샘동맥(누선동맥)
lacrimal artery
시각신경 optic nerve
눈확위동맥(안와상동맥)
supraorbital artery
짧은뒤섬모체동맥
(단후모양체동맥)
short PCAs
눈동맥(안동맥)
ophthalmic artery
속목동맥(내경동맥)
internal carotid artery

시각신경관(시신경관), Rhese 촬영 / optic canal, Rhese method

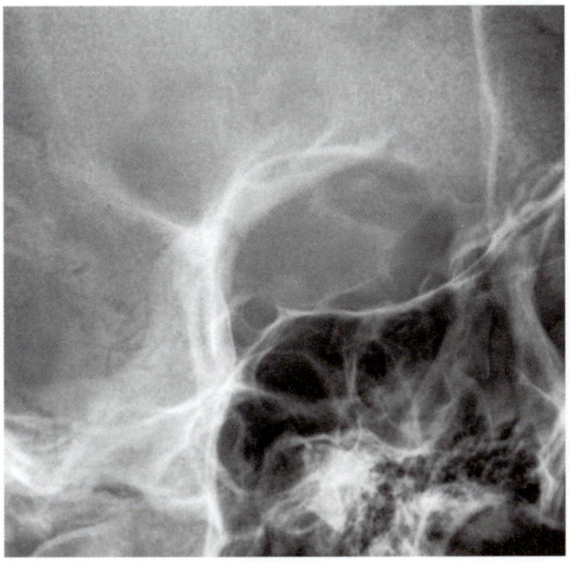

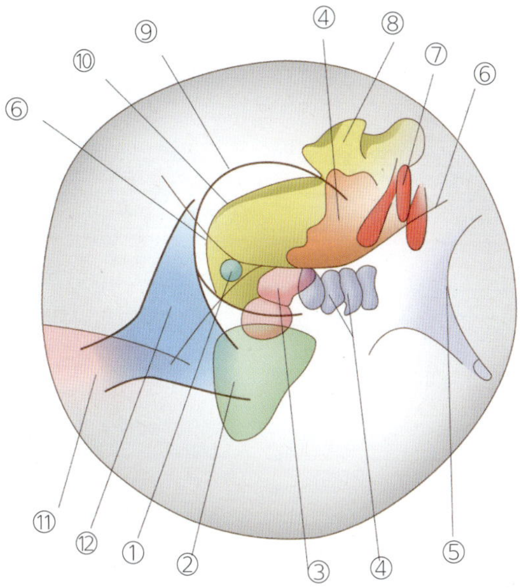

① 시각신경관(시신경관) *optic canal*
② 위턱굴(상악동) *maxillary sinus*
③ 나비굴(접형동) *sphenoid sinus*
④ 벌집굴(사골동) *ethmoid sinuses(air cells)*
⑤ 눈확(안와) *orbit*
⑥ 나비뼈(접형골) 작은날개(소익) *lesser wing of sphenoid bone*
⑦ 볏돌기(계관) *crista galli*
⑧ 이마굴(전두동) *frontal sinus*
⑨ 눈확위벽(안와상벽) *roof of orbit*
⑩ 눈확위모서리(안와상연) *supraorbital margin*
⑪ 광대뼈활(권골궁) *zygomatic arch*
⑫ 광대뼈(권골) *zygomatic bone*

시각신경관(시신경관, optic canal)은 시각신경(시신경, optic nerve)과 눈동맥(안동맥, ophthalmic artery)이 통과하는 원형의 관모양 구조이다. 시각신경관을 촬영해 보면, 이것은 눈확(안와, orbit)의 바깥쪽에서 보이고 나비뼈(접형골, sphenoid bone) 작은날개(소익, lesser wing)면의 바깥쪽 부위에 위치한다.

시각신경관의 확대는 신경섬유종(neurofibroma), 망막아세포종(retinoblastoma)의 시신경 침윤, 눈동맥의 동맥류에서 볼 수 있다. 시각신경관 촬영은 안면골절, 특히 눈확을 횡단하는 골절이나 머리뼈바닥(두개저, base of skull) 골절의 경우에도 적용된다.

Rhese촬영법에는 parieto-orbital oblique projection(엎드린 자세 또는 선 자세 후전위)와 orbito-parietal oblique projection(바로 누운 자세 또는 선 자세 전후위)이 있다. 이 촬영상에서 시각신경관은 안와음영의 아래가쪽 사분점에 나타난다.

눈동맥(안동맥)조영 / ophthalmic arteriogram

A. 측면상(lateral view)

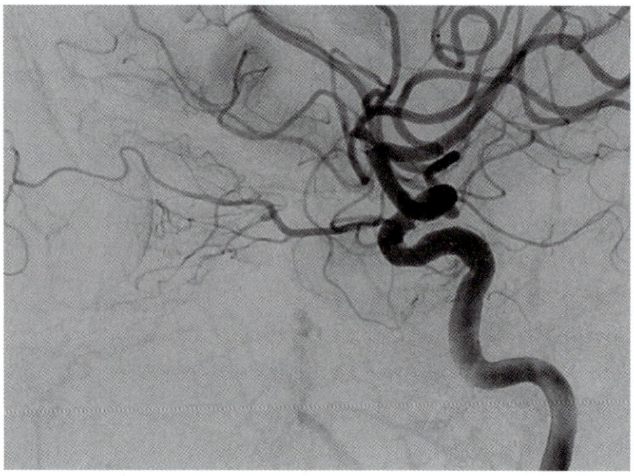

B. 정면상(frontal view)

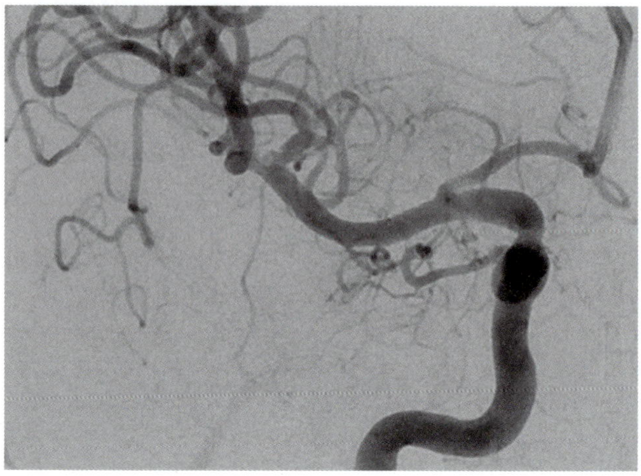

A

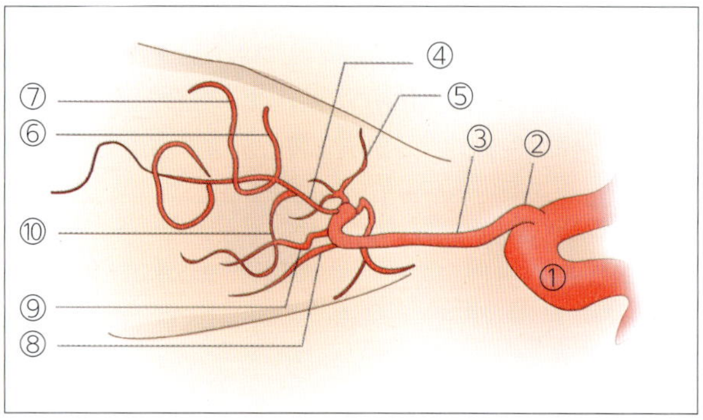

B

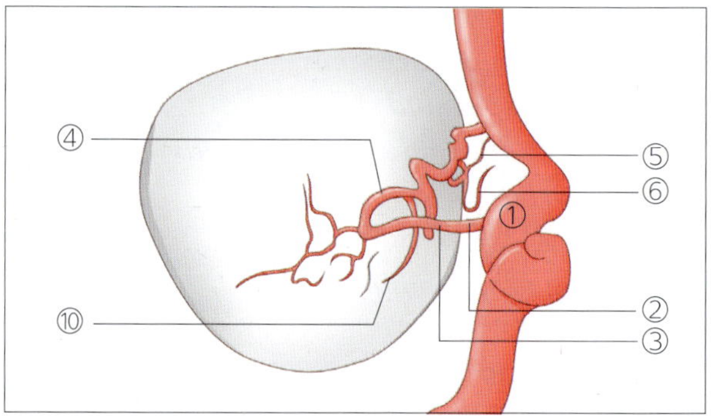

C

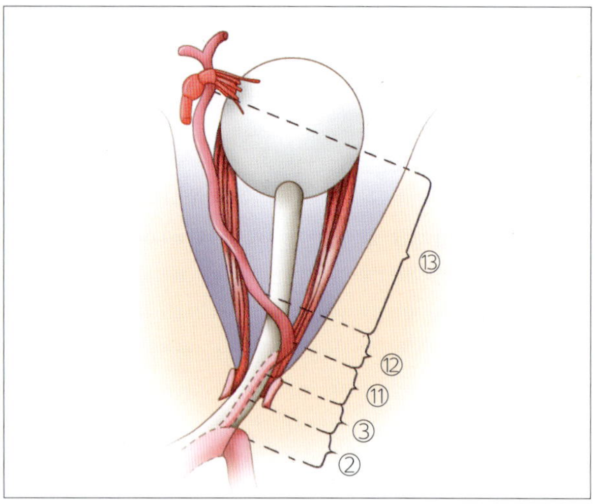

D

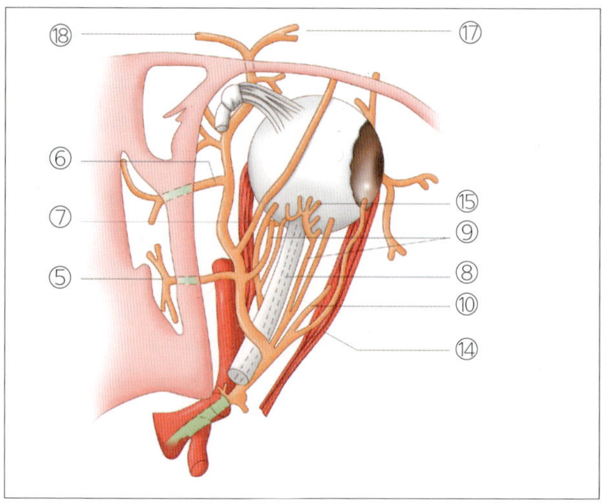

① 속목동맥(내경동맥) *internal carotid artery*
② 눈동맥(안동맥) 머리뼈안부분
intracranial segment of ophthalmic artery
③ 눈동맥(안동맥) 시각신경관안부분
intracanalicular segment of ophthalmic artery
④ 눈동맥(안동맥) 눈확안부분
intraorbital segment of ophthalmic artery
⑤ 뒤벌집동맥(후사골동맥) *posterior ethmoidal artery*
⑥ 앞벌집동맥(전사골동맥) *anterior ethmoidal artery*
⑦ 눈확위동맥(안와상동맥) *supraorbital artery*
⑧ 망막중심동맥 *central retinal artery*
⑨ 긴뒤섬모체동맥(장후모양체동맥)
long posterior ciliary artery
⑩ 근육동맥 *muscular artery*
⑪ 눈동맥(안동맥) 눈확안부분 제1부
1st portion of intraorbital segment of ophthalmic artery
⑫ 눈동맥(안동맥) 눈확안부분 제2부 *2nd portion of intraorbital segment of ophthalmic artery*
⑬ 눈동맥(안동맥) 눈확안부분 제3부
3rd portion of intraorbital segment of ophthalmic artery
⑭ 눈물샘동맥(누선동맥) *lacrimal artery*
⑮ 짧은섬모체동맥(단모양체동맥) *short ciliary artery*
⑯ 이마동맥(전두동맥) *frontal artery*
⑰ 눈구석동맥(안각동맥) *angular artery*

눈확(안와, orbit) 안의 종류성 병변을 검사하는 방법에는 안동맥조영(ophthalmic arteriography), 눈확정맥(안와정맥, orbital veins)조영, CT, 초음파 등이 있으나, 종류(腫瘤)의 병리학적 상태를 진단하기 위해서는 동맥조영이 필요하다. 특히, 혈관성 원인에 의한 종류의 진단과 수술적용 여부를 결정하는 경우에는 동맥조영은 유효한 검사이다.

눈동맥(안동맥, ophthalmic artery)조영에 적용되는 임상증상은 편측성 박동성 안구돌출, 안검하수의 원인 검사, 눈확안(안와내) 종류로 의심이 될 경우, 코곁굴(부비강, paranasal sinuses)·코인두(비인두, nasal part of pharynx)·비강(nasal cavity) 또는 안면 병변의 눈확안 진전상황의 검사, 그리고 머리뼈안(두개내, intracranial) 병변이나 동맥경화(arteriosclerosis)에 의해 눈동맥 폐색이나 협착이 의심될 경우이다.

수술용 현미경의 사용으로 눈확안 수술이 정밀하게 되었고, 이와 더불어 상세한 혈관해부도 필요하게 되었다.

눈동맥은 그림 C와 같이 속목동맥(내경동맥, internal carotid artery)이 경막(dura mater) 안에 들어간 바로 다음에 속목동맥의 안벽에서 분기한다. 시각신경관(optic canal) 안에서는, 눈동맥은 시각신경의 아래면의 바깥쪽에 치우쳐 있다. 그리고 눈동맥은 근원추(muscle cone)안으로 들어간다.

눈동맥 눈확안부분은 그림 C와 같이 세부분으로 구분된다.

눈동맥의 분기는 안구가지와 눈확(안와)가지로 나누어진다. 그림 D의 ⑧, ⑨, ⑮ 등이 안구가지이고, ⑤~⑦, ⑩, ⑭, ⑯, ⑰ 등이 눈확가지 이다.

위눈정맥(상안정맥)의 구분 / segmental anatomy of superior ophthalmic vein

A. 정면상(frontal view)

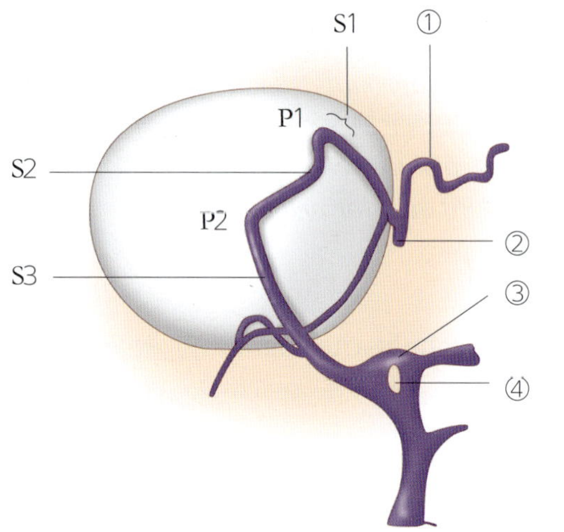

B. 측면상(lateral view)

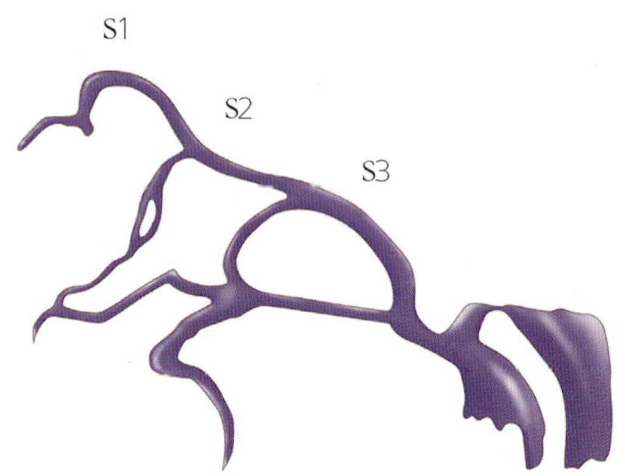

① 얼굴정맥(안면정맥) *facial vein*
② 눈구석정맥(안각정맥) *angular vein*
③ 해면정맥굴(해면정맥동) *cavernous sinus*
④ 속목동맥(내경동맥) *internal carotid artery*

*S1, S2, S3*로 갈라짐

S1:얼굴정맥(안경정맥)과 눈구석정맥(안각정맥)이 합류한 점에서 근원추에 들어갈 때까지의 구간

S2:근원추를 관통한 점 *P1*에서 안구뒤부분을 돌아서, 위곧은근(상직근) 밑을 지나 위곧은군에서 떨어져나오는 점 *P2*까지의 구간

S3:*P2*점에서 위곧은근 아래, 외측곧은근(외측직근) 사이를 흐르며 위눈확틈새(상안와열)에 이르기까지의 구간

위눈정맥(상안정맥, superior ophthalmic vein)에는 보통 두 개의 경로가 흘러 들어온다. 즉, 상행로는 얼굴정맥(안면정맥, facial vein) 분기이고, 하행로는 눈구석정맥(안각정맥, angular vein)이다. 이 두 개의 정맥이 합류하여 제1부(S1)가 된다.

S1은 두 정맥이 합류한 곳에서부터 위곧은근(상직근, superior rectus muscle)과 내측곧은근(내측직근,medial rectus muscle) 사이에서 근원추(muscle cone)에 들어가는 점까지이다. 근원추에 들어가는 부분을 보통 PI이라고 부른다.

S2는 P1에서 시작하여 바깥쪽으로 향하며 안구의 위부분을 따라 내려와 위곧은근의 아래쪽으로 흐른다. 위곧은근과 외측곧은근(외측직근, lateral rectus muscle)사이에서 근원추 밖으로 나오는 점 P2까지 이다.

S3는 P2점에서 시작하여 위곧은근과 외측곧은근 사이를 흐르며, 위눈확틈새(상안와열, superior orbital fissure)를 지나 해면정맥굴(해면정맥동, cavernous sinus)에 이르는 부분이다. 정면상으로 보면 결합정맥(connecting vein)은 대체로 근원추 모양을 나타내고 있다. 이 결합정맥은 위눈정맥(상안정맥, superior ophthalmic vein)과 아래눈정맥(하안정맥, inferior ophthalmic vein)을 묶어 일치하게 한다. 눈확안(안와내) 종류가 있을 경우, 정면상에 위눈정맥의 제3부와 흐름이 비슷한 모양이 나타난다.

눈확정맥(안와정맥)조영 정면촬영상 / orbital venogram, frontal view

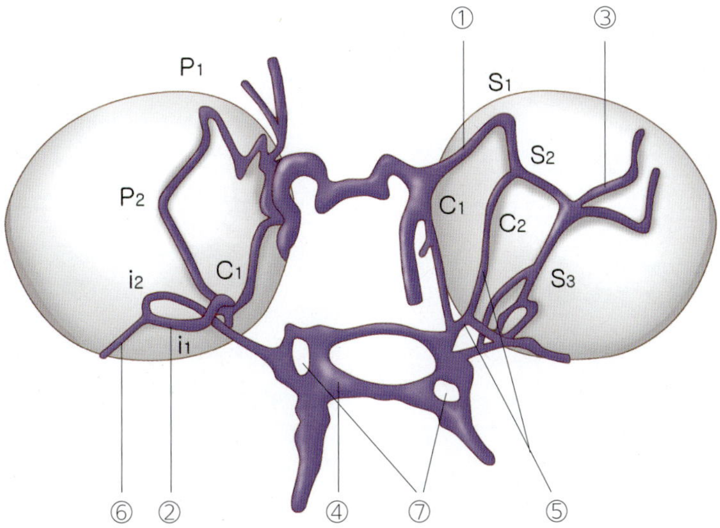

① 위눈정맥(상안정맥) *superior ophthalmic vein* (*S1, S2, S3* 는 각 *segment*)
② 아래눈정맥(하안정맥) *inferior ophthalmic vein*(*i1, i2* 은 각 *segment*)
③ 눈물샘정맥(누선정맥) *lacrimal vein*
④ 해면정맥굴(해면정맥동) *cavernous sinus*
⑤ 결합정맥 *connecting veins*
⑥ 얼굴정맥(안면정맥)과의 연결 *anastomosis with facial vein*

눈확(안와, orbit)은 뼈로 둘러싸인 부분이며, 눈확정맥(안와정맥, orbital veins)조영은 이 내부의 해부학적 변화를 아는데에 중요한 검사법으로, 최근에는 CT가 광범하게 이용됨에 따라 예전처럼 중요한 검사법으로 취급되지 않고 있다. 그러나 혈관성 병변, 예를 들면 정맥기형 또는 종양이 해면정맥굴(해면정맥동, cavernous sinus)로 진전하는 상황을 진단하기 위해서는 유효한 검사법으로 쓰일 수 있다. 검사를 위해서는 되도록 세 방향, 즉 정면·측방향·축방향 촬영을 하며, 반드시 양쪽 눈을 비교 검사한다.

눈정맥(안정맥)을 촬영하여 정맥의 조영상태, 굵기, 조영의 시상(phase) 등을 판단하는 것도 중요하나, 가장 중요한 것은 정맥이 흐르는 편위(deviation)이다.

눈확정맥(안와정맥)조영 / orbital venogram

A. 정면상(frontal view)

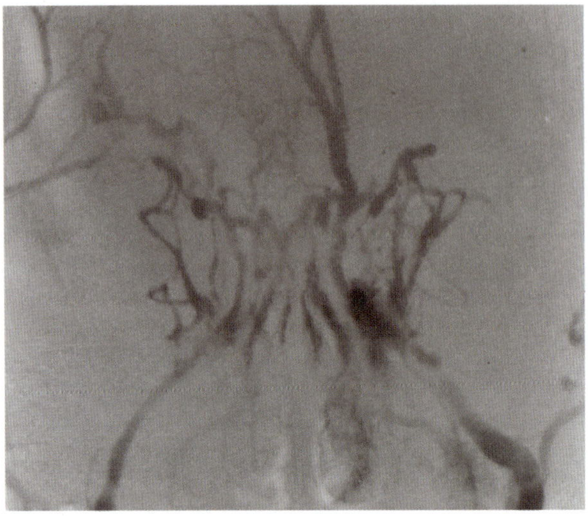

B. 측면상(lateral view)

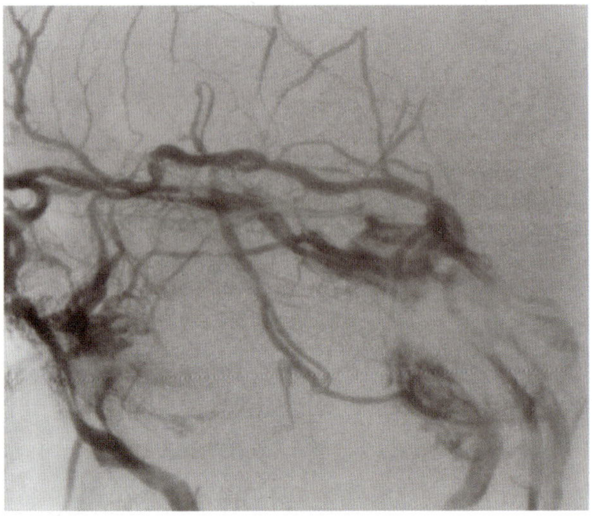

A

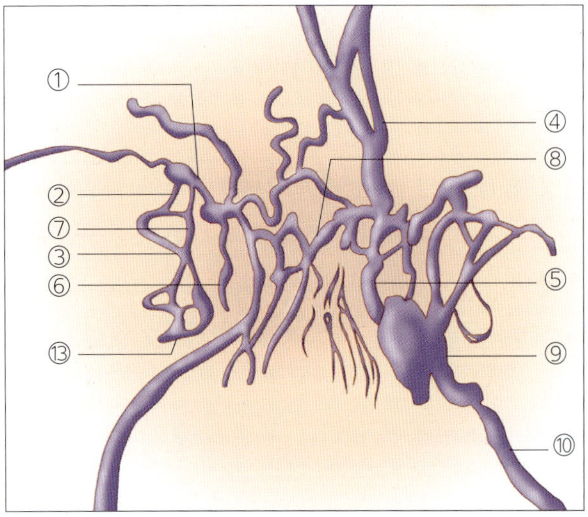

B

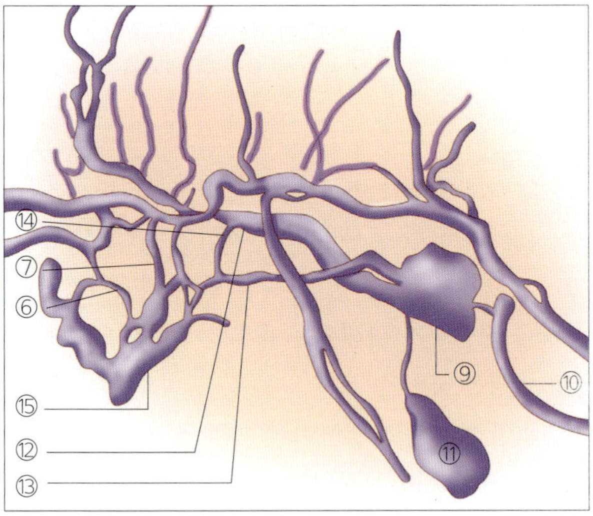

① 위눈정맥(상안정맥) 제1부 *1st segment of superior ophthalmic vein*
② 위눈정맥(상안정맥) 제2부 *2nd segment of superior ophthalmic vein*
③ 위눈정맥(상안정맥) 제3부 *3rd segment of superior ophthalmic vein*
④ 이마정맥(전두정맥) *frontal vein*
⑤ 눈구석정맥(안각정맥) *angular vein*
⑥ 앞곁정맥(전측부정맥) *anterior collateral vein*
⑦ 중간곁정맥(중측부정맥) *middle collateral vein*
⑧ 앞비강정맥(전비정맥) *prenasal vein*
⑨ 해면정맥굴(해면정맥동) *cavernous sinus*
⑩ 뇌하수체정맥동(하수체정맥동) *inferior petrosal sinus*
⑪ 날개근정맥얼기(익돌근정맥총) *pterygoid plexus*
⑫ 위눈정맥(상안정맥) *superior ophthalmic vein*
⑬ 아래눈정맥(하안정맥) *inferior ophthalmic vein*
⑭ 가쪽곁정맥(외측측부정맥) *lateral collateral vein*
⑮ 정맥망 *venous network*

위눈정맥(상안정맥, superior ophthalmic vein)은 위빗근(상사근, superior oblique muscle)의 활차 바로 뒤쪽에, 눈확위정맥(안와상정맥, supraorbital vein)의 위가지(상지)와 눈구석정맥(안각정맥, angular vein)의 아래가지(하지)가 합류하여 형성된다.

아래눈정맥(하안정맥, inferior ophthalmic vein)은 눈확(안와, orbit) 앞부분 안아래쪽의 정맥망에서 생기고 약간 바깥위쪽으로 통한 다음, 외측곧은근(외직근, lateral rectus muscle)의 위를 뒤쪽으로 이어져 해면정맥굴(해면정맥동, cavernous sinus) 또는 날개근정맥얼기(익돌근정맥총, pterygoid plexus)로 흘러들어간다.

위눈정맥은 직접, 간접적으로 모두 눈확정맥(안와정맥, orbital veins)과 연결되고 있다. 이 연결되는 정맥을 곁정맥(측부정맥, collaterals vein)이라고 하며, 앞곁정맥(전측부정맥, anterior collateral vein), 중간곁정맥(중측부정맥, middle collateral vein), 가쪽곁정맥(외측측부정맥, lateral collateral vein), 뒤곁정맥(후측부정맥, posterior collateral vein)으로 나눈다.

눈확(안와)(뼈구조)의 CT영상 - 수평단면상 / axial CT images of orbits

A. 눈확(안와) 아래부분

B. 눈확(안와) 중간부분

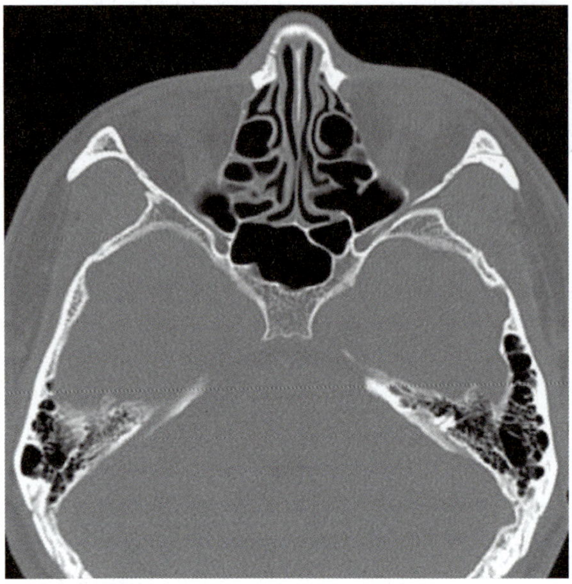

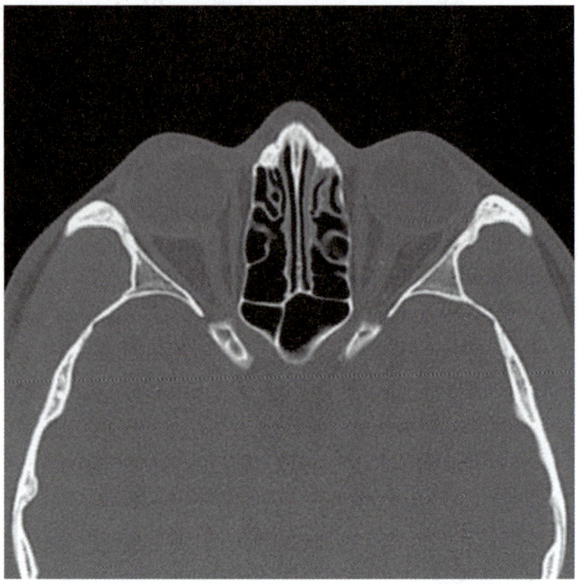

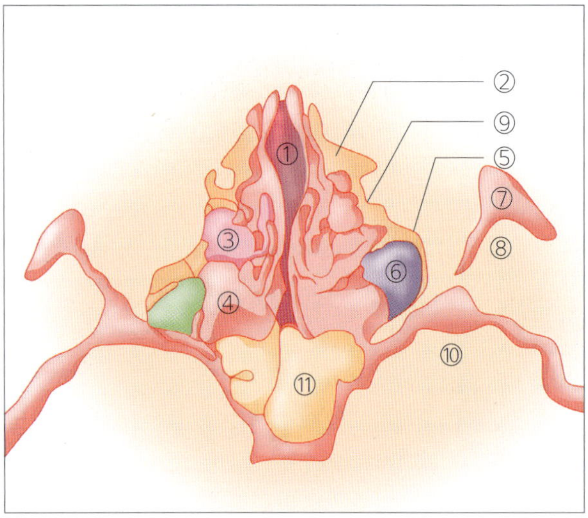

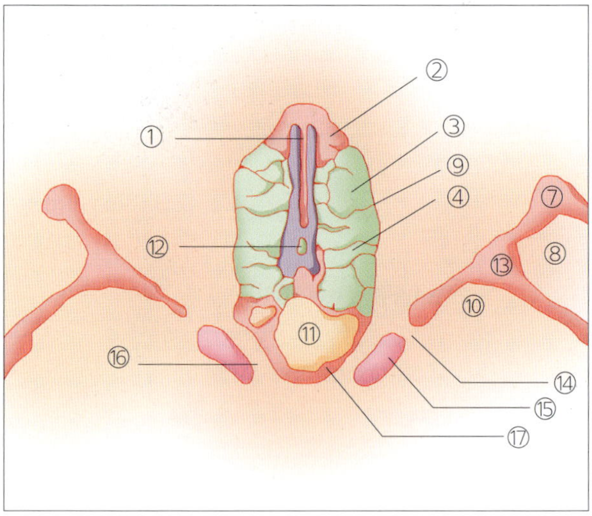

C. 눈확(안와) 위부분

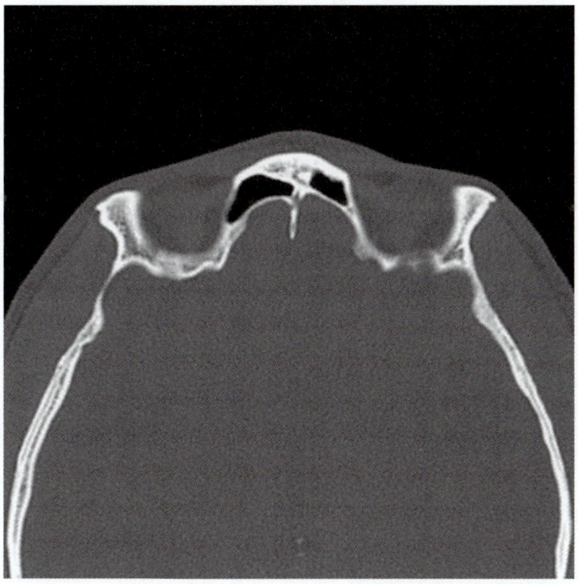

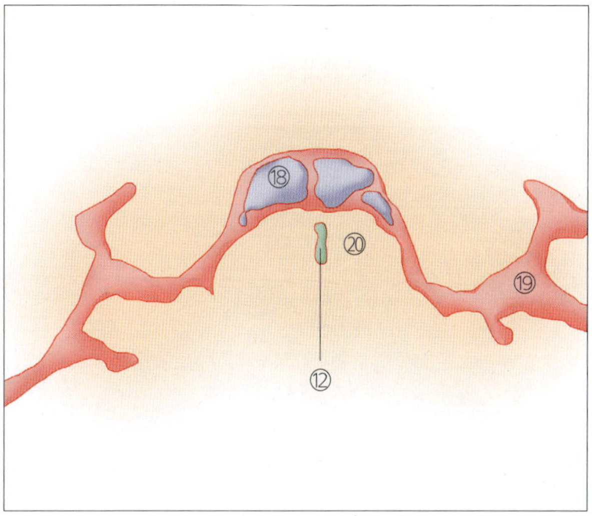

① 코중격(비중격) *nasal septum*
② 눈물뼈(누골) *lacrimal bone*
③ 앞사골벌집(전부사골봉소) *anterior ethmoidal air cells*
④ 뒤사골벌집(후부사골봉소) *posterior ethmoidal air cells*
⑤ 위턱뼈(상악골) 안와면 *orbital surface of maxilla*
⑥ 위턱굴(상악동) *maxillary sinus*
⑦ 광대뼈(권골) *zygomatic bone*
⑧ 관자우묵(측두와) *temporal fossa*
⑨ 벌집뼈(사골) 안와판 *orbital lamina of ethmoid bone*
⑩ 중간머리뼈우묵(중두개와) *middle cranial fossa*
⑪ 나비굴(접형동) *sphenoidal sinus*
⑫ 볏돌기(계관) *crista galli*
⑬ 나비뼈(접형골) 큰날개(대익) *greater wing of sphenoid bone*
⑭ 위눈확틈새(상안와열) *superior orbital fissure*
⑮ 나비뼈(접형골) 작은날개(소익) *lesser wing of sphenoid bone*
⑯ 시각신경관(시신경관) *optic canal*
⑰ 접형골몸통(접형골체) 외측면 *lateral surface of corpus sphenoidale*
⑱ 이마굴(전두동) *frontal sinus*
⑲ 이마뼈(전두골) *frontal bone*
⑳ 앞머리뼈우묵(전두개와) *anterior cranial fossa*

눈확(안와, orbit)은 이마뼈(전두골, frontal bone), 광대뼈(권골, zygomatic bone), 나비뼈(접형골, sphenoid bone), 위턱뼈(상악골, maxillary bone), 눈물뼈(누골, lacrimal bone), 벌집뼈(사골, ethmoid bone), 입천장뼈(구개골, palatine bone)의 일곱개 뼈로 형성된다. CT는 고분해영상을 얻을 수 있어 미세한 뼈구조의 관찰에 유용하다.

눈확 아래부분의 수평단면상에서 보이는 바깥벽은 광대뼈·나비뼈, 안벽은 눈물뼈·벌집뼈·위턱뼈로 형성되어 있다.

눈확 중간부분의 수평단면상에서 보이는 바깥벽은 나비뼈·광대뼈, 안벽은 나비뼈·벌집뼈·눈물뼈로 형성되어 있다. 안벽의 대부분은 벌집뼈의 안와판으로 아주 얇아서 종이판(지양판, lamina papyracea)이라고도 한다. 양쪽 안와입구부 가장가쪽모서리(최외측연)와 안장결절(안결절, tuberculum sellae)을 이은 단면에 평행으로 주사를 하면 시각신경관(시시경관, optic canal)의 장축상을 얻을 수 있다(그림 B). 시각신경관 골절의 평가에 유용하다.

눈확 위부분의 수평단면상에서 보이는 바깥벽과 안벽은 모두 이마뼈(전두골, frontal bone)로 형성되어 있다.

눈확(안와)(뼈구조)의 CT영상 - 관상단면상 / coronal CT images of orbits

A. 안구 뒤벽의 약간 뒤쪽 높이

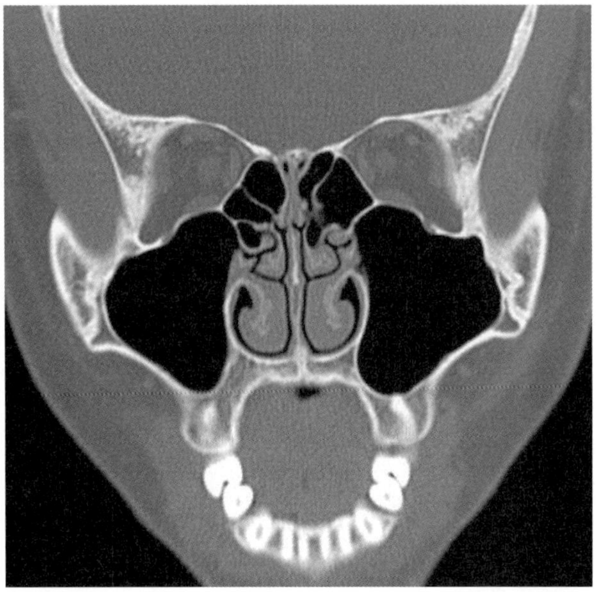

B. 안구적도의 약간 뒤쪽 높이

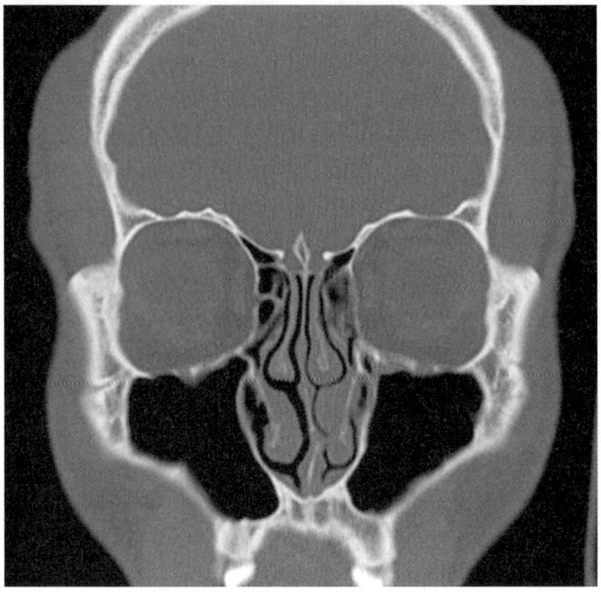

C. 안구적도 높이

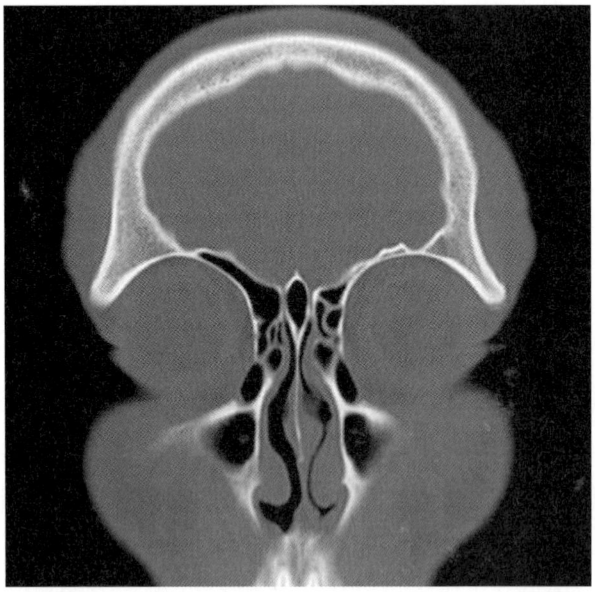

A

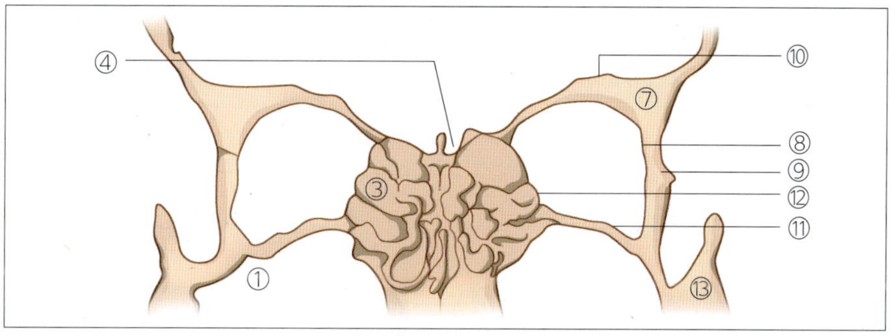

B

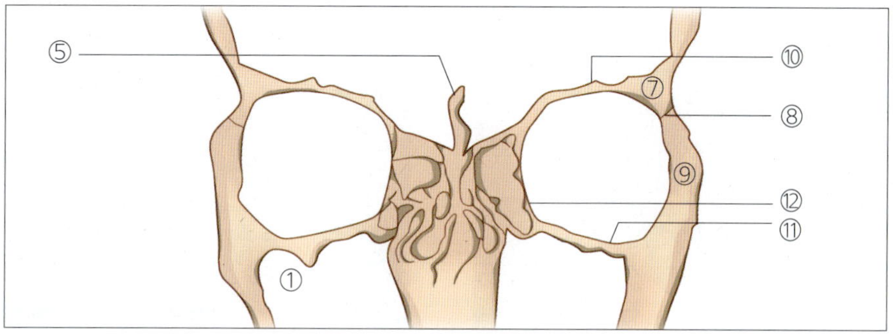

C

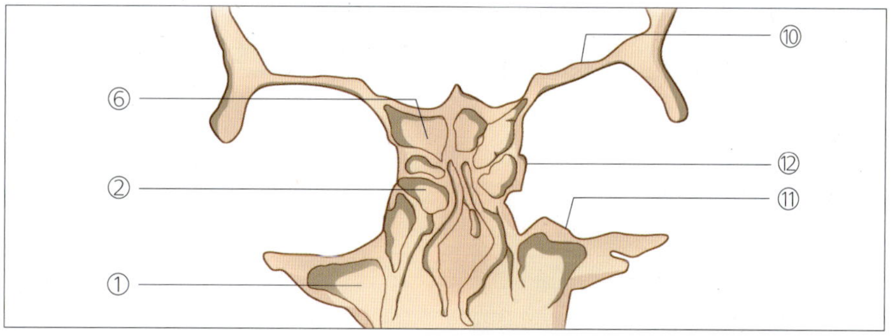

① 위턱굴(상악동) *maxillary sinus*
② 앞사골벌집(전부사골봉소) *anterior ethmoidal air cells*
③ 뒤사골벌집(후부사골봉소) *posterior ethmoidal air cells*
④ 후각고랑(취와) *olfactory groove*
⑤ 볏돌기(계관) *crista galli*
⑥ 이마굴(전두동) *frontal sinus*
⑦ 이마뼈(전두골) 광대뼈돌기(권골돌기) *zygomatic process of frontal bone*
⑧ 이마광대봉합(전두-권골봉합) *frontozygomatic suture*
⑨ 광대뼈(권골)(전두돌기) *frontal process of zygomatic bone*
⑩ 눈확(안와) 위벽(상벽) *orbital roof*
⑪ 눈확(안와) 아래벽(하벽) *orbital floor*
⑫ 벌집뼈(사골) 안와판 *orbital lamina of ethmoid bone*
⑬ 광대뼈(권골) 관자돌기(측두돌기) *temporal process of zygomatic bone*

안와(눈확, orbit)의 관상단면 CT영상은 눈확벽 골절을 진단하는데 유용하고, 특히 수평단면상에서 평가하기 어려운 눈확 아래벽이나 위벽의 골절을 평가하는 데에 유용하다.

눈확(안와)(연부구조)의 CT영상-관상단면상 / coronal CT images of orbits(soft structures)

A. 안구 뒤벽의 약간 뒤쪽 높이

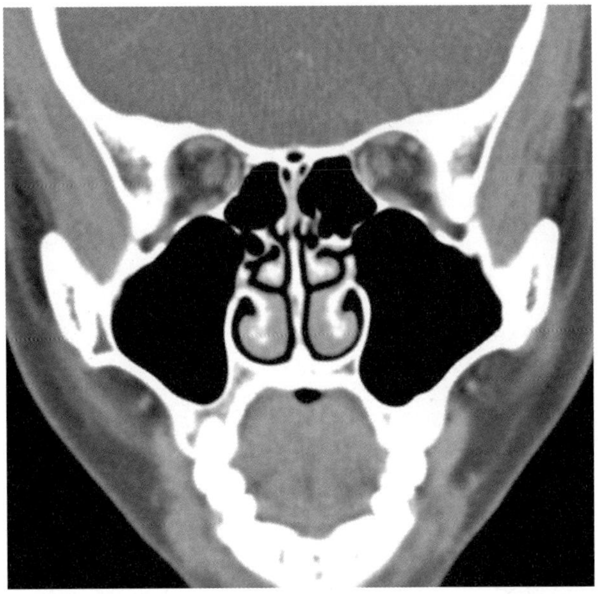

B. 안구적도의 약간 뒤쪽 높이

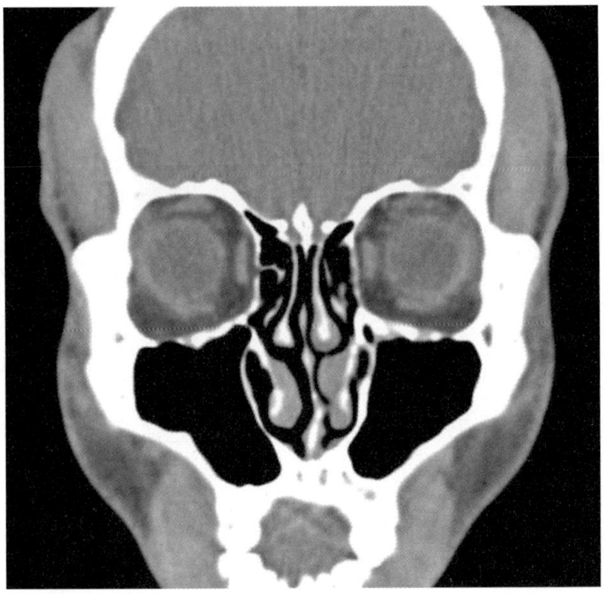

C. 안구적도 높이

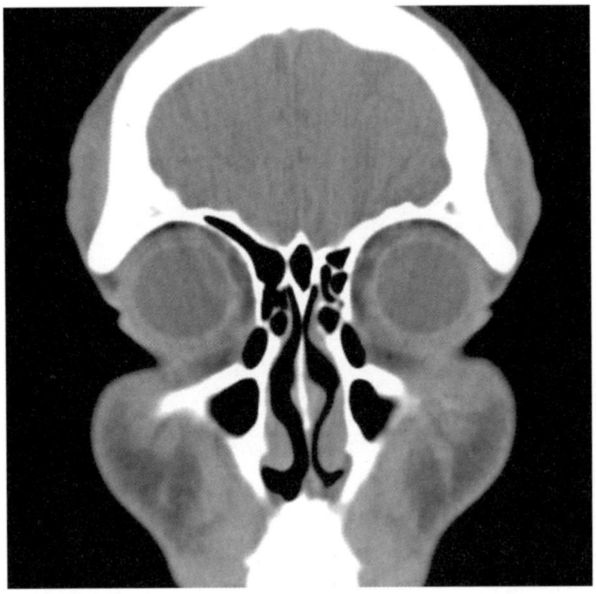

A
B
C

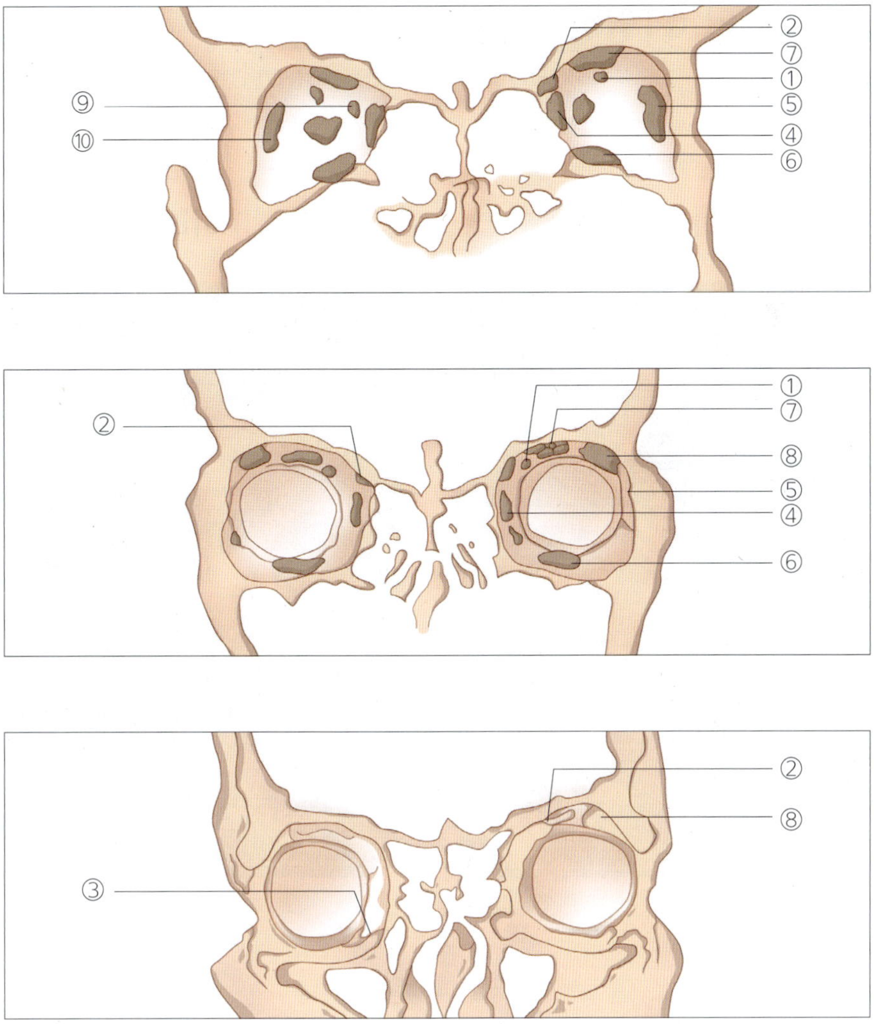

① 위눈정맥(상안정맥) *superior ophthalmic vein*
② 위빗근(상사근) *superior oblique muscle*
③ 아래빗근(하사근) *inferior oblique muscle*
④ 안쪽곧은근(내직근) *medial rectus muscle*
⑤ 가쪽곧은근(외직근) *lateral rectus muscle*
⑥ 아래곧은근(하직근) *inferior rectus muscle*
⑦ 위곧은근, 위눈꺼풀올림근(상직근, 상안검거근) *superior recuts muscle and levator palpebrae muscle*
⑧ 눈물샘(누선) *lacrimal gland*
⑨ 눈동맥(안동맥) *ophthalmic artery*
⑩ 시각신경(시신경) *optic nerve*

안구(eye ball)에서 약간 뒤쪽 높이(그림 A)에서는 네개의 곧은근(직근, rectus muscle)이 근육사이막에 이어져 있으며, 근원추 안부분과 바깥부분으로 나누어진다. 관상단면상에서도 위눈꺼풀올림근(상안검거근, levator palpebrae superioris muscle)은 위곧은근(상직근, superior rectus muscle)과 구별할 수 없다. 안쪽곧은근(내직근, medial rectus muscle) 위쪽에 위빗근(상사근, superior oblique muscle)이 보인다. 근원추안 중앙부에 시각신경(시신경, optic nerve), 위곧은근 아래에 위눈정맥(상안정맥, superior ophthalmic vein)이 보인다. 안구적도 높이(그림 C)에서는 바깥쪽 위부분에 눈물샘(누선, lacrimal gland), 눈확위모서리(안와상연, supraorbital arch)의 위쪽에 위빗근(superior oblique muscle), 눈확아래모서리(안와하연, infraorbital margin)의 아래안쪽에 아래빗근(inferior oblique muscle)이 보인다. 위곧은근(superior rectus muscle)과 위눈꺼풀올림근(levator palpebrae superioris muscle)이나 아래곧은근(inferior rectus muscle)의 종대 등의 평가에는 partial volume effect가 적은 관상단면상이 축위단면상보다 유용하다.

눈확(안와)(연부구조)의 CT영상 - 수평단면상 / axial CT images of orbits(soft structures)

A. 눈확(안와) 아래부분

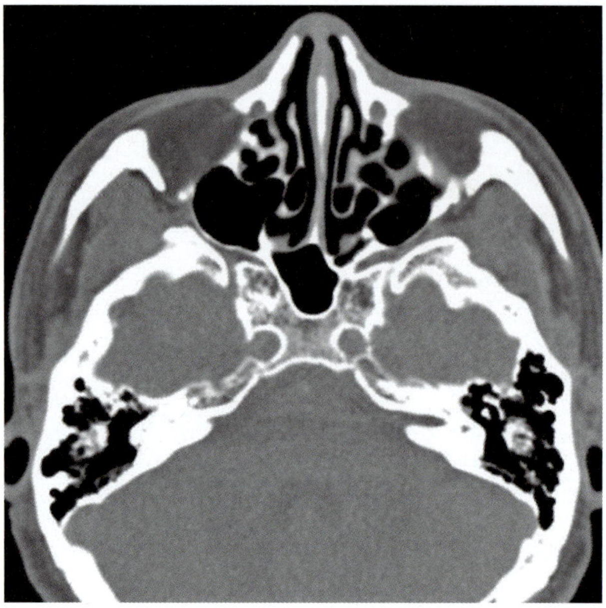

B. 눈확(안와) 아래부분(그림 A에서 6mm 위쪽)

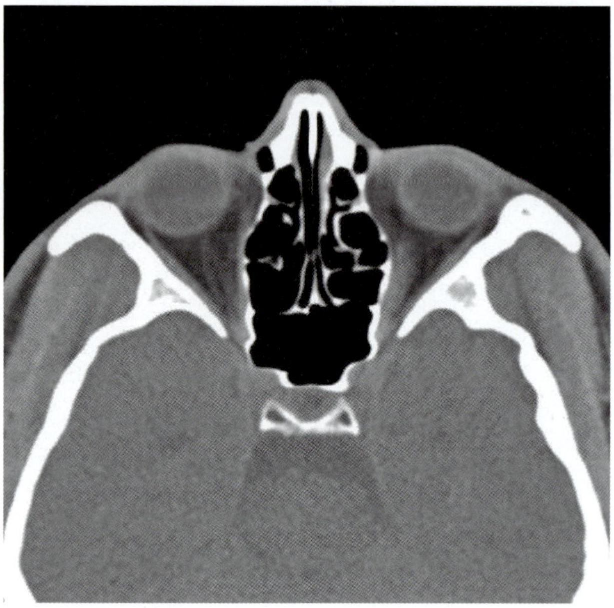

A

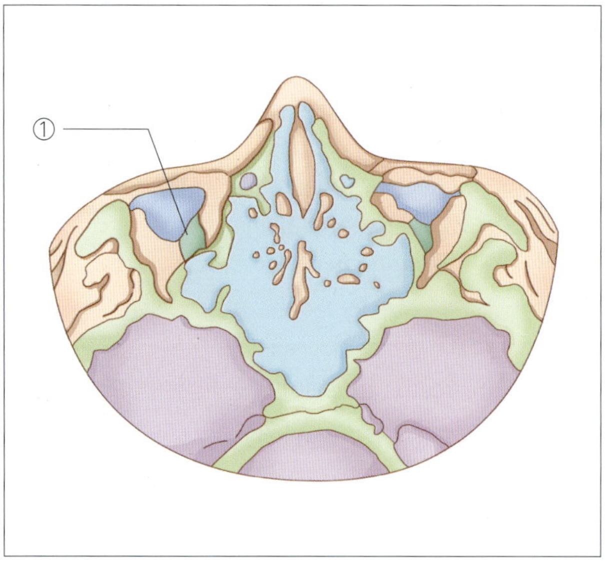

B

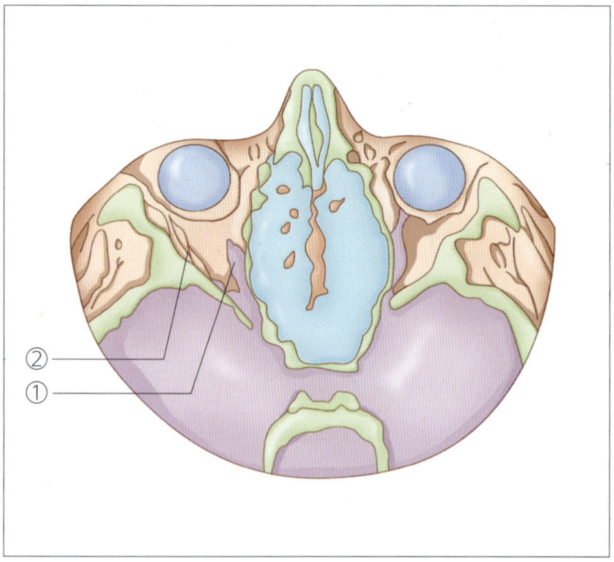

C. 눈확(안와) 중간부분(그림 A에서 14mm 위쪽)

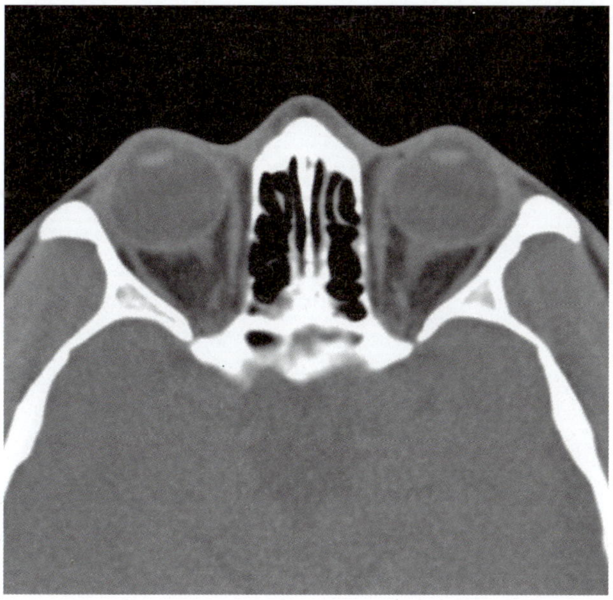

C

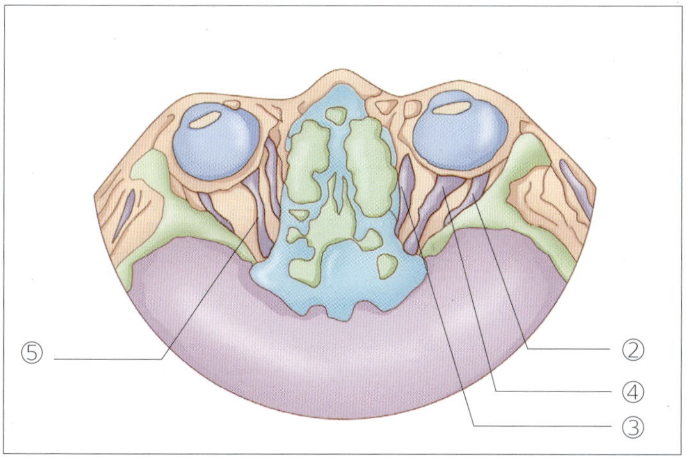

① 아래곧은근(하직근) *inferior rectus muscle*
② 가쪽곧은근(외직근) *lateral rectus muscle*
③ 안쪽곧은근(내직근) *medial rectus muscle*
④ 시각신경(시신경) *optic nerve*
⑤ 눈동맥(안동맥) *ophthalmic artery*

D. 눈확(안와) 위부분(그림 A에서 20mm 위쪽)

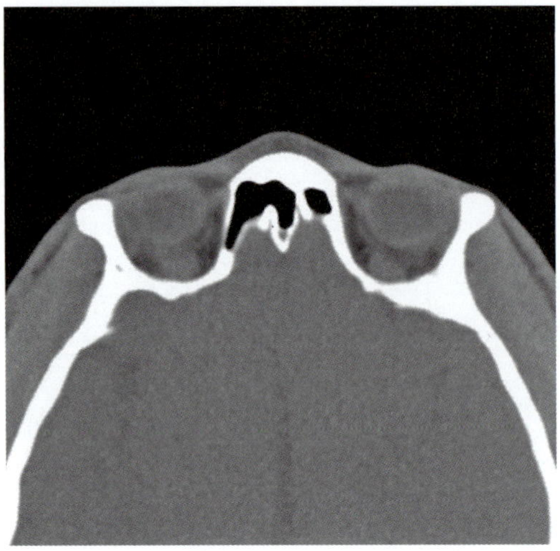

E. 눈확(안와) 위부분(그림 A에서 26mm 위쪽)

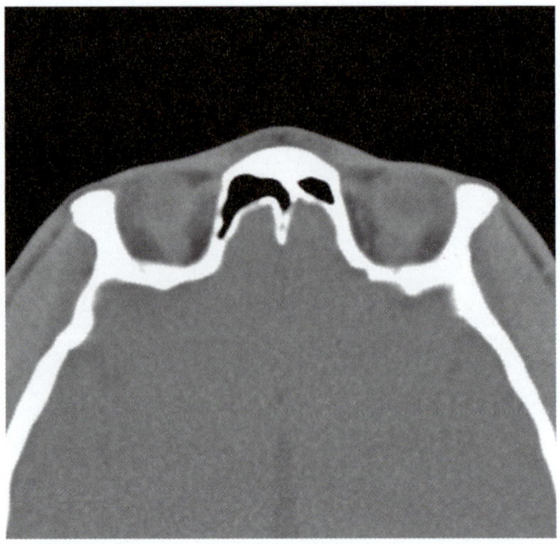

D

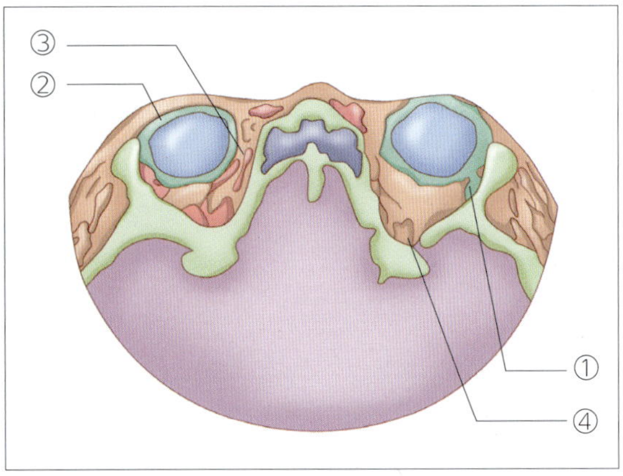

E

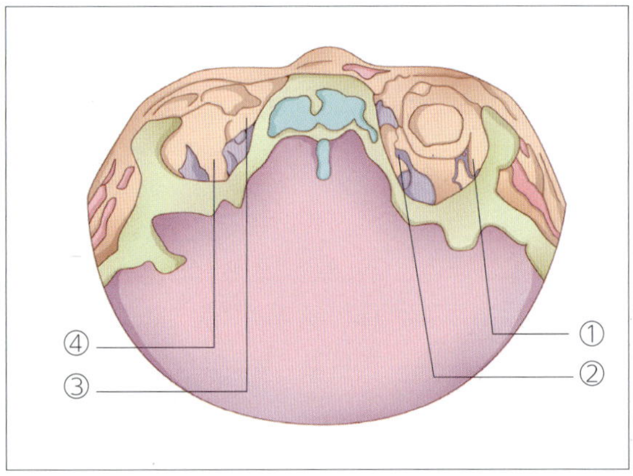

① 눈물샘(누선) *lacrimal gland*
② 위눈정맥(상안정맥) *superior ophthalmic vein*
③ 위빗근(상사근) *superior oblique muscle*
④ 위곧은근, 위눈꺼풀올림근(상직근, 상안검거근) *superior rectus muscle and levator palpebrae muscle*

눈확(안와, orbit) 아래부분의 단면상(그림 A · B)에서는 아래곧은근(하직근, inferior rectus muscle)이 관찰된다.

눈확 중간부분의 단면상(그림 C)에서는 시각신경(시신경, optic nerve), 안쪽곧은근(내직근, medial rectus muscle), 가쪽곧은근(외직근, lateral rectus muscle)이 확인된다. 안쪽곧은근은 가장 굵고, 정상 예에서도 시각신경에 가까운 두께를 가질 수도 있다. 가쪽곧은근은 안쪽곧은근보다 얇은 것이 보통이다.

눈확 위부분의 단면상(그림 D)에서는 위곧은근과 위눈꺼풀올림근(상안검거근, levator palpebrae superioris muscle)이 보이나, 둘을 구별할 수는 없다.

때에 따라서는 눈벽(안벽)에 인접한 위빗근(상사근, superior oblique muscle)이 보인다. 바깥쪽 앞쪽에 눈물샘(누선, lacrimal gland)을 확인할 수 있다. 또 앞안쪽에서 뒤바깥쪽에 활모양으로 위눈정맥(상안정맥, superior ophthalmic vein)이 보인다.

그림 E는 눈확 가장위부분의 단면상이다.

안구의 CT영상-수평단면상 / axial CT image of eyeball

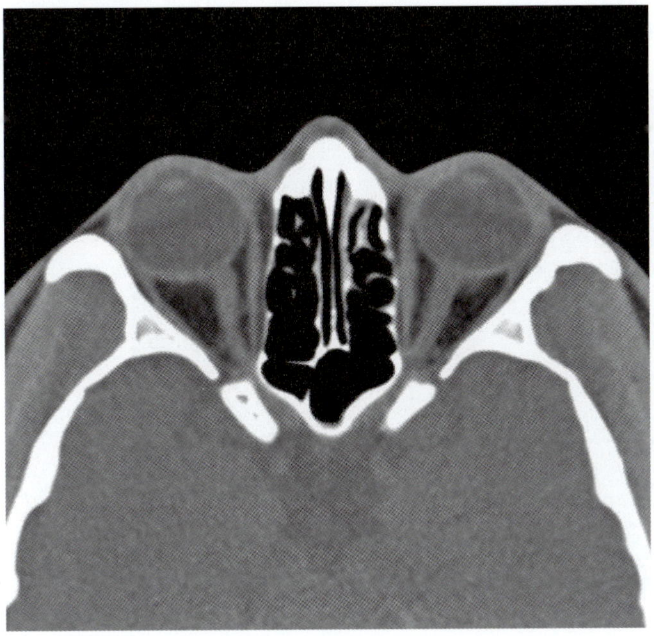

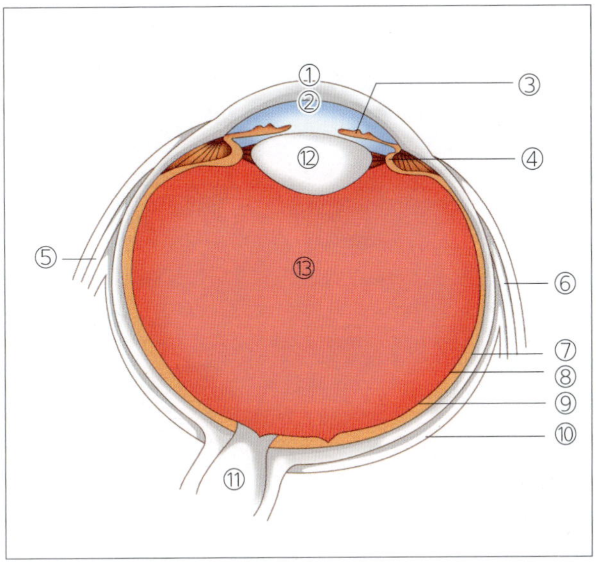

① 각막[맑은막] *cornea*
② 안구앞방(전안방) *anterior chamber*
③ 홍채 *iris*
④ 섬모체(모양체) *ciliary body*
⑤ 안쪽곧은근(내직근) *medial rectus muscle*
⑥ 가쪽곧은근(외직근) *lateral rectus muscle*
⑦ 공막[흰자위막] *sclera*
⑧ 맥락막[얼킴막] *choroid*
⑨ 망막[그물막] *retina*
⑩ *Tenon*낭 *Tenon's capsule*
⑪ 시각신경(시신경) *optic nerve*
⑫ 수정체 *lens*
⑬ 유리체(초자체) *vitreous body*

정상 눈확(안와)의 MR영상–횡단면상 / axial MR images of normal orbit

A. 정상 횡단면상(T2 강조영상)

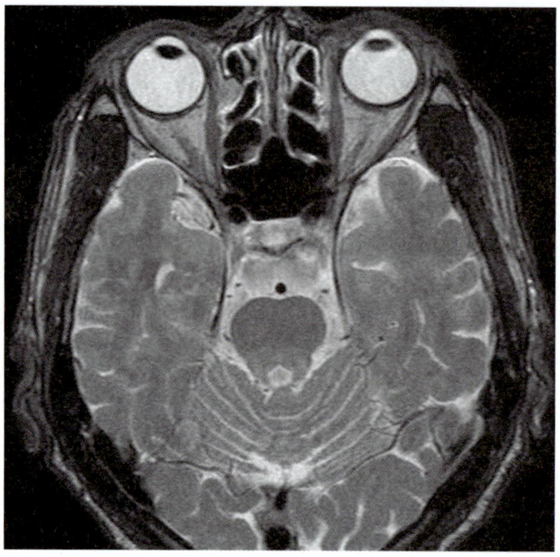

B. 정상 횡단면상(T1 강조영상)

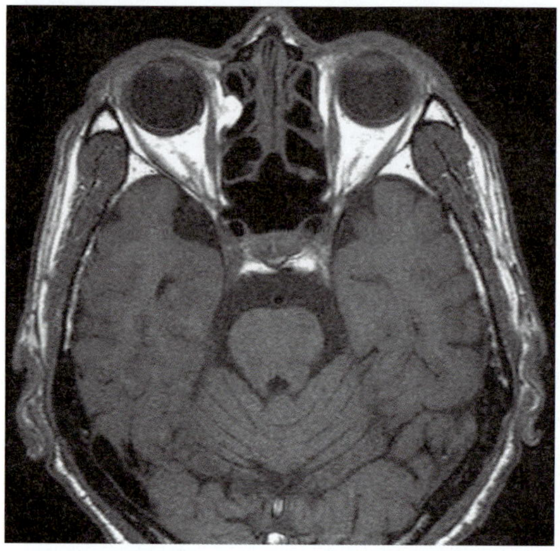

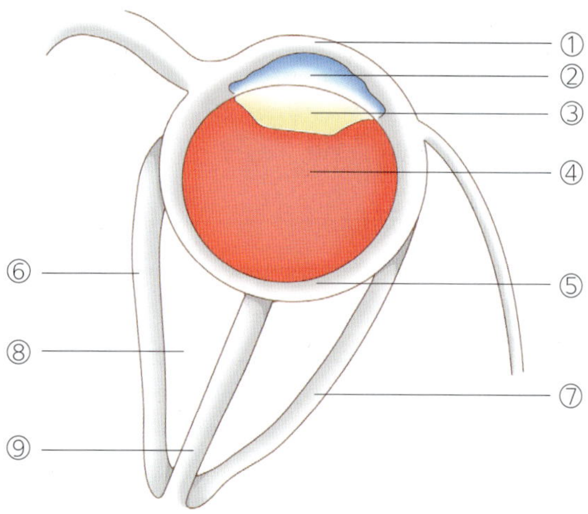

① 눈꺼풀(안검) *palpebra*
② 안구앞방(전안방) *anterior chamber*
③ 수정체 *lens*
④ 유리체(초자체) *vitreous body*
⑤ *Tenon*낭강 *Tenon's space*
⑥ 안쪽곧은근(내직근) *medial rectus muscle*
⑦ 가쪽곧은근(외직근) *lateral rectus muscle*
⑧ 눈확지방(안와지방) *orbital fat*
⑨ 시각신경(시신경) *optic nerve*

T2강조영상(그림 A)에서는 안구 내부에서 수정체는 검고 낮은 신호로 표시되며, 수분을 많이 포함하는 안구앞방(전안방, anterior chamber)과 유리체(초자체, vitreous body)는 희고 균일한 높은 신호영역으로 표시된다.

또, 눈확지방(안와지방, orbital fat)은 중간 신호로, 시각신경(시신경, optic nerve)은 검고 낮은 신호로 표시된다. 안구주위의 Tenon낭강은 검고 낮은 신호로 표시된다.

T1강조영상(그림 B)에서는 유리체 · 안구앞방 · 눈확지방은 희고 높은 신호로 되며, 시각신경은 검고 낮은 신호로 표시된다.

03 뇌, 뇌혈관
brain and cerebral vessels

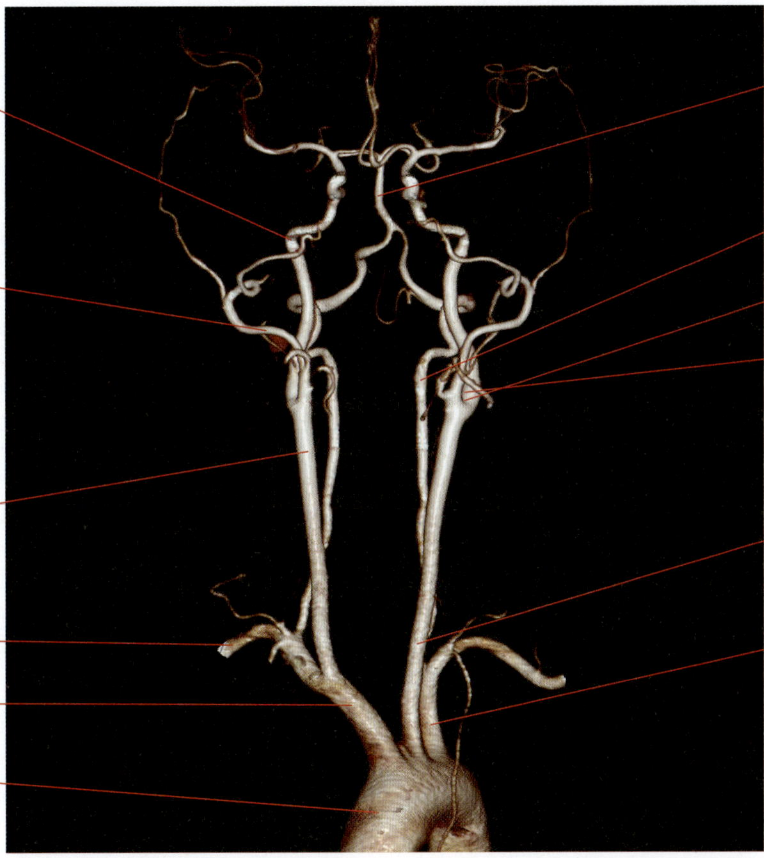

머리와 목동맥, 3차원 CT영상

뇌(brain)는 척수(spinal cord)와 함께 중추신경계통(central nervous system)을 이룬다. 대뇌반구(cerebral hemisphere)와 간뇌(사이뇌, diencephalon)를 합하여 대뇌(cerebrum)라고 하며, 중뇌(중간뇌, midbrain)·교뇌(다리뇌, pons)·연수(숨뇌, medulla oblongata)를 합하여 뇌줄기(brainstem)라고 한다. 뇌실(ventricle)은 뇌안에 형성된 넓은 공간으로 이곳에는 뇌척수액(cerebral spinal fluid)이 차있다. 가쪽뇌실(외측뇌실, lateral ventricle), 셋째뇌실(3rd ventricle), 넷째뇌실(4th ventricle)이 있다. 뇌는 속목동맥(internal carotid artery)과 척추동맥(vertebral artery)에서 혈액공급을 받는다.

중추신경계-영상 이해를 위한 맨눈해부학 보기 / Central Nervous System - Review of Gross Anatomy

왼쪽 옆면

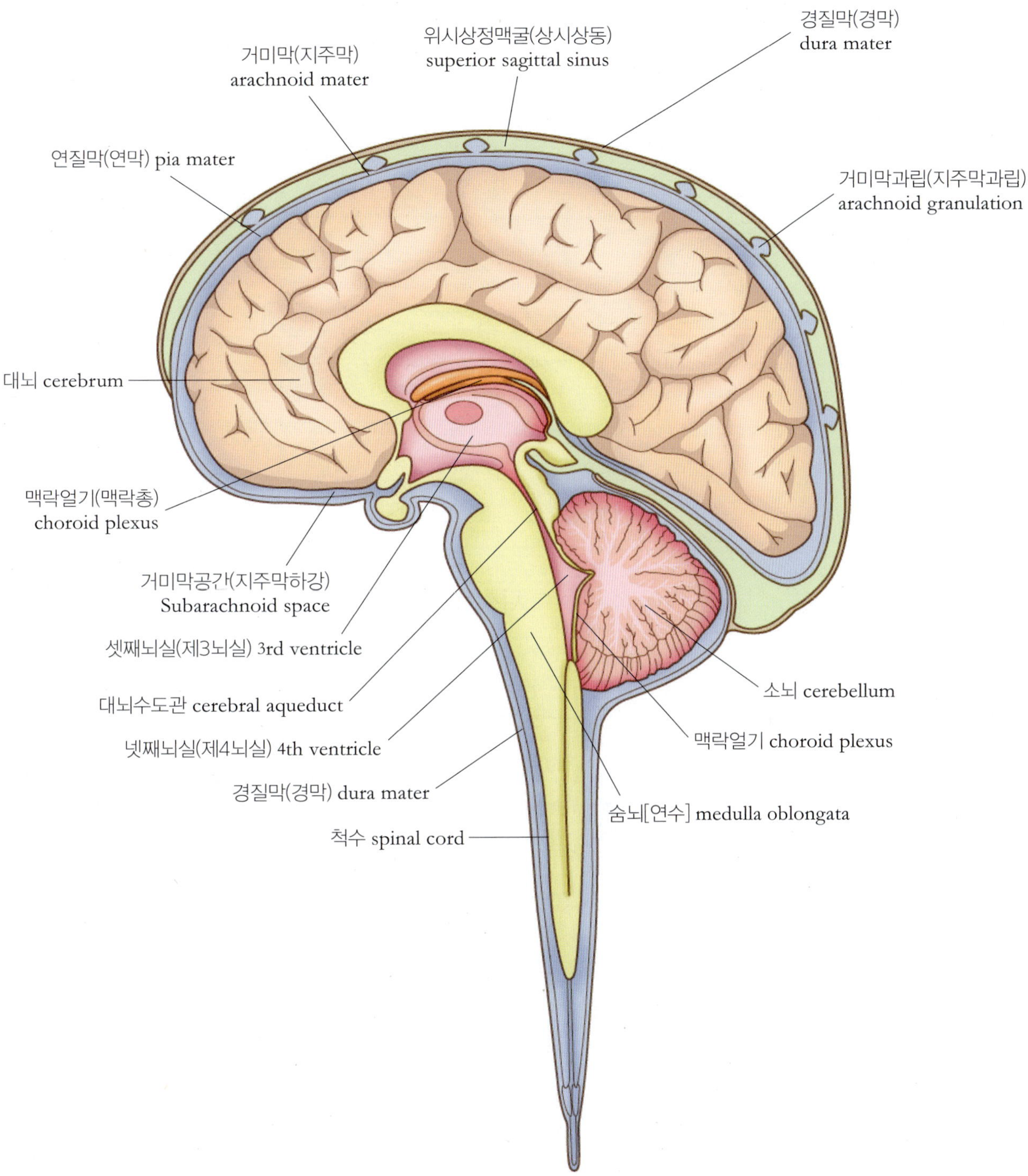

대뇌반구-영상 이해를 위한 표면해부학 보기 / Central hemispheres - Review of Surface Anatomy

옆 면

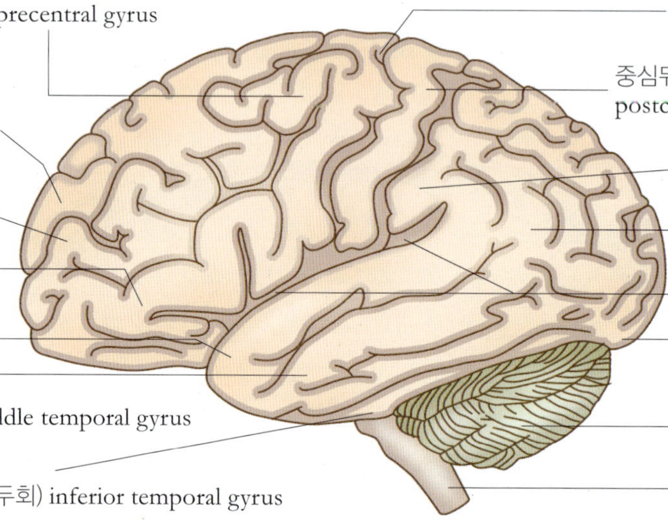

시상면

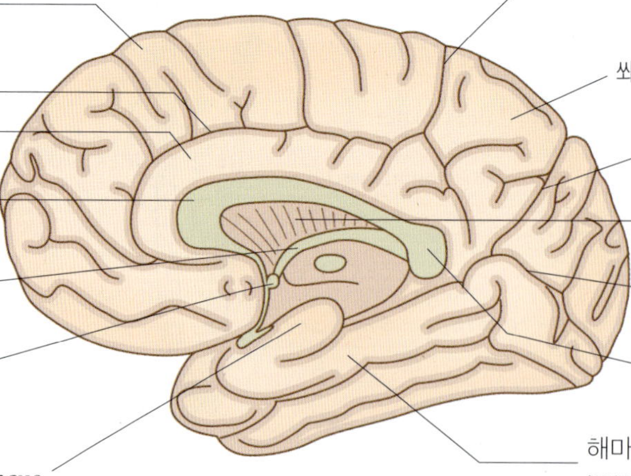

대뇌반구-영상 이해를 위한 표면해부학 보기 / Central hemispheres - Review of Surface Anatomy

윗 면

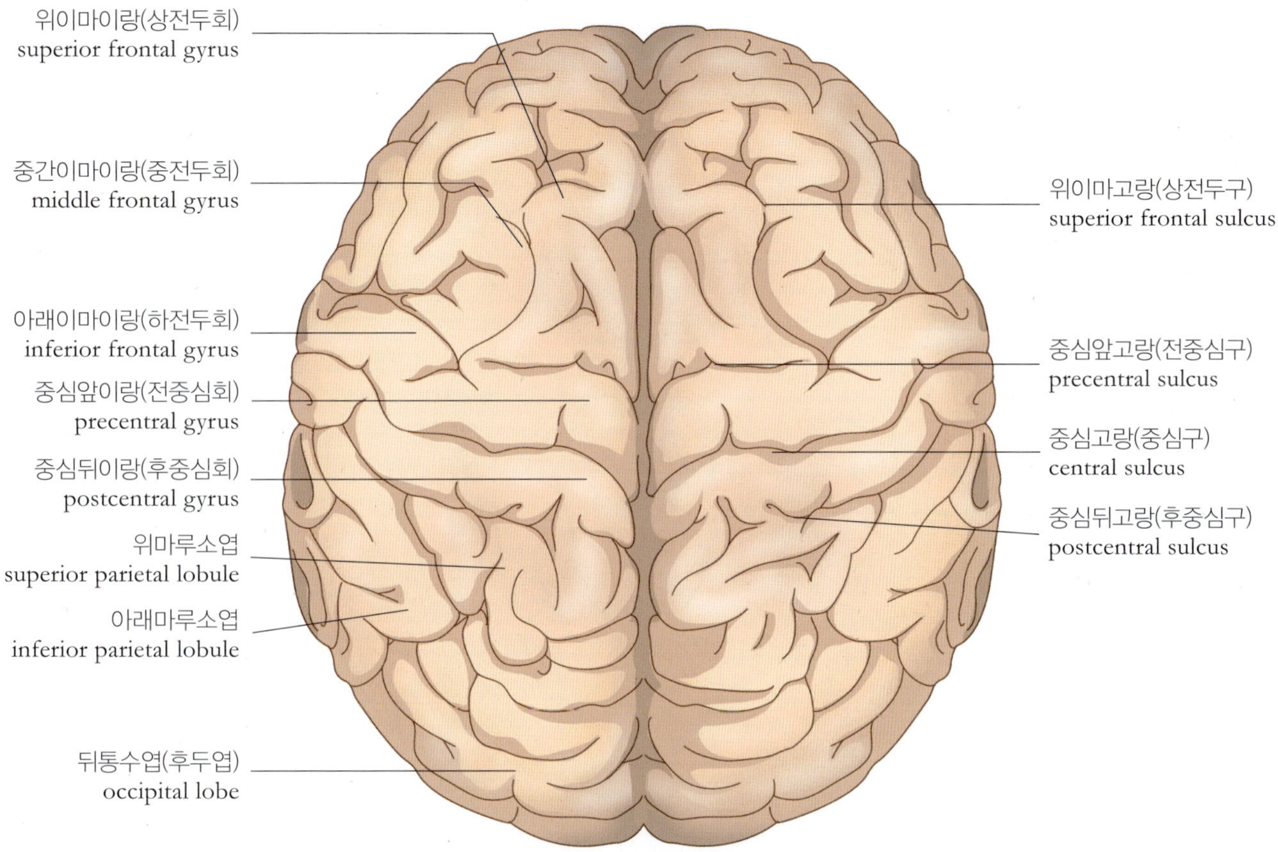

대뇌반구-영상 이해를 위한 표면해부학 보기 / Central hemispheres - Review of Surface Anatomy

아래면

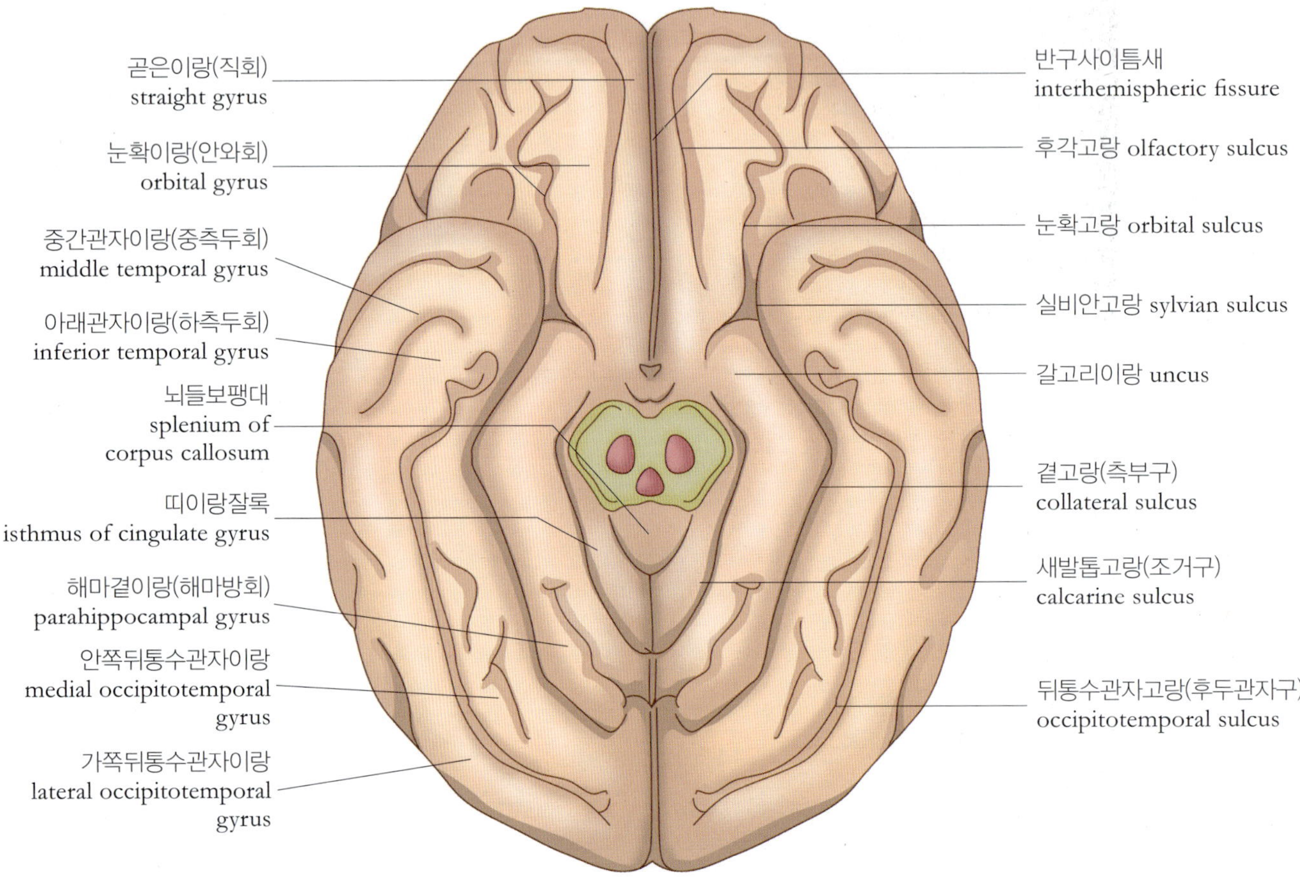

뇌실과 맥락얼기-영상 이해를 위한 맨눈해부학 보기 / Ventricles and Choroid Plexus - Review of Gross Anatomy

시상면

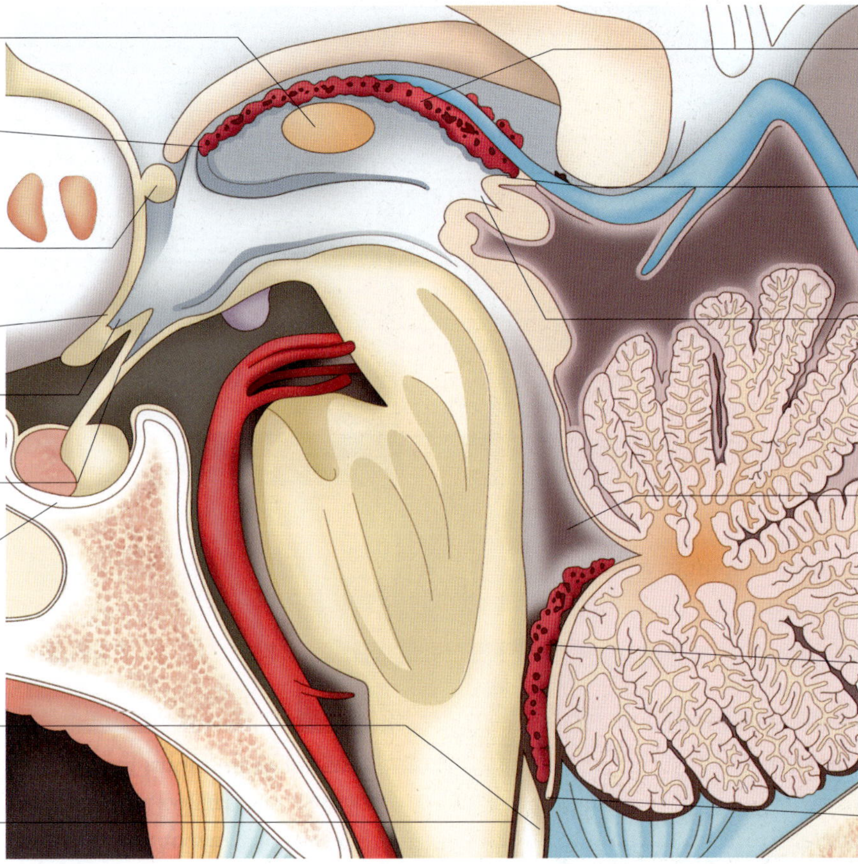

뇌실 · 뇌수조계의 해부 / anatomy of ventriculo - cisternal system

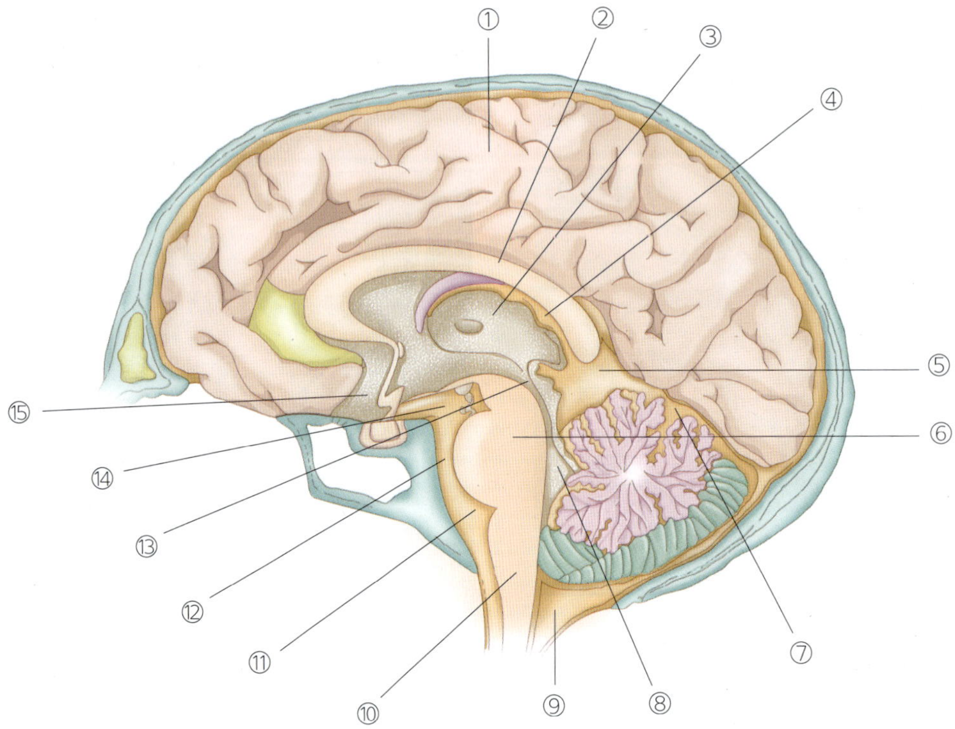

① 대뇌반구 *cerebral hemisphere*
② 뇌들보(뇌량) *corpus callosum*
③ 셋째뇌실 *3rd ventricle*
④ 중간범수조(중간범조) *cistern of veli interpositum*
⑤ 네둔덕수조[큰대뇌동맥수조](사구체조) *quadrigeminal cistern*
⑥ 다리뇌(교뇌) *pons*
⑦ 소뇌위수조(상소뇌조) *supracerebellar cistern*
⑧ 넷째뇌실(제4뇌실) *4th ventricle*
⑨ 큰수조(대조) *cisterna magna*
⑩ 연수[숨뇌] *medulla oblongata*
⑪ 연수수조(연수조) *medullary cistern*
⑫ 중간뇌수도관(중뇌수도) *mesencephalic [cerebral] aqueduct*
⑬ 다리뇌수조(교조) *pontine cistern*
⑭ 다리사이수조(각간조) *interpeduncular cistern*
⑮ 교차수조(교차조) *chiasmatic cistern*

뇌혈관(뇌바닥 동맥) / overview of cerebral vessels

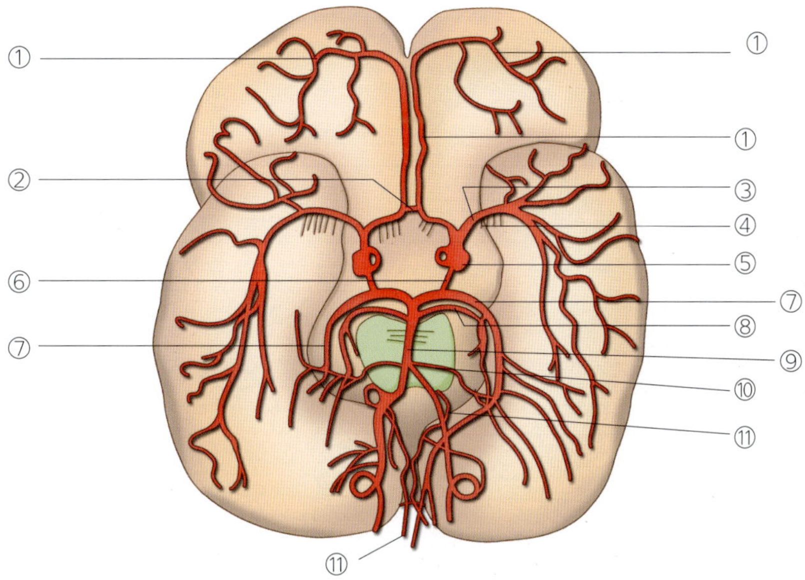

① 앞대뇌동맥(전대뇌동맥) *anterior cerebral artery*
② 앞교통동맥(전교통동맥) *anterior communicating artery*
③ 중간대뇌동맥(중대뇌동맥) *middle cerebral artery*
④ 렌즈줄무늬체동맥[앞가쪽중심동맥](렌즈핵선조체동맥) *lenticulostriate artery*
⑤ 속목동맥(내경동맥) *internal carotid artery*
⑥ 뒤교통동맥(후교통동맥) *posterior communicating artery*
⑦ 뒤대뇌동맥(후대뇌동맥) *posterior cerebral artery*
⑧ 위소뇌동맥(상소뇌동맥) *superior cerebellar artery*
⑨ 뇌바닥동맥(뇌저동맥) *basilar artery*
⑩ 앞아래소뇌동맥(전하소뇌동맥) *anterior inferior cerebellar artery*
⑪ 뒤아래소뇌동맥(후하소뇌동맥) *posterior inferior cerebellar artery*

뇌(brain)는 좌우 두 쌍의 속목동맥(내경동맥, internal carotid artery)과 척추동맥(추골동맥, vertebral artery)으로부터 혈액이 공급된다. 이들 혈관은 대뇌바닥부(cerebrum base)에서 교통동맥(communicating artery)에 의하여 접합되어 윌리스동맥고리(윌리스동맥륜, circle of Willis)를 형성하고 있다. 대뇌반구(cerebral hemisphere) 내측면은 앞대뇌동맥(전대뇌동맥, anterior cerebral artery), 외측면은 중간대뇌동맥(중대뇌동맥, middle cerebral artery), 뒤아래면은 뒤대뇌동맥(후대뇌동맥, posterior cerebral artery)이 분포되어 있으며, 깊은 부분에는 각 동맥의 본줄기부로부터의 여러 관통가지(perforating branches)에 의하여 영양이 공급된다.

뇌줄기(뇌간, brain stem)부와 소뇌에는 척추뇌저동맥계의 혈관이 분포되어 있다. 측뇌실상의하조직(subpendymal tissue)은 앞·뒤맥락막동맥(전·후맥락동맥, anteroposterior choroidal artery)이, 그리고 넷째뇌실에는 뒤아래소뇌동맥(후하소뇌동맥, posterior inferior cerebellar artery)의 맥락총동맥이(choroidal artery) 영양을 공급하고 있다.

이 밖에도 뇌 경질막(경막, cranial dura mater)에 분포되어 있는 혈관으로 중간경막동맥(중경막동맥, middle meningeal artery), 앞·뒤사골동맥(전·후사골동맥, anteroposterior ethmoid artery), 척추동맥 뒤경막가지(추골동맥 후경막지, posterior branch of vertebral artery) 등이 있어 뇌막에 발생한 종양의 영양이나 동맥폐색질환(artery occlusion)의 경우에 우회도(측부혈행로, bypass)의 역할을 한다.

속목동맥(내경동맥)조영 동맥상-측면상 / arterial phase of internal carotid arteriogram, lateral view

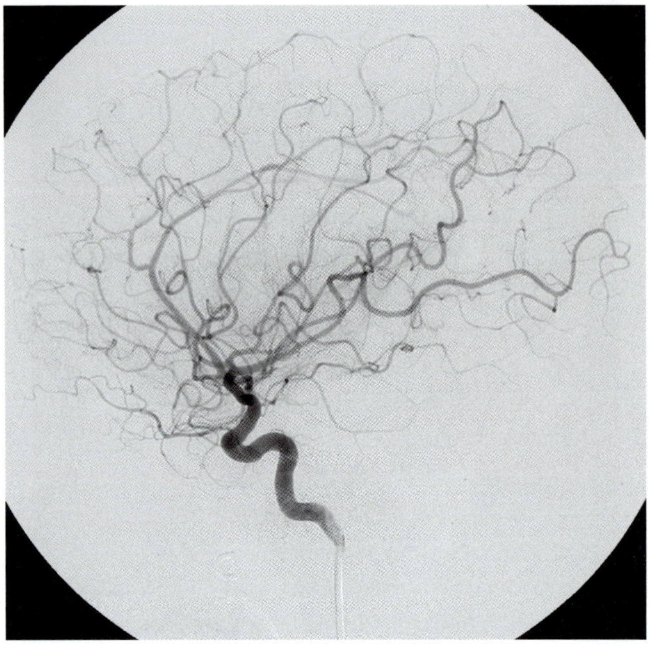

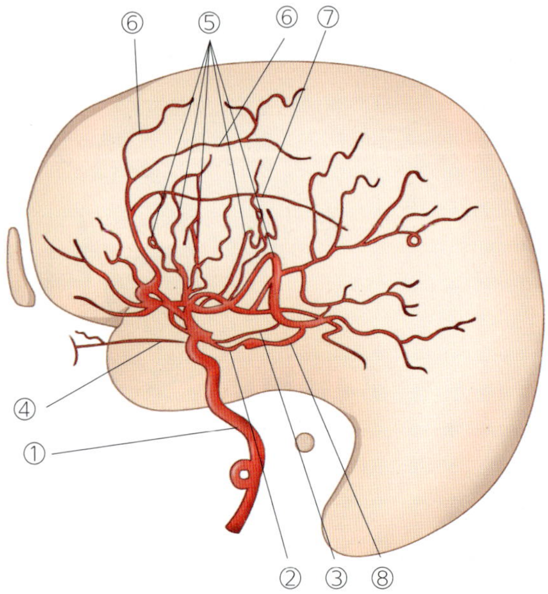

① 속목동맥(내경동맥) *internal carotid artery*
② 뒤교통동맥(후교통동맥) *posterior communicating artery*
③ 앞맥락막동맥(전맥락동맥) *anterior choroidal artery*
④ 눈동맥(안동맥) *ophthalmic artery*
⑤ 중간대뇌동맥(중대뇌동맥) *middle cerebral artery*
⑥ 뇌들보주변동맥(뇌량변연동맥) *callosomarginal artery*
⑦ 뇌들보주위동맥 *pericallosal artery*
⑧ 뒤대뇌동맥(후대뇌동맥) *posterior cerebral artery*

한쪽의 속목동맥(내경동맥, internal carotid artery)조영에 있어서 보통 같은 쪽의 중간대뇌동맥(중대뇌동맥, middle cerebral artery), 앞대뇌동맥(전대뇌동맥, anterior cerebral artery) 및 뒤교통동맥(후교통동맥, posterior communicating artery)을 사이하여 뒤대뇌동맥(후대뇌동맥, posterior cerebral artery)이 조영된다. 윌리스동맥고리(윌리스동맥륜, artery of Willis)의 교통상태에 따라 반대쪽의 앞대뇌동맥, 그리고 경우에 따라서는 뇌바닥동맥(뇌저동맥, basilar artery)의 일부와 양쪽의 위소뇌동맥(상소뇌동맥, superior cerebellar artery), 뒤대뇌동맥(posterior cerebral artery)도 투영되는 일이 있다. 내경동맥 안장(터어키안, sella turcica)부에 있어서 해면정맥굴(해면정맥동, cavernous sinus)을 나와 경질막(경막, dura mater)을 투과하기 직전에는 앞쪽에 눈동맥(안동맥, ophthalmic artery)이 투영된다. 또 안장 위부분에 있어서는 분기로부터 중추쪽 5mm에서 뒤교통동맥이, 1~3mm에서는 앞맥락막동맥(전맥락동맥, anterior choroidal artery)이 각각 뒤쪽에 나타난다. 이 밖에도 속목동맥(internal carotid artery) 해면정맥굴(carvenous sinus)부분의 미소혈관(microvasculature)으로서 경막하수체동맥(subdural hypophyseal artery) 및 해면정맥굴동맥을 볼 수 있을 때가 있다.

속목동맥(내경동맥)조영 동맥상–정면상 / arterial phase of internal carotid arteriogram, frontal view

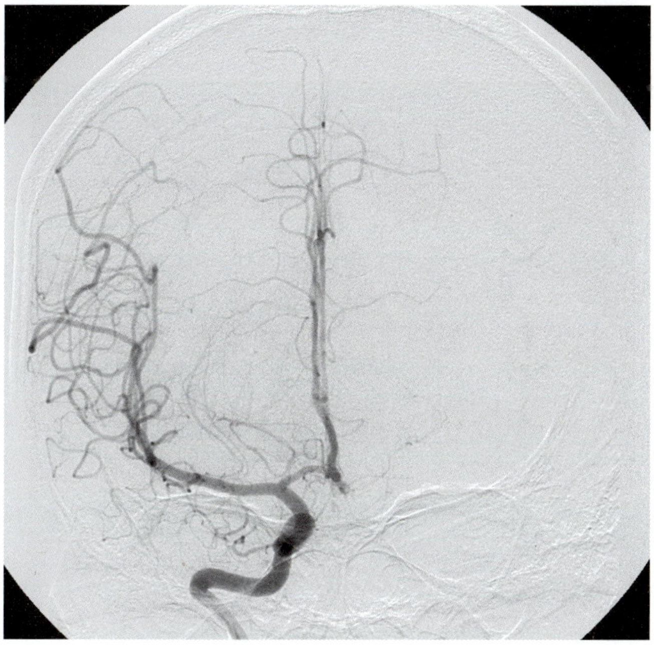

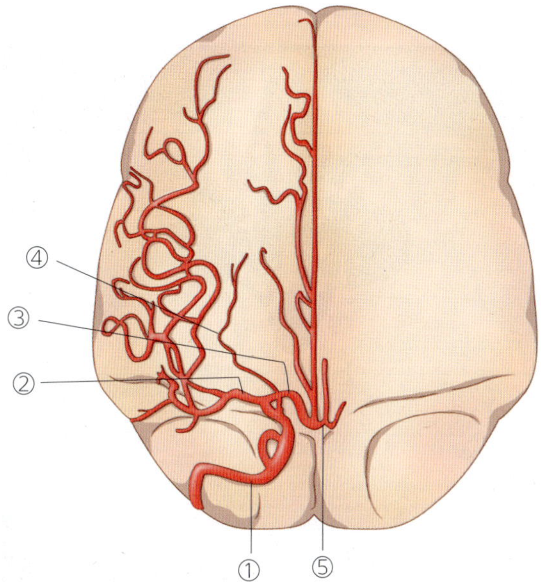

① 속목동맥(내경동맥) *internal carotid artery*
② 중간대뇌동맥(중대뇌동맥) *middle cerebral artery*
③ 앞대뇌동맥(전대뇌동맥) *anterior cerebral artery*
④ 앞맥락막동맥(전맥락동맥) *anterior choroidal artery*
⑤ 앞교통동맥(전교통동맥) *anterior communicating artery*

속목동맥(내경동맥, internal carotid artery)은 삼차신경절부(C5), 해면정맥굴(해면정맥동)부(C4), 앞무릎부(전슬부, C3), 안장위수조(안상조부, C2), 뒤무릎부(후슬부, C1) 등 각 부분을 지난 후에 앞대뇌동맥(전대뇌동맥, anterior cerebral artery)과 중간대뇌동맥(중대뇌동맥, middle cerebral artery)으로 갈라진다. 뒤무릎부에서는 뒤교통동맥(후교통동맥, posterior communicating artery)과 앞맥락막동맥(전맥락동맥, anterior choroidal artery)이 시작된다. 앞대뇌동맥(anterior cerebral artery)의 수평부에서는 가느다란 Heubner동맥이 나와 외측으로 향하여 꼬리핵(미상핵, caudate nucleus), 조가비핵(피각, putamen), 속섬유막앞다리(내포전각, anterior limb of internal capsule)와 무릎부(슬부, genu) 및 바깥섬유막(외포, external capsule)에 영양을 공급한다. 렌즈줄무늬체동맥(앞가쪽중심동맥, anterolateral central arteries, anterolateral thalamostriate) 렌즈핵선조체동맥(lenticulostriate artery)은 중간대뇌동맥 수평부에서 여럿이 분기되어 있으며, 중복이 없어 뚜렷하게 관찰할 수 있다.

속목동맥(내경동맥)조영 정맥상-측면상 / venous phase of internal carotid arteriogram, lateral view

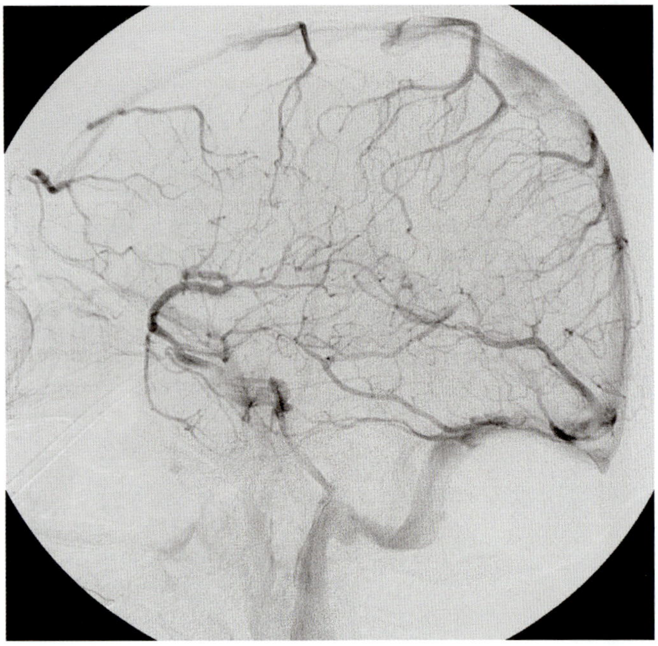

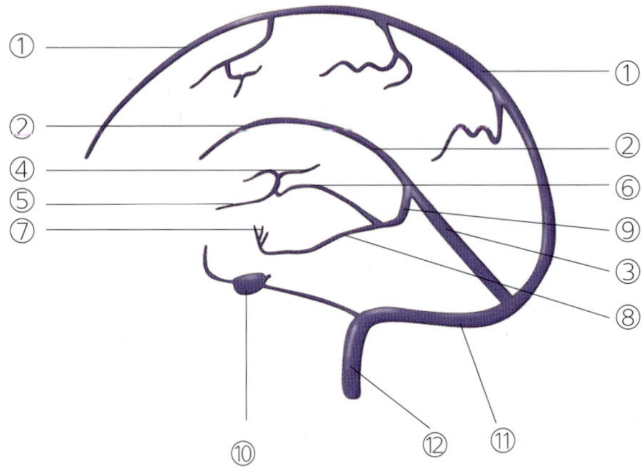

① 위시상정맥굴(상시상정맥동) *superior sagittal sinus*
② 아래시상정맥굴(하시상정맥동) *inferior sagittal sinus*
③ 곧은정맥굴(직정맥동) *straight sinus*
④ 시상줄무늬체정맥(시상선조체정맥) *striothalamic vein*
⑤ 투명중격정맥 *septal vein*
⑥ 속대뇌정맥(내대뇌정맥) *internal cerebral vein*
⑦ 섬정맥(도정맥) *insular vein*
⑧ 뇌바닥정맥(뇌저정맥) *basal cerebral vein*
⑨ 갈렌대정맥 *great vein of Galen*
⑩ 해면정맥굴(해면정맥동) *cavernous sinus*
⑪ 가로정맥굴(횡정맥동) *transverse sinus*
⑫ 목정맥(경정맥) *jugular vein*

정맥굴(sinus venosus)과 심부정맥계(deep vein)가 중요하다. 심부정맥계는 좌우 한 쌍으로 되어 있으며, 갈렌대정맥(great vein of Galen)을 지나 하나의 곧은정맥굴(직정맥동, straight sinus)으로 흐른다. 투명중격정맥(septal vein)과 시상줄무늬체정맥(시상선조체정맥, striothalamic vein)이 합하여 속대뇌정맥(내대뇌정맥, internal cerebral vein)이 되는 부분을 정맥각(venous angle)이라고 부르며, Monro구멍(Monro's foramen)의 위치를 가리킨다.

속목동맥(내경동맥)조영 정맥상-정면상 / venous phase of internal carotid arteriogram, frontal view

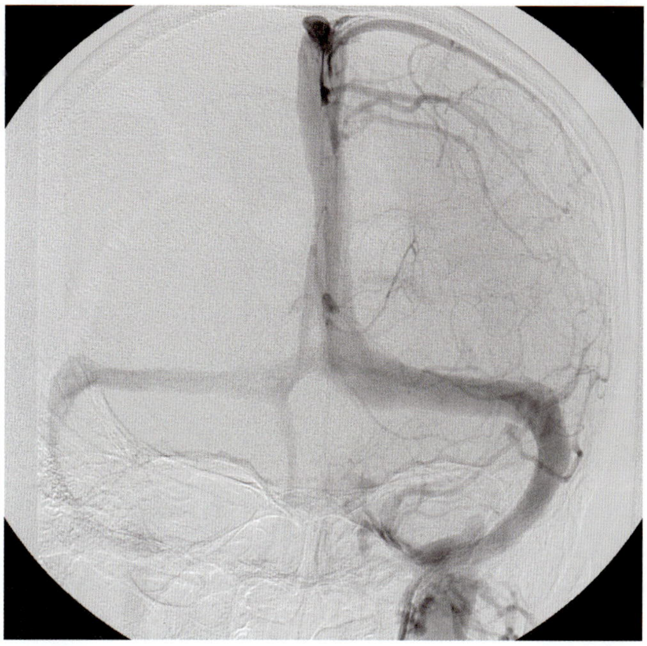

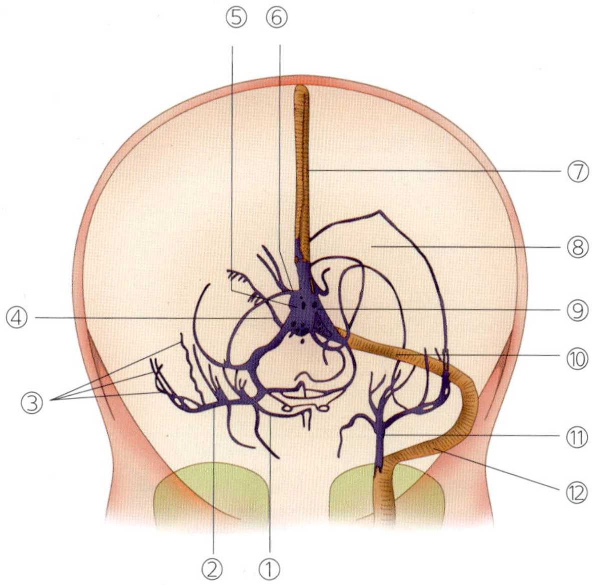

① 앞대뇌정맥(전대뇌정맥) *anterior cerebral vein*
② 깊은중간대뇌정맥(심중대뇌정맥) *deep middle cerebral vein*
③ 섬정맥(도정맥) *insular vein*
④ 시상줄무늬체정맥(시상선조체정맥) *striothalamic vein*
⑤ 속대뇌정맥(내대뇌정맥) *internal cerebral vein*
⑥ 내측벽정맥(내측전정정맥) *medial atrial vein*
⑦ 위시상정맥굴(상시상정맥동) *superior sagittal sinus*
⑧ 가쪽뇌실(측뇌실) *lateral ventricle*
⑨ 뇌바닥정맥[뒤중뇌정맥](뇌저정맥[후중뇌정맥]) *basal cerebral vein(posterior mesencephalic vein)*
⑩ 가로정맥굴(횡정맥동) *transverse sinus*
⑪ 갈고리정맥(구정맥) *uncal vein*
⑫ 구불정맥굴(에스자정맥동) *sigmoid sinus*

뇌바닥정맥(뇌저정맥, basal vein)은 섬(insula)을 그리는 섬정맥(도정맥, insular veins)에서 시작되어 간뇌(사이뇌, diencephalon)를 순회하는 갈렌대정맥(vena cava of Galen)으로 흐르고 있다.

척추동맥(추골동맥)조영 동맥상-측면상 / arterial phase of vertebral arteriogram, lateral view

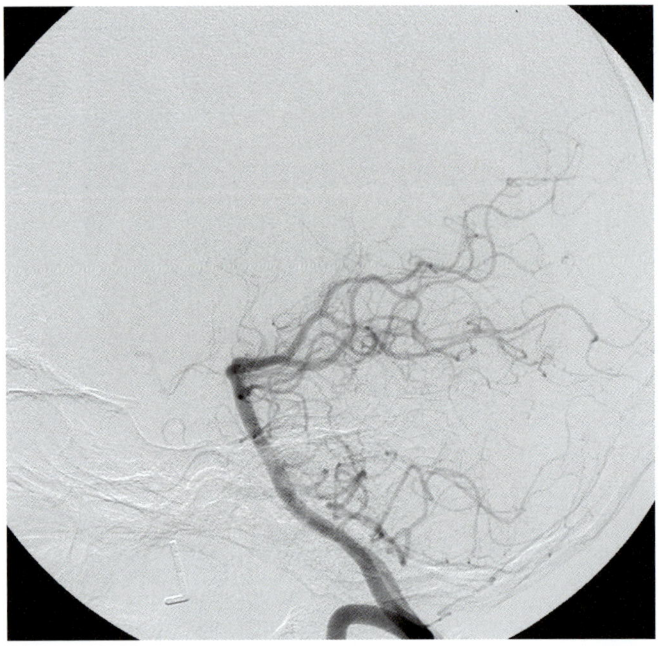

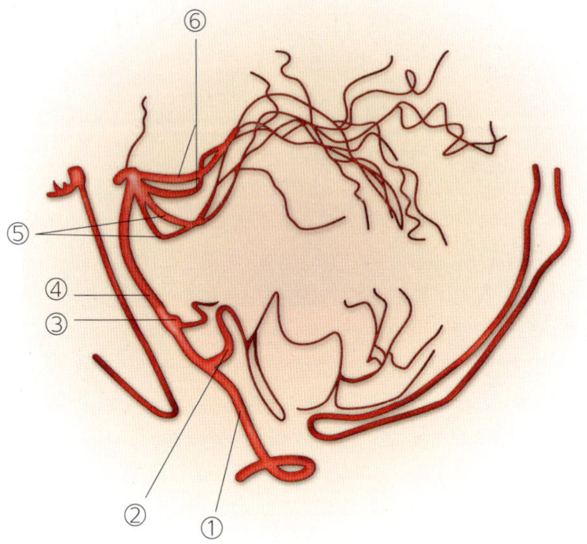

① 척추동맥(추골동맥) *vertebral artery*
② 뒤아래소뇌동맥(후하소뇌동맥)
posterior inferior cerebellar artery(P.I.C.A)
③ 앞아래소뇌동맥(전하소뇌동맥)
anterior inferior cerebellar artery(A.I.C.A)
④ 뇌바닥동맥(뇌저동맥) *basilar artery*
⑤ 위소뇌동맥(상소뇌동맥) *superior cerebellar artery*
⑥ 뒤대뇌동맥(후대뇌동맥) *posterior cerebral artery*

좌우의 척추동맥(추골동맥, vertebral artery)은 고리뼈(환추골, atlas, first cervical vertebra)를 돌아서 두개 안으로 들어가 합류하여 뇌바닥동맥(뇌저동맥, basilar artery)이 된다. 뇌바닥동맥에 합류하기 전에 소뇌편도(cerebellar tonsils), 넷째뇌실(fourth ventricle) 맥락총(choroid plexus) 및 소뇌(cerebellum) 뒤아래면에 영양을 공급하는 뒤아래소뇌동맥(후하소뇌동맥, posterior inferior cerebellar artery)이 갈라져 나가고, 합류 다음에는 속귀길(내이도, internal acoustic meatus) 높이에서 좌우로 앞아래소뇌동맥(전하소뇌동맥, anterior inferior cerebellar artery)이 갈라져 나간다. 뇌바닥동맥 끝은 뒤대뇌동맥(후대뇌동맥, posterior cerebral artery)인데 그 바로앞에서 소뇌 윗면과 벌레(충부, vermis)에 영양을 공급하는 위소뇌동맥(상소뇌동맥, superior cerebellar artery)이 갈라져 나간다.

척추동맥(추골동맥, vertebral artery)조영 측면상에 있어서 뇌바닥동맥의 주행으로부터 다리뇌(교뇌, pons) 앞모서리의 대체적인 모양을, 뒤아래소뇌동맥 정중가지(정중지, median branch)에서 벌레(vermis) 위모서리를, 또 뒤아래소뇌동맥의 주행에서 연수(숨뇌, medulla oblongata), 소뇌편도(tonsil of cerebellum), 넷째뇌실(fourth ventricle) 및 벌레(vermis) 아래모서리의 윤곽을 알 수 있다.

척추동맥(추골동맥)조영 동맥상-정면상 / arterial phase of vertebral arteriogram, frontal view

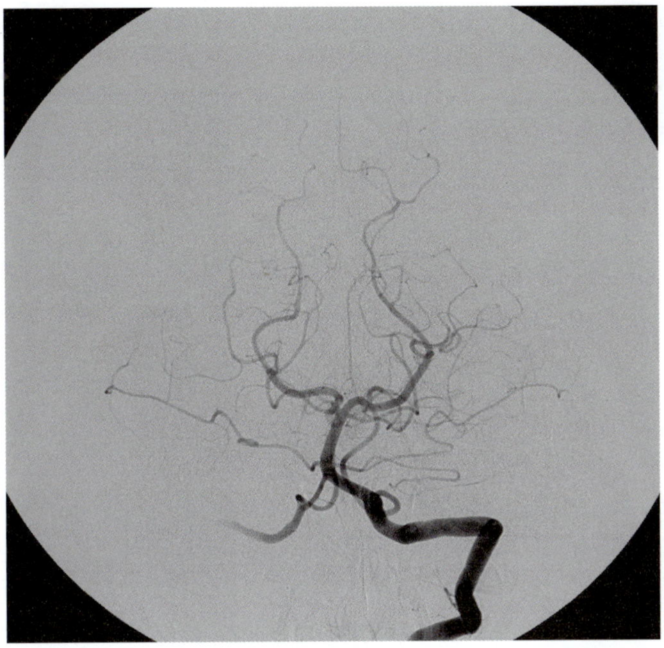

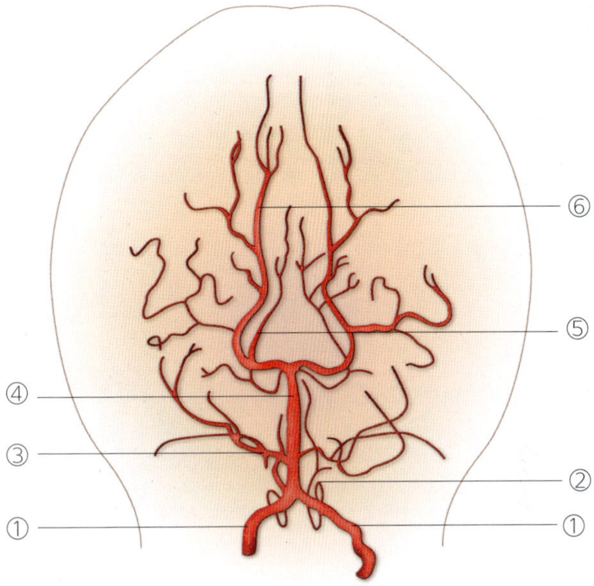

① 척추동맥(추골동맥) *vertebral artery*
② 뒤아래소뇌동맥(후하소뇌동맥) *posterior inferior cerebellar artery(P.I.C.A)*
③ 앞아래소뇌동맥(전하소뇌동맥) *anterior inferior cerebellar artery(A.I.C.A)*
④ 뇌바닥동맥(뇌저동맥) *basilar artery*
⑤ 위소뇌동맥(상소뇌동맥) *superior cerebellar artery*
⑥ 뒤대뇌동맥(후대뇌동맥) *posterior cerebral artery*

소뇌다리부(cerebellar peduncles) 종양의 경우에 뒤아래소뇌동맥(후하소뇌동맥, posterior inferior cerebellar artery), 앞아래소뇌동맥(전하소뇌동맥, anterior inferior cerebellar artery), 위소뇌동맥(상소뇌동맥, superior cerebellar artery)의 본줄기부 및 뇌바닥동맥(뇌저동맥, basilar artery)이 눌리어 뻗는다.

척추동맥(추골동맥)조영 정맥상–측면상 / venous phase of vertebral arteriogram, lateral view

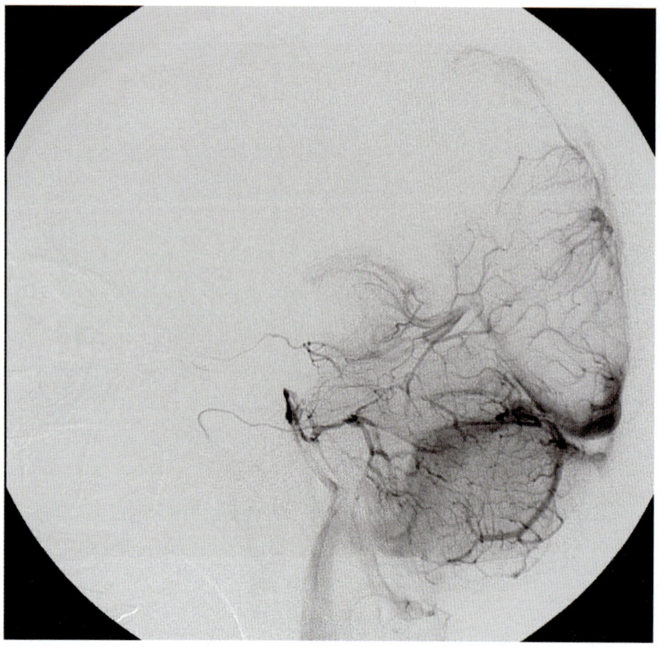

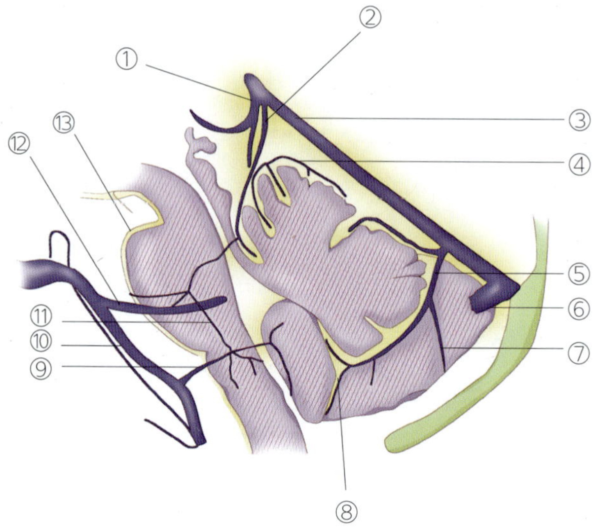

① 갈렌대정맥 *great vein of Galen*
② 앞중심소뇌정맥(전중심소뇌정맥) *precentral cerebellar vein*
③ 곧은정맥굴(직정맥동) *straight sinus*
④ 위벌레정맥(상충부정맥) *superior vermian vein*
⑤ 아래벌레정맥(하충부정맥) *inferior vermian vein*
⑥ 가로정맥굴(횡정맥동) *transverse sinus*
⑦ 아래반구정맥(하반구정맥) *inferior hemispheric vein*
⑧ 뒤편도정맥(후편도정맥) *retrotonsilar vein*
⑨ 넷째뇌실 가쪽오목정맥(제4뇌실 외측함요정맥) *vein of lateral recess of 4th ventricle*
⑩ 아래암석정맥굴(하추체정맥동) *inferior petrosal sinus*
⑪ 가쪽다리뇌정맥(외측교뇌정맥) *lateral pontine vein*
⑫ 위암석정맥굴(상추체정맥동) *superior petrosal sinus*
⑬ 앞교뇌중뇌정맥(전교중뇌정맥) *anterior pontomesencephalic vein*

앞교뇌중뇌정맥(전교중뇌정맥, anterior pontomesencephalic vein), 대뇌 다리사이수조(각간조, interpeduncular cistern)를 지나서 맹공(foramen caecum)의 위치와 다리뇌(교뇌, pons) 앞모서리를 그린다. 앞중심소뇌정맥(전중심소뇌정맥, precentral cerebellar vein)은 중뇌 아래둔덕(사구체하구, inferior colliculus)과 소뇌 벌레(충부, vermis) 중심엽(paracentra) 사이를 지나가기 때문에 소뇌 벌레와 중뇌(중간뇌, mesencephalon)부, 그리고 넷째뇌실(fourth ventricle) 덮개부의 정보를 얻을 수 있다. 뒤편도정맥(후편도정맥, retrotonsilar vein)은 위가지(상지, rami superiores)와 아래가지(하지, rami inferiores)로 되어 있으며, 소뇌편도(tonsil of cerebellum) 뒤모서리를 그린다. 이것은 동맥상(arterial phase)에 있어서 뒤아래소뇌동맥(posterior inferior cerebellar artery)의 편도가지(rami tonsillares)로서 표시되는 범위와 일치한다. 아래벌레정맥(하충부정맥, inferior vermian vein)은 소뇌 벌레부 뒤아래면의 윤곽이 된다.

척추동맥(추골동맥)조영 정맥상-정면상 / venous phase of vertebral arteriogram, frontal view

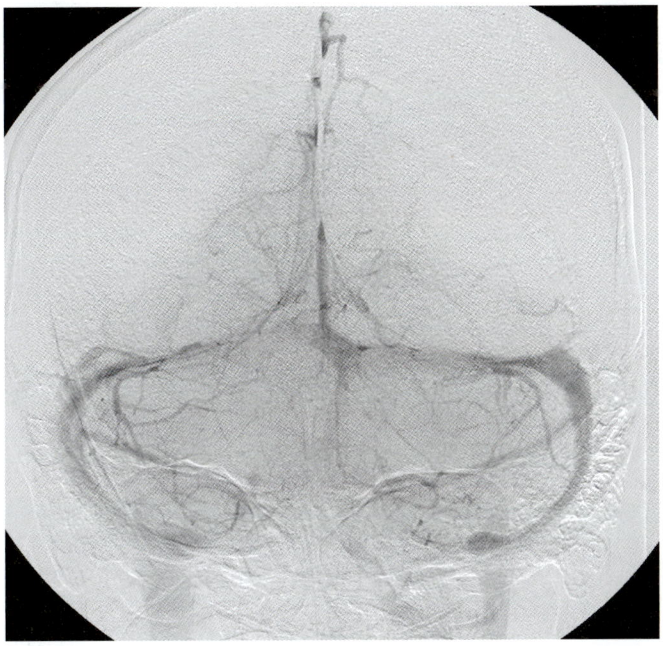

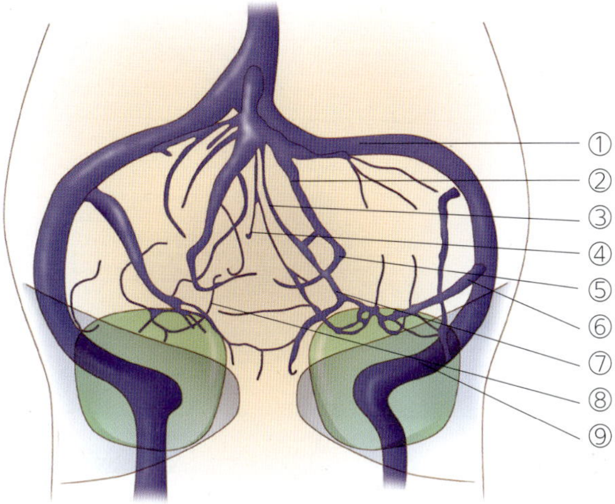

① 가로정맥굴(횡정맥동) *transverse sinus*
② 뒤중뇌정맥(후중뇌정맥) *posterior mesencephalic vein*
③ 앞중심소뇌정맥(전중심소뇌정맥) *precentral cerebellar vein*
④ 아래벌레정맥(하충부정맥) *inferior vermian vein*
⑤ 대뇌다리정맥 *peduncular vein*
⑥ 바위정맥(추체정맥) *petrosal vein*
⑦ 앞중심소뇌정맥 팔가지(전중심소뇌정맥 완지) *brachial tributary of precentral cerebellar vein*
⑧ 넷째뇌실 가쪽오목정맥(제4뇌실 외측함요정맥) *vein of lateral recess of 4th ventricle*
⑨ 구불정맥굴(에스자정맥동) *sigmoid sinus*

앞중심소뇌정맥(전중심소뇌정맥, precentral cerebellar vein)은 뒤두개우묵(후두개와, posterior cranial fossa)에 있어서 正中 지표가 된다. 좌우의 뒤중뇌정맥(후중뇌정맥, posterior mesencephalic vein)으로 둘러싸이는 구조는 중뇌(중간뇌, midbrain, mesencephalon)이다.

정맥각(Monro구멍) / venous angle(foramen Monro)

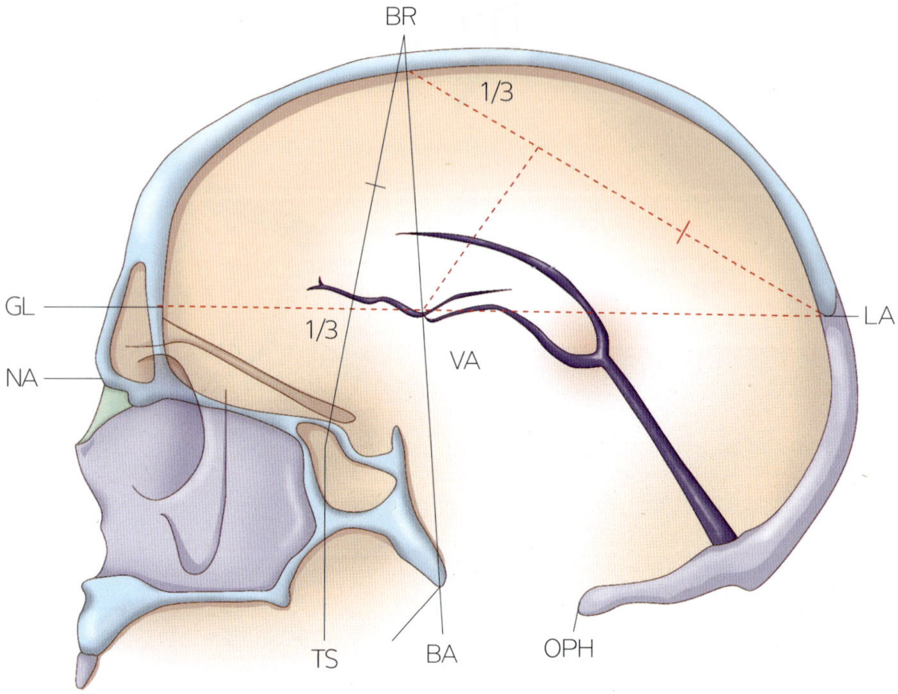

정맥각(venous angle)은 안뜰(전정, vestibule) BR과 기저점 BA를 연결하는 직선과, 미간(눈썹활사이, glabella) 내측 GL과 시옷봉합(인자봉합, lambdoid suture) LA를 연결하는 직선이 만나는 점주변에서 몇 mm이내에 있다.

이와 동시에 안뜰(vestibule)과 시옷봉합(lambdoid suture)을 연결하는 선 BR-LA를 안뜰쪽 1/3점으로부터의 수직선과, 안뜰과 안장결절(안결절, tuberculum sellae)을 연결한 선 BR-TS의 안장결절쪽으로부터 1/3점에서 내린 수직선이 교차하는 곳에 오게 된다.

바깥목동맥(외경동맥)조영 동맥상 – 측면상 / arterial phase of external carotid arteriogram, lateral view

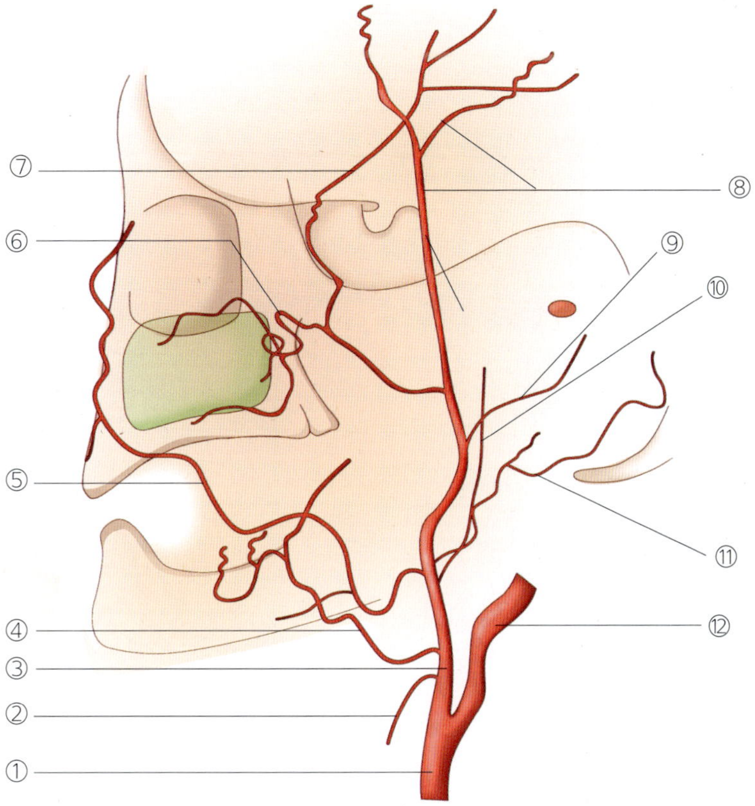

① 온목동맥(총경동맥) *common carotid artery*
② 위갑상동맥(상갑상선동맥) *superior thyroid artery*
③ 바깥목동맥(외경동맥) *external carotid artery*
④ 혀동맥(설동맥) *lingual artery*
⑤ 얼굴동맥(안면동맥) *facial artery*
⑥ 위턱동맥(상악동맥) *maxillary artery*
⑦ 중간뇌막동맥(중경막동맥) *middle meningeal artery*
⑧ 얕은관자동맥(천측두동맥) *superficial temporal artery*
⑨ 뒤귓바퀴동맥(후이개동맥) *posterior auricular artery*
⑩ 오름인두동맥(상행인두동맥) *ascending pharyngeal artery*
⑪ 뒤통수동맥(후두동맥) *occipital artery*
⑫ 속목동맥(내경동맥) *internal carotid artery*

두개(skull)와 안면 연조직(facial soft tissue)에 분포하는 바깥목동맥(외경동맥, external carotid artery)은 온목동맥(총경동맥, common carotid artery)조영으로 촬영했을 때에 두개 안의 혈관상에 겹쳐서 복잡하게 나타난다. 카테터 삽입법(catheterization)에 의한 선택적 외경동맥조영(selective external carotid arteriography)으로 분리하여 관찰할 수도 있다.

정상 바깥목동맥(외경동맥)조영상 / normal external carotid arteriogram

A. 정면상

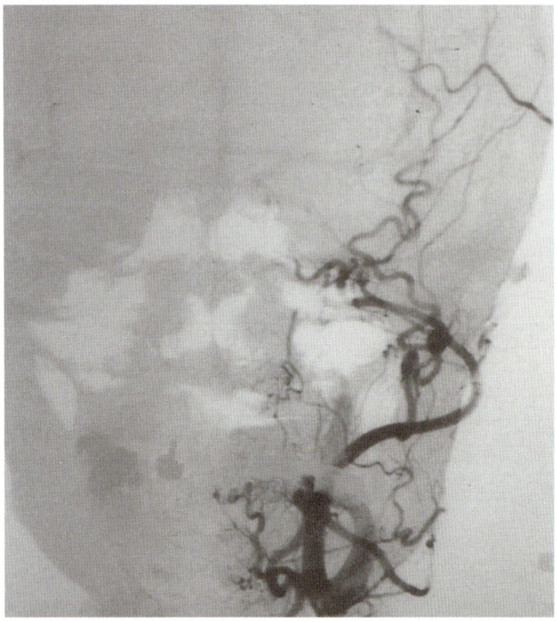

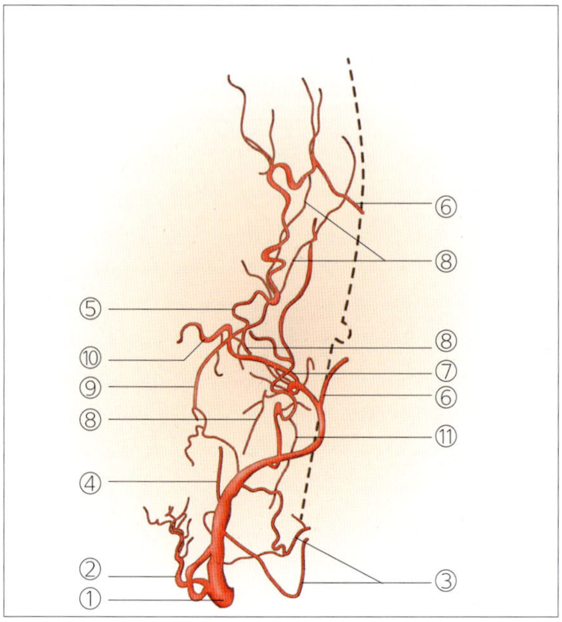

B. 측면상(안면부)

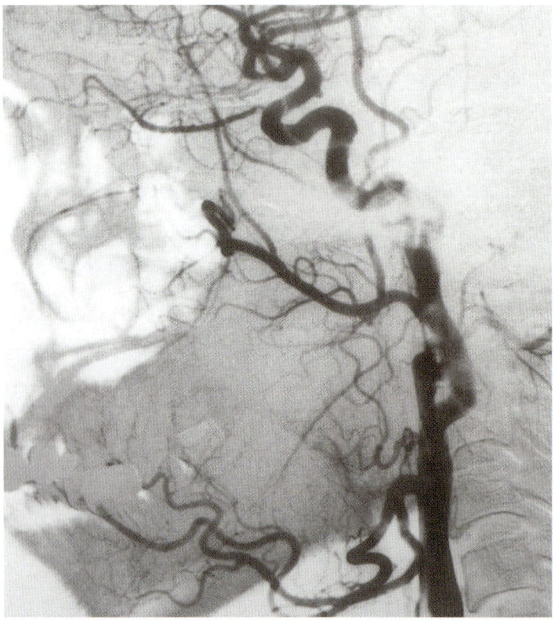

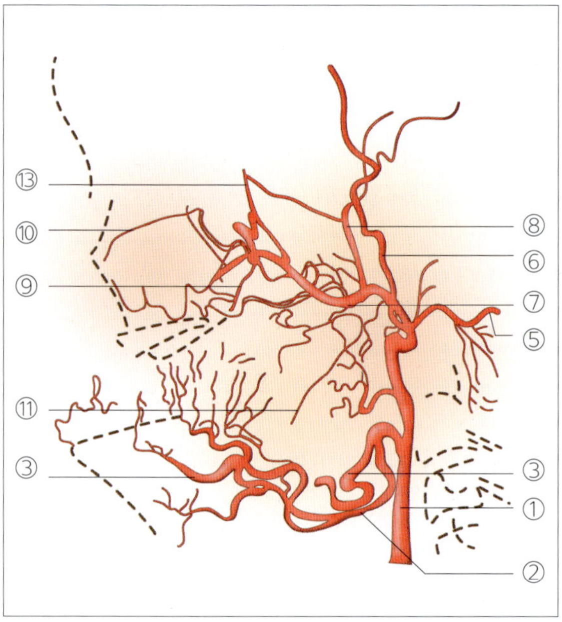

C. 측면상(머리부)

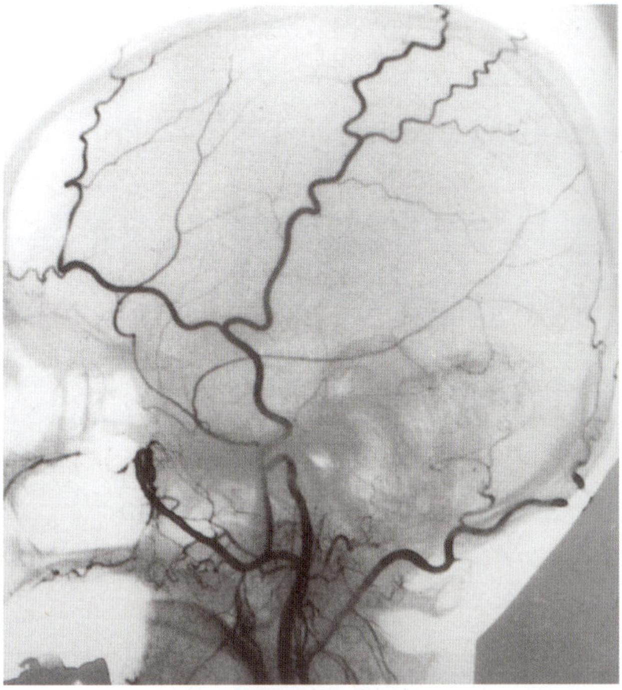

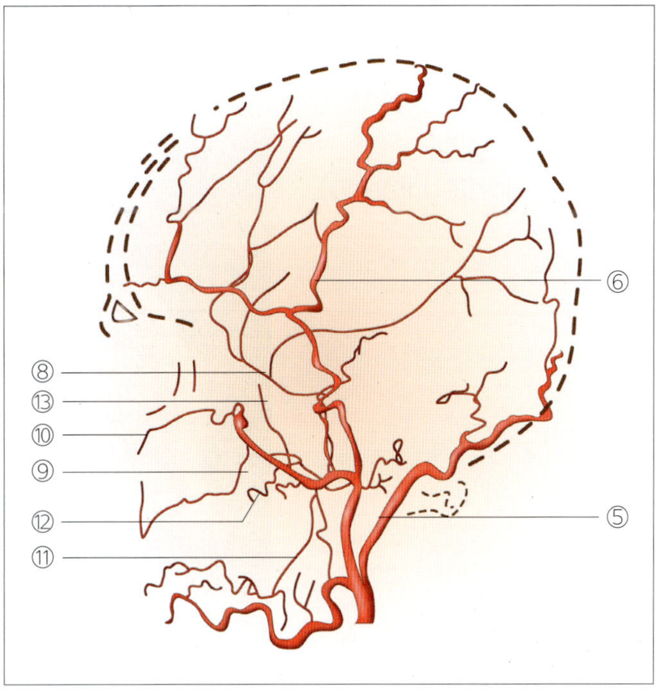

① 바깥목동맥(외경동맥) *external carotid artery*
② 혀동맥(설동맥) *lingual artery*
③ 얼굴동맥(안면동맥) *facial artery*
④ 오름인두동맥(상행인두동맥) *ascending pharyngeal artery*
⑤ 뒤통수동맥(후두동맥) *occipital artery*
⑥ 얕은관자동맥(천측두동맥) *superficial temporal artery*
⑦ 위턱동맥(상악동맥) *maxillary artery*
⑧ 중간뇌막동맥(중경막동맥) *middle meningeal artery*
⑨ 내림입천장동맥(하행구개동맥) *descending palatine artery*
⑩ 눈확밑동맥(안와하동맥) *infraorbital artery*
⑪ 아래이틀동맥(하치조동맥) *inferior alveolar artery*
⑫ 볼동맥(협동맥) *buccal artery*
⑬ 덧뇌막동맥(부경막동맥) *accessory meningeal artery*

뇌의 MR영상(1)-큰구멍(대공) 위모서리 높이의 수평단면상 / axial MR images at the level of superior rim of foramen magnum

A. T1 강조영상
(T1-weighted image)

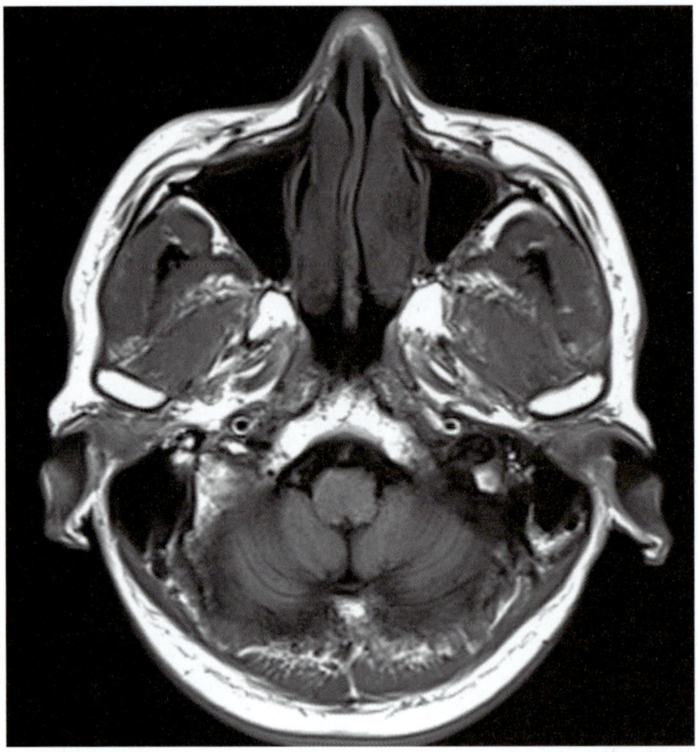

B. T2 강조영상
(T2-weighted image)

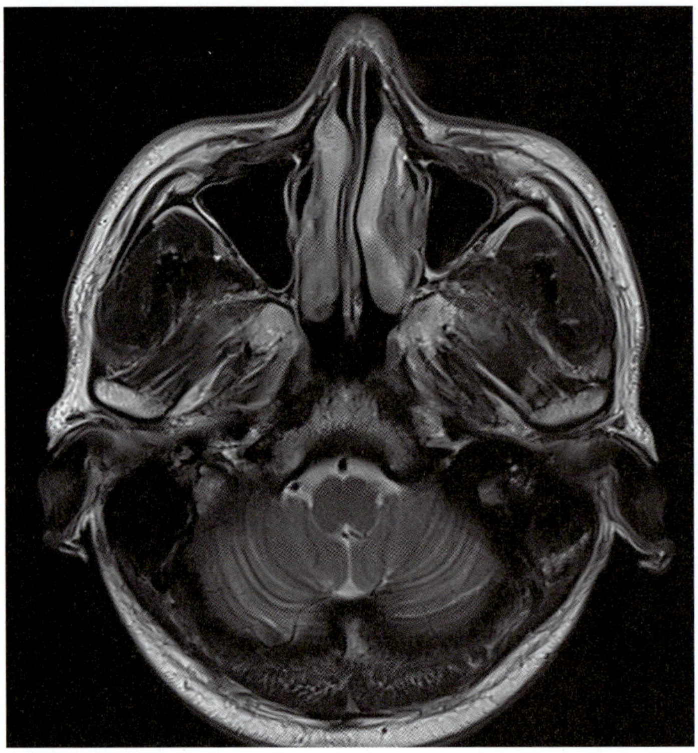

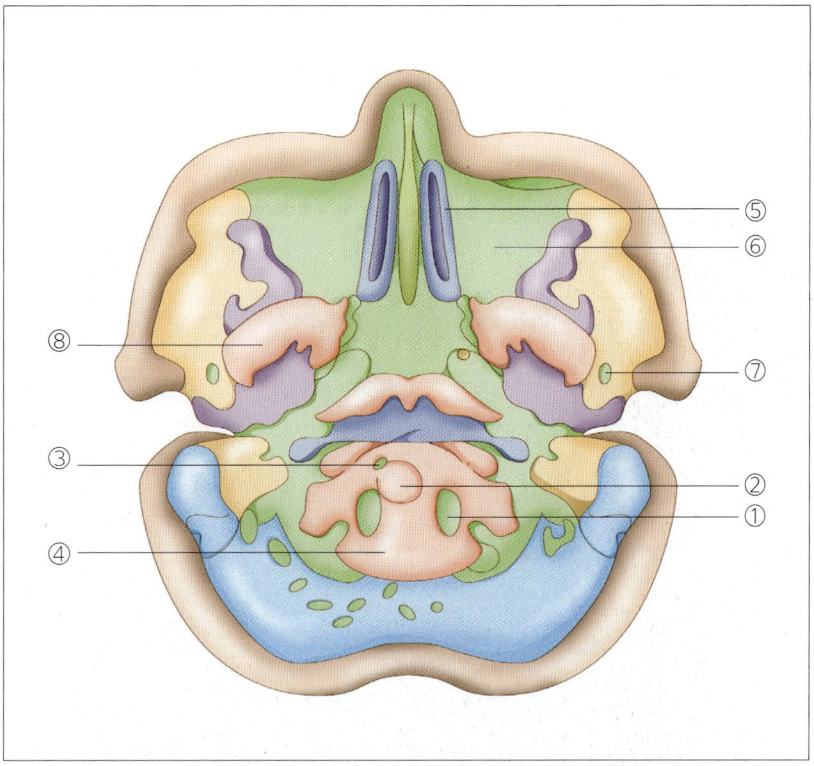

① 소뇌편도 *cerebellar tonsil*
② 연수[숨뇌] *medulla oblongata*
③ 척추동맥(추골동맥) *vertebral artery*
④ 큰구멍(대공) *foramen magnum*
⑤ 코선반(비갑개) *nasal concha*
⑥ 위턱굴(상악동) *maxillary sinus*
⑦ 아래턱뼈(하악골) 관절돌기 *condylar process of mandible*
⑧ 관자아래우묵(측두하와) *infratemporal fossa*

이 단면에서는 큰구멍(대공, foramen magnum) 위부분에 있는 연수(숨뇌, medulla oblongata) 및 소뇌편도(cerebellar tonsil)가 확인된다. T1강조영상에서는 관자우묵(측두와, temporal fossa)의 연조직(soft tissue) 안의 지방과 두개바닥부(cranial base) 골조직 안 골수의 신호가 유사한 높은 신호상으로 나타난다. 코선반(비갑개, nasal concha)부의 코점막(비점막, nasal membrane)은 T1 및 T2 완화시간이 길고, T1강조영상에서는 낮은 신호, T2강조영상에서는 높은 신호상을 나타난다.

뇌의 MR영상(2)-뇌줄기 아래부분 높이의 수평단면상 / axial MR images of at the level of inferior portion of brain stem

A. T1 강조영상

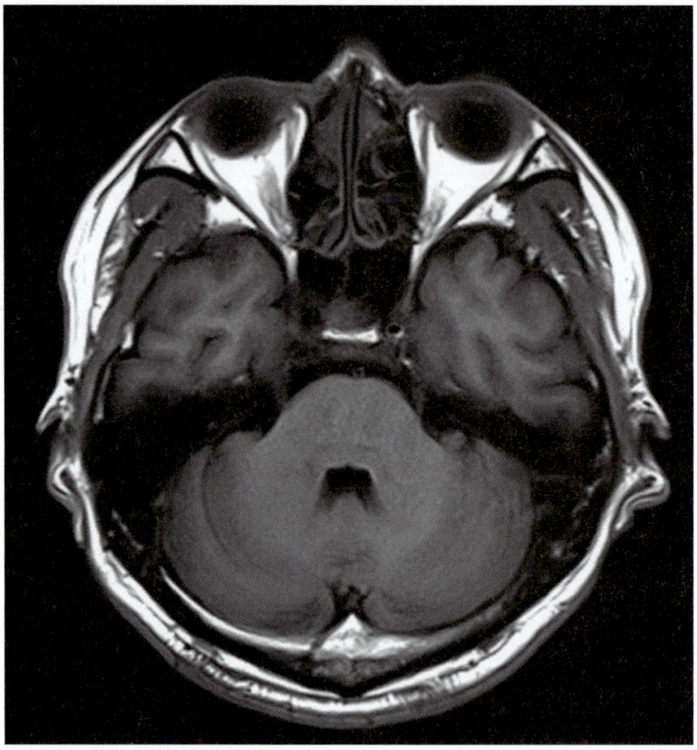

B. T2 강조영상

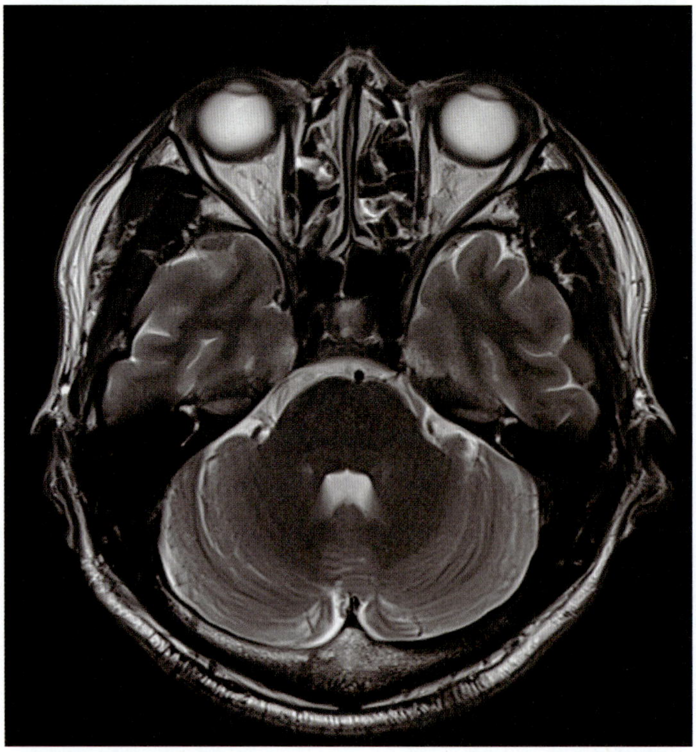

A

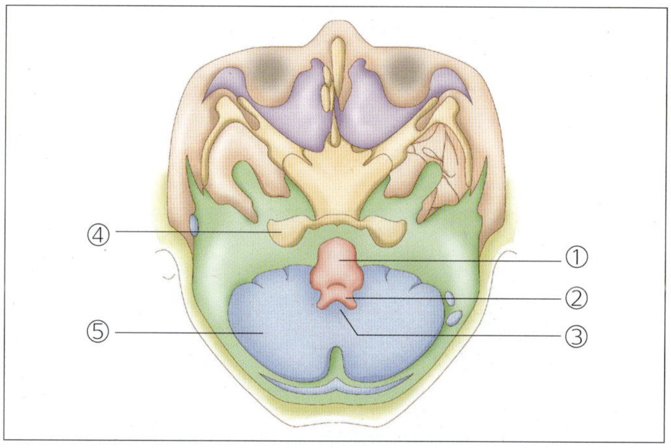

B

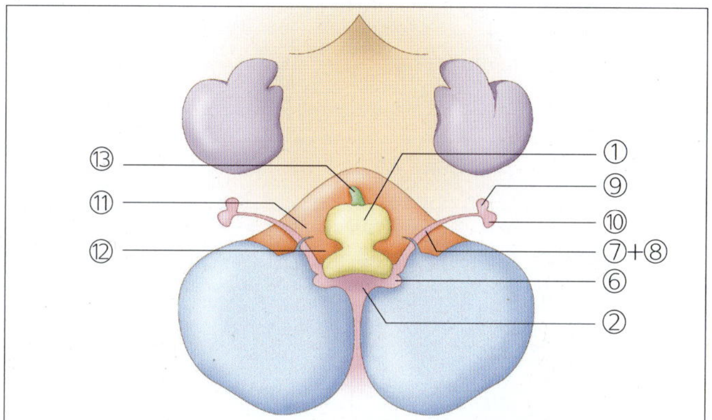

⑦~⑩ ⑫는 특히 T2강조영상에서 잘 확인된다.

① 연수[숨뇌] *medulla oblongata*
② 넷째뇌실(제4뇌실) *fourth ventricle*
③ 소뇌벌레작은결절(소뇌충부소절)
nodulus of cerbellar vermis
④ 비스듬틀(사대) *clivus*
⑤ 소뇌반구 *cerebellar hemisphere*
⑥ 넷째뇌실 가쪽오목(제4뇌실 외측함요)
lateral recess of fourth ventricle
⑦ 제7(안면, 얼굴)신경 *7th(facial) nerve*
⑧ 제8(내이, 전정달팽이)신경 *8th(acoustic) nerve*
⑨ 달팽이(와우) *cochlea*
⑩ 안뜰(전정) *vestibule*
⑪ 소뇌다리뇌각수조
cistern of cerebellopontine angle
⑫ *Luschka*구멍(공) *foramen of Luschka*
⑬ 척추동맥(추골동맥) *vertebral artery*

이 높이의 단면상에서는 뇌줄기(뇌간, brain stem)은 다리뇌(교뇌, pons) 및 연수(숨뇌, medulla oblongata) 이행부에 있고, 넷째뇌실(제4뇌실, fourth ventricle)이 그 뒤쪽에 보인다. 넷째뇌실의 옆벽은 앞으로 앞바깥쪽 함요(dellen)를 형성한다. 넷째뇌실 뒤쪽에는 소뇌벌레(소뇌충부, vermis cerebelli)의 일부인 작은결절(nodulus)이 정중에 위치한다. 그림 B의 T2강조영상에는 더욱 연수 바깥모서리의 뇌수조(뇌조, cistern)와 통하는 Luschka구멍도 보인다. 또 안면신경(facial nerve)과 청신경(auditory nerve)은 다리뇌연수이행부에서 소뇌다리뇌수조(cerebellopontine cistern) 안을 주행하여 속귀길(내이도, internal acoustic canal)에 향하고, 이것은 그림 B와 같이 T2강조영상에서 잘 관찰된다. 또 이들 신경과 교차하는 형태로 앞아래소뇌동맥(전하소뇌동맥, anterior inferior cerebellar artery)의 분기를 낮은 신호상으로 알 수도 있다. 속귀길(internal acoustic canal)은 T1강조영상에서는 그 윤곽을 판별하기 곤란하나, T2강조영상에서는 내부의 수액으로 뚜렷하게 확인할 수 있다. 또한, 추체안의 달팽이(와우, cochlea) 및 안뜰(전정, vestibule)부도 높은 신호상으로 나타난다.

뇌의 MR영상(3)-앞두개바닥에서 안장 높이의 수평단면상 / axial MR images at the level of sella turcica

A. T1 강조영상

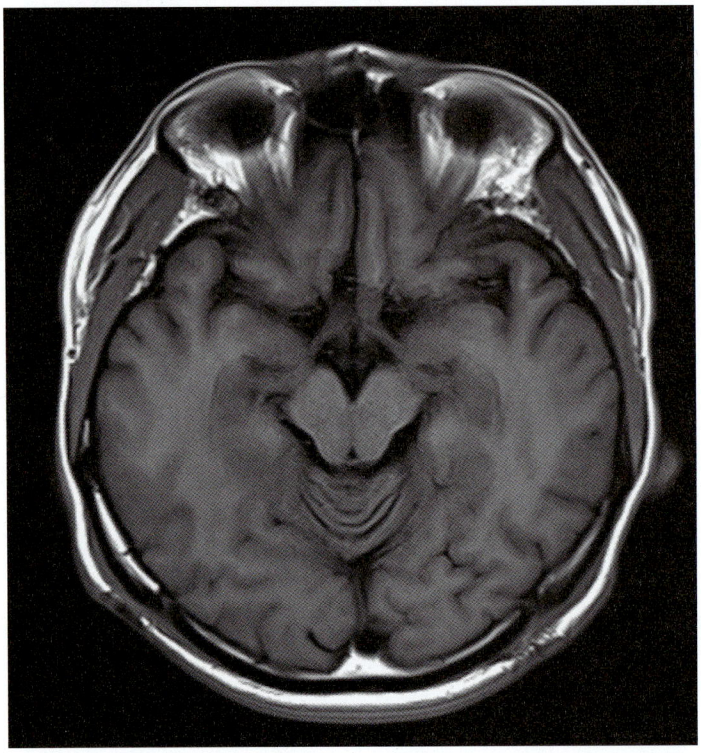

B. T2 강조영상

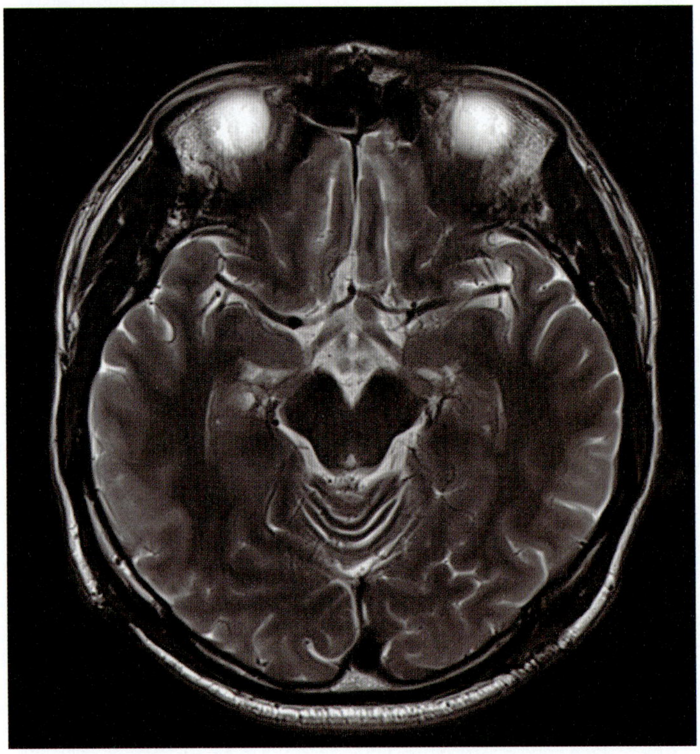

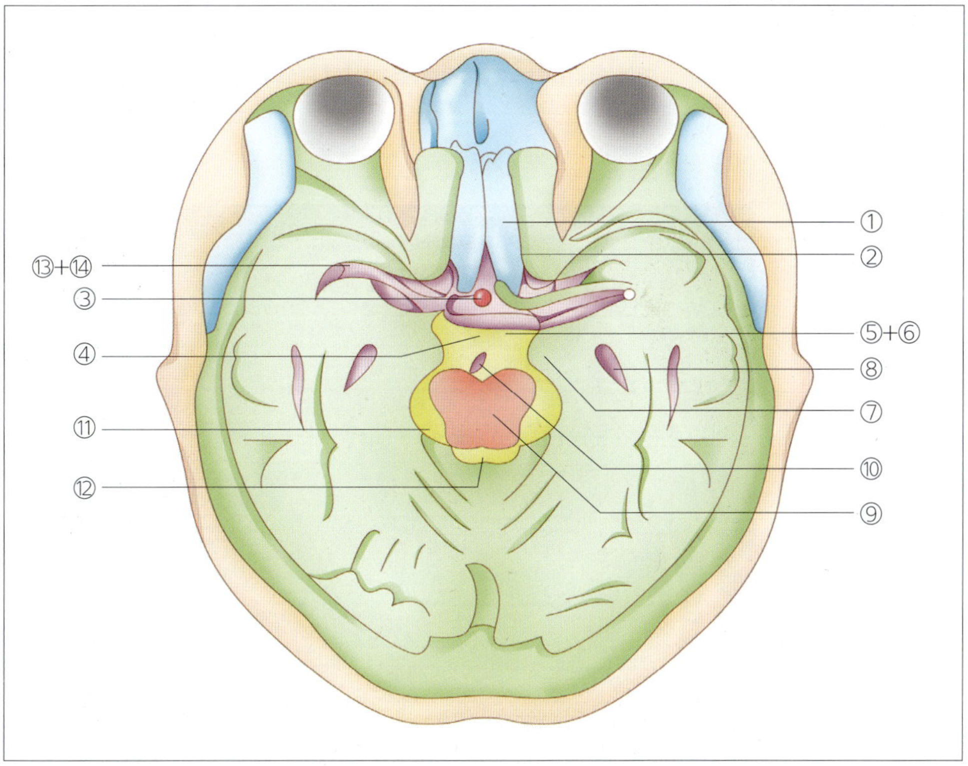

⑤ ⑥ ⑩ ⑬ ⑭ 는 특히 T2강조영상에서 잘 확인된다.

① 곧은이랑(직회) *rectal gyrus*
② 후각고랑(취구) *olfactory sulcus*
③ 뇌하수체꼭지 *pituitary stalk*
④ 시각교차(시신경교차) *optic chiasm*
⑤ 안장위부분수조(안상부뇌조) *suprasellar cistern*
⑥ 다리사이수조(각간조) *interpeduncular cistern*
⑦ 해마고랑(해마구) *uncus of hippocamus*
⑧ 가쪽뇌실 아래뿔(측뇌실 하각) *inferior [temporal] horn of lateral ventricle*
⑨ 중뇌[중간뇌] *midbrain(mesencephalon)*
⑩ 뇌바닥동맥(뇌저동맥) *basilar artery*
⑪ 우회수조(우회조) *ambient cistern*
⑫ 네둔덕수조[큰대뇌동맥수조](사구체조) *quadrigeminal cistern*
⑬ 가쪽대뇌계곡(외측대뇌곡) *vallecula cerebri lateralis(Sylvian vallecula)*
⑭ 중간대뇌동맥(중대뇌동맥) *middle cerebral artery*

앞두개바닥부(frontal base)에서는 이마엽(전두엽, frontal lobe) 아래모서리 안쪽에 있는 곧은이랑(직회, rectal gyrus) 및 후각고랑(olfactory groove), 취구(ozostomia)가 보이고, 그 뒤쪽에 안장(터어키안, sella turcica) 또는 안장 위부분의 뇌수조(뇌조, cistern)가 보인다.

일반적으로 T1강조영상에서는 시각교차(시신경교차, optic chiasm) 및 뇌하수체꼭지(pituitary stalk)는 주위 뇌척수액(cerebrospinal fluid)에 대해서 상대적으로 높은 신호 휘도로 나타난다.

T2강조영상에서는 안장 위부분 뇌수조에서 가쪽대뇌계곡(외측대뇌곡, vallecula cerebri lateralis(Sylvian vallecula)에 걸쳐서 그 가운데를 지나는 Willis동맥륜의 혈관이 낮은 신호상으로 나타난다. 또 시각교차 및 뇌하수체꼭지도 상대적으로 낮은 신호상으로 나타난다. 안장 위부분 뇌수조는 그 앞모서리는 곧은이랑(rectal gyrus), 바깥모서리는 해마고랑(해마구, uncus of hippocamus), 뒤모서리는 다리사이수조(각간조, interpeduncular cistern)로 연속하여 중뇌의 대뇌다리(대뇌각, peduncle)에서 경계가 되고, 그 가운데에서 뇌바닥동맥(뇌저동맥, basilar artery)이 확인된다.

뇌의 MR영상(4)-대뇌 바닥핵(기저핵) 높이의 수평단면상 / axial MR images at the level of basal nuclei

A. T1 강조영상

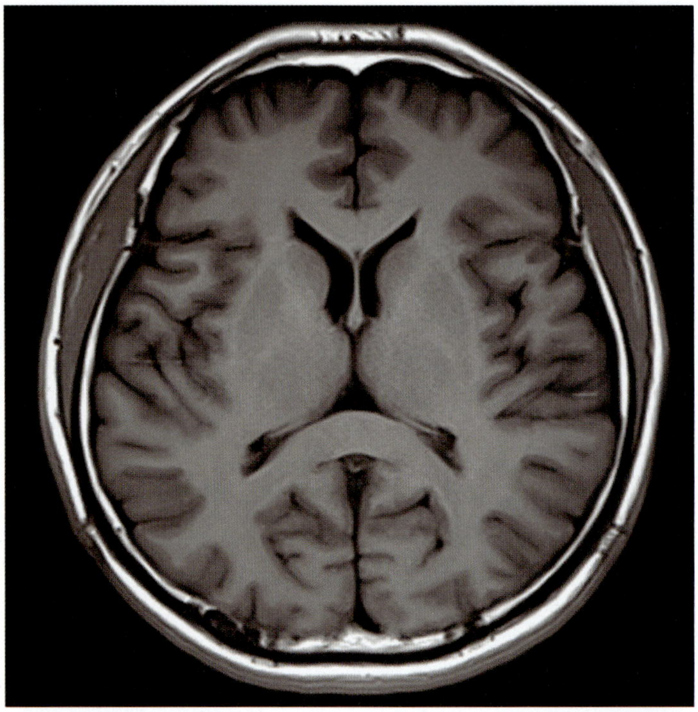

B. T2 강조영상

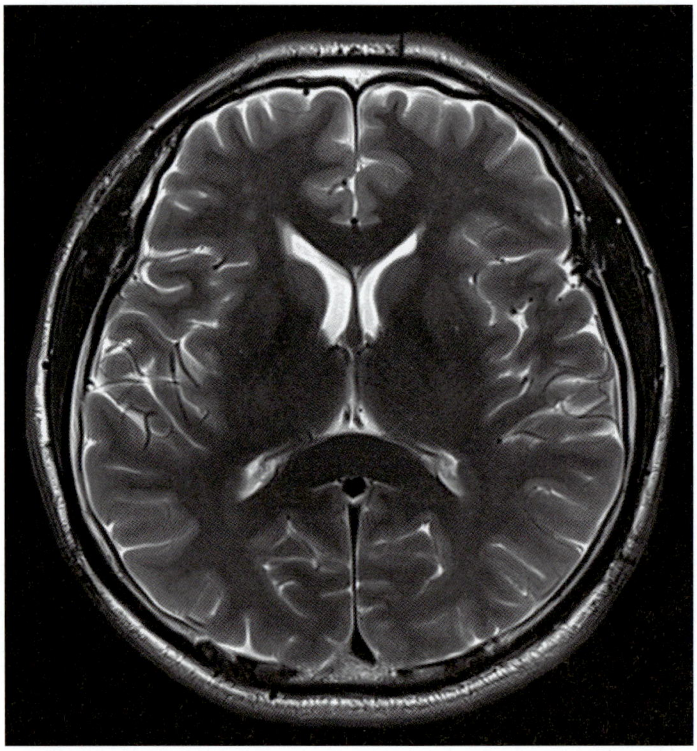

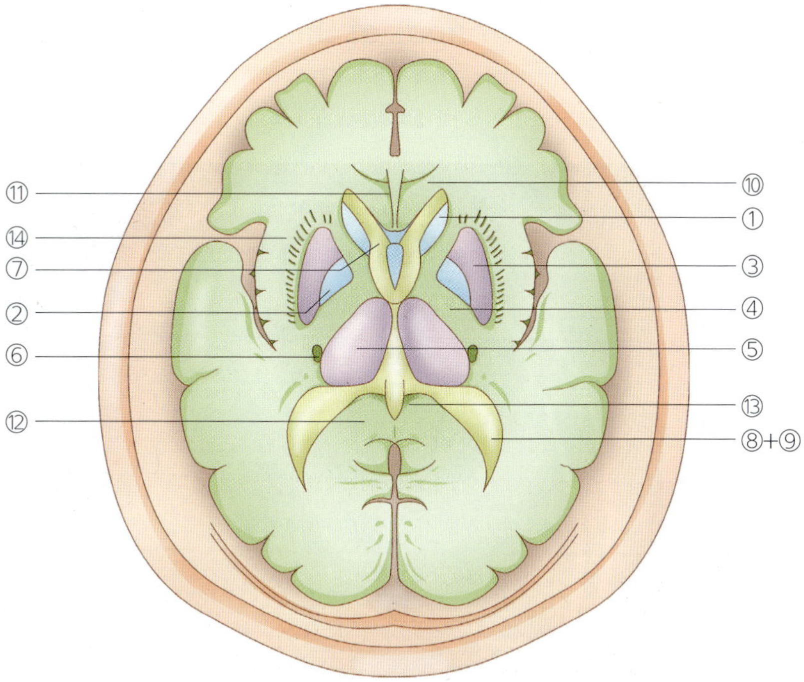

①~⑤ ⑩~⑭ 는 특히 T2강조영상에서 잘 확인된다.

① 꼬리핵(미상핵) *caudate nucleus*
② 창백핵[옛줄무늬체](담창구) *globus pallidus, pallidum*
③ 조가비핵(피각) *putamen*
④ 속섬유막(내포) *internal capsule*
⑤ 시상 *thalamus*
⑥ 피질척수로 *corticospinal tract*
⑦ 가쪽뇌실 앞뿔(측뇌실 전각) *anterior horn of lateral ventricle*
⑧ 가쪽뇌실 삼각부(측뇌실 삼각부) *trigone of lateral ventricle*
⑨ 가쪽뇌실 뒤뿔(측뇌실 후각) *posterior horn of lateral ventricle*
⑩ 뇌들보(뇌량) *corpus callosum*
⑪ 앞대뇌동맥(전대뇌동맥) *anterior cerebral aratery*
⑫ 뇌들보(뇌량)팽대 *splenium of corpus callosum*
⑬ 속대뇌정맥(내대뇌정맥) *internal cerebral vein*
⑭ 바깥섬유막(외포) *external capsule*

수평단면상에서 중심면에 있는 Sylvian틈새는 섬겉질(도피질, insular cortex)과 관자엽(측두엽, temporal lobe) 사이에 수직으로, 또는 전두두정(frontoparietal) 및 측두덮개(operculum temporale)의 사이를 수평으로 지난다. T1강조영상에서는 시상 바깥쪽에 잇대어 있고 겉질척수로(corticospinal tract)가 국한된 대칭성인 낮은 신호 휘도의 점모양 구조로서 나타나고, T2강조영상에서는 비교적 높은 휘도신호를 나타낸다. 뇌들보무릎(뇌량슬부, genu of corpus callosum)은 T2강조영상에서 낮은 신호로서 나타나, 이에 앞대뇌동맥(전대뇌동맥, anterior cerebral artery)이 겹친다. 또한 뇌들보팽대부(splenium)에는 이것에 겹치는 앞대뇌정맥(전대뇌정맥, anterior cerebral veins)이 확인된다.

뇌의 MR영상(5)-부챗살관(방사관) 높이의 수평단면상 / axial MR images at the level of corona radiata

A. T1 강조영상

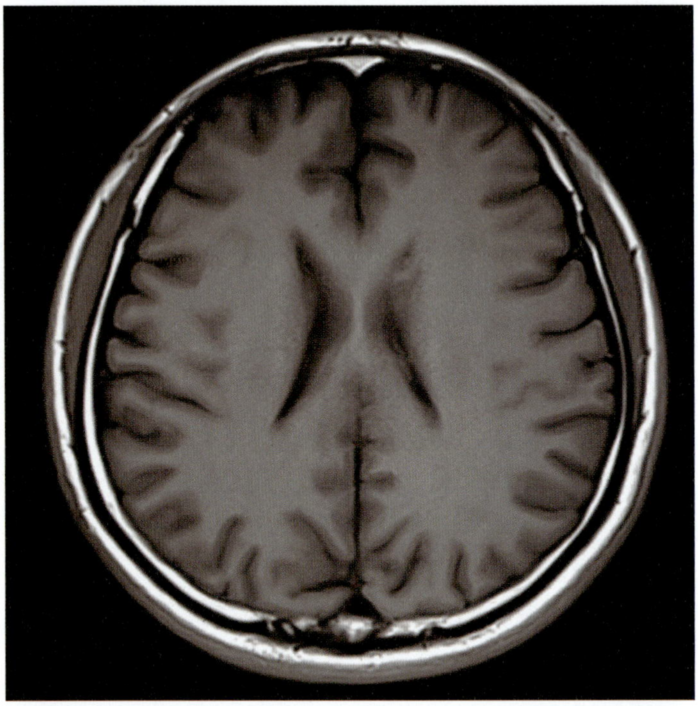

B. T2 강조영상

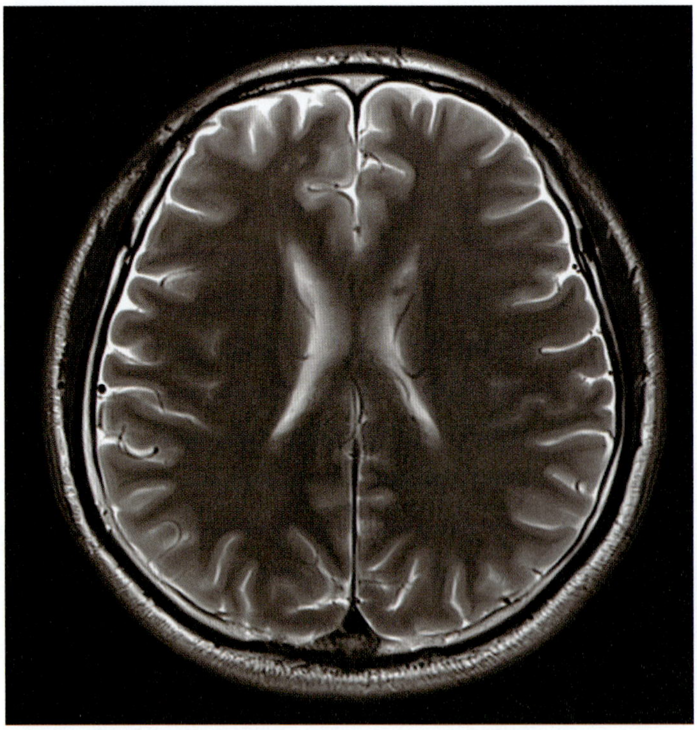

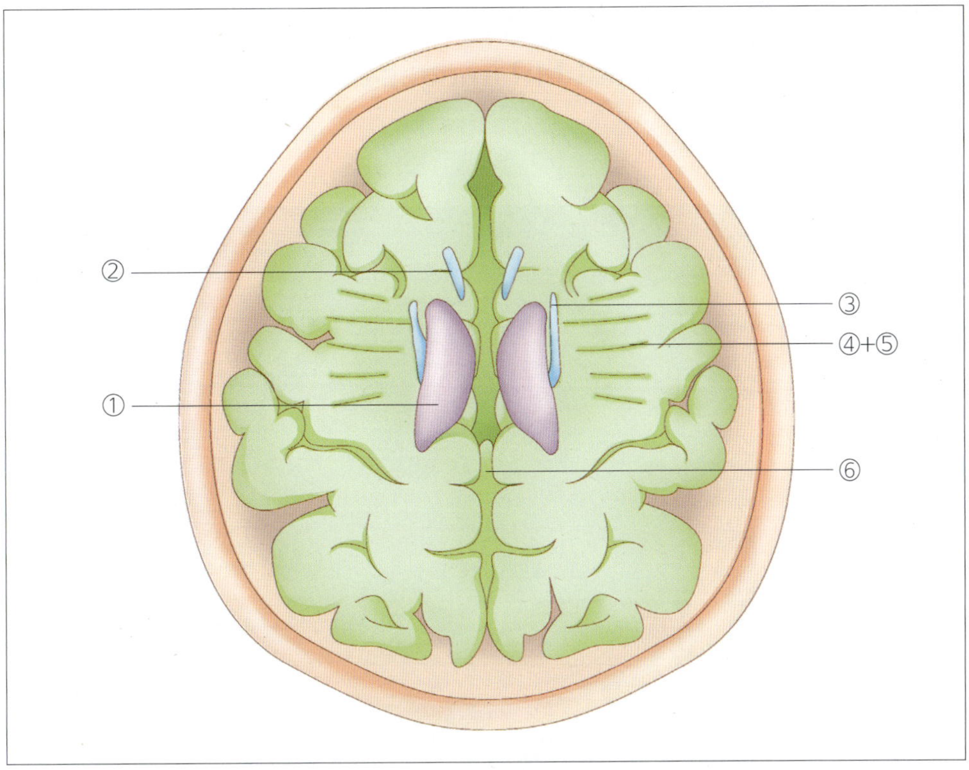

②~⑤ 는 특히 T2강조영상에서 잘 확인된다.

① 가쪽뇌실(측뇌실) 몸통부(체부)
body of lateral ventricle
② 뇌들보부챗살(뇌량방선)
radiation of corpus callosum(forceps minor)
③ 위세로섬유다발(상종속)
superior longitudinal fasciculus
④ 부챗살관(방사관) *corona radiata*
⑤ 투사신경 섬유 *projection fiber*
⑥ 대뇌세로틈새(대뇌종렬)
longitudinal cerebral fissure

뇌의 수평단면상(horizontal section)에서 반구 위부분의 대뇌(cerebrum) 백색질(white matter)은 반달갿모양(centrum semiovale)으로 나타난다. 그 겉질(피질, cortex) 및 백색질의 신호 강도는 T2강조영상에서 확실해지고, 백색질쪽은 겉질에 대해서 낮은 신호의 구조로서 나타난다.

T2강조영상에서 투사신경섬유(projection fiber)군은 뇌줄기(뇌간부, brain stem)를 향해서 모이는 배열을 보이며, 이른바 부챗살관(방사관, corona radiata)을 형성하여 속섬유막(내포, internal capsule)쪽에 모인다. 교차연결섬유(cross-linked fiber)군에는 뇌들보(뇌량, corpus callosum) 및 앞교차연결(전교련, commissura anterior)을 통하는 것이 있으나, 전자는 뇌들보부챗살[뇌량방선, radiation of corpus callosum(forceps minor)]으로서 뇌들보에서 가쪽뇌실(측뇌실, lateral ventricle) 몸통부(체부, body) 위쪽을 따라서 겉질쪽에 흩어진다. 연합섬유(association fiber)는 인접하는 뇌구를 연결하는 섬유(short association fiber)와, 틀리는 겉질영역을 연결하는 긴 섬유군(uncinate, arcuate and superior longitudinal fasciculi)에서 된다. longitudinal fasciculus는 가쪽뇌실 몸통부 위쪽을 앞뒤로 가는 낮은 신호 구조로서 나타난다.

뇌의 MR영상(6)–마루점(두정부) 수평단면상 / axial MR images at the level of vertex

A. T1 강조영상

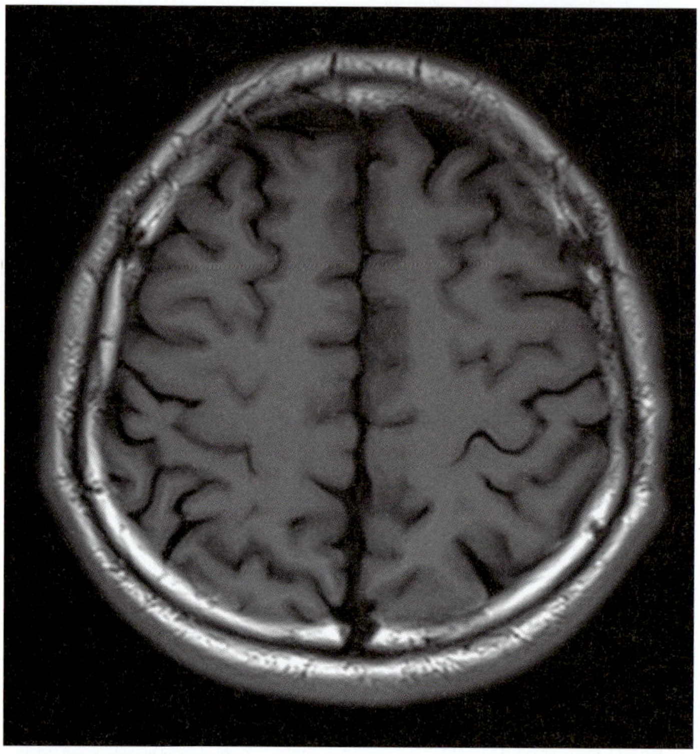

B. T2 강조영상

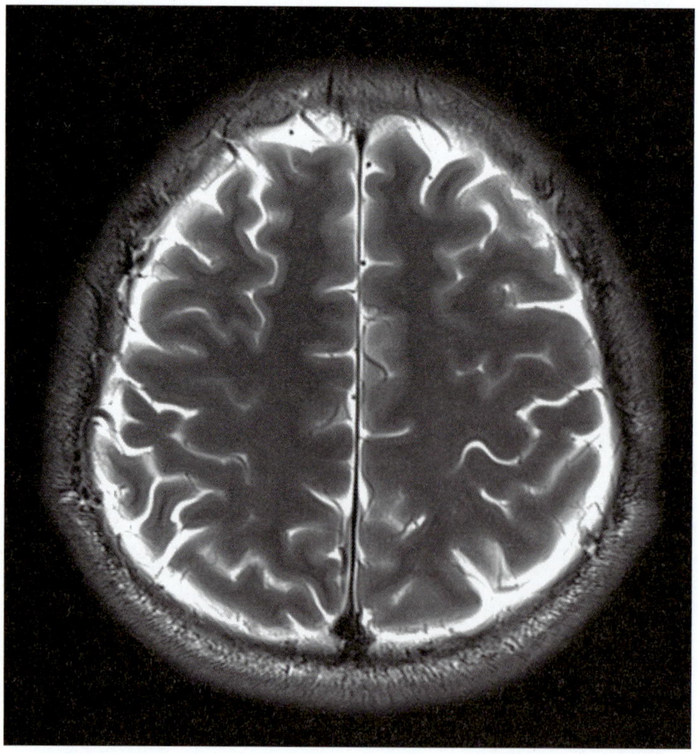

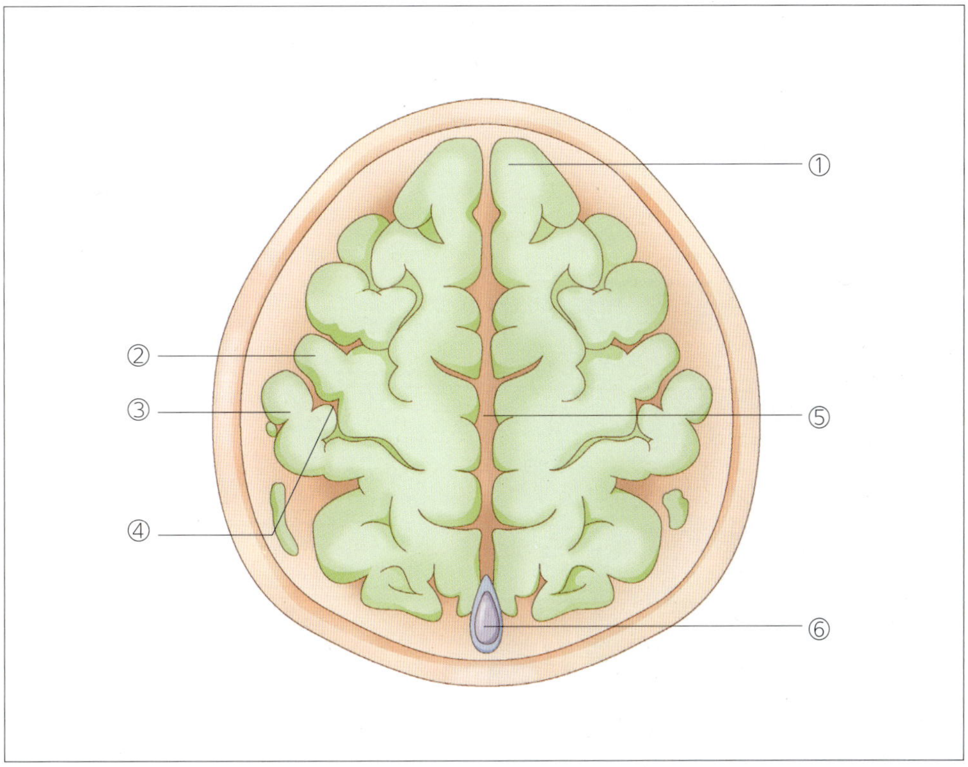

⑥ 은 특히 T2강조영상에서 잘 확인된다.

① 위이마이랑(상전두회) *superior frontal gyrus*
② 중심앞이랑(중심전회) *precentral gyrus*
③ 중심뒤이랑(중심후회) *postcentral gyrus*
④ 중심고랑(중심구) *central sulcus*
⑤ 대뇌세로틈새(대뇌종렬) *longitudinal cerebral fissure*
⑥ 위시상정맥굴(상시상정맥동) *superior sagittal sinus*

대뇌반구(cerebral hemisphere)의 이마엽(전두엽, frontal lobe)과 마루엽(두정엽, parietal lobe)을 앞뒤로 가르는 중심고랑(중심구, central sulcus)이 이 slice면을 중심으로 확인된다. 중심고랑(central sulcus)의 앞쪽에는 중심앞이랑(중심전회, precentral gyrus), 뒤쪽에는 중심뒤이랑(중심후회, postcentral gyrus)이 있다. 중심뒤이랑의 뒤쪽은 더욱 마루엽속고랑(두정내구, intraparietal sulcus)으로서 위·아래 마루소엽(두정소엽, parietal lobule)으로 나누어진다.

뇌의 MR영상(7)-가쪽뇌실(외측뇌실) 앞뿔에서 안장 앞쪽의 관상단면상 / coronal MR image of brain

T1 강조영상

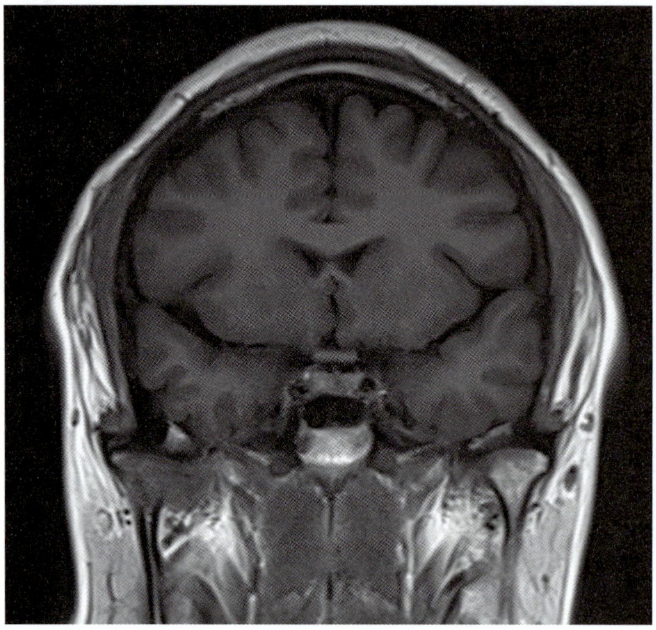

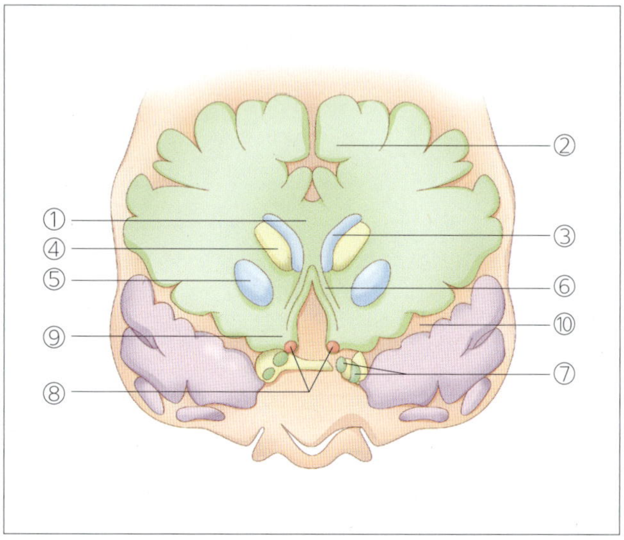

① 뇌들보무릎(뇌량슬) *genu of corpus callosum*
② 띠이랑(대상회) *cingulate gyrus*
③ 가쪽뇌실 앞뿔(측뇌실 전각) *anterior horn of lateral ventricle*
④ 꼬리핵머리(미상핵두) *head of caudate nucleus*
⑤ 조가비핵(피각) *putamen*
⑥ 띠다발(대상속) *cingulate bundle*
⑦ 속목동맥(내경동맥) 사이폰부 *siphon of internal carotid arery*
⑧ 시각신경(시신경) *optic nerve*
⑨ 곧은이랑(직회) *rectal gyrus*
⑩ 가쪽대뇌계곡(외측대뇌곡) *vallecula cerebri lateralis(Sylvian vallecula)*

대뇌(cerebrum) 깊은부분 한가운데에는 뇌들보(뇌량, corpus callosum) 및 가쪽뇌실 앞뿔(측뇌실 전각, anterior horn of lateral ventricle)이 있다. 뇌들보 위부분에는 대뇌반구(cerebral hemispheres)사이세로틈새가 있고, 띠이랑(대상회, cingulate gyrus)이 이에 따라 보인다. 또 외측에는 꼬리핵머리(미상핵두, head of caudate nucleus), 조가비핵(피각, putamen)이 비교적 낮은 신호 휘도의 구조로 보인다. 투명중격(pellucidum)에서 역V자형으로 아래쪽으로 나아가는 높은 휘도의 띠모양 구조는 연합섬유연합섬유(association fiber)의 하나인 띠다발(대상속, cingulate bundle)이다. 뇌들보 옆 내측면에는 곧은이랑(직회, rectal gyrus)이 보이고 이에 인접한 시각신경(시신경, optic nerve)이 상대적으로 높은 휘도를 가진 구조로서 나타난다. 시각신경을 둘러싼 뇌수조(뇌조, cistern)는 외측을 향해서 Sylvian틈새의 수평부(계곡, vallecula)를 형성한다.

뇌의 MR영상(8)-셋째뇌실 전반부의 관상단면상 / coronal MR image at the level of anterior portion of third ventricle

T1 강조영상

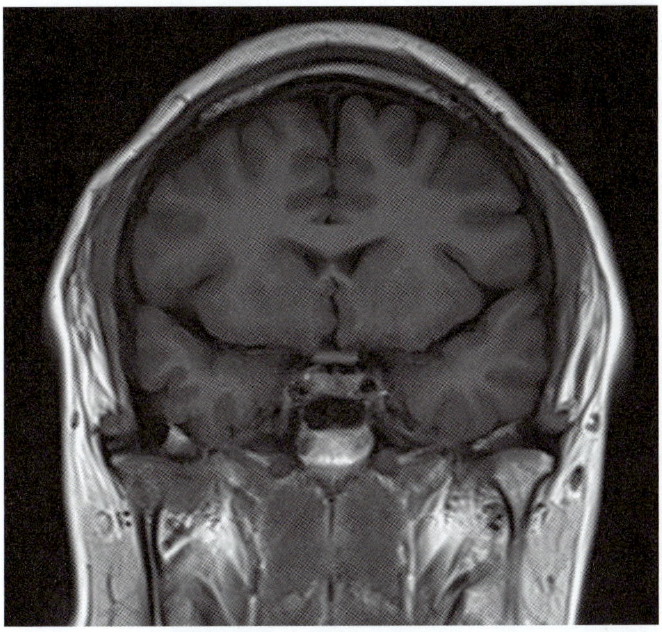

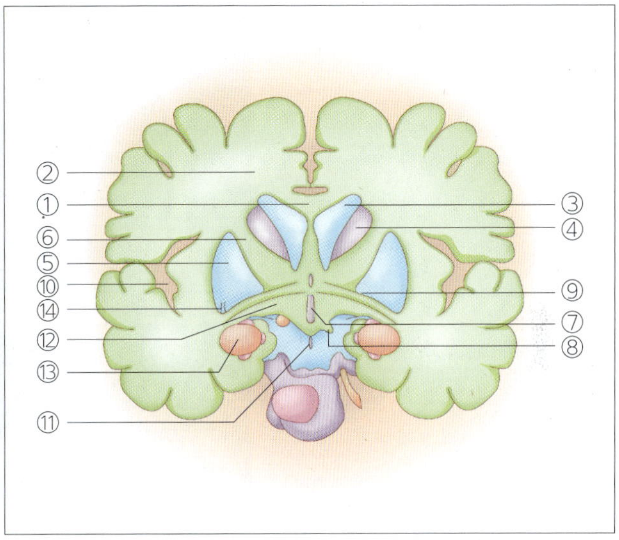

① 뇌들보(뇌량) *corpus callosum*
② 띠이랑(대상회) *cingulate gyrus*
③ 가쪽뇌실 앞뿔(측뇌실 전각) *anterior horn of lateral ventricle*
④ 꼬리핵머리(미상핵두) *head of caudate nucleus*
⑤ 렌즈핵 *lenticular(lentiform) nucleus*
⑥ 속섬유막(내포) *internal capsule*
⑦ 셋째뇌실(제3뇌실) *third ventricle*
⑧ 시각신경(시신경) *optic nerve*
⑨ 앞교차연결(전교련) *anterior commissure*
⑩ *Sylvian*틈새 *sylvian fissure*
⑪ 시상하부 깔때기(누두부) *hypothalamic infundibulum*
⑫ 앞관통질(전유공질) *anterior perforated substance*
⑬ *amygdala*핵 *amygdala nucleus*
⑭ 중간대뇌동맥 관통가지(중대뇌동맥 관통지) *perforating branches of middle cerebral artery*

가쪽뇌실(측뇌실, lateral ventricle) 아래부분에 셋째뇌실(third ventricle)의 전반부가 보이고, 이것에 인접하여 앞교차연결(전교련, commissura anterior)의 일부가 약간 휘도가 높은 띠모양 구조로서 활꼴로 나아간다. 셋째뇌실 아래모서리에는 시상하부 깔대기부(누두부, infundibularis)의 밑으로 돌출이 보이고, 그 외측을 시각신경(시신경, optic nerve)이 나아간다. 앞관통질(전유공질, anterior perforated substance)은 시각신경의 바로 위쪽에 있고, T1강조영상에서는 비교적 낮은 신호영역으로 알 수 있다. 또 관자엽(측두엽, temporal lobe) 내측연에는 amygdala핵이 낮은 신호영역으로 나타난다. 오른조가비핵(우피각, dexter putamen) 외측부에는 중간대뇌동맥(중대뇌동맥, middle cerebral artery) 관통가지(perforating branches)의 일부가 낮은 신호상으로 보인다.

뇌의 MR영상(9)-뇌줄기 앞모서리의 관상단면상 / coronal MR images at the level of anterior margin of brain stem

A. T1 강조영상

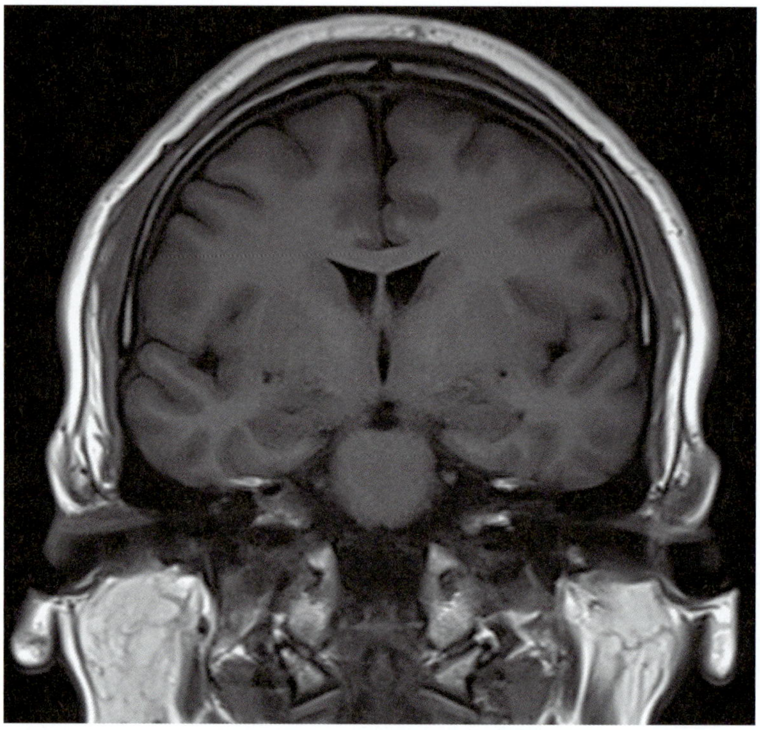

B. T2 강조영상

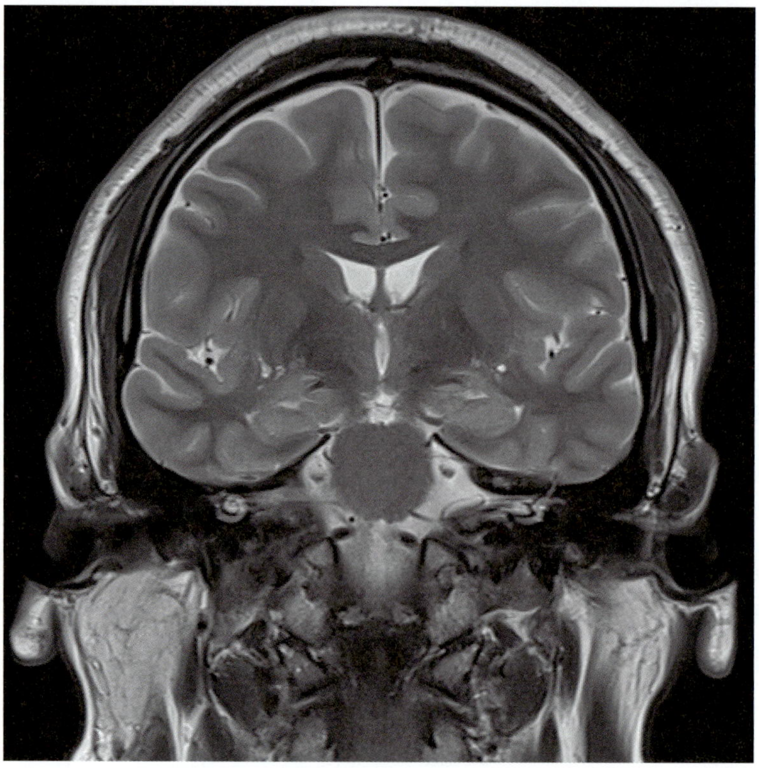

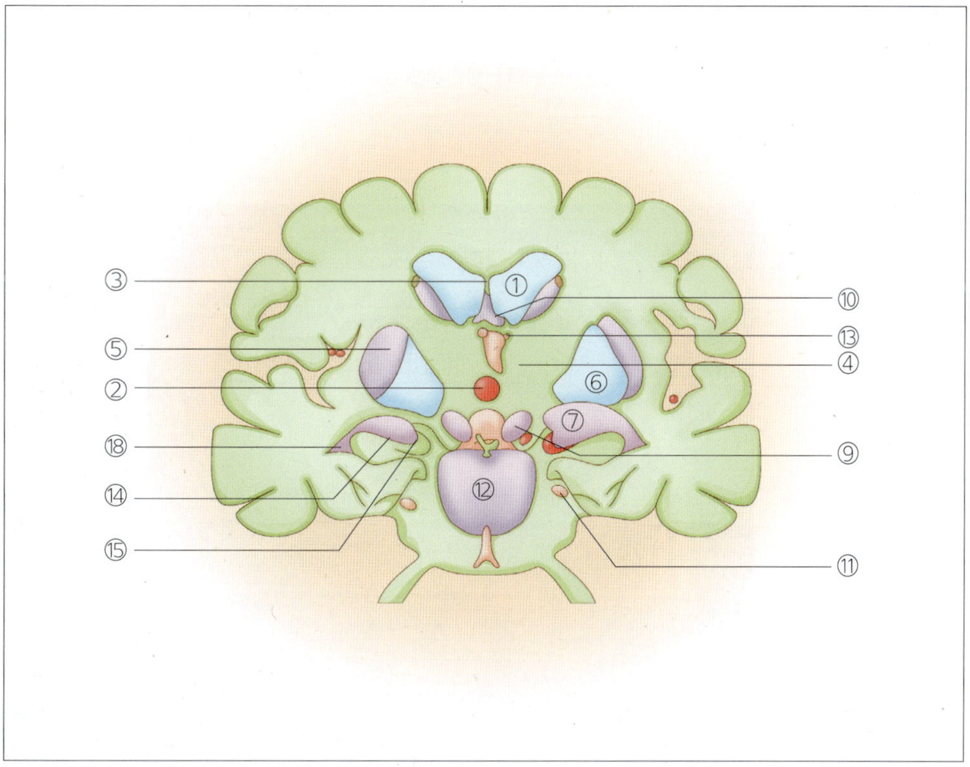

⑤ ⑥ ⑨ ⑬ 은 특히 T2강조영상에서 잘 확인된다.

① 가쪽뇌실(측뇌실) 몸통부(체부)
body of lateral ventricle

② 셋째뇌실(제3뇌실) *third ventricle*

③ 투명중격 *septum pellucidum*

④ 시상사이붙음(시상간교) *massa intermedia*

⑤ 조가비핵(피각) *putamen*

⑥ 창백핵[옛줄무늬체](담창구) *globus pallidus*

⑦ 해마체 *hippocampal formation*

⑧ 가쪽뇌실 아래뿔(측뇌실 하각)
inferior horn of lateral ventricle

⑨ 흑색질(흑질) *substantia nigra*

⑩ 뇌활(뇌궁) *fornix*

⑪ 삼차신경 *trigeminal nerve*

⑫ 뇌줄기(뇌간) 앞모서리
anterior margin of brain stem

⑬ 속대뇌정맥(내대뇌정맥) *internal cerebral vein*

⑭ 백색판(백판) *alveus*

⑮ 해마술(해마채) *fimbria hippocampi*

뇌의 MR영상(10)-다리뇌(교뇌) · 연수이행부의 관상단면상 / coronal MR images at the level of pons and medulla oblongata

A. T1 강조영상

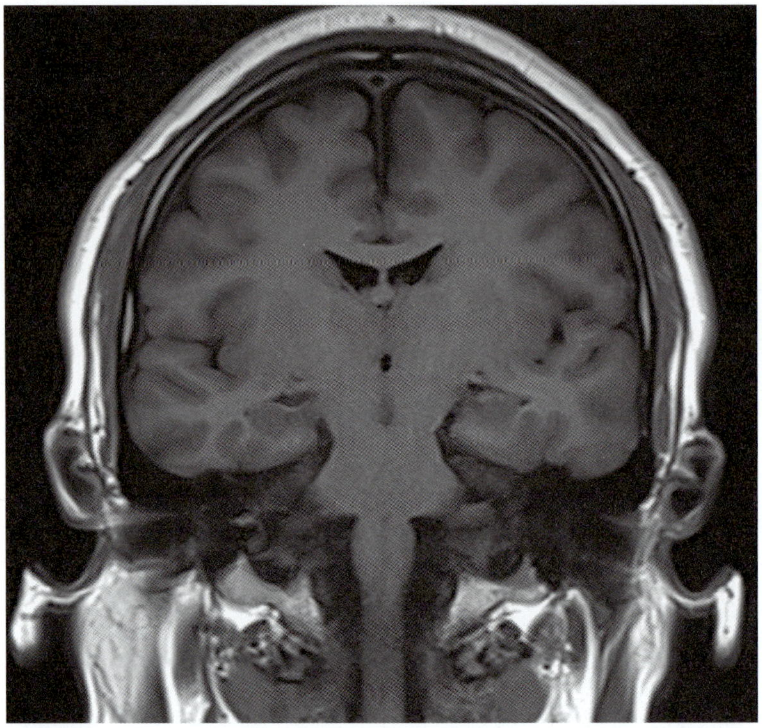

B. T2 강조영상

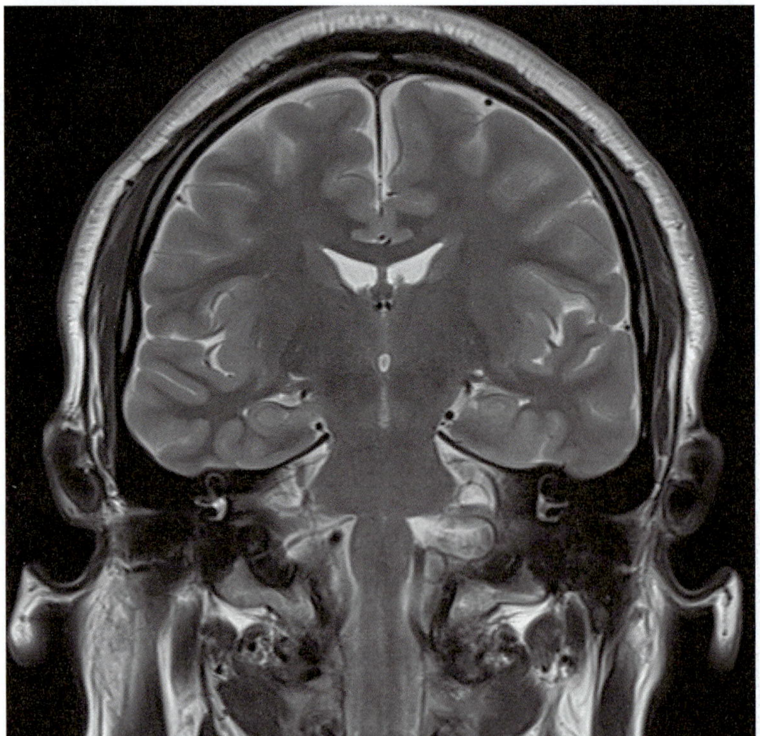

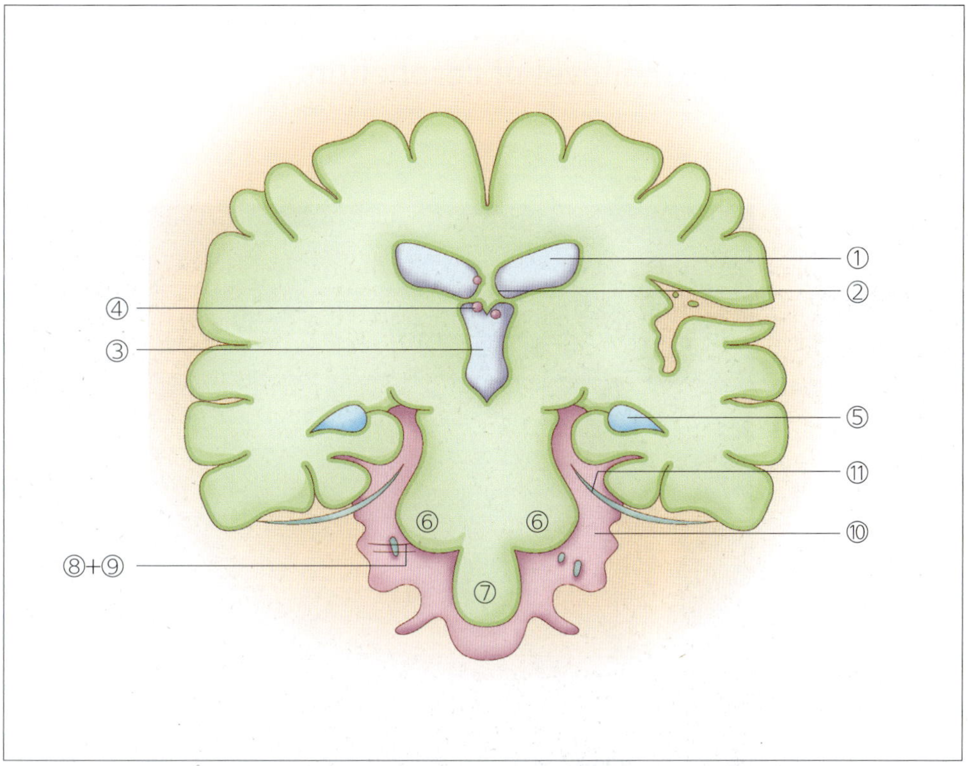

④ ⑪ 은 특히 T2강조영상에서 잘 확인된다.

① 가쪽뇌실(측뇌실) 몸통부(체부) *body of lateral ventricle*
② 뇌활(뇌궁) *fornix*
③ 셋째뇌실(제3뇌실) *third ventricle*
④ 속대뇌정맥(내대뇌정맥) *internal cerebral vein*
⑤ 해마체 *hippocampal formaiton*
⑥ 중소뇌다리(중소뇌각) *middle cerebellar peduncle*
⑦ 연수[숨뇌] *medulla oblongata*
⑧ 얼굴a신경(안면신경) *facial nerve*
⑨ 청각신경 *auditory nerve*
⑩ 소뇌다리뇌각수조 *cistern of cerebellopontine angle*
⑪ 소뇌천막 *tentorium cerebelli*

얇은 절편두께(slice)에서는 다리뇌(교뇌, pons)연수이행부에서 얼굴신경(안면신경, facial nerve)과 청각신경(acoustic nerve)의 뿌리부(근부, root)가 확인된다. 이 신경들의 소뇌다리뇌각부(cerebellopontine angle) 안의 주행은 수평단면상이 적합하나, 이와같은 신경뿌리(신경근, nerve root)부를 관찰하는 데에는 관상단면상이 유효한 경우도 있다. T2강조영상에서는 중뇌(중간뇌, mesencephalon) 외측연(lateral margin)과 관자엽(측두엽, temporal lobe) 내측연(medial margin) 사이에 텐트구조가 뚜렷하게 낮은 휘도 신호상으로 보인다. 또한, 셋째뇌실(third ventricle) 위모서리와 뇌활(뇌궁, fornix) 사이에는 속대뇌정맥(내대뇌정맥, internal cerebral vein)이 낮은 휘도 신호의 맥관구조(vasculature)로 보인다.

뇌의 MR영상(11)-소뇌 및 넷째뇌실의 관상단면상 / coronal MR images at the level of cerebellum and fourth ventricle

A. T1 강조영상

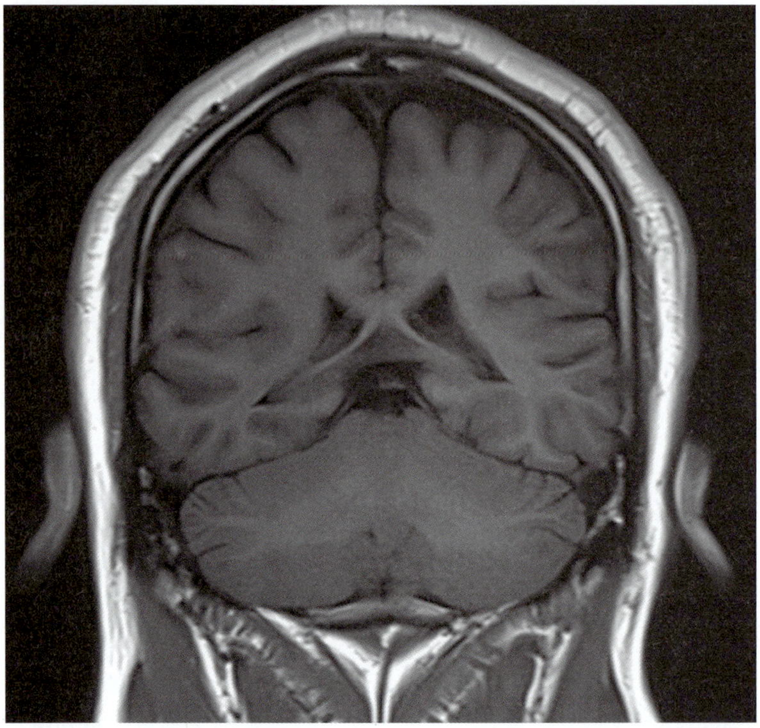

A. T1 강조영상

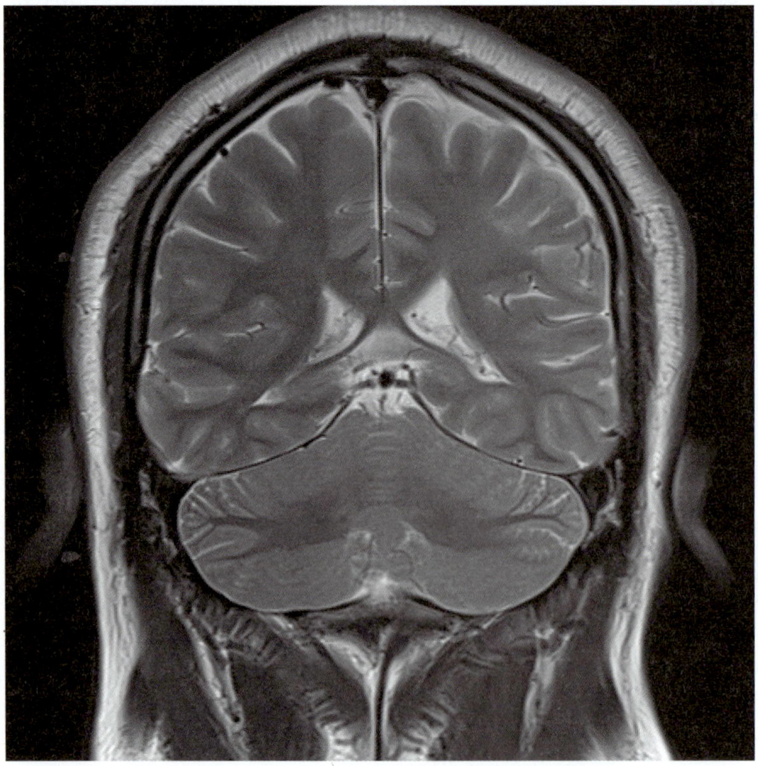

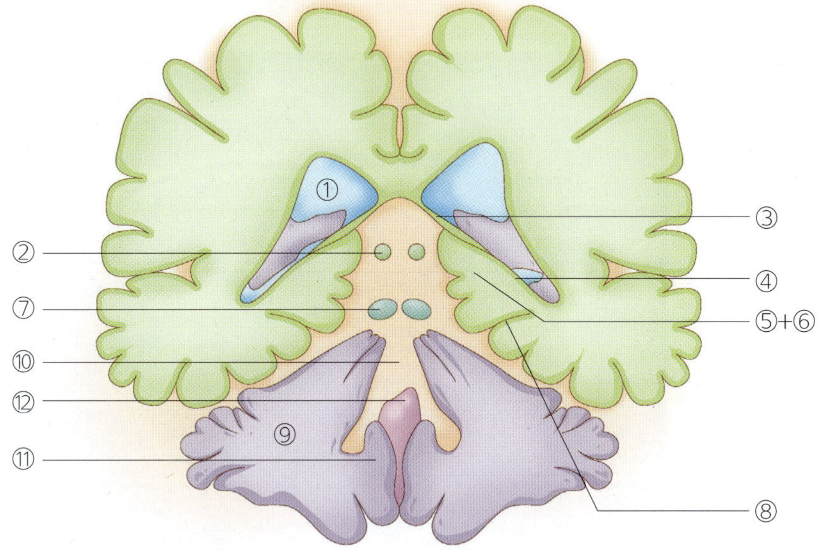

② ⑦ 은 특히 T2강조영상에서 잘 확인된다.

① 가쪽뇌실(측뇌실) 몸통부(체부) *body of lateral ventricle*
② 속대뇌정맥(내대뇌정맥) *internal cerebral vein*
③ 뇌활다리(뇌궁각) *crus of fornix*
④ 백색판(백판) *alveus*
⑤ 치아이랑(치상회) *dentate gyrus*
⑥ 작은띠이랑(소대회) *fasciolar gyrus*
⑦ 네둔덕체(사구체)의 일부 *a part of quadrigeminal bodies*
⑧ 새발톱고랑(조거구) *calcarine sulcus*
⑨ 소뇌반구 *cerebellar hemisphere*
⑩ 넷째뇌실(제4뇌실) *fouth ventricle*
⑪ 소뇌편도 *cerebellar tonsil*
⑫ 소뇌벌레(소뇌충부) *cerebellar vermis*

가쪽뇌실(측뇌실, lateral ventricle) 몸통부(체부, body) 뒤쪽에서 소뇌반구(cerebellar hemisphere)를 포함하는 면이 있다. T1강조영상에서, 가쪽뇌실 아래벽에서 한가운데쪽으로 향해서 뇌활다리(뇌궁각, crus of fornix)가 높은 신호상으로 보이고, 그 바로아래에 좌우 속대뇌정맥(내대뇌정맥, internal cerebral vein)이 점모양 구조로 보인다.

또, 뇌활다리(crus of fornix)에 잇닿아 치아이랑(치상회, dentate gyrus), 작은띠이랑(소대회, fasciolar gyrus) 등 해마(hippocampus) 뒤쪽을 구성하는 구조가 낮은 신호상으로 보인다. 새발톱고랑(조거구, calcarine sulcus)의 수평방향으로의 확대가 그 아래의 대뇌반구(cerebral hemisphere) 내측면에 보인다. 소뇌(cerebellum) 한가운데 위쪽에는 위둔덕(상구, superior colliculus)이 보이고, 그 아래에 넷째뇌실(fourth ventricle), 그보다 아래에는 소뇌편도(cerebellar tonsil)가 있다.

뇌의 MR영상(12)-정중시상단면상 / midsagittal MR images of brain

A. T1 강조영상

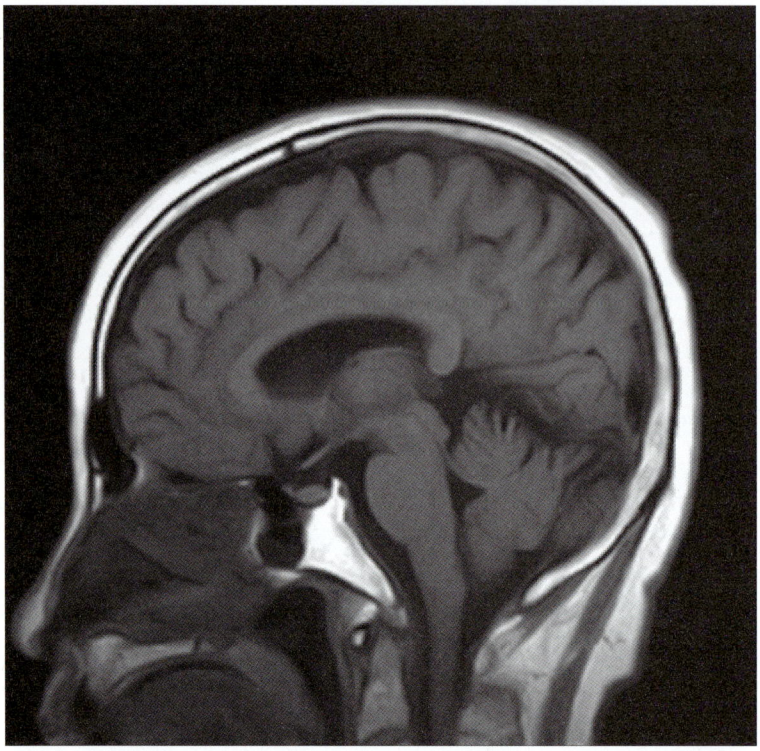

B. T2 강조영상

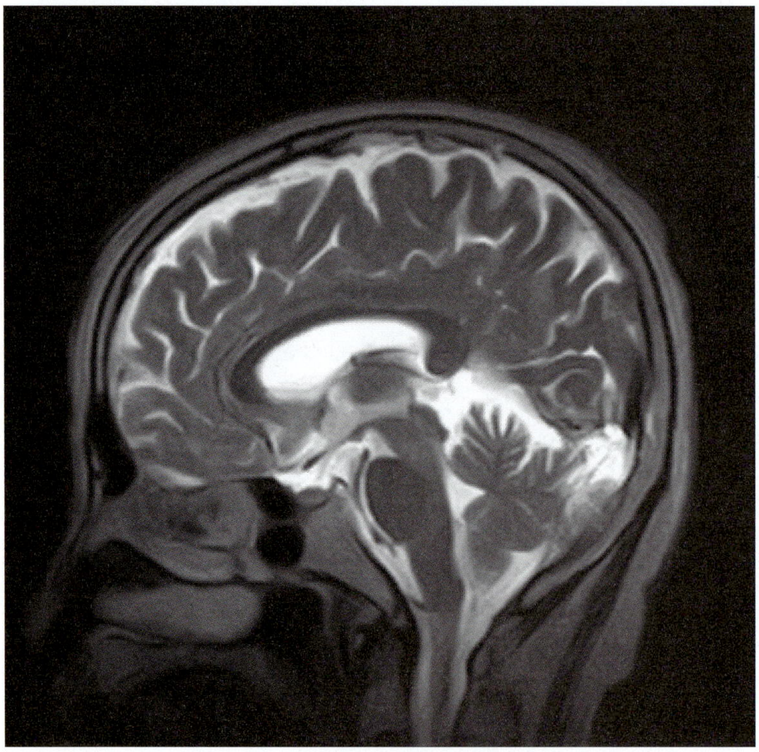

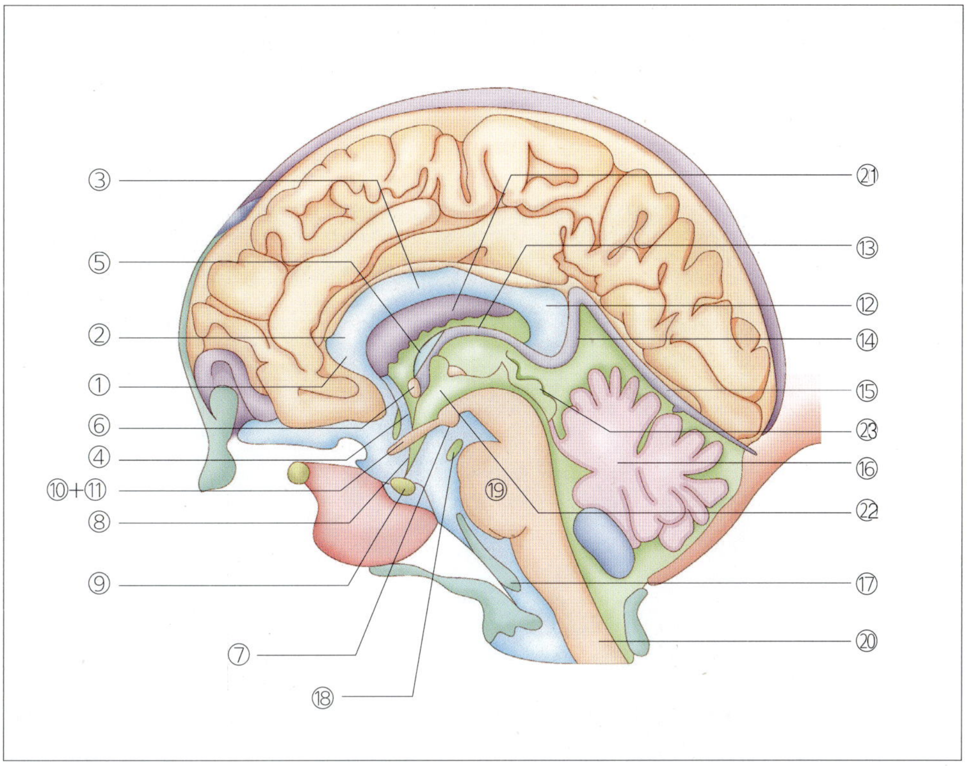

① 뇌들보부리(뇌량문) *beak of corpus callosum (rostrum corporis callosi)*
② 뇌들보무릎(뇌량슬) *genu of corpus callosum*
③ 뇌들보줄기(뇌량간) *trunk of corpus callosum*
④ 종말판(종판) *lamina terminalis*
⑤ 뇌활(뇌궁) *fornix*
⑥ 앞교차연결(전교련) *anterior commissure*
⑦ 유두체 *mamillary body*
⑧ 뇌하수체꼭지(하수체병) *pituitary stalk*
⑨ 뇌하수체(하수체) *pituitary gland*
⑩ 시각교차(시신경교차) *optic chiasm*
⑪ 시각신경(시신경) *optic nerve*
⑫ 뇌들보팽대(뇌량팽대) *splenium of corpus callosum*
⑬ 속대뇌정맥(내대뇌정맥) *internal cerebral vein*
⑭ 갈렌대정맥 *great vein of Galen*
⑮ 곧은정맥굴(직정맥동) *straight sinus*
⑯ 소뇌벌레(소뇌충부) *cerebellar vermis*
⑰ 척추동맥(추골동맥) *vertebral artery*
⑱ 뇌바닥동맥(뇌저동맥) *basilar artery*
⑲ 다리뇌(교뇌) *pons*
⑳ 연수[숨뇌] *medulla oblongata*
㉑ 가쪽뇌실(측뇌실) *lateral ventricle*
㉒ 셋째뇌실(제3뇌실) *third ventricle*
㉓ 네둔덕체(사구체) *quadrigeminal bodies*

뇌 및 머리뼈의 CT영상(1)-큰구멍(대공)을 포함한 수평면(OM-10mm) / axial CT images of brain and cranium(1)

A. 단순CT영상

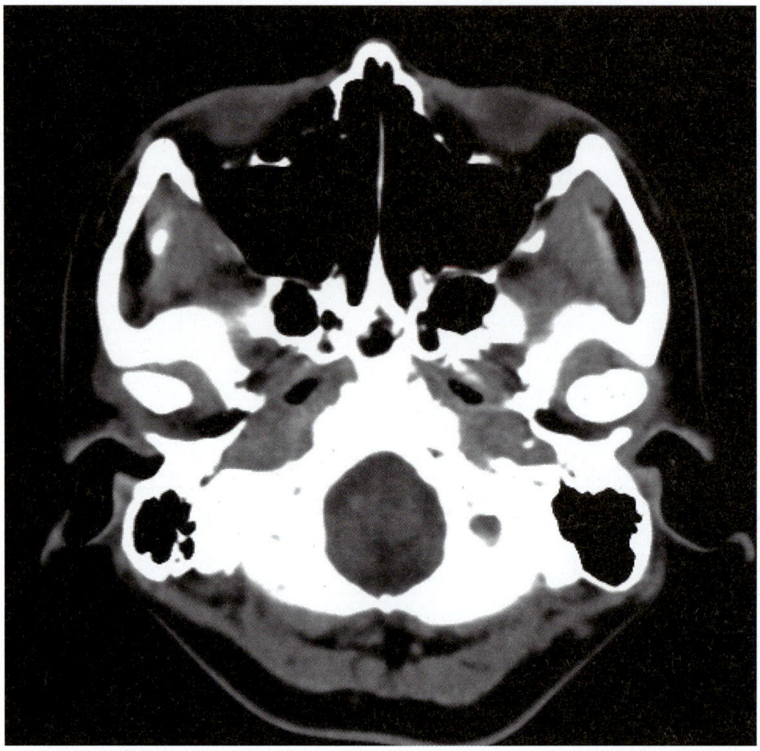

B. 조영CT상

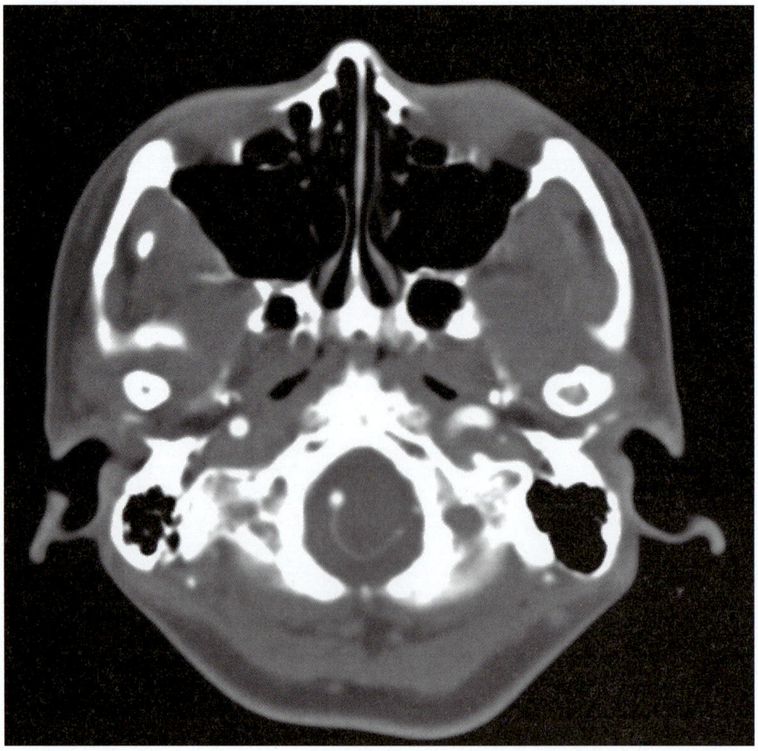

B

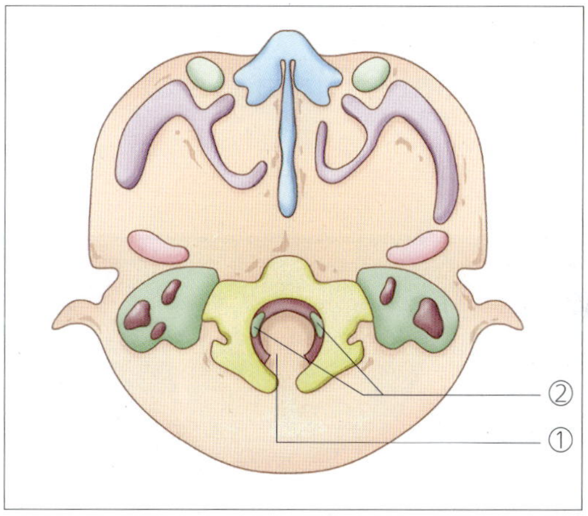

골조건(OM−10mm)

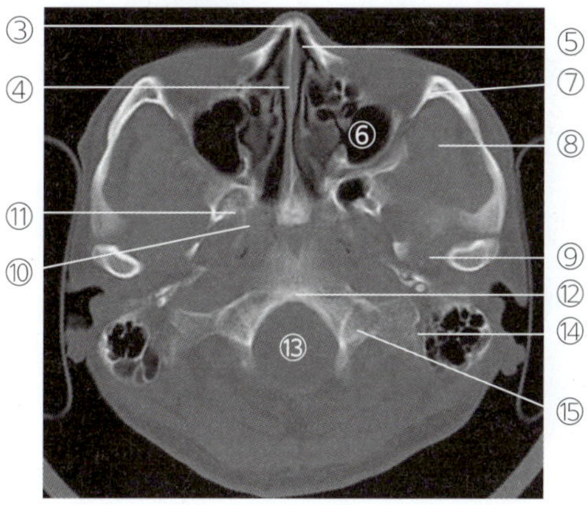

골조건(OM−5mm)

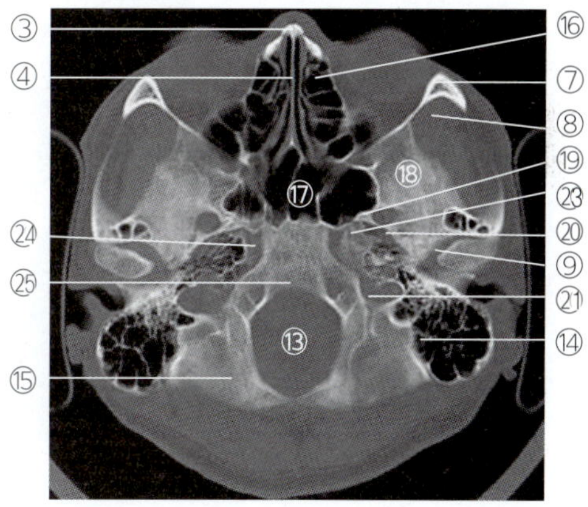

① 연수[숨뇌] *medulla oblongata*
② 척추동맥(추골동맥) *vertebral artery*
③ 코뼈(비근골) *nasal bone*
④ 코중격(비중격) *nasal septum*
⑤ 코안(비강) *nasal cavity*
⑥ 위턱굴(상악동) *maxillary sinus*
⑦ 광대뼈(권골) *zygomatic bone*
⑧ 광대뼈활(권골궁) *zygomatic arch*
⑨ 아래턱뼈(하악골) *mandible*
⑩ 날개돌기(익상돌기) 안쪽판 *medial lamina of pterygoid process*
⑪ 날개돌기(익상돌기) 가쪽판 *lateral lamina of pterygoid process*
⑫ 뒤통수뼈(후두골) 바닥부 *basilar part of occipital bone*
⑬ 큰구멍(대공) *foramen magnum*
⑭ 꼭지벌집(유돌봉소) *mastoid air cells*
⑮ 뒤통수뼈(후두골) *occipital bone*
⑯ 벌집굴(사골동) *ethmoidal sinus*
⑰ 나비굴(접형동) *sphenoidal sinus*
⑱ 나비뼈(접형골) *sphenoid bone*
⑲ 타원구멍(난원공) *foramen ovale*
⑳ 뇌막동맥구멍(극공) *foramen spinosum*
㉑ 목정맥구멍(경정맥공) *jugular foramen*
㉒ 얼굴신경관(안면신경관) *facial canal*
㉓ 파열구멍(파열공) *foramen lacerum*
㉔ 목동맥관(경동맥관) *carotid canal*
㉕ 비스듬틀(사대) *clivus*

큰구멍(대공, foramen magnum) 안에 연수(숨뇌, medulla oblongata)가 나타나, 조영CT에서는 연수의 양쪽에 척추동맥(추골동맥, vertebral artery)이 보인다. 두개바닥부(cranial base)에 신경, 혈관이 관통하는 구멍이 포함되므로, 이 부근의 병변이 의심될 경우에는 골조건으로 촬영한다.

뇌 및 머리뼈의 CT 영상(2)–소뇌계곡을 포함한 수평면(OM±0mm) / axial CT images of brain and cranium(2)

A. 단순CT영상

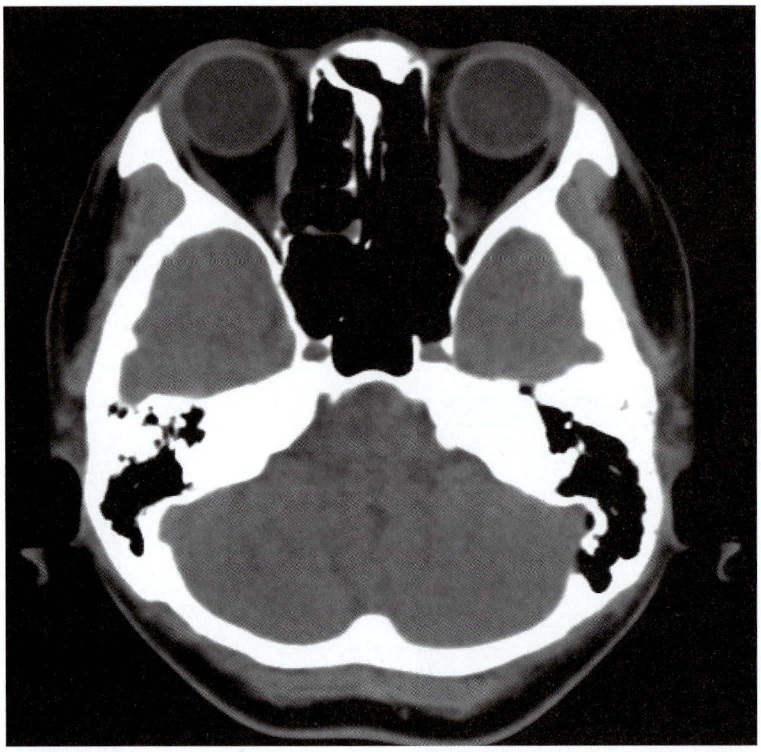

B. 조영CT상

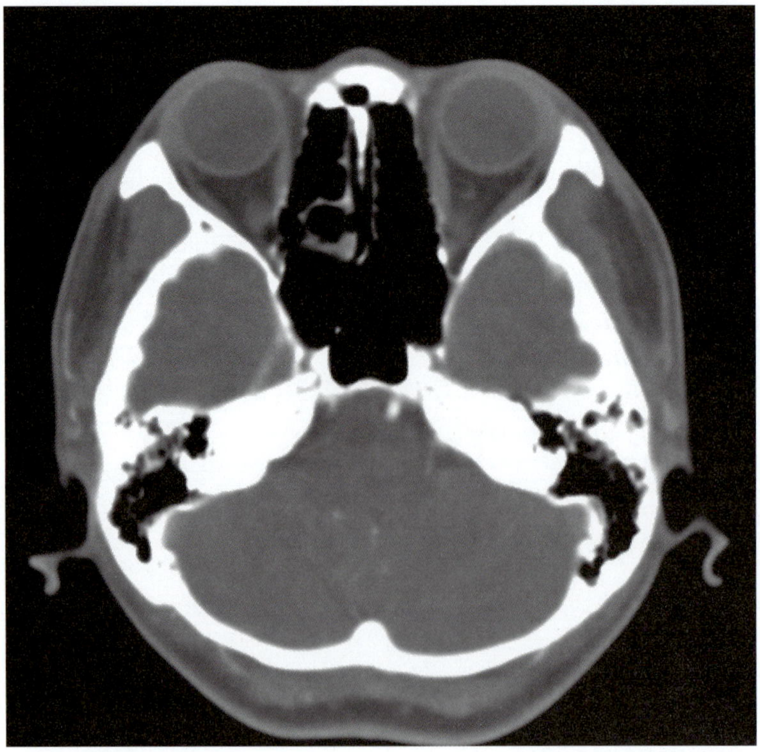

B

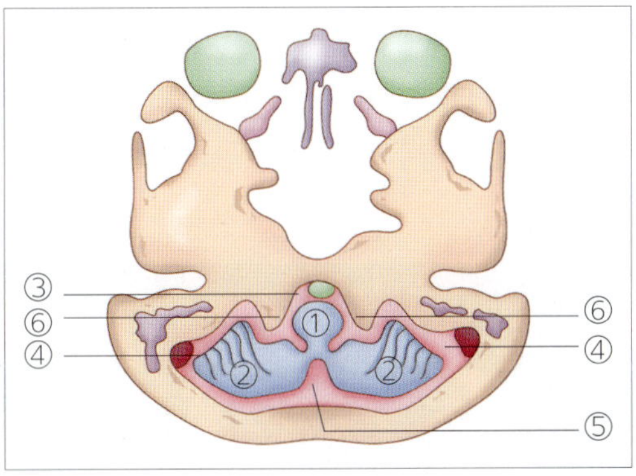

골조건(OM±0mm)

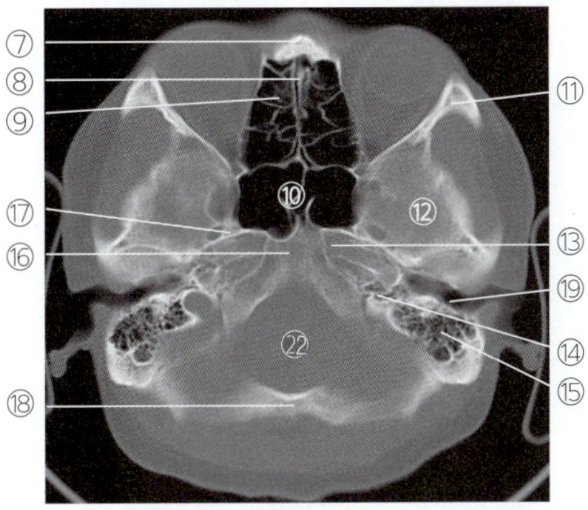

골조건(OM±5mm)

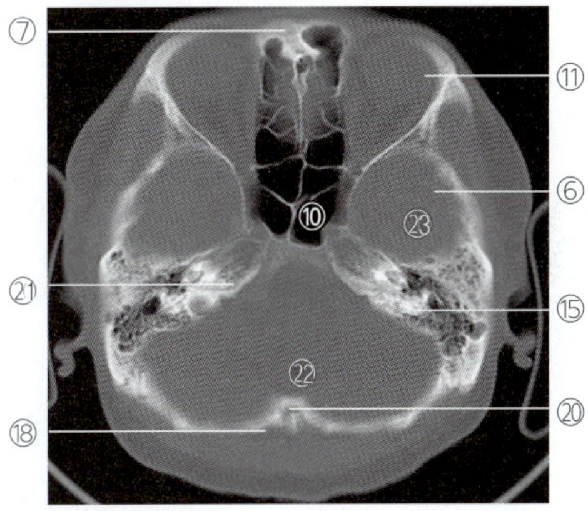

① 다리뇌(교뇌) *pons*
② 소뇌반구 *cerebellar hemisphere*
③ 뇌바닥동맥(뇌저동맥) *basilar artery*
④ 구불정맥굴(S상정맥동) *sigmoid sinus*
⑤ 소뇌계곡(소뇌곡) *vallecula*
⑥ 목정맥구멍결절(경정맥결절) *jugular tuberculum*
⑦ 코뼈(비근골) *nasal bone*
⑧ 코중격(비중격) *nasal septum*
⑨ 벌집굴(사골동) *ethmoidal sinus*
⑩ 나비굴(접형동) *sphenoidal sinus*
⑪ 광대뼈(권골) *zygomatic bone*
⑫ 관자뼈(측두골) *temporal bone*
⑬ 목동맥관(경동맥관) *carotid canal*
⑭ 목정맥구멍(경정맥공) *jugular foramen*
⑮ 꼭지벌집(유돌봉소) *mastoid air cells*
⑯ 비스듬틀(사대) *clivus*
⑰ 타원구멍(난원공) *foramen ovale*
⑱ 뒤통수뼈(후두골) *occipital bone*
⑲ 바깥귀길(외이도) *external auditory canal*
⑳ 속뒤통수융기(내후두융기) *internal occipital protuberance*
㉑ 속귀길(내이도) *internal auditory canal*
㉒ 뒤머리뼈우묵(후두개와) *posterior cranial fossa*
㉓ 중간머리뼈우묵(중두개와) *middle cranial fossa*

소뇌반구(cerebellar hemisphere), 다리뇌(교뇌, pons)에 싸여서 소뇌계곡(소뇌곡, vallecula)이 나타난다.

뇌 및 머리뼈의 CT영상(3)-넷째뇌실 아래부, 속귀길구멍을 포함한 수평면 (OM+10mm) / axial CT images of brain and cranium(3)

A. 단순CT영상

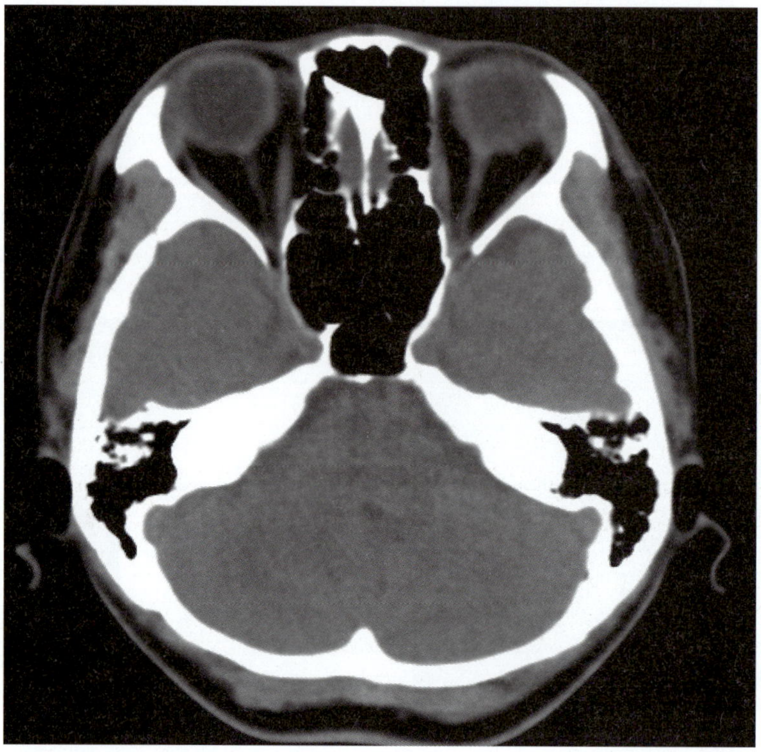

B. 조영CT상

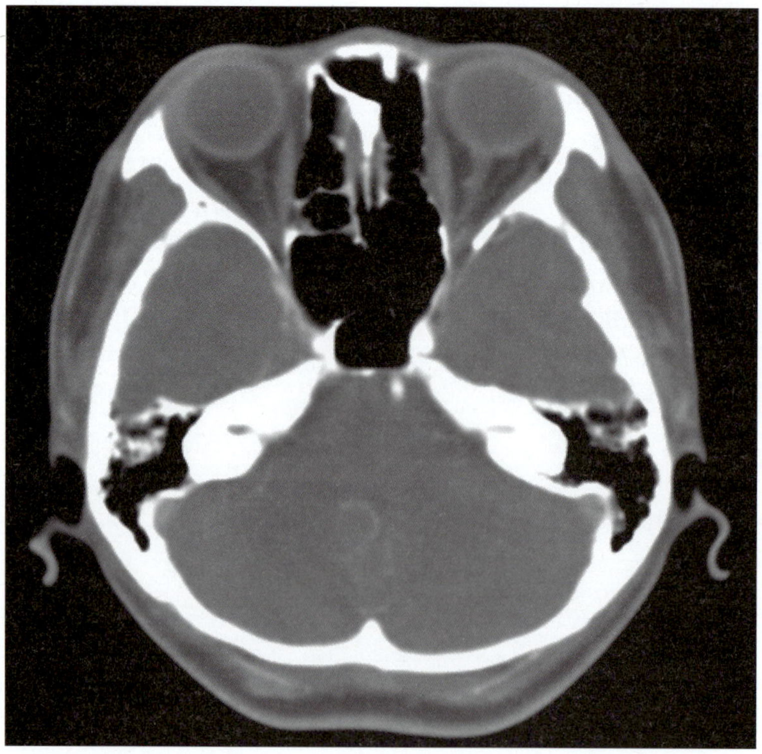

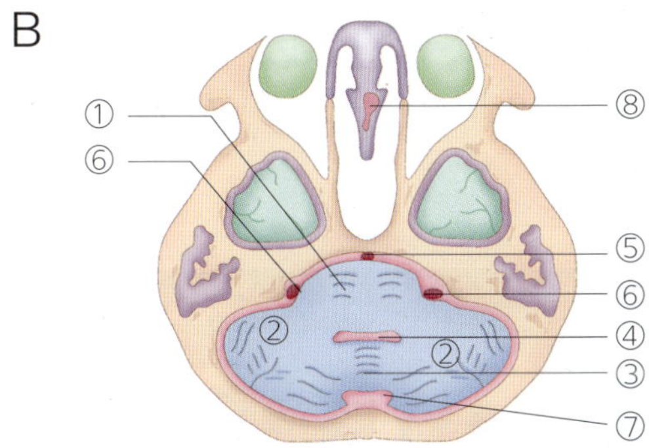

골조건(OM+10mm)

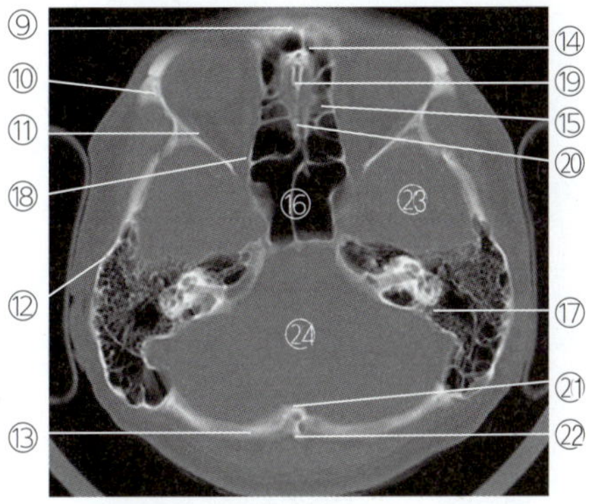

골조건(OM+15mm)

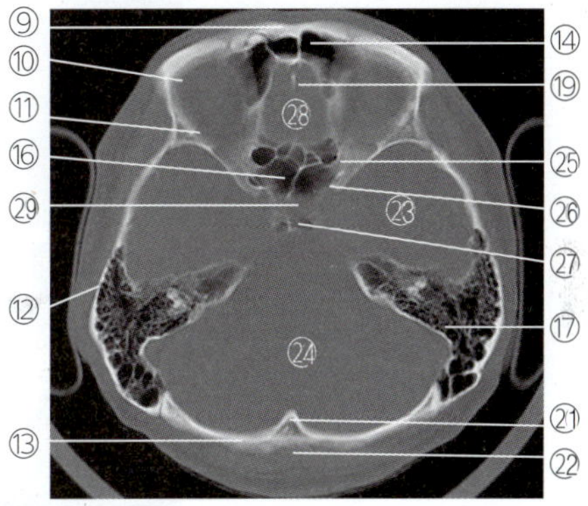

① 다리뇌(교뇌) *pons*
② 소뇌반구 *cerebellar hemisphere*
③ 소뇌벌레(소뇌충부) *cerebellar vermis*
④ 넷째뇌실(제4뇌실) *fourth ventricle*
⑤ 뇌바닥동맥(뇌저동맥) *basilar artery*
⑥ 앞아래소뇌동맥(전하소뇌동맥) *anterior inferior cerebellar artery*
⑦ 큰수조(대조) *cisterna magna*
⑧ 이마엽(전두엽) 바닥부 *base of frontal lobe*
⑨ 이마뼈(전두골) *frontal bone*
⑩ 광대뼈(권골) *zygomatic bone*
⑪ 나비뼈(접형골) *sphenoid bone*
⑫ 관자뼈(측두골) *temporal bone*
⑬ 뒤통수뼈(후두골) *occipital bone*
⑭ 이마굴(전두동) *frontal sinus*
⑮ 벌집굴(사골동) *ethmoidal sinus*
⑯ 나비굴(접형동) *sphenoidal sinus*
⑰ 꼭지벌집(유돌봉소) *mastoid air cells*
⑱ 위눈확틈새(상안와열) *superior orbital fissure*
⑲ 볏돌기(계관) *crista galli*
⑳ 이마엽(전두엽) 바닥부 *base of frontal lobe*
㉑ 속뒤통수융기(내후두융기) *internal occipital protuberance*
㉒ 바깥뒤통수융기(외후두융기) *external occipital protuberance*
㉓ 중간머리뼈우묵(중두개와) *middle cranial fossa*
㉔ 뒤머리뼈우묵(후두개와) *posterior cranial fossa*
㉕ 시각신경관(시신경관) *optic canal*
㉖ 앞침대돌기(전상돌기) *anterior clinoid process*
㉗ 안장등(안배) *dorsum sellae*
㉘ 앞머리뼈우묵(전두개와) *anterior cranial fossa*
㉙ 안장(터어키안) *sella turcica*

큰수조(대조, cisterna magna)는 때에 따라서는 확대되어, 거미막(지주막, arachnoid membrane) 낭포와 감별을 필요로 한다. 소뇌벌레(소뇌충부, cerebellar vermis)는 겉질(피질, cortex)층이 두껍고 고흡수영역으로 나타난다. 앞아래소뇌동맥(전하소뇌동맥, anterior inferior cerebellar artery)은 내이도구멍(내이공, porus acusticus internus)부근에서 loop형태를 그린다.

뇌 및 머리뼈의 CT영상(4)-안장, 넷째뇌실 위부분을 포함한 수평면 (OM+20mm) / axial CT images of brain and cranium(4)

A. 단순CT영상

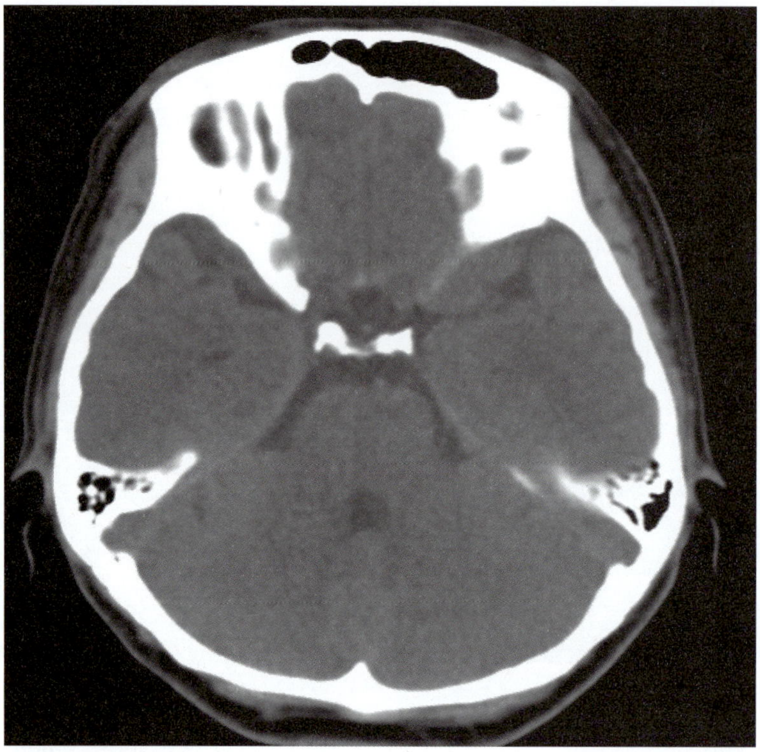

B. 조영CT상

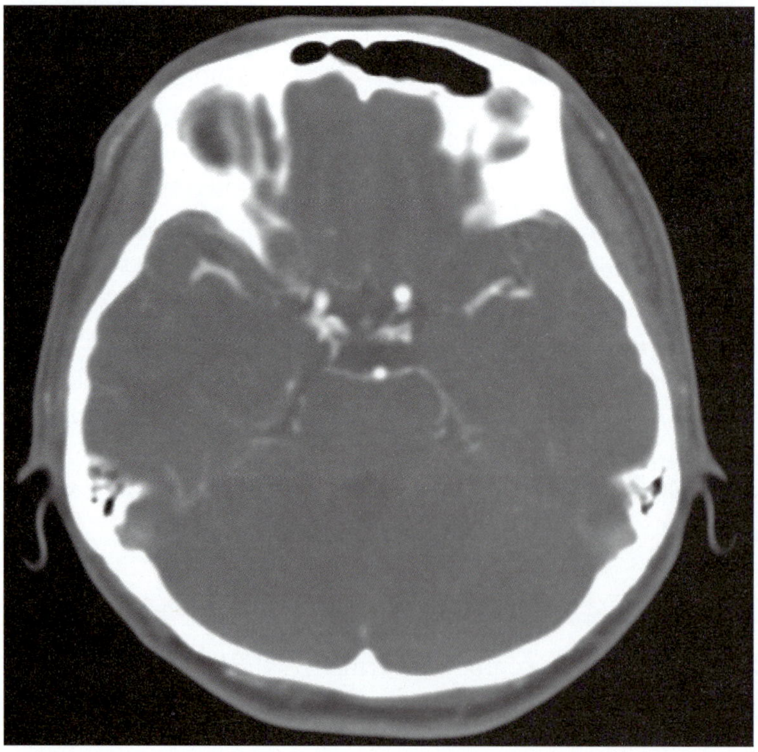

B

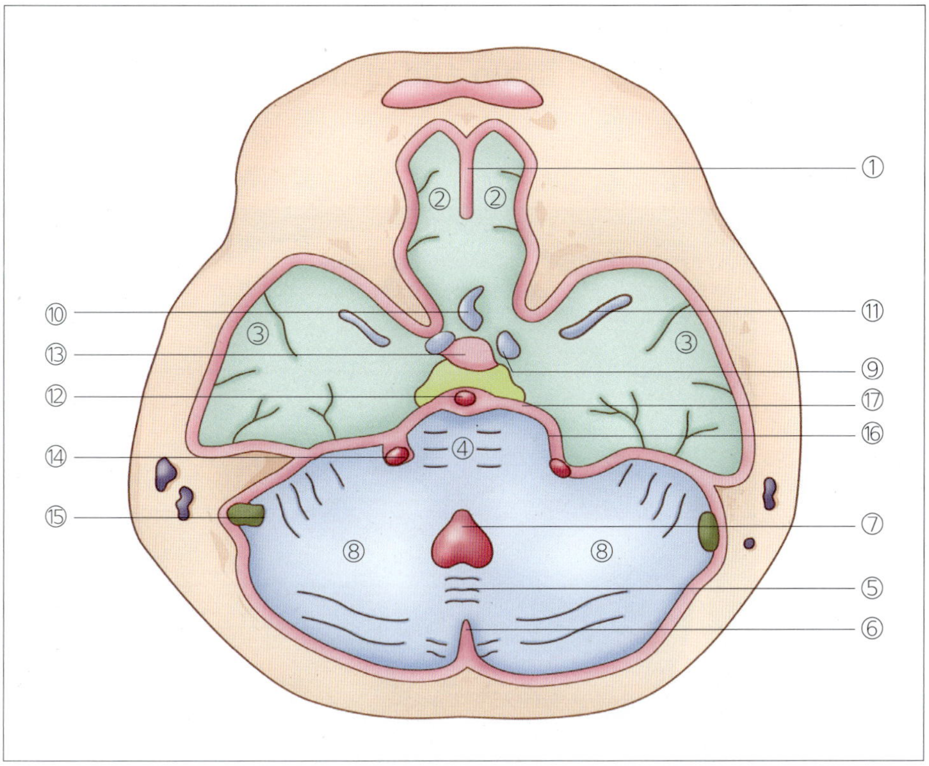

① 대뇌낫(대뇌겸) *cerebral falx*
② 이마엽(전두엽) *frontal lobe*
③ 관자엽(측두엽) *temporal lobe*
④ 다리뇌(교뇌) *pons*
⑤ 소뇌벌레(소뇌충부) *cerebellar vermis*
⑥ 소뇌낫(소뇌겸) *cerebellar falx*
⑦ 넷째뇌실(제4뇌실) *fourth ventricle*
⑧ 소뇌반구 *cerebellar hemisphere*
⑨ 속목동맥(내경동맥) *internal carotid artery*
⑩ 앞대뇌동맥(전대뇌동맥) *anterior cerebral artery*
⑪ 중간대뇌동맥(중대뇌동맥) *middle cerebral artery*
⑫ 뇌바닥동맥(뇌저동맥) *basilar artery*
⑬ 뇌하수체꼭지(하수체병) *pituitary stalk(infundibulum)*
⑭ 앞아래소뇌동맥(전하소뇌동맥) *anterior inferior cerebellar artery*
⑮ 구불정맥굴(*S*상정맥동) *sigmoid sinus*
⑯ 소뇌천막 *tentorium cerebelli*
⑰ 다리뇌앞수조(교뇌전조) *prepontine cistern*

다리뇌(교뇌, pons) 위부분, 소뇌반구(cerebellar hemisphere), 중간머리뼈우묵(중두개와, middle cranial fossa), 머리뼈바닥(두개저, base of skull)부가 관찰된다. Willis 동맥륜의 일부가 조영CT에서 관찰된다.

뇌 및 머리뼈의 CT영상(5)-아래둔덕, 셋째뇌실바닥을 포함한 수평면 (OM+30mm) / axial CT images of brain and cranium(5)

A. 단순CT영상

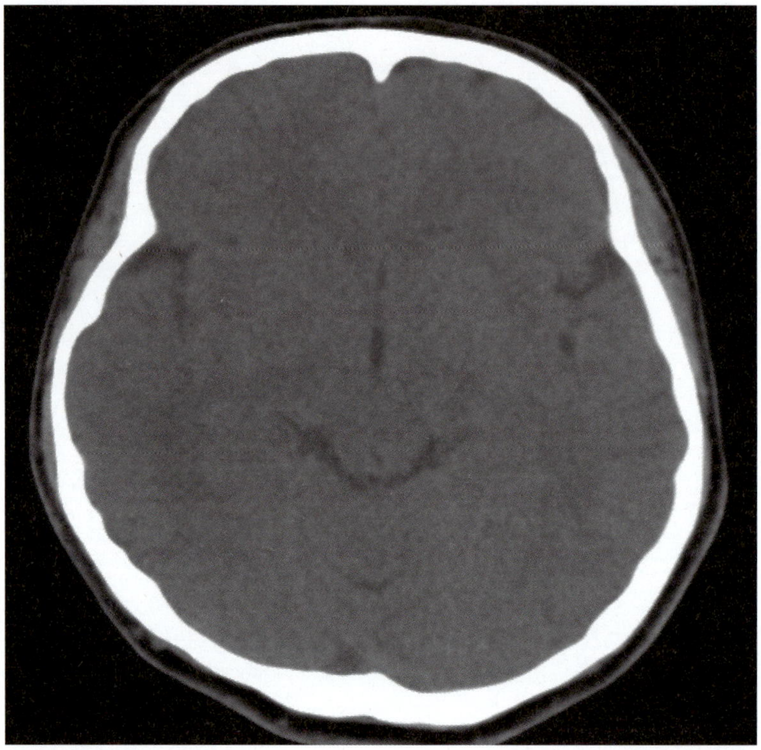

B. 조영CT상

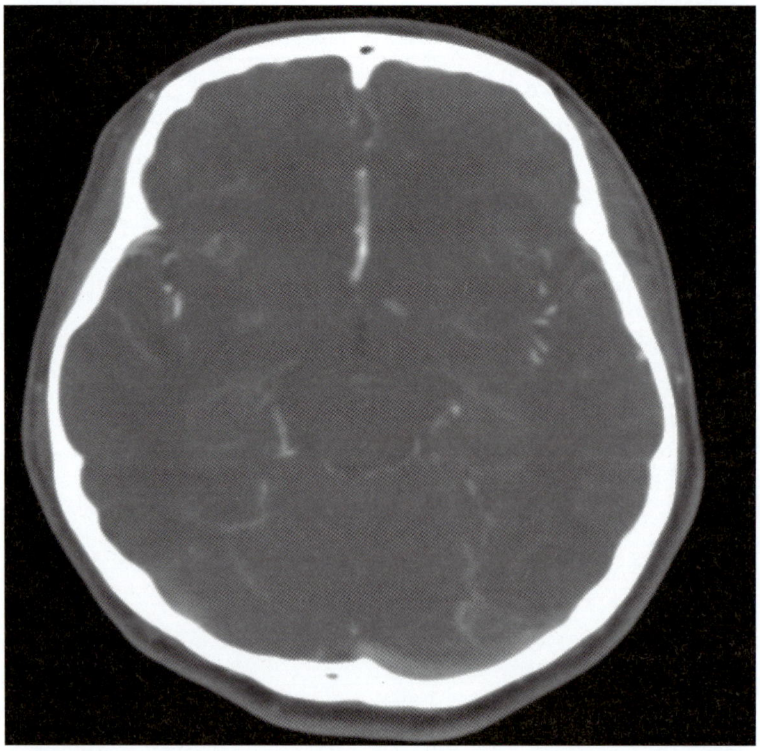

B

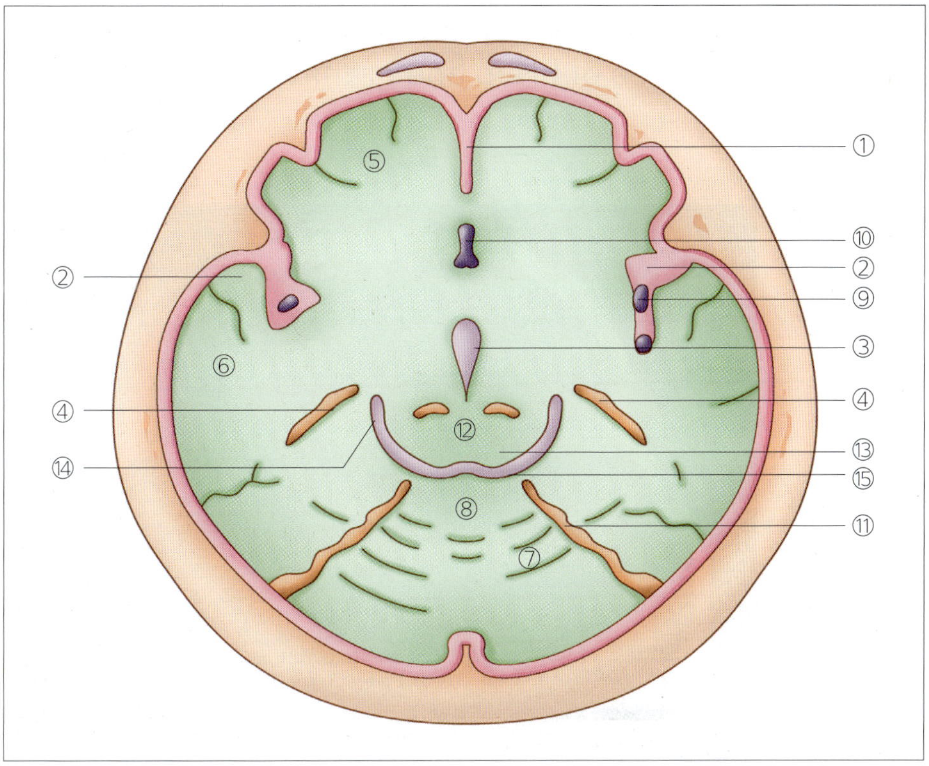

① 대뇌낫(대뇌겸) *cerebral falx*
② Sylvian틈새 *sylvian fissure*
③ 셋째뇌실(제3뇌실) *third ventricle*
④ 가쪽뇌실 아래뿔(측뇌실 하각[맥락총]) *(choroid plexus of) temporal horn of lateral ventricle*
⑤ 이마엽(전두엽) *frontal lobe*
⑥ 관자엽(측두엽) *temporal lobe*
⑦ 소뇌반구 *cerebellar hemisphere*
⑧ 소뇌벌레(소뇌충부) *cerebellar vermis*
⑨ 섬동맥(도동맥) *insular arteries*
⑩ 앞대뇌동맥(전대뇌동맥) *anterior cerebral artery*
⑪ 소뇌천막 *tentorium cerebelli*
⑫ 중뇌[중간뇌] *midbrain*
⑬ 아래둔덕(하구) *inferior colliculus*
⑭ 중간뇌주위수조(우회조) *ambient cistern*
⑮ 네둔덕체수조(사구체조) *quadrigeminal cistern*

뒤머리뼈우묵(후두개와, posterior cranial fossa) 구조로서 아래둔덕(하구, inferior colliculus)을 포함하는 중뇌(중간뇌, midbrain), 소뇌(cerebellum) 위부분을 포함하고 있으나, 대뇌(cerebrum)와의 경계인 소뇌천막(tentorium cerebelli)은 관찰되기 힘들다. Sylvian틈새 아래부분, 가쪽뇌실 아래뿔(측뇌실 하각, temporal horn of lateral ventricle)이 나타난다.

뇌 및 머리뼈의 CT영상(6)-Monro구멍, 솔방울샘(송과체)을 포함한 수평면 (OM+40mm) / axial CT images of brain and cranium(6)

A. 단순CT영상

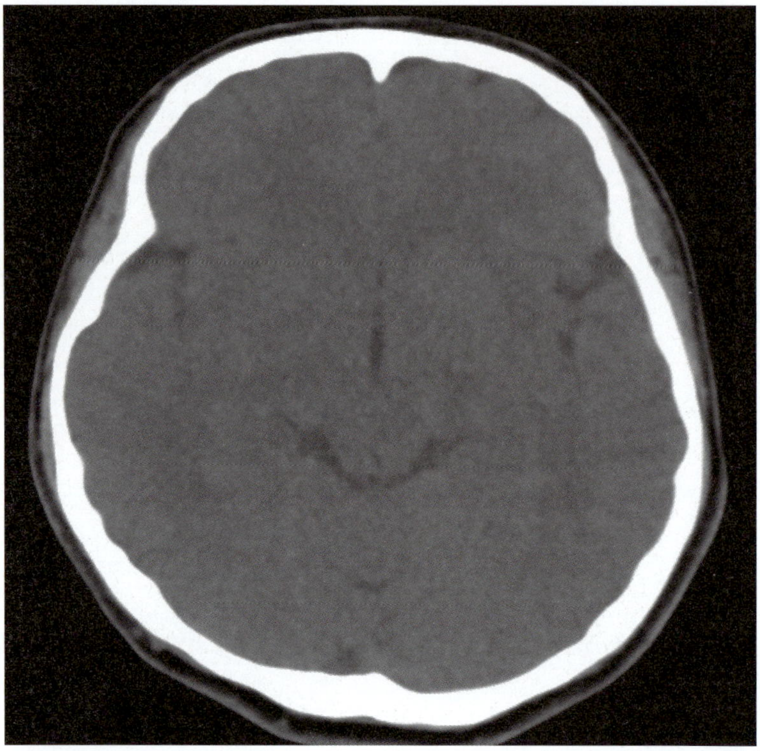

B. 조영CT상

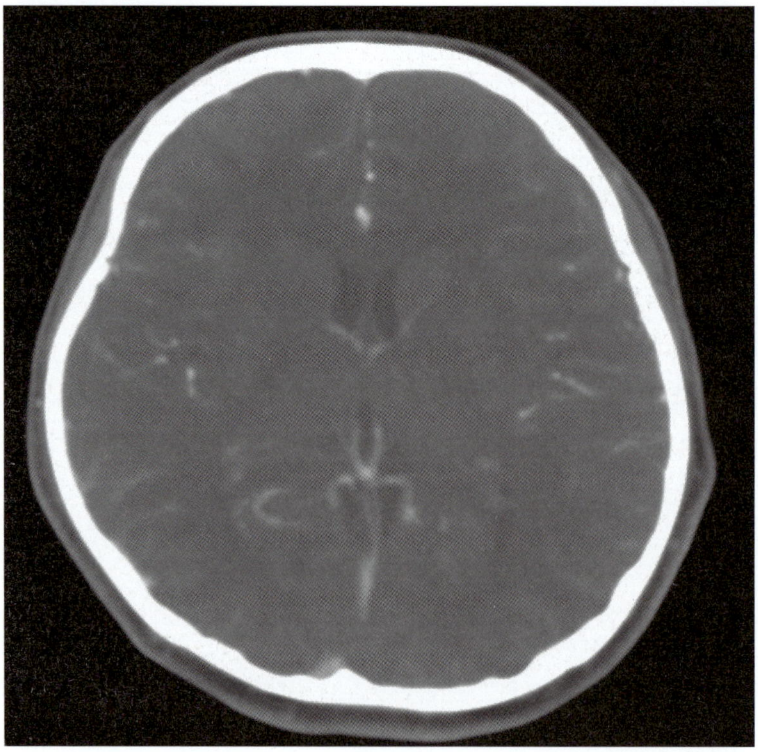

B

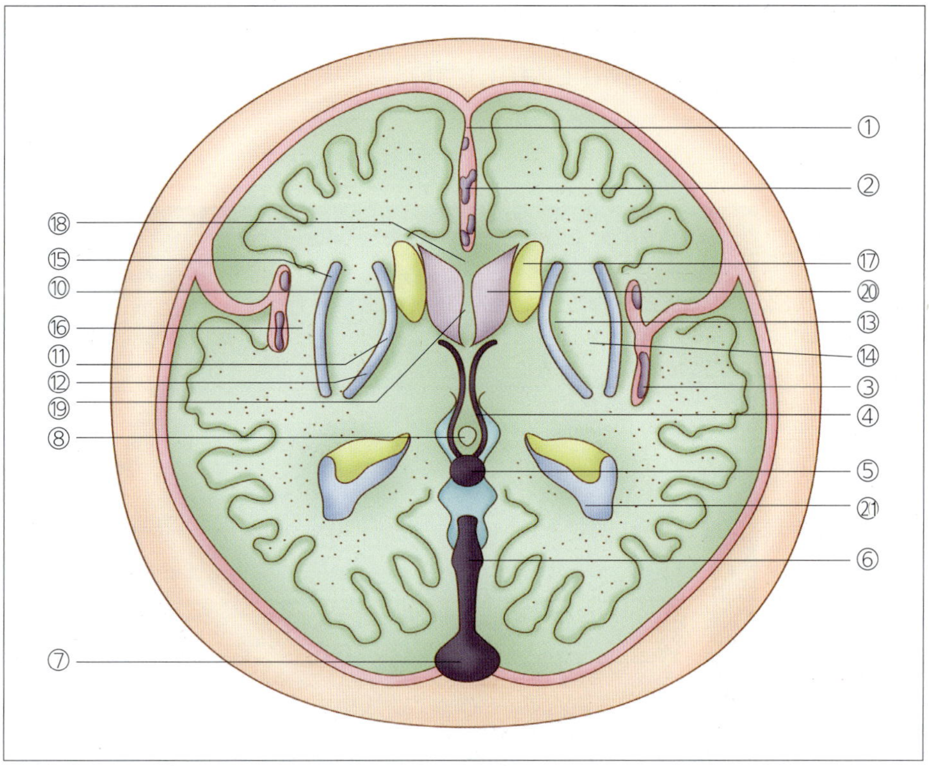

① 대뇌낫(대뇌겸) *cerebral falx*
② 앞대뇌동맥(전대뇌동맥) 분지
branches of anterior cerebral artery
③ 중간대뇌동맥(중대뇌동맥) *sylvian*가지
sylvian branches of middle cerebral artery
④ 속대뇌정맥(내대뇌정맥) *internal cerebral vein*
⑤ 갈렌대정맥(대대뇌정맥)
great vein of Galen(great cerebral vein)
⑥ 곧은정맥굴(직정맥동) *straight sinus*
⑦ 위시상정맥굴(상시상정맥동) *superior sagittal sinus*
⑧ 솔방울샘(송과체) *pineal body*
⑨ 시상 *thalamus*
⑩ 속섬유막앞다리(내포전각)
anterior limb of internal capsule
⑪ 속섬유막무릎(내포슬) *genu of internal capsule*
⑫ 속섬유막뒤다리(내포후각)
posterior limb of internal capsule
⑬ 창백핵[옛줄무늬체)](담창구) *globus pallidus*
⑭ 조가비핵(피각) *putamen*
⑮ 바깥섬유막(외포) *external capsule*
⑯ 섬(도) *insula*
⑰ 꼬리핵머리(미상핵두) *head of caudate nucleus*
⑱ 뇌줄기무릎(뇌량슬부) *genu of corpus callosum*
⑲ 투명중격 *septum pellucidum*
⑳ 가쪽뇌실 앞뿔(측뇌실 전각)
anterior horn of lateral ventricle
㉑ 가쪽뇌실(측뇌실) 삼각부
trigone of lateral ventricle

가쪽뇌실(측뇌실, lateral ventricle) 앞뿔(전각, anterior horn)에 뇌줄기무릎(뇌량슬부, genu of corpus callosum)이 위치한다. 좌우 앞뿔의 접합부에는 투명중격(septum pellucidum)이 있다. 때에 따라서는 이 부분에 투명중격강(cavum septipellucidi)이라 하는 수액강이 보인다. 기저핵(basal ganglia)의 X선흡수치는 꼬리핵머리(미상핵두, head of caudate nucleus)가 가장 높고, 이어 렌즈핵(lenticular nucleus), 시상(thalamus)의 순이며, 가장 흡수치가 낮은 속섬유막(내포, internal capsule)에 분리되어 확인된다.

뇌 및 머리뼈의 CT영상(7)-가쪽뇌실 몸통부를 포함한 수평면 (OM+50mm) / axial CT images of brain and cranium(7)

A. 단순CT영상

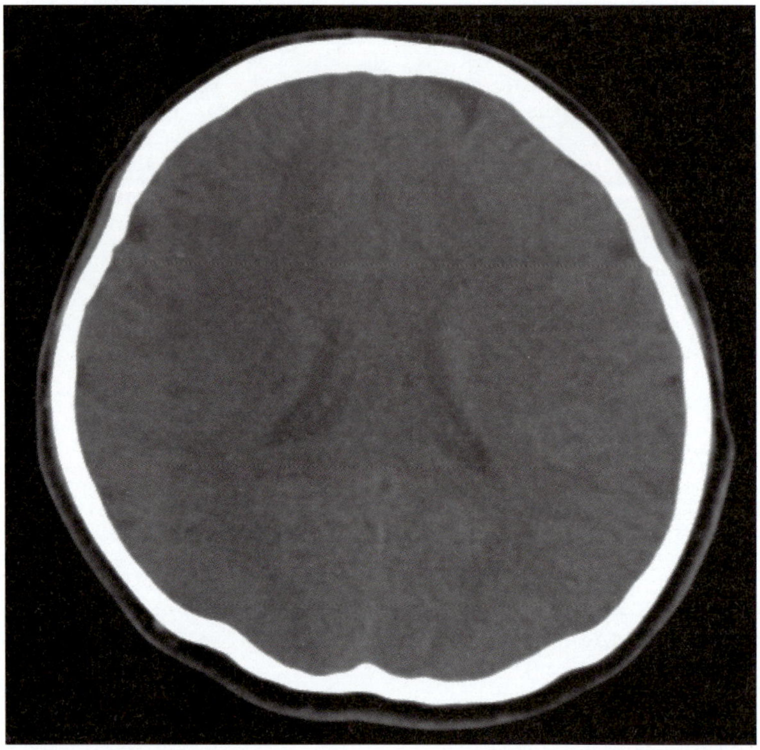

B. 조영CT상

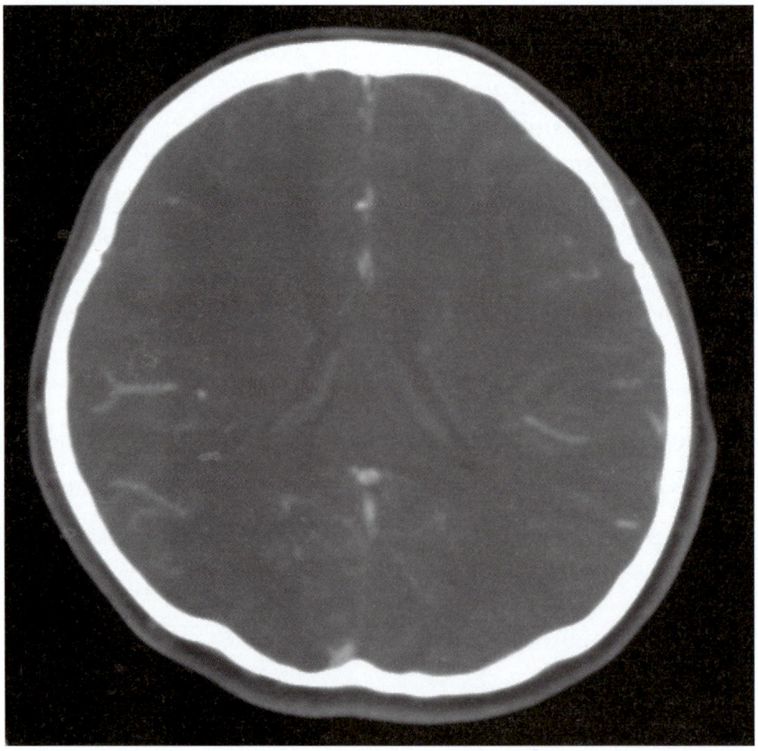

B

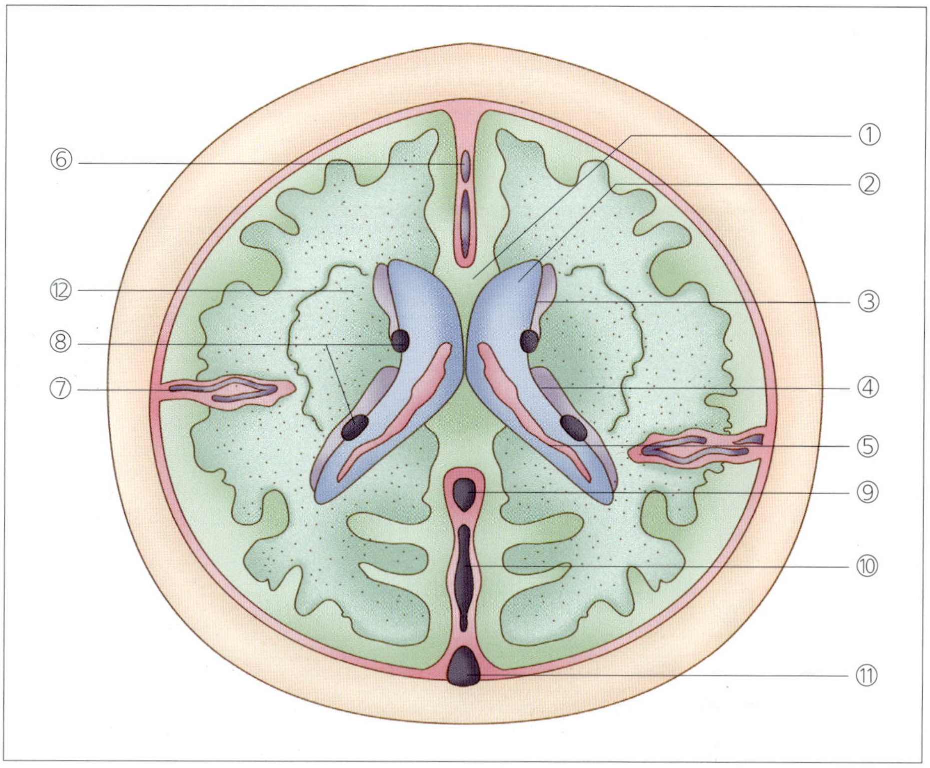

① 뇌들보줄기(뇌량간) *trunk of corpus callosum*
② 가쪽뇌실(측뇌실) 몸통부(체부) *body of lateral ventricle*
③ 꼬리핵머리(미상핵두) *head of caudate nucleus*
④ 꼬리핵몸통(미상핵체) *body of caudate nucleus*
⑤ 가쪽뇌실 맥락얼기(측뇌실 맥락총) *choroid plexus of lateral ventricle*
⑥ 앞대뇌동맥(전대뇌동맥) 분지 *branches of anterior cerebral artery*
⑦ 중간대뇌동맥(중대뇌동맥) *sylvian*가지 *sylvian branches of middle cerebral artery*
⑧ 위시상줄무늬체정맥[종말정맥](상시상선조체정맥) *superior thalamostriate vein*
⑨ 갈렌대정맥[대대뇌정맥] *great vein of Galen(great cerebral vein)*
⑩ 곧은정맥굴(직정맥동) *straight sinus*
⑪ 위시상정맥굴(상시상정맥동) *superior sagittal sinus*
⑫ 부챗살관(방사관) *corona radiata*

좌우 가쪽뇌실(측뇌실, lateral ventricle) 몸통부(체부, body) 사이에 뇌들보줄기(뇌량간, trunk of corpus callosum)의 연조직(soft tissue) 음영(sihlouette)이 보인다. 때에 따라서는 가쪽뇌실 뒤뿔(후각, posterior horn of lateral ventricle)이 체부 뒤쪽에 보이나, 뒤뿔(posterior horn)에는 좌우차가 많고 또한 partial volume때문에 수액(fluid)보다 높은 흡수치를 나타내는 수가 있어, 경색병소(infarction)와 혼동하기 쉽다. 가쪽뇌실 체부 바깥벽에 접하여 약간 높은 흡수치를 나타내는 꼬리핵몸통(미상핵체, body of caudate nucleus)이 확인된다. 그 바깥쪽의 심부 백색질(백질, white matter)은 부챗살관(방사관, corona radiata)이라 하며, 경색(infarct)이 잘 생기는 부위이다.

뇌 및 머리뼈의 CT영상(8)-반난원중심을 포함한 수평면 (OM+60mm) / axial CT images of brain and cranium(8)

A. 단순CT영상

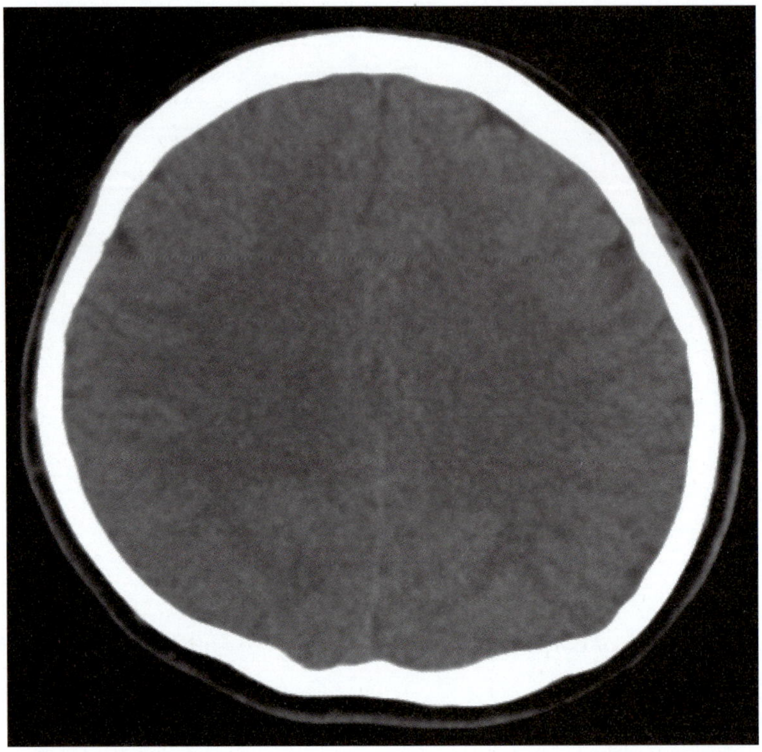

B. 조영CT상

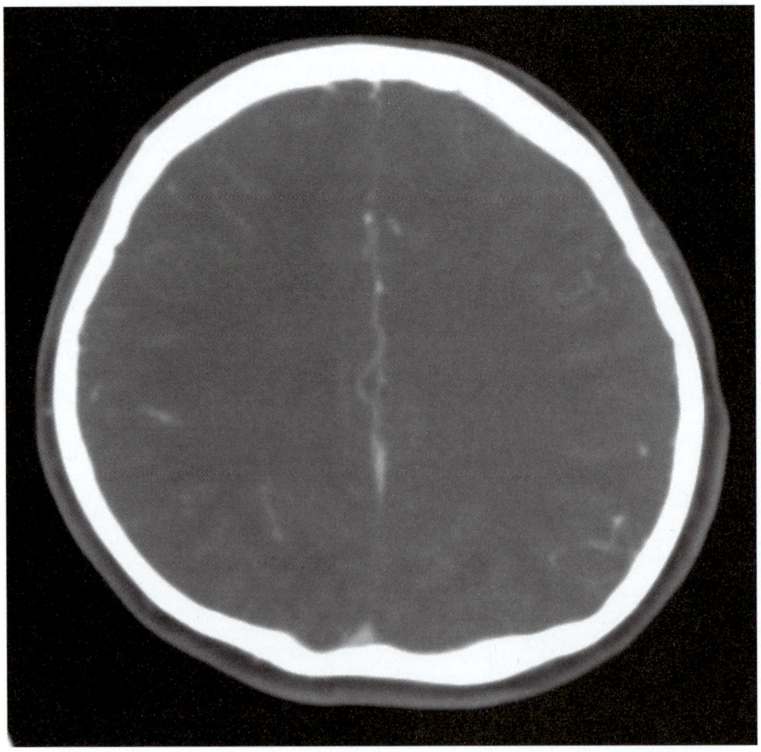

B

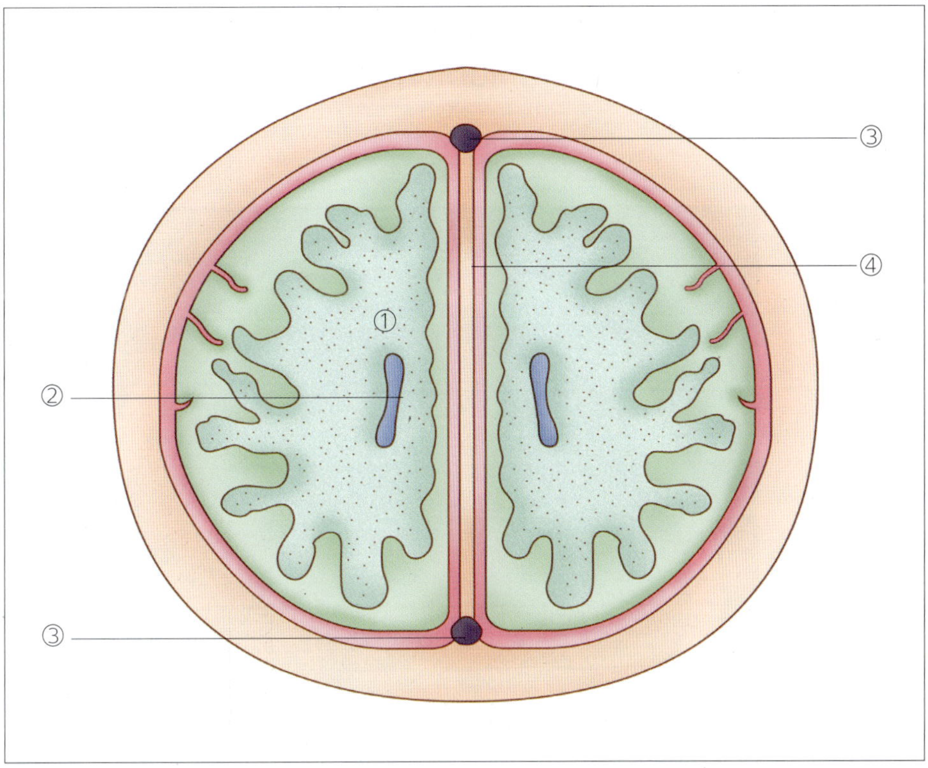

① 반난원중심 *centrum semiovale*
② 가쪽뇌실(측뇌실) 몸통부(체부) *body of lateral ventricle*
③ 위시상정맥굴(상시상정맥동) *superior sagittal sinus*
④ 대뇌낫(대뇌겸) *cerebral falx*

이 단면에서는 이미 가쪽뇌실(측뇌실, lateral ventricle)을 보이지 않게 되고, 양측 대뇌반구(cerebral hemisphere) 위부분에 회색질(회백질, gray matter)과 백색질(백질, white matter)만이 있게 된다. 대뇌낫(대뇌겸, cerebral falx)에 인접하는 회색질은 띠이랑(대상회, cingulate gyrus)를 가리킨다. 반난원중심(centrum semiovale)은 부챗살모양으로 흩어지는 신경섬유의 다발을 나타내고 있다.

반난원중심과 그를 둘러싸고 있는 대뇌피질(cerebral cortex)이 관찰된다. 좌우 대뇌반구사이에 대뇌낫(cerebral falx)이 조영된다. 대뇌낫의 앞뒤쪽에는 위시상정맥굴(상시상정맥동, superior sagittal sinus)의 증강상이 보인다. 백색질과 회색질은 통상 뚜렷하게 구별이 되지만, 그 경계부는 전이성 뇌종양(metastatic brain tumor), 뇌농양(brain abscess)이 많이 발생하는 부위이다.

뇌 및 머리뼈의 CT영상(9)- 대뇌반구 위부분을 포함한 수평면 (OM+70mm) / axial CT images of brain and cranium(9)

A. 단순CT영상

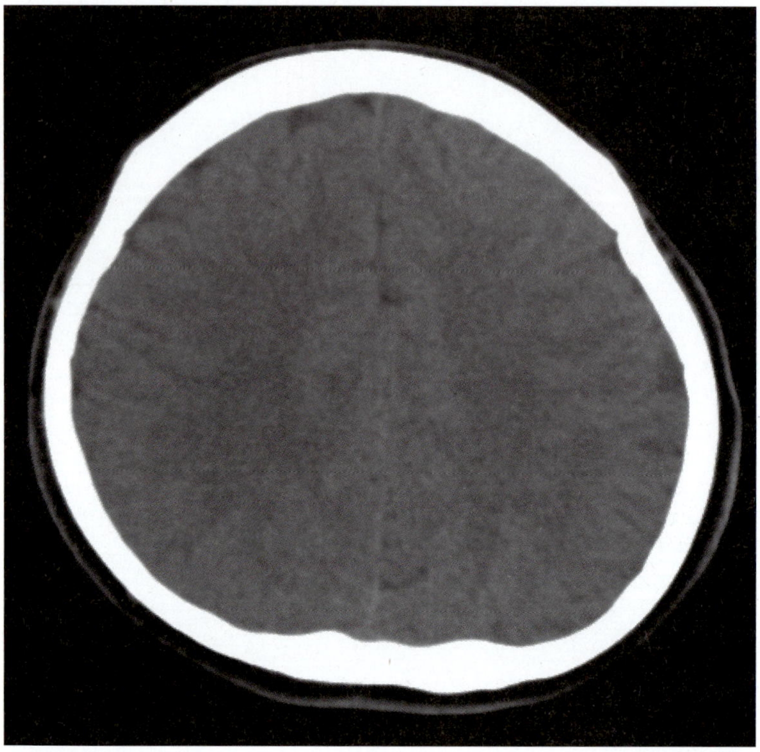

B. 조영CT상

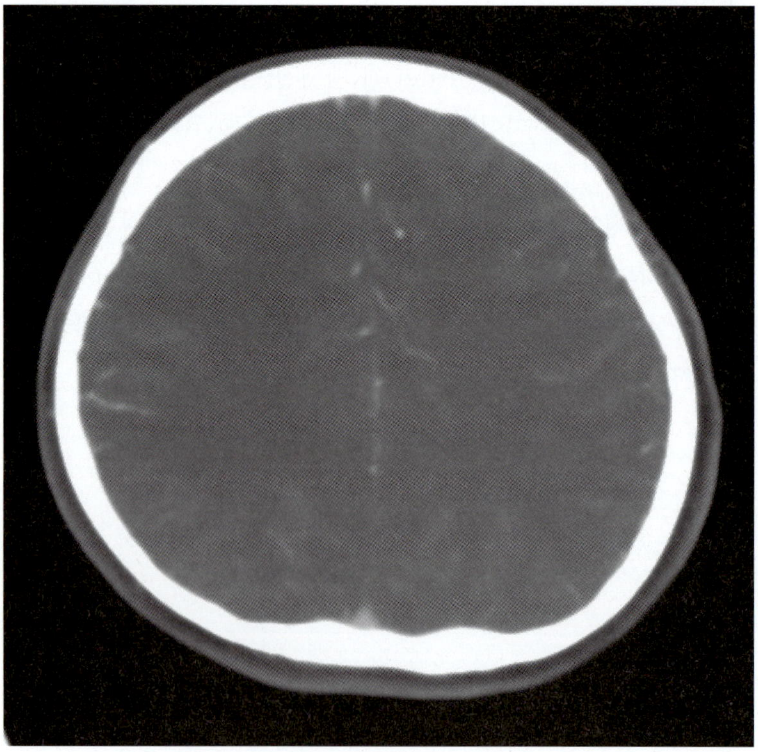

B

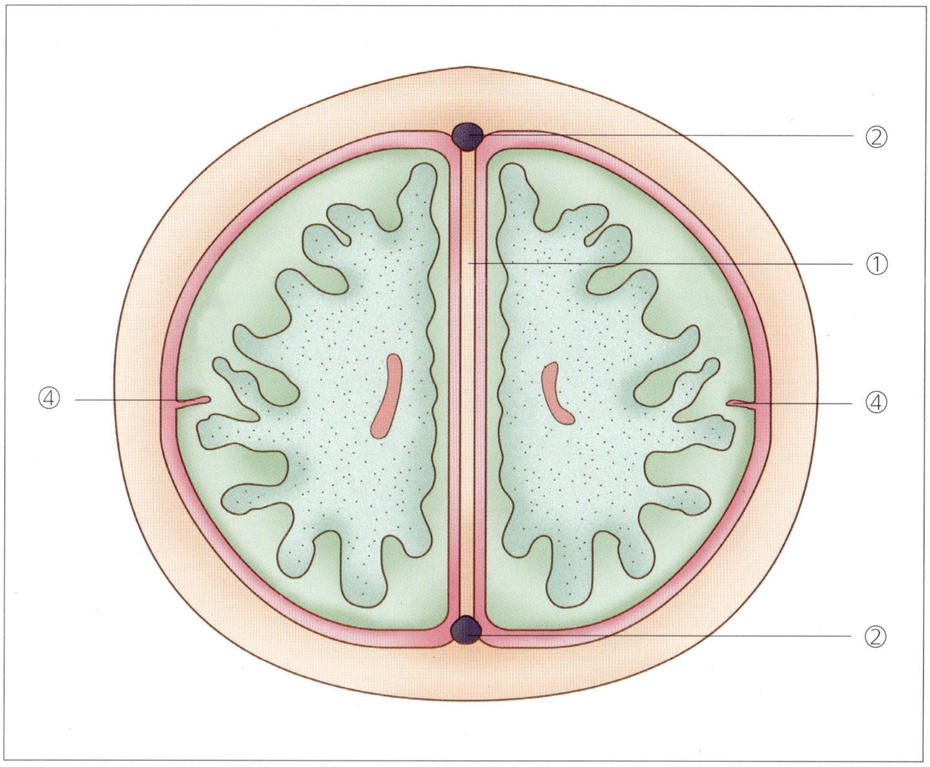

① 대뇌낫(대뇌겸) *cerebral falx*
② 위시상정맥굴(상시상정맥동) *superior sagittal sinus*
③ 반난원중심 *centrum semiovale*
④ 중심고랑(중심구) *central sulcus*

많은 뇌고랑(뇌구, fissurae cerebelli), 뇌이랑(뇌회, gyrus)이 관찰된다. 위축된 뇌에서는 각각이 확인될 수 있으나, 정상 뇌에서는 중심고랑(중심구, central sulcus)이 가장 잘 확인된다. 중심고랑의 위치는 촬영면의 각도가 작으면 뒤쪽으로, 크면 앞쪽으로 이동한다.

04 인두, 후두, 침샘, 갑상샘

pharynx, larynx, salivary glands and thyroid gland

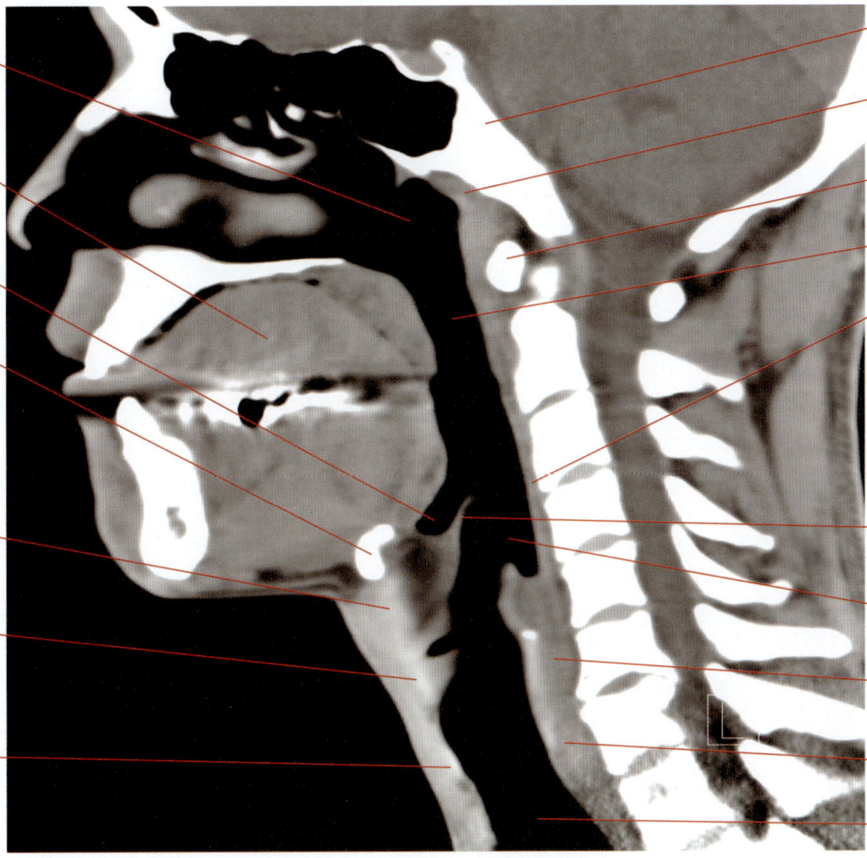

목, CT영상 (Sagittal view)

목(neck)의 내장으로는 호흡기계통의 후두(larynx)와 기관(trachea), 소화기계통의 인두(pharynx)와 식도(esophagus), 내분비샘인 갑상샘(thyroid gland)과 부갑상샘(parathyroid gland) 그리고 침샘(salivary gland)인 턱밑샘(submandibular gland)과 혀밑샘(sublingual gland)이 있다.

목(경부)–영상 이해를 위한 맨눈해부학 보기 / Neck - Review of Gross Anatomy

목 위부분 옆면

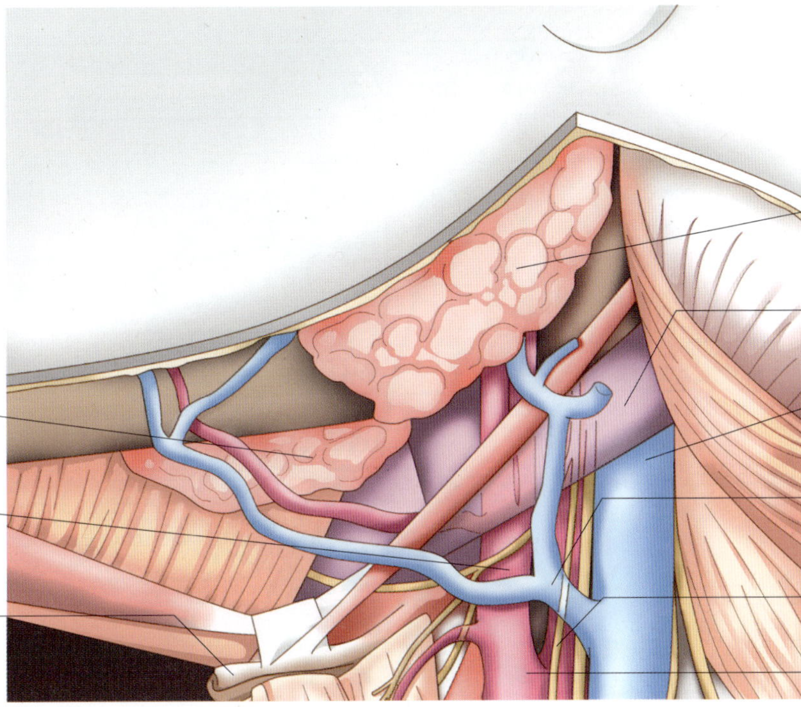

목 아래부분 앞면

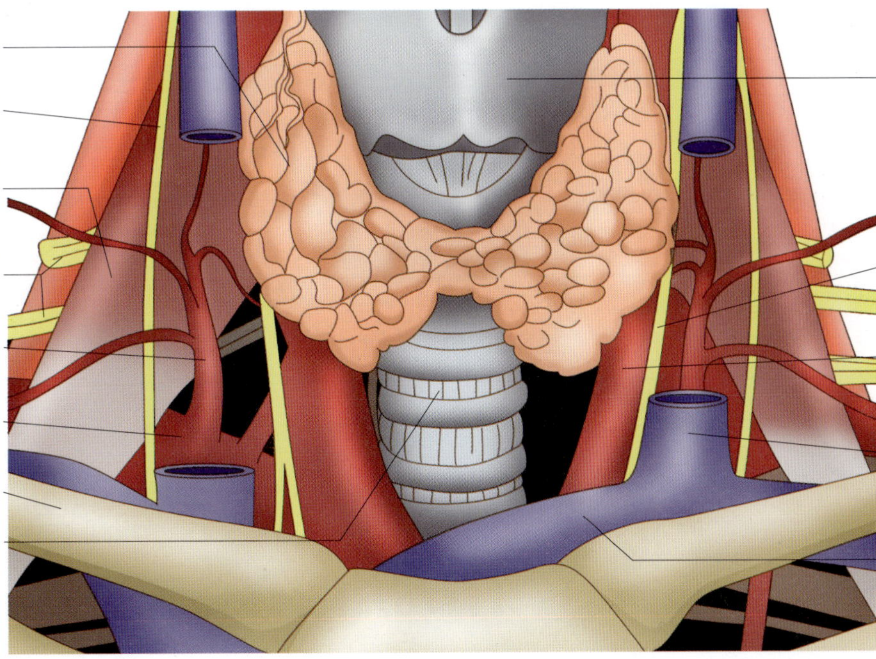

목(경부)–영상 이해를 위한 맨눈해부학 보기 / Neck - Review of Gross Anatomy

시상면

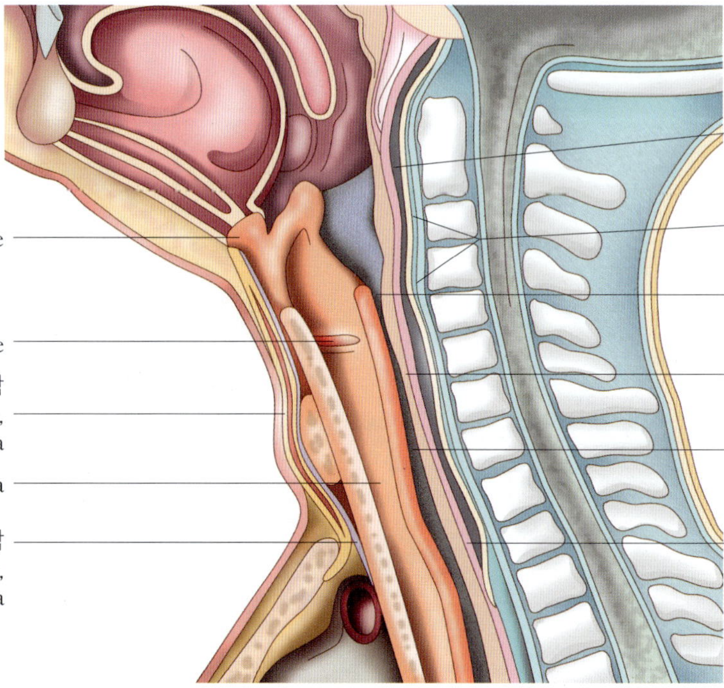

목 아래부분 횡단면

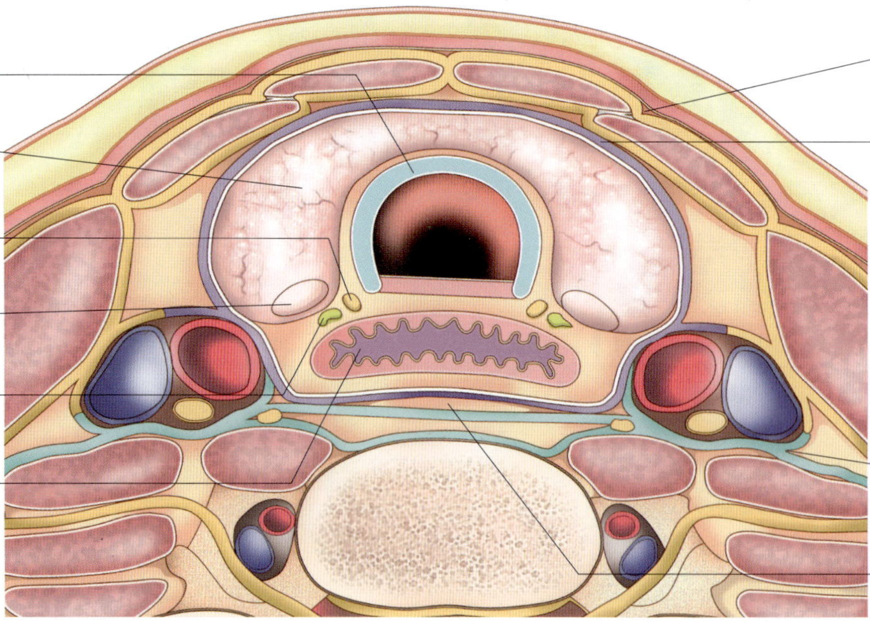

후두-영상 이해를 위한 맨눈해부학 보기 / Larynx - Review of Gross Anatomy

시상면

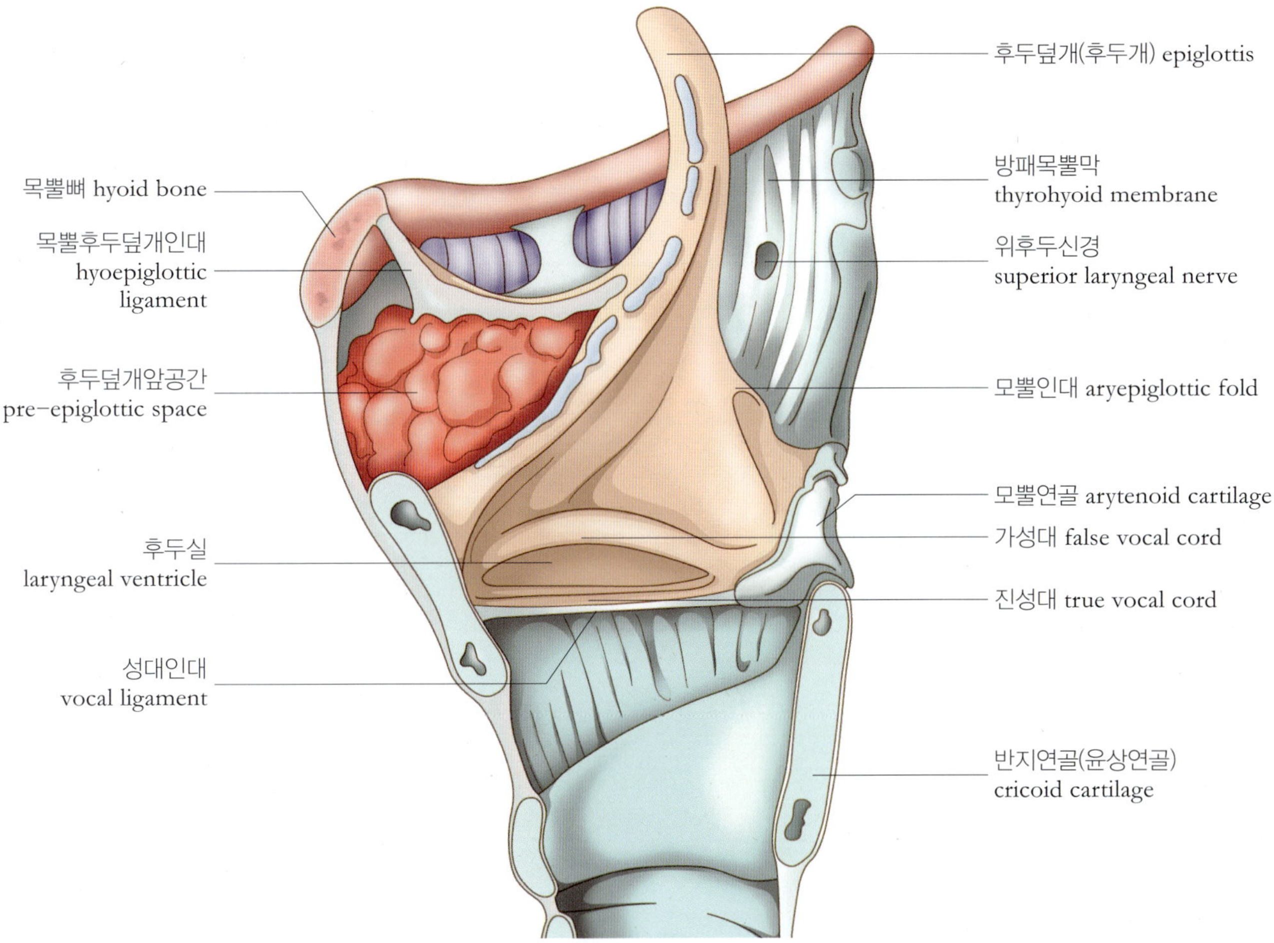

관상면

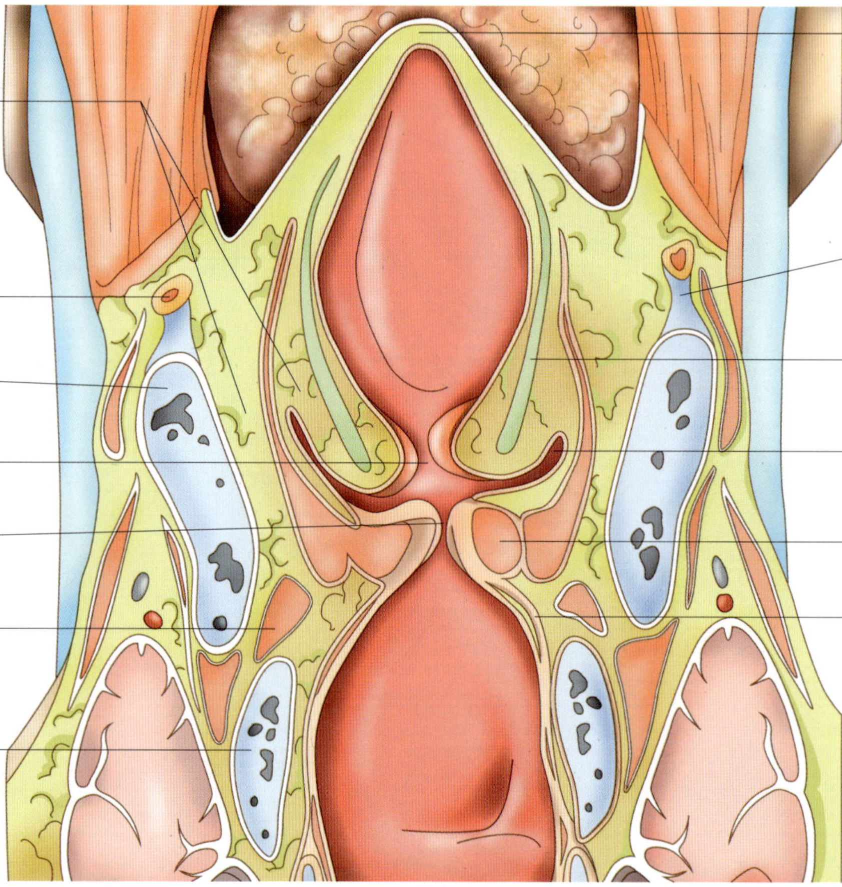
후두덮개 epiglottis
성문옆공간
paraglottic space
방패목뿔막
thyrohyoid
membrane
목뿔뼈 hyoid bone
네모막
quadrangular
membrane
방패연골(갑상연골)
thyroid cartilage
가성대
false vocal cord
후두실
laryngeal ventricle
진성대
true vocal cord
성대근
vocalis muscle
방패모뿔근
thyroarytenoid
muscle
탄력막
conus elasticus
반지연골
cricoid cartilage

코인두(비인두)의 단순촬영 / plain image of nasopharynx

측방향촬영영상(lateral view)

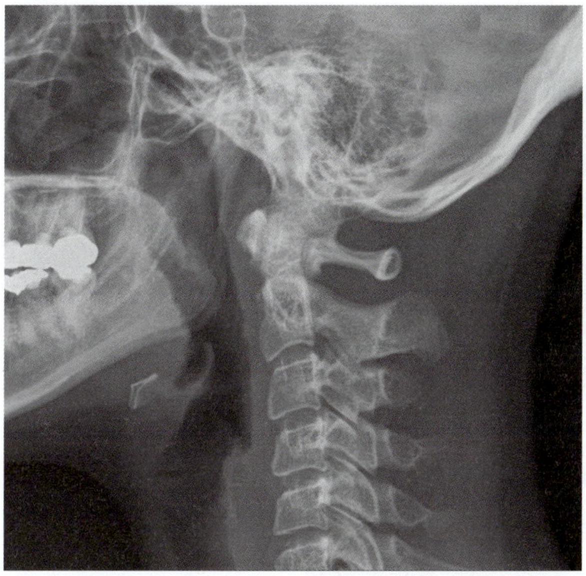

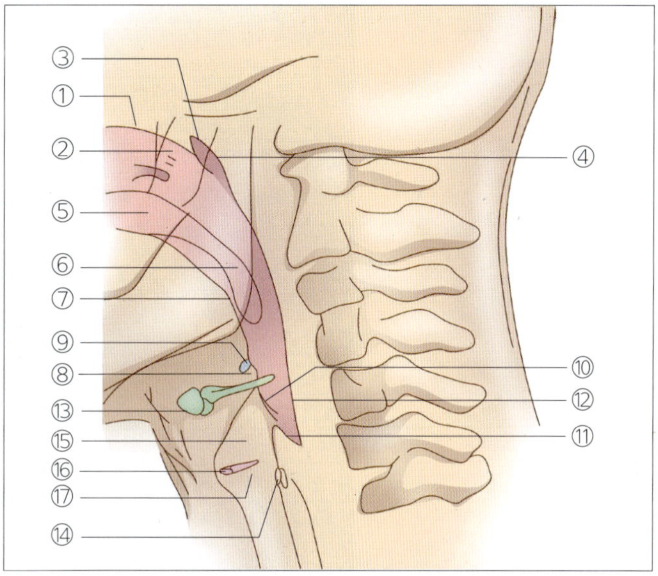

① 중간코선반(중비갑개) *middle nasal concha*
② 아래코선반(하비갑개) *inferior nasal concha*
③ 귀인두관구멍(이관개구부) *orifice of auditory tube*
④ 코인두 뒤벽(비인두 후벽) *posterior wall of nasopharynx*
⑤ 단단입천장(경구개) *hard palate*
⑥ 물렁입천장(연구개) *soft palate*
⑦ 혀뿌리(설근) *root of tongue*
⑧ 후두덮개(후두개) *epiglottis*
⑨ 후두덮개계곡(후두개곡) *epiglottic vallecula*
⑩ 모뿔후두덮개주름(피열후두개주름) *aryepiglottic fold*
⑪ 조롱박오목(이상함요) *piriform sinus*
⑫ 인두뒤공간(후인두강) *retropharyngeal space*
⑬ 목뿔뼈(설골) *hyoid bone*
⑭ 반지연골(윤상연골) *cricoid cartilage*
⑮ 후두안뜰(후두전정) *vestibule of larynx*
⑯ 후두실 *laryngeal ventricle*
⑰ 성대 *vocal cord*

인두(pharynx)는 코인두(비인두, nasopharynx), 입인두(구강인두, oropharynx), 후두인두(laryngopharynx)로 구분하는데, 이들은 각각 위인두(superior pharynx), 중간인두(middle pharynx), 아래인두(inferior pharynx)라 부르기도 한다. 코인두는 뒤콧구멍(후비공, choana) 뒤에서 기도(airway)의 일부를 형성하며, 입인두에 연결된다. 기도는 입인두에서 후두를 거쳐 기관(trachea)·기관지(bronchus)에 연결된다.

코인두(비인두)는 기도의 일부이며, 밑으로는 물렁입천장(연구개, soft palate)에서 위로 머리뼈바닥(두개저, base of skull)에 이르는 거의 입체적인 관이다. 측벽에는 아래코선반(inferior nasal concha) 뒤모서리(하비갑개 후연, posterior border)에 귀인두관(이관, auditory tube)이 열리며, 그 뒷부분에는 귀인두관융기(이관융기, eustachian tuber)가 있다. 이 귀인두 관융기와 코인두 뒤벽 사이에 Rosenmüller오목이라고 하는 깊은 림프조직(lymphatic tissue)을 가지는 오목부(recess)가 있다. 앞벽은 코인두강(nasopharynx)으로 통하는 뒤콧구멍(choana)에서 이루어지며, 밑은 물렁입천장(soft palate)의 뒷면으로 구분된다.

인두부의 CT 수평단면상 / axial CT images of pharynx

A. 코인두(nasopharynx), 입인두(oropharynx)

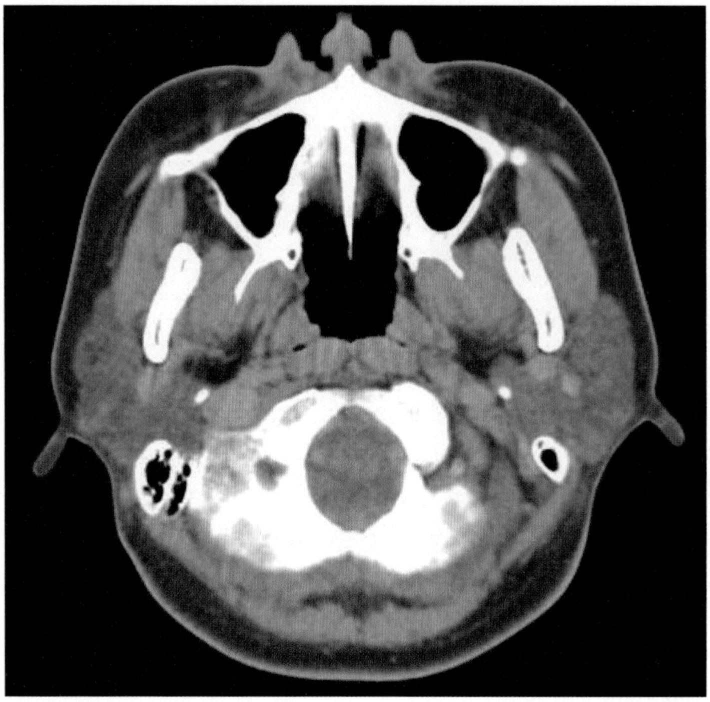

B. 입인두(구강인두, oropharynx)

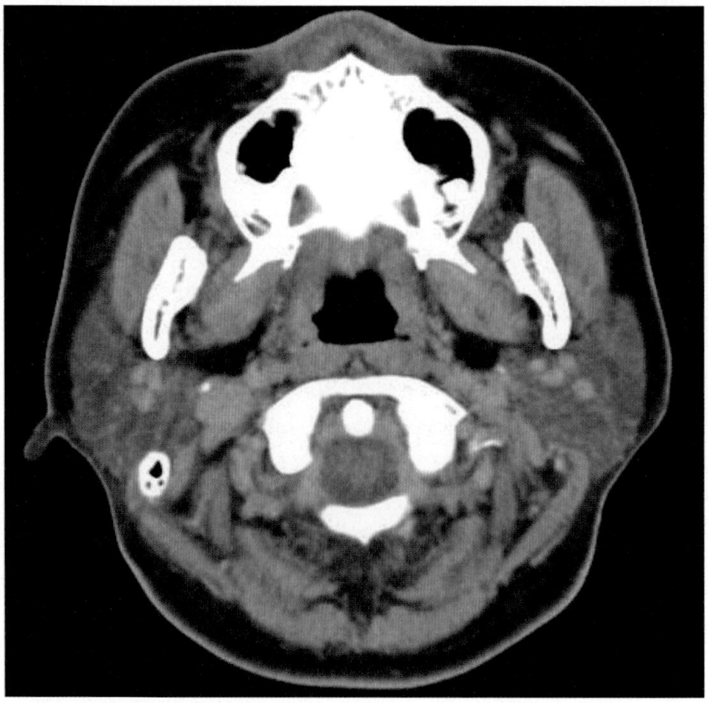

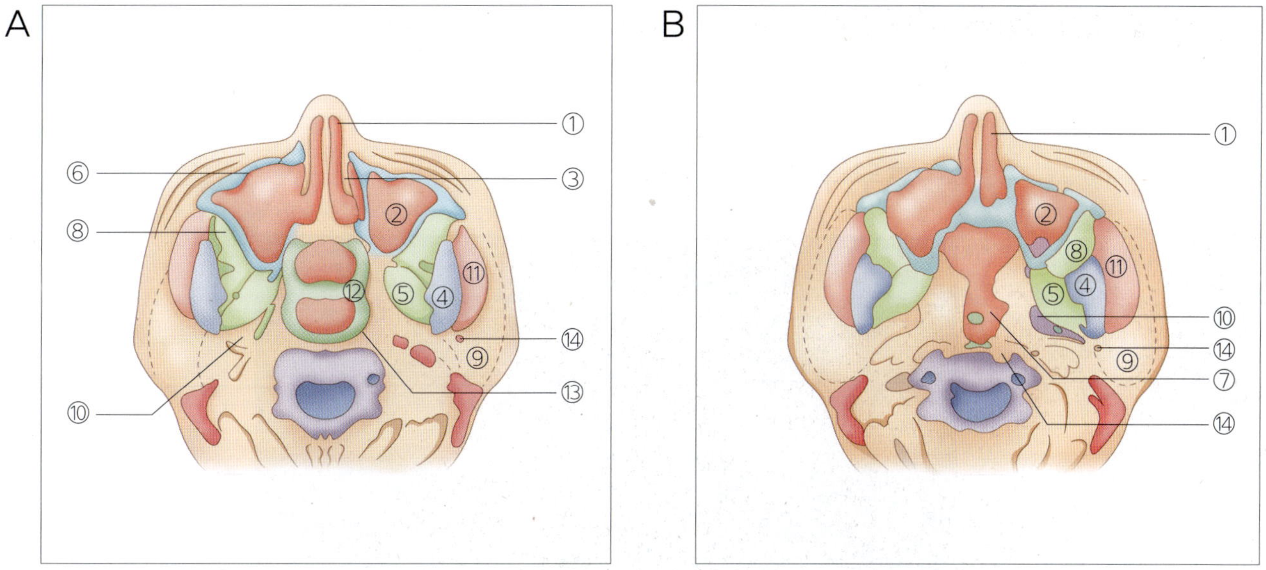

① 코중격(비중격) *nasal septum*
② 위턱굴(상악동) *maxillary sinus*
③ 아래코선반(하비갑개) *inferior nasal concha*
④ 턱뼈가지(하악지) *ramus of mandible*
⑤ 안쪽날개근(내측익돌근) *medial pterygoid muscle*
⑥ 날개돌기 안쪽판(익상돌기 내측판) *medial lamina of pterygoid process*
⑦ 목젖(구개수) *uvula*
⑧ 관자아래우묵(측두하와) *infratemporal fossa*
⑨ 귀밑샘(이하선) *parotid gland*
⑩ 옆인두강(방인두강) *parapharyngeal space*
⑪ 깨물근(교근) *masseter muscle*
⑫ 인두근 *pharyngeal muscle*
⑬ 긴머리근, 긴목근(두장근, 경장근) *longus capitis and collis muscle*
⑭ 아래턱뒤정맥(하악후정맥) *retromandibular vein*

관자아래우묵(측두하와, infratemporal fossa)은 앞쪽을 위턱굴(상악동, maxillary sinus) 뒷벽, 바깥쪽을 광대뼈활(권골궁, zygomatic arch), 안쪽을 옆인두강(방인두강, parapharyngeal space)으로 경계가 된다.

옆인두강과 그 안뒤쪽에 있는 척추앞강(추전강, prevertebral space)은 인두부(pharyngeal area)에 관련된 종양(tumor)이나 감염(infection)의 진전양식(progress form)을 이해하는 데에 중요하다.

후두부의 CT 수평단면상(1) / axial CT images of larynx

A. 후두 위부분

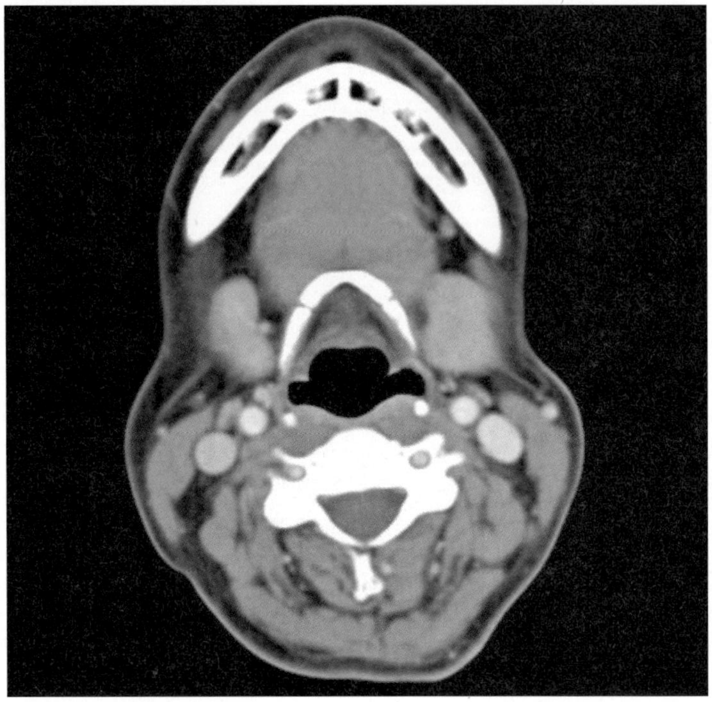

B. 성대문 위영역

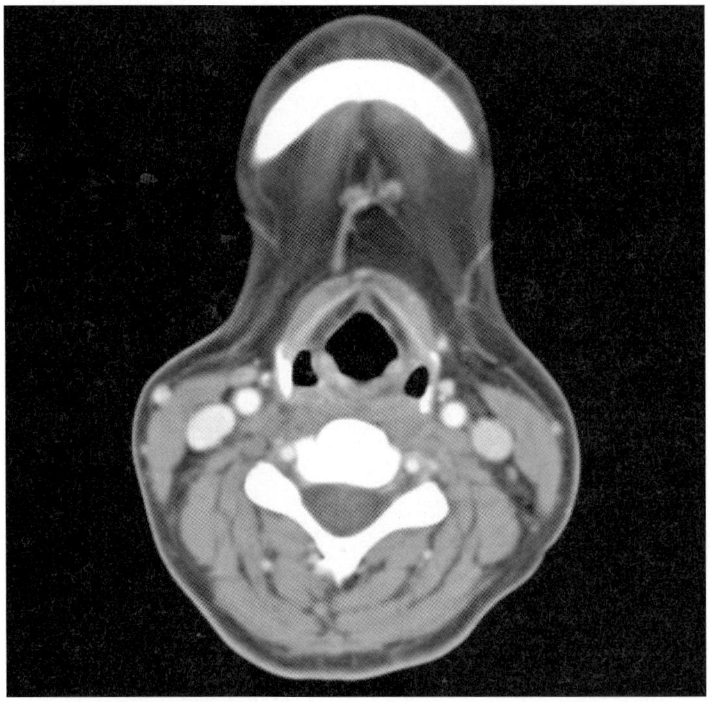

A

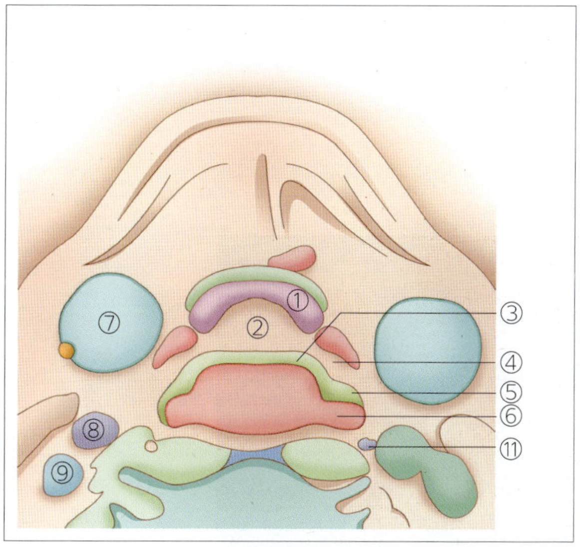

B

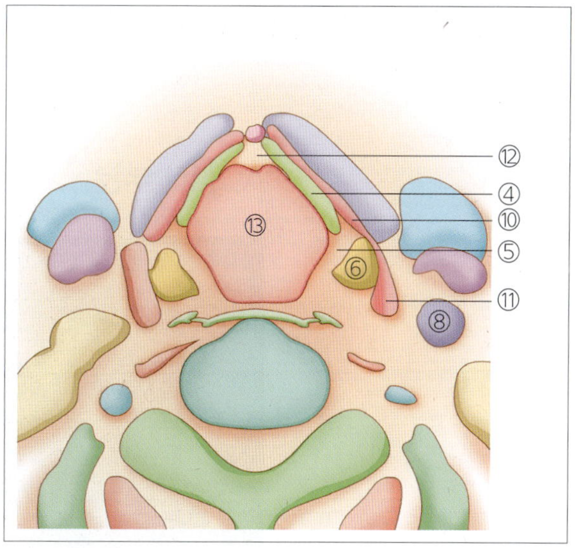

① 목뿔뼈(설골) *hyoid bone(body and cornu)*
② 앞후두덮개강(전후두개강) *preepiglottic space*
③ 후두덮개(후두개) *epiglottis*
④ 옆후두강(방후두강) *paralaryngeal space*
⑤ 모뿔후두덮개주름(피열후두개주름) *aryepiglottic fold*
⑥ 조롱박오목(이상함요) *piriform sinus*
⑦ 턱밑샘(악하선) *submandibular gland*
⑧ 속목동맥(내경동맥) *internal carotid artery*
⑨ 속목정맥(내경정맥) *internal jugular vein*
⑩ 방패연골(갑상연골) *thyroid cartilage*
⑪ 방패연골위각(갑상연골상각) *superior cornu of thyroid cartilage*
⑫ 후두덮개꼭지(후두개경) *petiolus of epiglottis*
⑬ 후두안뜰(후두전정) *vestibule of larynx*

그림 A에서, 후두덮개(후두개, epiglottis) 앞쪽의 지방층(adipose layer)이 앞후두덮개강(전후두개강, preepiglottic space)이다. 목뿔뼈(설골, hyoid bone(body and cornu))는 이 간격의 위모서리를 형성할 뿐만 아니라, 후두덮개(epiglottis)의 자유모서리(자유연, free margin)부의 기시부가 된다. 또, 목뿔뼈는 juguo-digastric node의 아래끝부분의 지표가 된다.

그림 B에서, 양쪽의 조롱박오목(이상함요, piriform sinus)은 모뿔후두덮개(피열후두개, horny laryngeal cover)로서 후두안뜰(후두전정, laryngeal vestibule)과 경계가 된다.

후두의 CT 수평단면상(2) / axial CT images of larynx

A. 성대부분

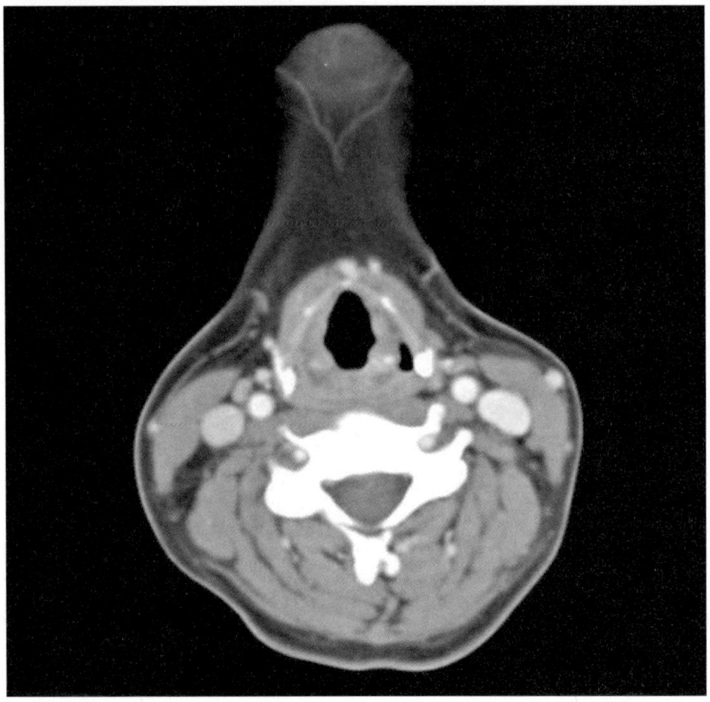

B. 성대 아래부분

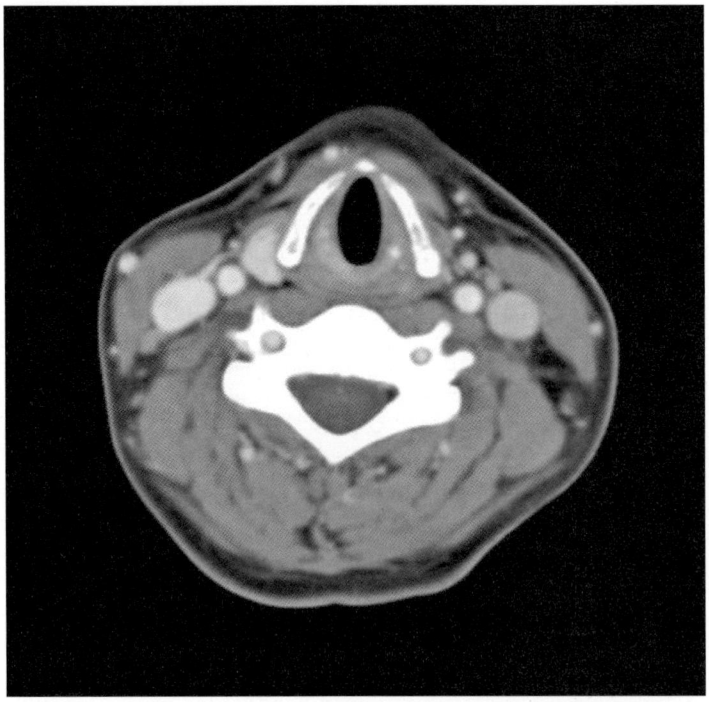

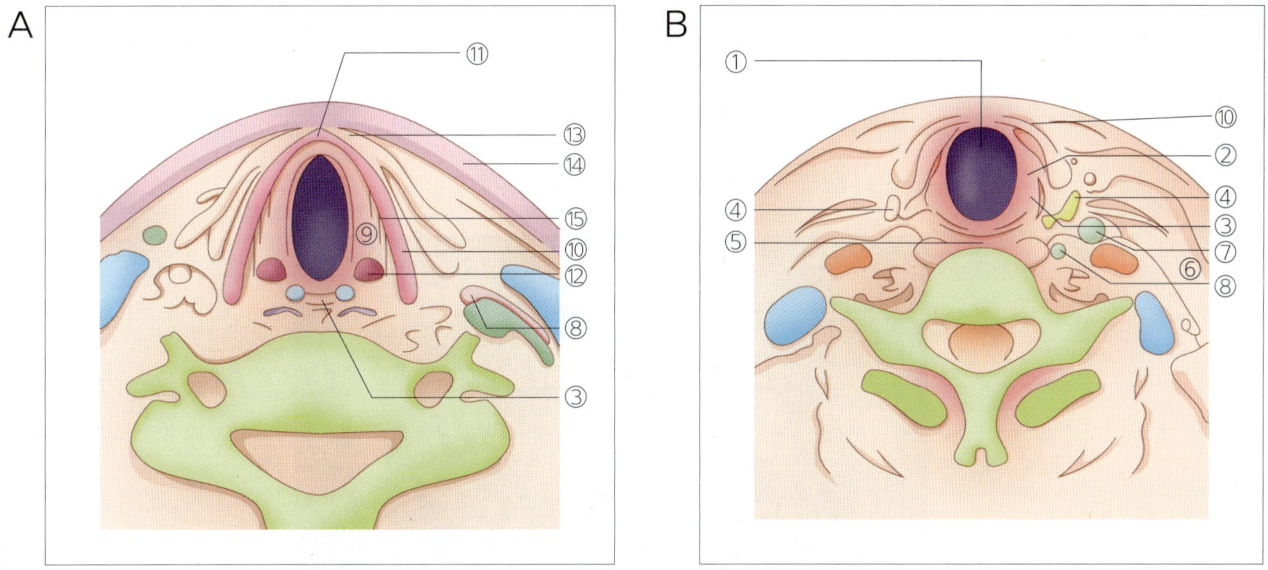

① 반지방패막(윤상갑상막) *cricothyroid membrane*
② 반지연골호(윤상연골궁) *arch of cricoid cartilage*
③ 반지연골판(윤상연골판) *lamina of cricoid cartilage*
④ 방패연골(갑상연골) 아래각(하각) *inferior cornu of thyroid cartilage*
⑤ 반지인두근(윤상인두근) *cricopharyngeal muscle*
⑥ 목빗근(흉쇄유돌근) *sternocleidomastoid muscle*
⑦ 속목정맥(내경정맥) *internal jugular vein*
⑧ 온목동맥(총경동맥) *common carotid artery*
⑨ 성대 *vocal cord*
⑩ 방패연골(갑상연골) *thyroid cartilage*
⑪ 앞교차연결(전교련) *anterior commissure*
⑫ 모뿔연골(피열연골) *arytenoid cartilage*
⑬ 어깨목뿔근(견갑설골근) *omohyoid muscle*
⑭ 넓은목근(광경근) *platysma*
⑮ 옆성대강(방성대강) *paraglottic gutter*

그림 A와 같이, 성대(vocal cord)는 반지연골(윤상연골, cricoid cartilage)의 위쪽에 있는 모뿔연골(피열연골, arytenoid cartilage)의 앞쪽에 좌우 대칭으로 보인다. 성대(vocal cord)와 방패연골(갑상연골, thyroid cartilage) 사이에 약간 보이는 지방층(adipose layer)은 옆성대강(방성대강, paraglottic gutter)이라 하며, 성대암(vocal cord cancer)의 진전도를 판단할 때에 중요한 부분이다.

성대문아래공간(성문하강, infraglottic cavity)을 둘러싼 반지연골(cricoid cartilage)의 내측은 원칙적으로 뚜렷한 연조직(soft tissue)을 보이지 않고 좌우 대칭으로 표면이 평활하다(그림 B). 한편, 성대암의 아래쪽으로의 진전 등이 있을 때에는 이 내강(lumen)이 고르지 못하게 된다.

인두의 MR영상-관상단면상 / coronal MR images of pharynx

A. 귀인두관융기(이관융기) 높이

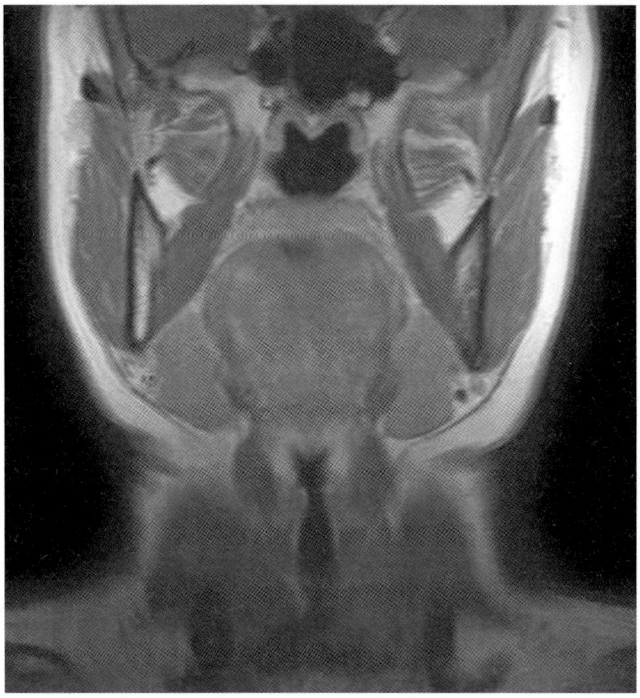

B. 타원구멍(난원공) 높이

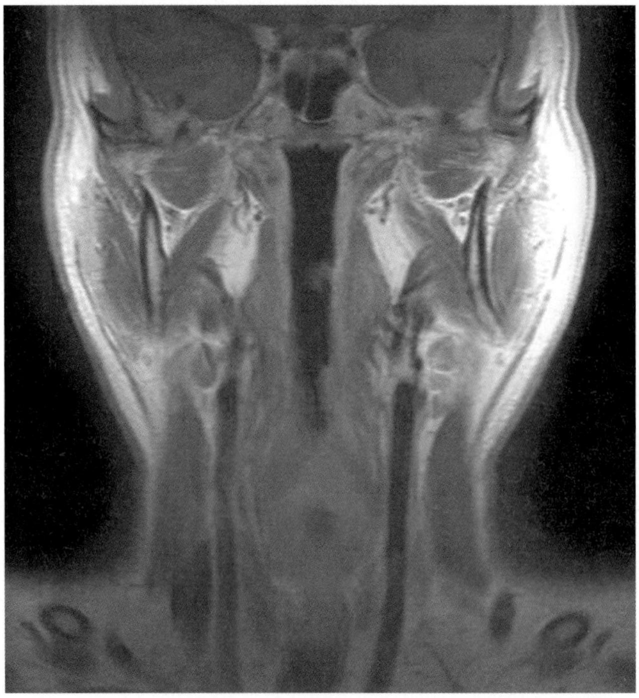

A

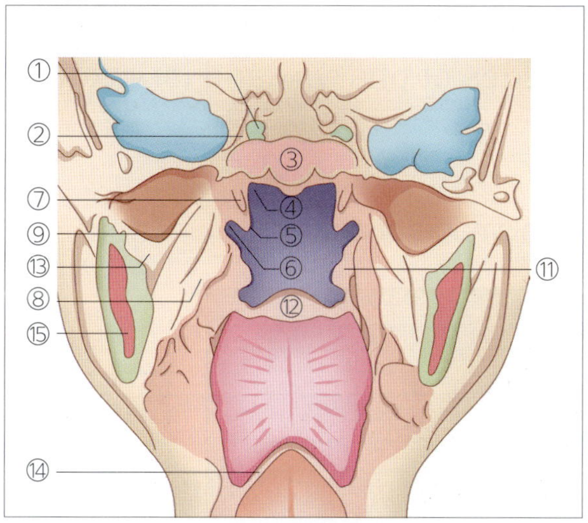

B

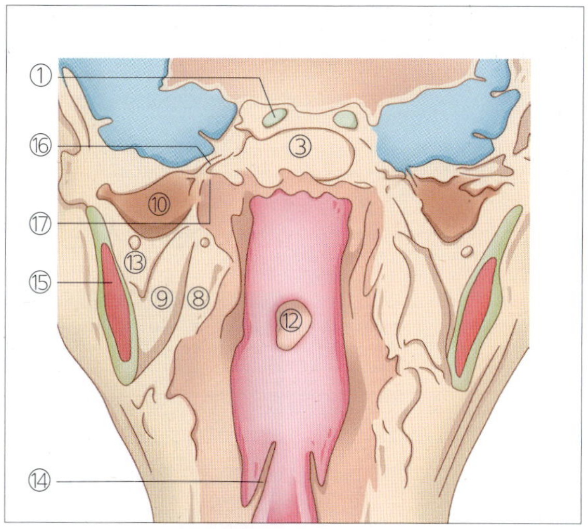

① 속목동맥(내경동맥) *internal carotid artery*
② 해면정맥굴(해면정맥동) *cavernous sinus*
③ 나비굴(접형동) *sphenoidal sinus*
④ *Rosenmüller*오목 *Rosenmüller's fossa*
⑤ 귀인두관융기(이관융기) *torus tubarius*
⑥ 귀인두관구멍(이관개구부)
orifice of auditory tube
⑦ 입천장올림근(구개범거근)
levator veli palatini muscle
⑧ 옆인두강(방인두강) *parapharyngeal space*
⑨ 안쪽날개근(내측익돌근) *medial pterygoid muscle*
⑩ 가쪽날개근(외측익돌근) *lateral pterygoid muscle*
⑪ 인두수축근 *pharyngeal constrictor muscle*
⑫ 목젖(구개수) *uvula*
⑬ 날개턱뼈사이공간 *pterygomandibular space*
⑭ 후두덮개(후두개) *epiglottis*
⑮ 아래턱뼈(하악골) *mandible*
⑯ 삼차신경 제3가지(제3지)
trigeminal nerve, three branch
⑰ 타원구멍(난원공) *foramen ovale*

관상단면상(coronal images)은 머리뼈바닥(두개저, base of skull)과 위인두(superior pharynx)의 관계, 옆인두강(방인두강, parapharyngeal space)의 상태를 판단하기 위해 적합한 영상이다. 위인두의 위쪽에는 나비굴(접형동, sphenoidal sinus)이 나타나고, 그 옆쪽에는 속목동맥(내경동맥, internal carotid artery)을 포함한 해면정맥굴(해면정맥동, cavernous sinus)이 나타난다.

귀인두관연골(이관연골, cartilage of auditory tube)과 입천장올림근(구개범거근, levator veli palatini muscle)이 인두내강(intrapharyngeal space)으로 돌출하여 그 위쪽에 Rosenmüller오목, 그아래쪽에 귀인두관(이관)구멍(orifice of auditory tube)의 오목부가 형성된다. 인두수축근(pharyngeal constrictor muscle)과 안쪽날개근(내측익돌근, medial pterygoid muscle)사이의 높은 신호영역이 옆인두강(parapharyngeal space)이다. 옆인두강은 위쪽일수록 넓으며, 아래쪽의 구개편도(palatine tonsils) 높이에서는 좁혀져 턱밑샘(악하선, submandibular gland) 위부분 높이에서 끝난다. 안쪽날개근(medial pterygoid muscle), 가쪽날개근(외측익돌근), 깨물근(교근), 아래턱뼈(하악골)를 포함한 간격은 masticator space라 한다. 가쪽날개근(lateral pterygoid muscle)과 안쪽날개근과 아래턱뼈 내측사이의 지방간격은 pterygomandibular space라 하며, masticator space를 포함하고 있으나, 그 공간(space)에는 내상악동맥(internal maxillary artery)과 삼차신경 제3가지(trigeminal nerve, three branch)가 있다. 삼차신경 제 3가지는 타원구멍(난원공, foramen ovale)을 통과하여 pterygomandibular space에 이른다.

인후두의 MR영상-인두의 시상단면상, 후두의 관상단면상 / MR images of pharynx and larynx

A. 인두 시상단면상(sagittal image of pharynx)

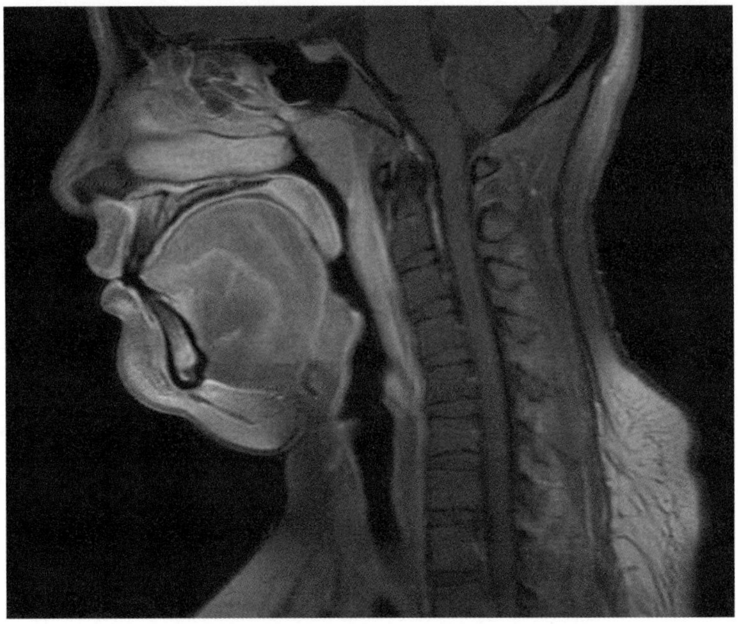

B. 후두 관상단면상(coronal image of larynx)

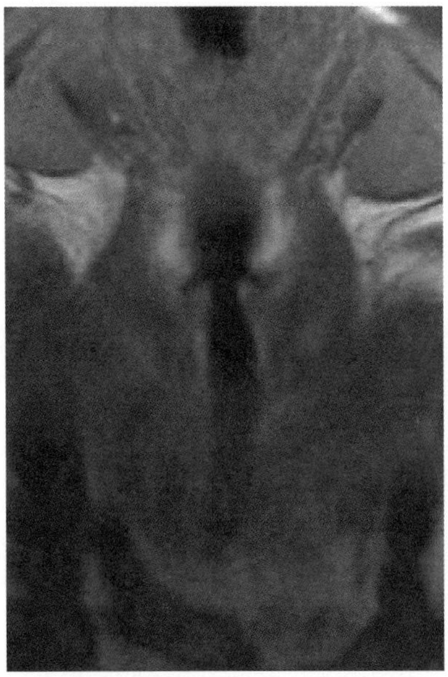

A

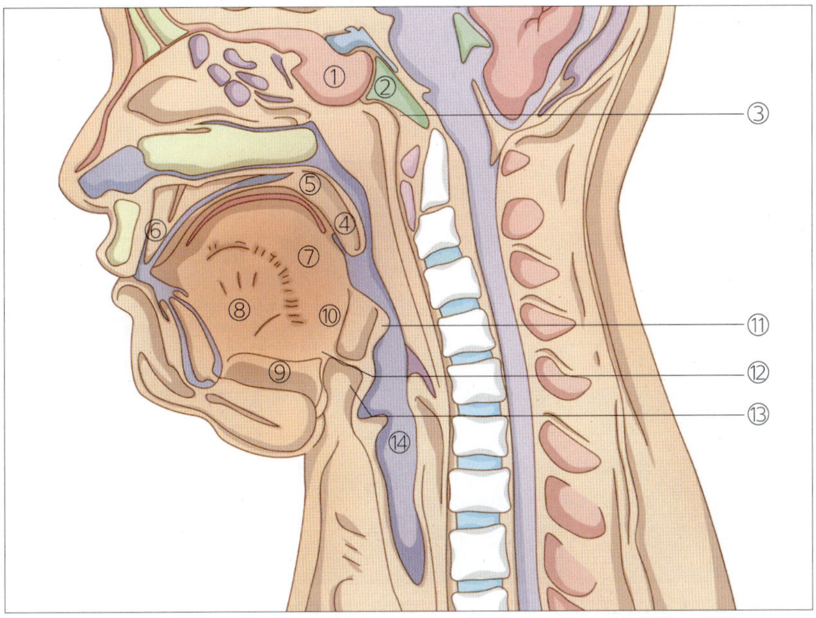

B

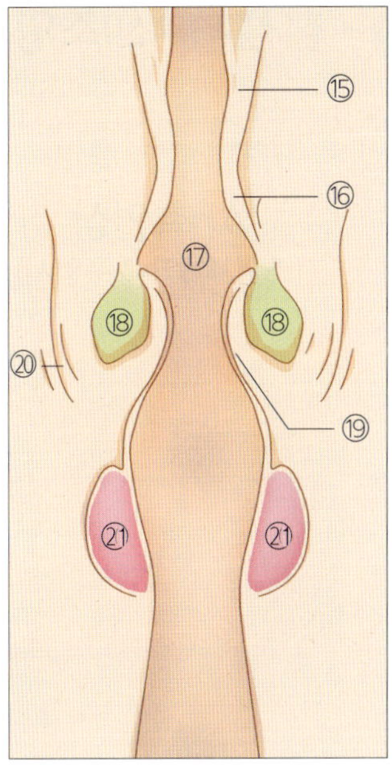

① 나비굴(접형동) *sphenoidal sinus*
② 비스듬틀(사대) *clivus*
③ 인두점막 *pharyngeal mucosa*
④ 목젖(구개수) *uvula*
⑤ 물렁입천장(연구개) *soft palate*
⑥ 단단입천장(경구개) *hard palate*
⑦ 속혀근(내설근) *intrinsic tongue muscle*
⑧ 턱끝혀근 *genioglossus muscle*
⑨ 턱끝목뿔근(턱끝설골근) *geniohyoid muscle*
⑩ 혀편도(설편도) *lingual tonsil*
⑪ 후두넒개(후누개) *epiglottis*
⑫ 앞후두덮개강(전후두개강) *preepiglottic space*
⑬ 목뿔뼈(설골) *hyoid bone*
⑭ 모뿔연골(피열연골) *arytenoid cartilage*
⑮ 옆후두강(방후두강) *paraglottic space*
⑯ 가성대 *false vocal cord*
⑰ 후두실 *laryngeal ventricle*
⑱ 조롱박오목 *piriform sinus*
⑲ 성대 *vocal cord*
⑳ 방패연골(갑상연골) *thyroid cartilage*
㉑ 반지연골(윤상연골) *cricoid cartilage*

시상단면상(sagittal images)은 인두(pharynx)의 병변(lesion)이 위아래쪽 방향으로 진전된 것을 관찰하는 데에 도움이 된다. 인두점막(pharyngeal mucosa)은 위인두(superior pharynx)에서 아래인두(inperior pharynx)까지 거의 같은 두께로 나타난다. 시상단면상은 혀뿌리(설근, lingual root)에서 혀근육(설근, muscles of tongue)의 평가에도 우수하다. 혀뿌리부분의 속혀근(내설근, intrinsic tongue muscle)은 약간 높은 신호로 되고 더욱 속 혀근은 줄모양의 지방층(adipose layer)으로 바깥혀근(외설근, outer tongue muscle)과 분리하여 나타난다. 후두덮개(후두개, epiglottis)와 목뿔뼈(설골, hyoid bone)사이의 앞후두덮개강(전후두개강, preepiglottic space)은 높은 신호로 나타난다. 목뿔뼈나 아래턱뼈(하악골, mandibular bone)의 골수(bone marrow)는 지방수(fat number)때문에 높은 신호로, 뼈겉질(골피질, cortical substance)은 무신호로 나타난다.

후두(larynx) 관상단면상(coronal images)에서는 가성대(false vocal cord), 후두실(laryngeal ventricle), 성대(vocal cord)의 확인이 쉽다. 옆후두강(방후두강, paraglottic space)과 가성대는 높은 신호로 나타난다. 가성대 아래쪽에는 후두실(laryngeal ventricle)이 나타나고, 그 바로 밑에 성대가 중등도의 신호강도로 나타난다. 반지연골(윤상연골, cricoid cartilage)의 지방수는 높은 신호로 나타난다.

침샘(타액선)조영 – 귀밑샘(이하선) / sialography of parotid gland

A. 측면상
(조영제 0.5㎖ 주입시)

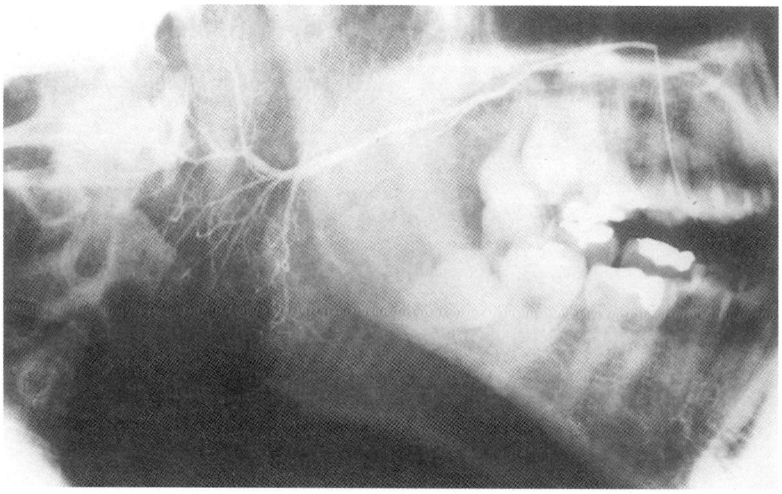

B. 측면상
(조영제 0.8㎖ 주입시)

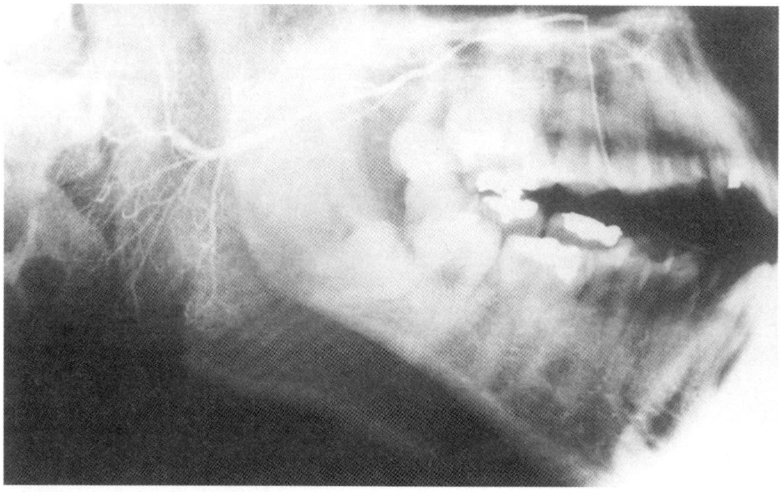

C. 정면상
(조영제 0.8㎖ 주입시)

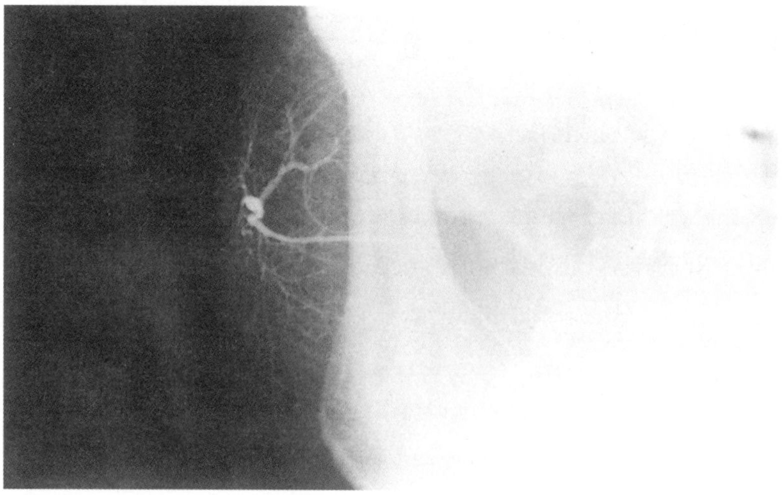

A

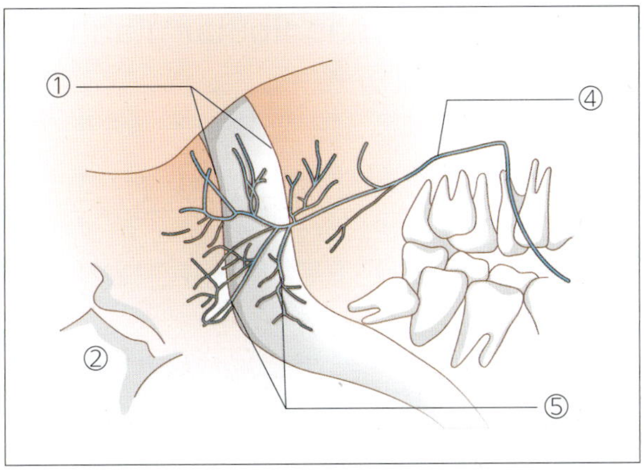

B

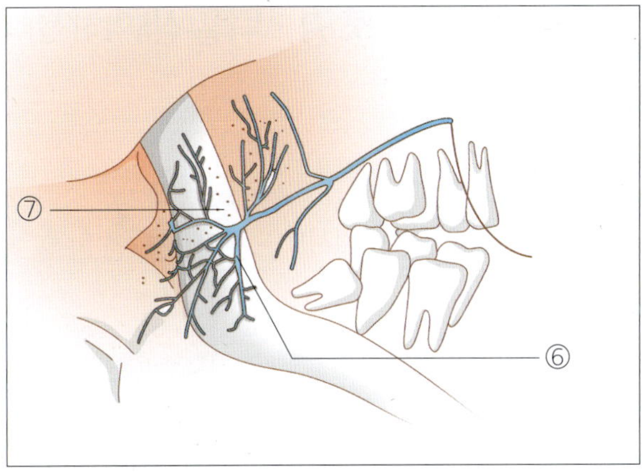

C

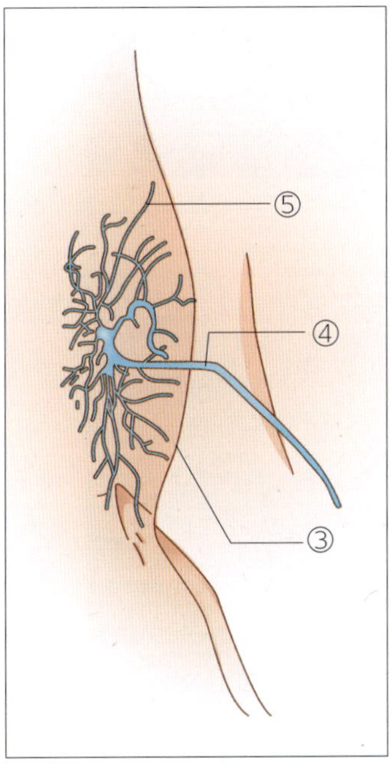

① 턱뼈가지(하악지) 뒤모서리 *posterior margin of ramus mandibulae*
② 경추골[목뼈] *cervical vertebra*
③ 턱뼈가지(하악지) 외측연 *lateral margin of ramus mandibulae*
④ 귀밑샘관(*Stensen*관) *Stensen's duct*
⑤ 선체내 도관 *intraglandular ductal system*
⑥ 관계 음영(선모양 부분) *ductal system filling*
⑦ 선계 음영(점모양 부분) *parenchymal filling*

침(타액, saliva)을 분비하는 침샘(타액선, salivary glands)은 귀밑샘(이하선, parotid gland), 턱밑샘(악하선, submandiular gland), 혀밑샘(설하선, sublingual gland)등 세 쌍이 있다. 침샘(타액선)조영(sialography)을 통해 수용성 요오드계 조영제(contrast media)를 주입하여 침샘의 선계 음영(parenchymal filling)과 관계 음영(ductal system filling)을 관찰할 수 있다. 조영상에서는 주도관(main duct)과 분기되어 말초부(distal part)로 가는 분기관(선체내 도관, intraglandular ductal system)이 나타난다. 말초부는 관으로써 인식할 수 없으며, 정상이면 거의 균일한 음영(sihlouette)으로 나타난다. 앞의 것은 관계통(ductal system), 뒤의 것은 선계통(line system)으로 소견을 판별 한다. 귀밑샘(이하선, parotid gland)조영 영상에서는 주도관의 Stensen(Seteno)관은 좁은부분(협부, isthmus) 점막(mucous coat)의 개구부에서 볼근(협근, buccinator muscle)을 통과한 다음, 볼근 앞모서리에서 뒤쪽으로 구부러져 깨물근(교근, masseter muscle) 외측으로 진행하여 선체(hull)에 들어가 나뉜다.

침샘(타액선)조영 – 턱밑샘(악하선) / sialography of submandibular gland

A. 측면상
(조영제 0.4㎖ 주입시)

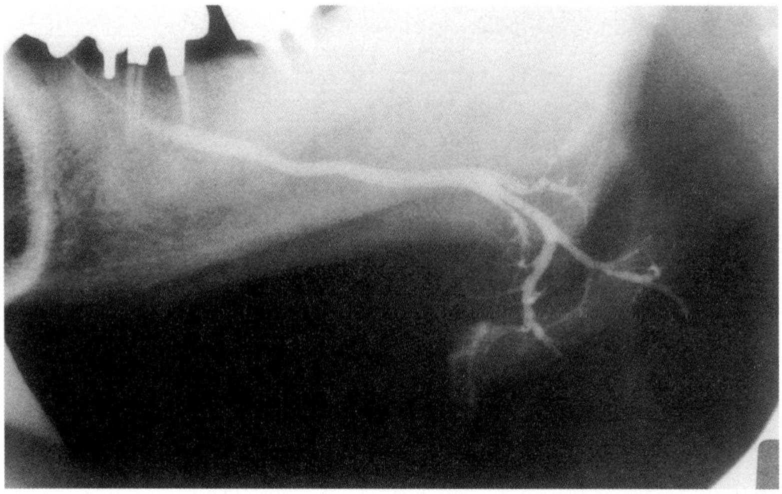

B. 측면상
(조영제 0.9㎖ 주입시)

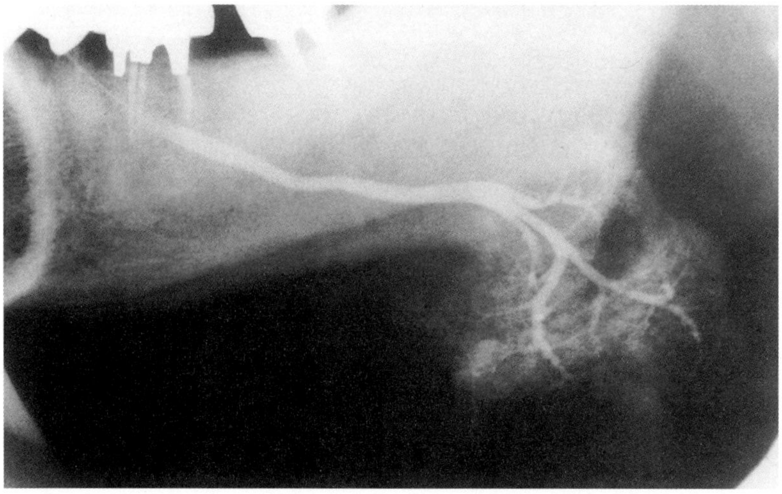

C. 측면상
(조영제 주입 종료후 30초)

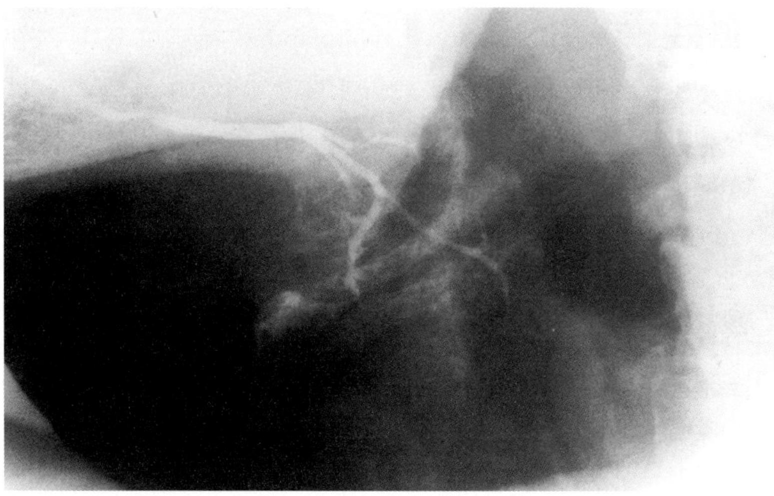

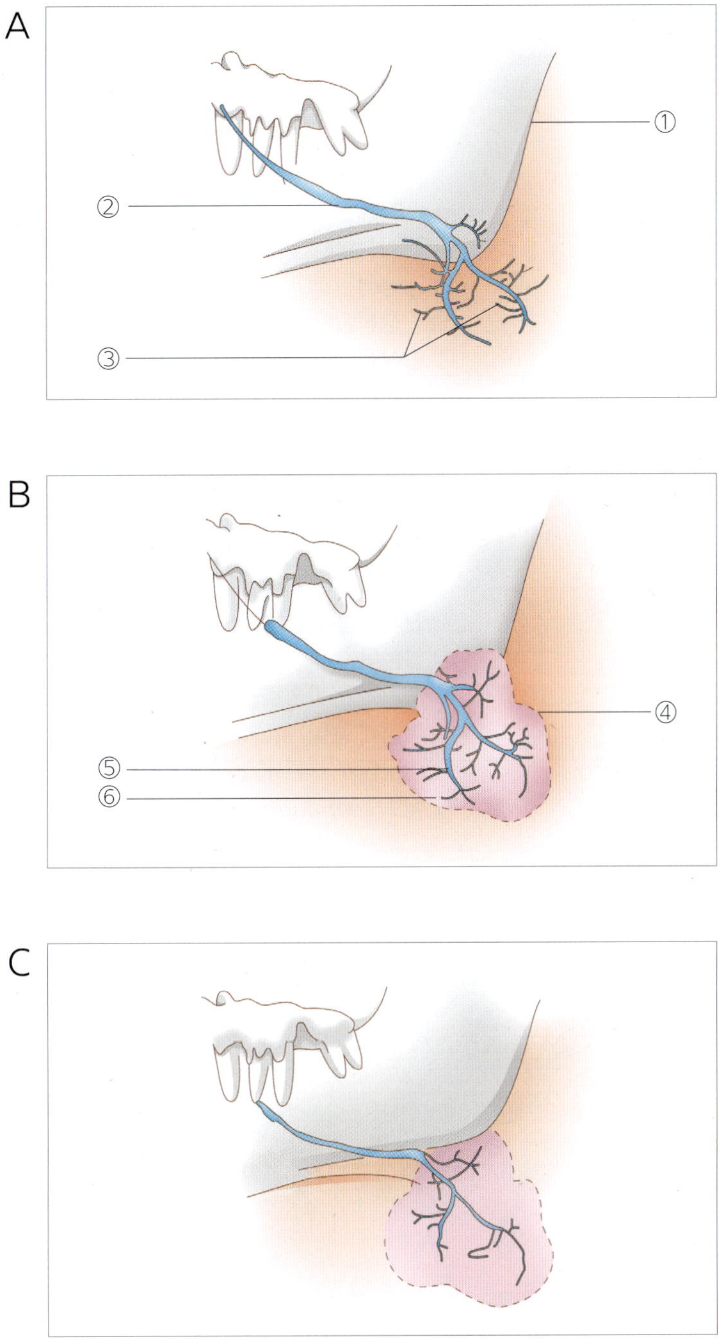

① 턱뼈가지(하악지) 뒤모서리
posterior margin of ramus mandibulae
② 턱밑샘관(*Wharton*관) *Wharton's duct*
③ 선체내 도관 *intraglandular ductal system*
④ 턱밑샘(악하선) 선체(점선부분) *submandibular gland*
⑤ 관계 음영(실선부분) *ductal system filling*
⑥ 선계 음영(④안의 ⑤이외 부분) *parenchymal filling*

턱밑샘(악하선, submandibular gland) 조영상에서는 주도관인 Wharton관은 혀아래부분(설하부, sublingual region)에서 뒤아래쪽으로 주행하여 선관이행부에서 아래로 내려가 선체(hull)로 들어가 나뉜다.

갑상샘의 해부 / thyroid gland

A. 갑상샘 정면그림

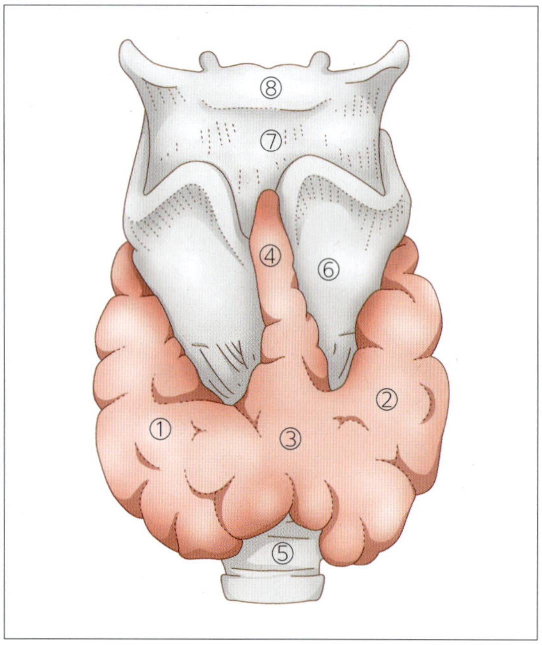

① 갑상샘오른엽(갑상선우엽) *right lobe of thyroid gland*
② 갑상샘왼엽(갑상선좌엽) *left lobe of thyroid gland*
③ 갑상샘잘룩(갑상선협부) *isthmus of thyroid gland*
④ 갑상샘피라밋엽(갑상선추체엽)
pyramidal lobe of thyroid gland
⑤ 기관 *trachea*
⑥ 방패연골(갑상연골) *thyroid cartilage*
⑦ 방패목뿔인대(갑상설골인대) *thyrohyoid ligament*
⑧ 목뿔뼈(설골) *hyoid bone*
⑨ 반지방패인대(윤상갑상인대) *cricothyroid ligament*
⑩ 반지연골(윤상연골) *cricoid cartilage*
⑪ 얇은목근막(천경근막) *superficial cervical fascia*
⑫ 중간목근막(중경근막) *middle cervical fascia*
⑬ 복장뼈(흉골) *sternum*
⑭ 후두덮개(후두개) *epiglottis*
⑮ 식도 *esophagus*

B. 목(경부) 측면그림

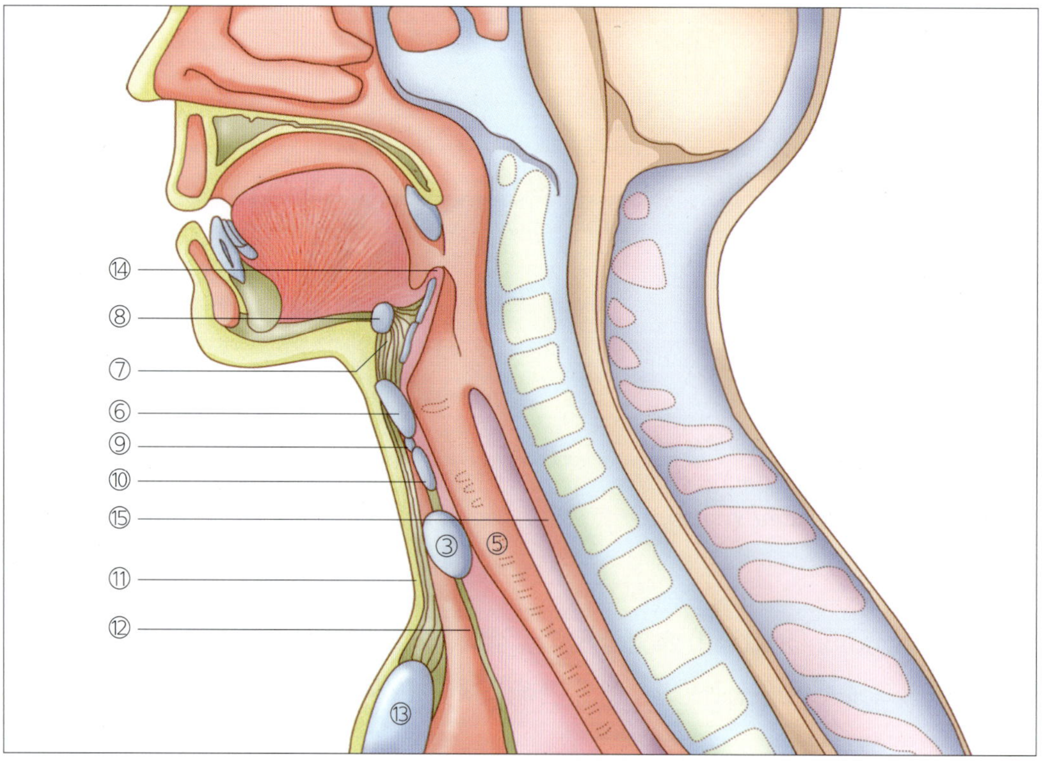

정상 갑상샘의 MR영상(1)-관상단면상 / coronal MR images of thyroid gland

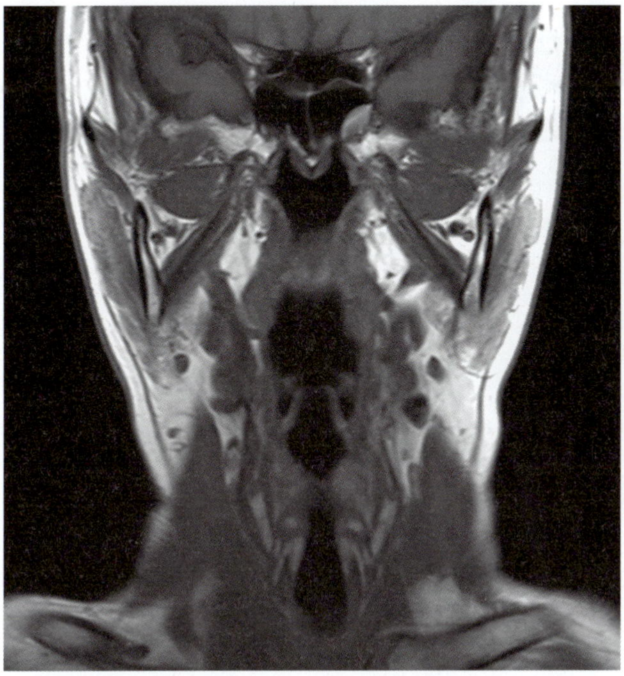

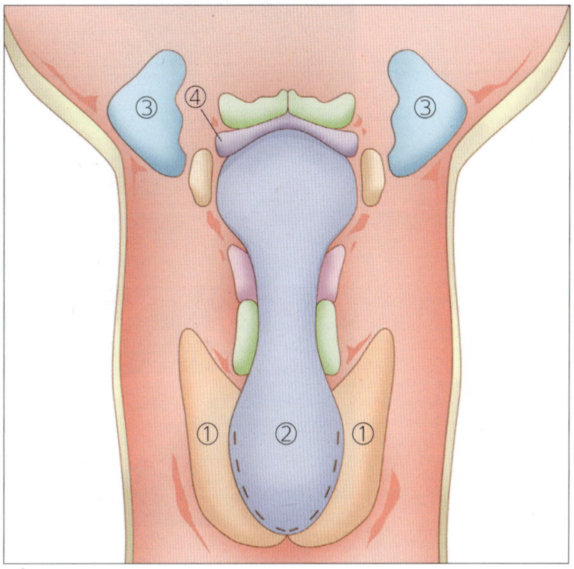

① 갑상샘(갑상선) *thyroid gland*
② 기관 *trachea*
③ 턱밑샘(악하선) *submandibular gland*
④ 후두덮개(후두개) *epiglottis*

갑상샘(갑상선, thyroid gland)은 날개를 펼친 나비모양의 실질장기(solid organ)이다. 오른/왼 두엽(bilobate)과 이들을 연결하는 갑상샘잘룩(협부, isthmus of thyroid gland)으로 구성되어 있고, 기관(trachea)을 앞쪽에서 둘러싸고 있다. 정상 갑상샘의 크기는 측엽(side lobe)이 세로 4~5cm, 폭 1~2cm, 두께 1~2cm, 좁은 부분이 폭 1~3cm, 두께 2~6mm이고, 오른엽(right lobe)이 왼엽(left lobe)보다 약간 크다.

정상 갑상샘의 MR영상(2)-횡단면상 / axial MR images of thyroid gland

A. 반지연골(윤상연골) 높이(T1 강조영상)

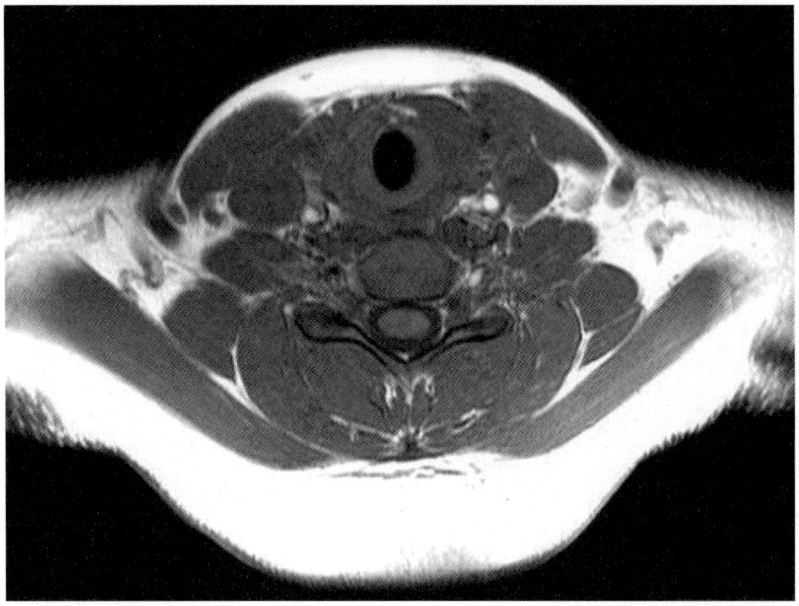

B. 그림 A에서 15mm 아래쪽의 높이(T1 강조영상)

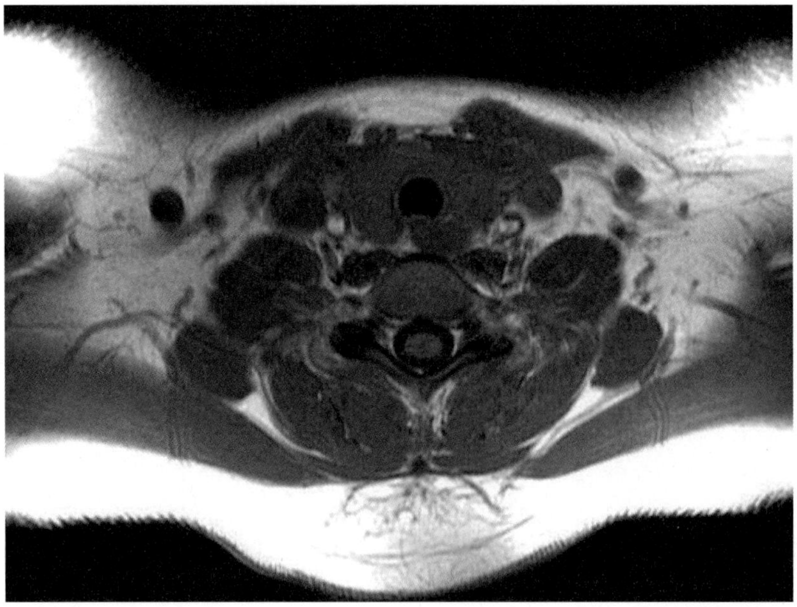

A

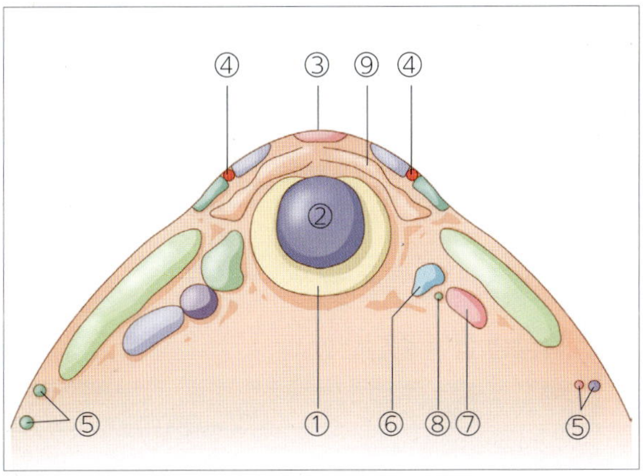

B

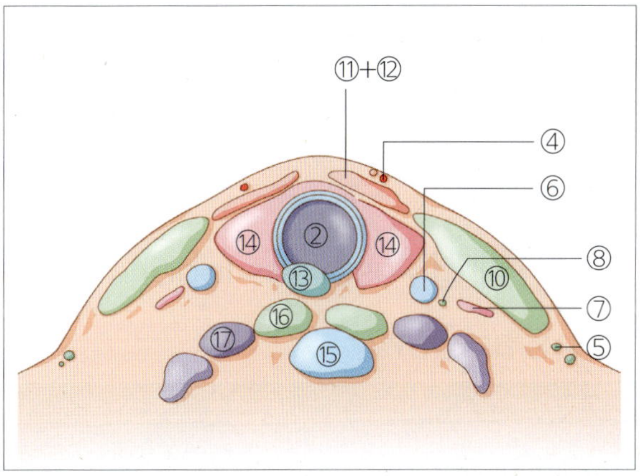

① 반지연골(윤상연골) *cricoid cartilage*
② 기관 *trachea*
③ 앞목지방조직(전경부지방조직) *fat tissue of anterior neck*
④ 앞목정맥(전경정맥) *anterior jugular vein*
⑤ 바깥목정맥(외경정맥) *external jugular vein*
⑥ 온목동맥(총경동맥) *common carotid artery*
⑦ 속목정맥(내경정맥) *internal jugular vein*
⑧ 미주신경 *vagus nerve*
⑨ 넓은목근(광경근) *platysma muscle*
⑩ 목빗근(흉쇄유돌근) *sternocleidomastoid muscle*
⑪ 복장방패근(흉골갑상근) *sternothyroid muscle*
⑫ 복장목뿔근(흉골설골근) *sternohyoid muscle*
⑬ 식도 *esophagus*
⑭ 갑상샘(갑상선) *thyroid gland*
⑮ 척추뼈몸통(추체) *vertebral body*
⑯ 긴목근(경장근) *long muscle of neck*
⑰ 앞목갈비근(전사각근) *anterior scalene muscle*

갑상샘(갑상선, thyroid gland)을 포함한 목부분의 MRI도 유효성이 인정되고 있다.

그림 A는 반지연골(윤상연골, cricoid cartilage)높이의 T1강조영상이다. 앞목 지방조직의 뒤쪽에 넓은목근(광경근, platysma muscle)이 보인다. 넓은목근에 이어 외측에 앞목정맥(전경정맥, anterior jugular vein)이 있고, 더욱 외측에 바깥목정맥(외경정맥, external jugular vein)이 보인다. 그림 B는 그림 A보다 15mm 아래쪽 높이의 영상이다. 외측에 목빗근(흉쇄유돌근, sternocleidomastoid muscle)이 있고, 넓은목근의 뒤쪽에는 갑상샘(thyroid gland)과 이어 그 앞에 복장방패근(흉골갑상근, sternothyroid muscle)과 복장목뿔근(흉골설골근, sternohyoid muscle)이 있다. 갑상샘은 기관(trachea)을 둘러싸고 있는 것 같이 그 양쪽에 삼각형 구조로 보인다. 갑상샘의 신호강도는 T1강조영상에서 지방보다는 낮고 근육보다는 높게 되고, T2강조영상에서는 그 어느 것보다도 높아지므로 주위조직에서 쉽게 분리 확인할 수 있다.

기관(trachea)은 갑상샘과의 사이에 한층의 지방층(adipose layer)이 있을 경우도 있으나, 내측의 점막부분이 약간 높은 신호, 외측은 기관연골(tracheal cartilages)을 중심으로 낮은 신호로서 나타난다. 기관의 뒤쪽에 식도(esophagus)가 있고, 뒤쪽의 긴목근(경장근, long muscle of neck)에는 지방층이 있어 뚜렷하게 구별된다. 긴 목근의 외측에는 앞목갈비근(전사각근, anterior scalene muscle)이 있고, 이것의 앞쪽에서 갑상샘과 목빗근(sternocleidomastoid muscle)으로 둘러싸인 부분에 경동맥초(carotid sheath)가 있다.

경동맥초 안에는 온목동맥(총경동맥, common carotid artery)과 속목정맥(내경정맥, internal jugular vein)과 미주신경(vagus nerve)이 포함되나, MRI에서는 미주신경(vagus nerve)도 분리 확인할 수 있다.

정상 갑상샘 · 부갑상샘의 초음파 영상 / ultrasound images of thyroid and parathyroid gland

A. 갑상샘 협부(isthmus lobe)

a. 갑상샘 협부 횡단면상

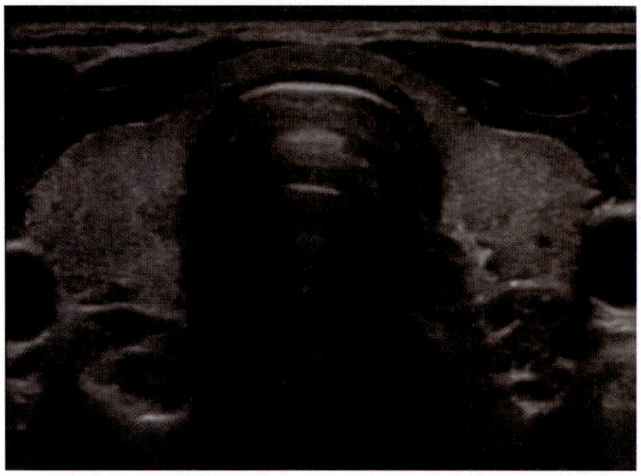

b. 갑상샘 협부 종단면상

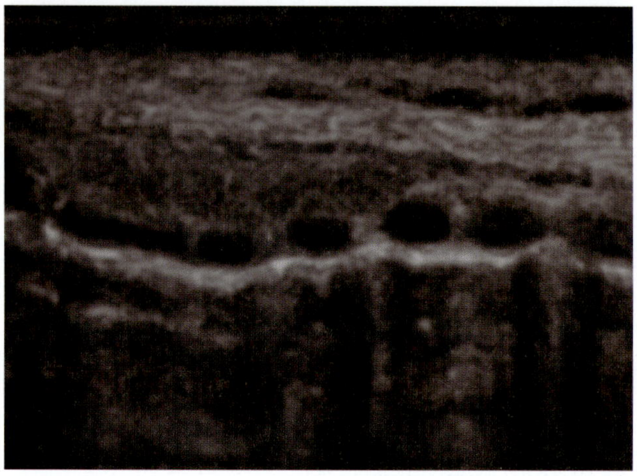

B. 갑상샘 오른엽(right lobe)

a. 갑상샘 오른엽 횡단면상

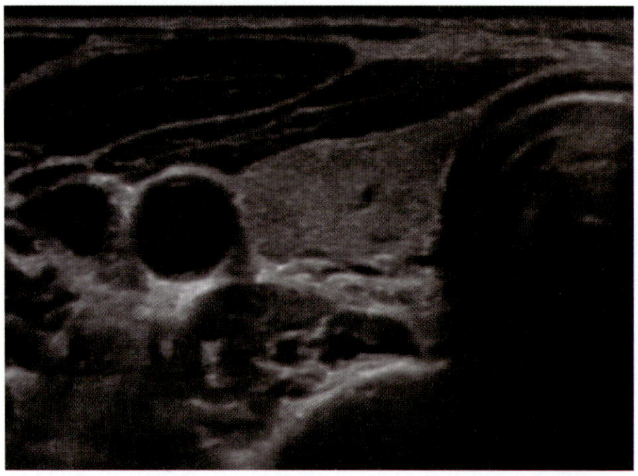

b. 갑상샘 오른엽 종단면상

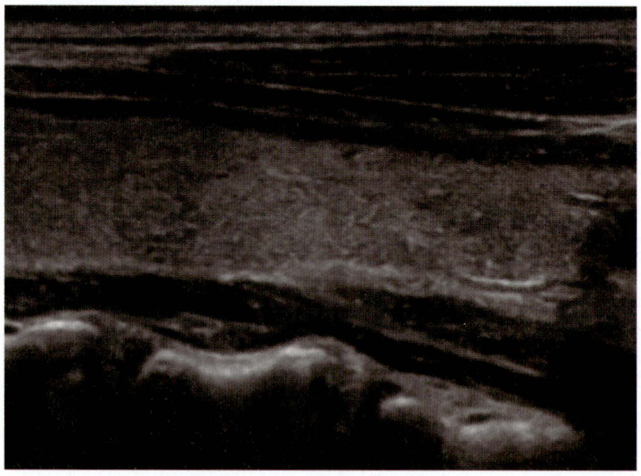

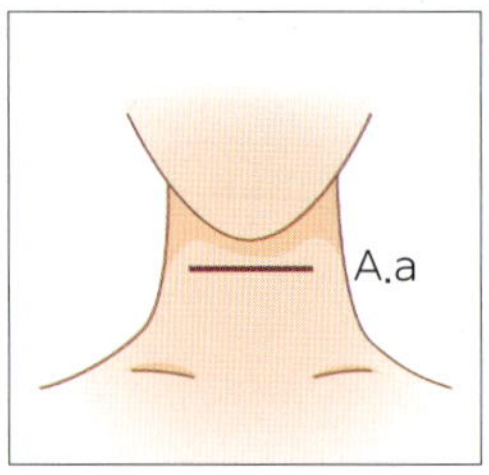

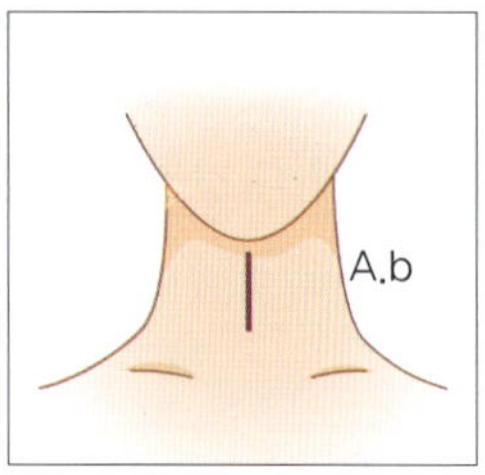

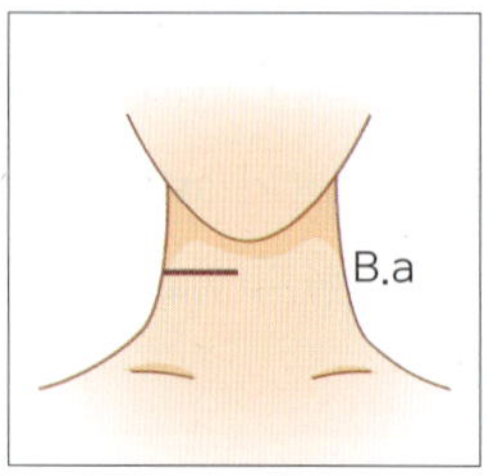

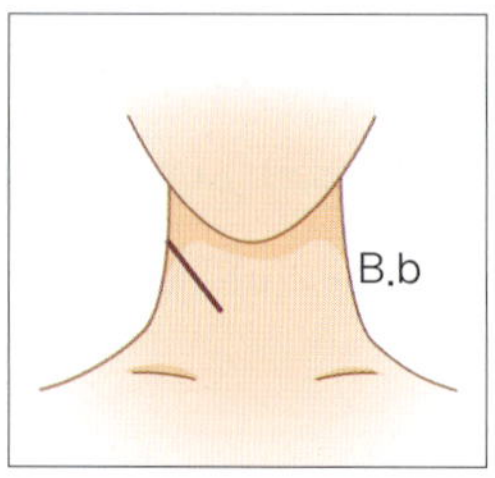

A

a

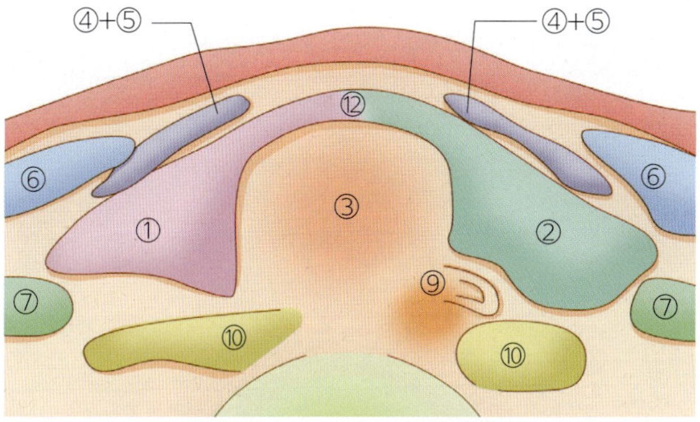

b

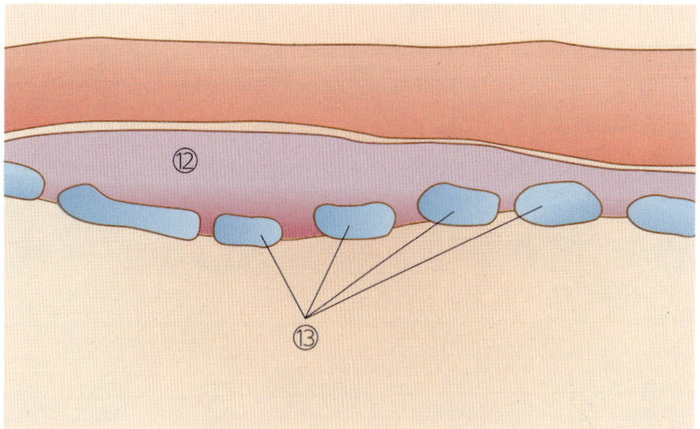

B

a

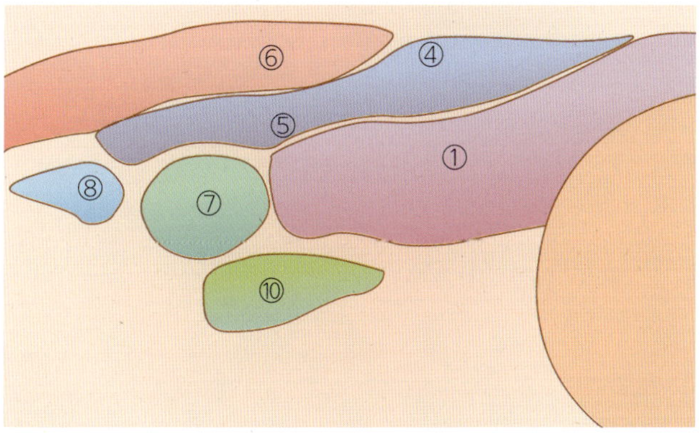

b

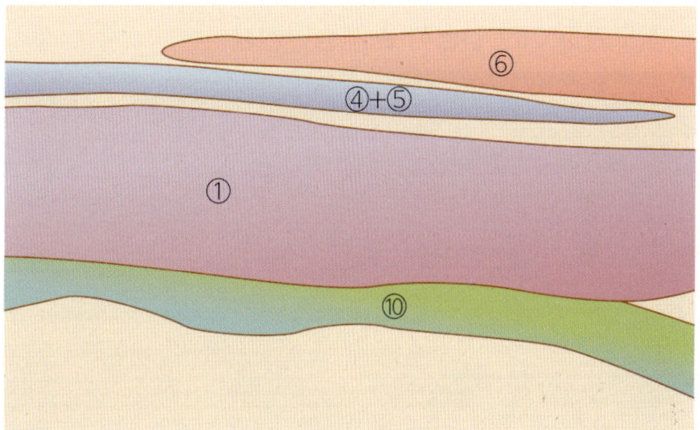

① 갑상샘 오른엽(갑상선 우엽) *right lobe of thyroid gland*
② 갑상샘 왼엽(갑상선 좌엽) *left lobe of thyroid gland*
③ 기관 *trachea*
④ 복장목뿔근(흉골설골근) *sternohyoid muscle*
⑤ 복장방패근(흉골갑상근) *sternothyroid muscle*
⑥ 목빗근(흉쇄유돌근) *sternocleidomastoid muscle*
⑦ 온목동맥(총경동맥) *common carotid artery*
⑧ 속목정맥 *internal carotid artery*
⑨ 식도 *esophagus*
⑩ 긴목근(경장근) *long muscle of neck*
⑪ 척추골몸통(추체) *vertebral body*
⑫ 협부 *isthmus lobe*
⑬ 기관고리 *trachea ring*

C. 갑상샘 왼엽(left lobe)

a. 갑상샘 왼엽 횡단면상

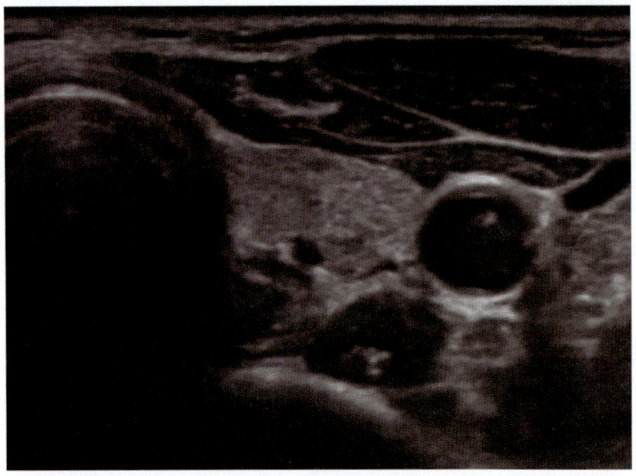

b. 갑상샘 왼엽 종단면상

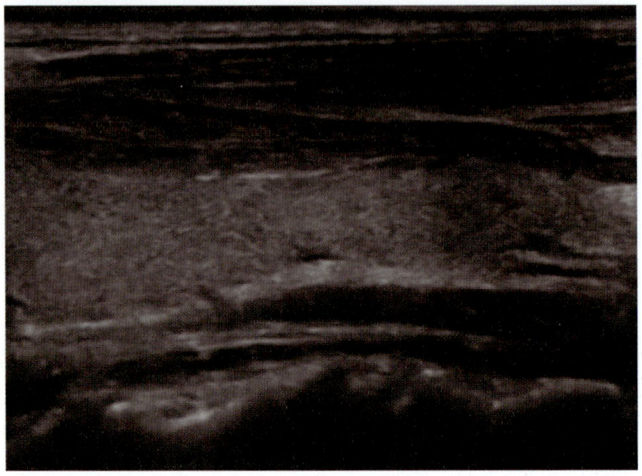

c. 식도가 보이는 갑상샘 왼엽 종단면상

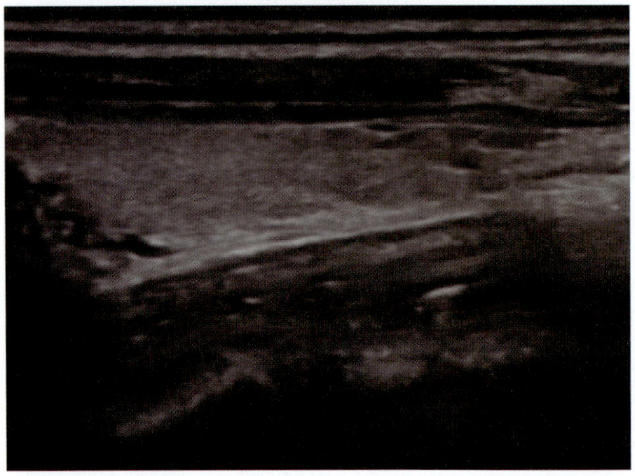

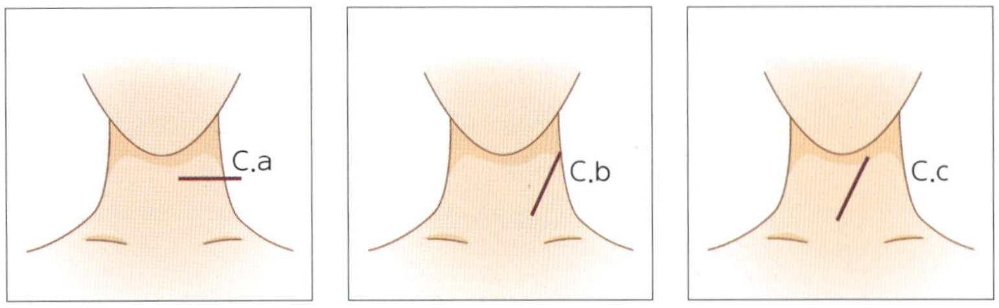

C

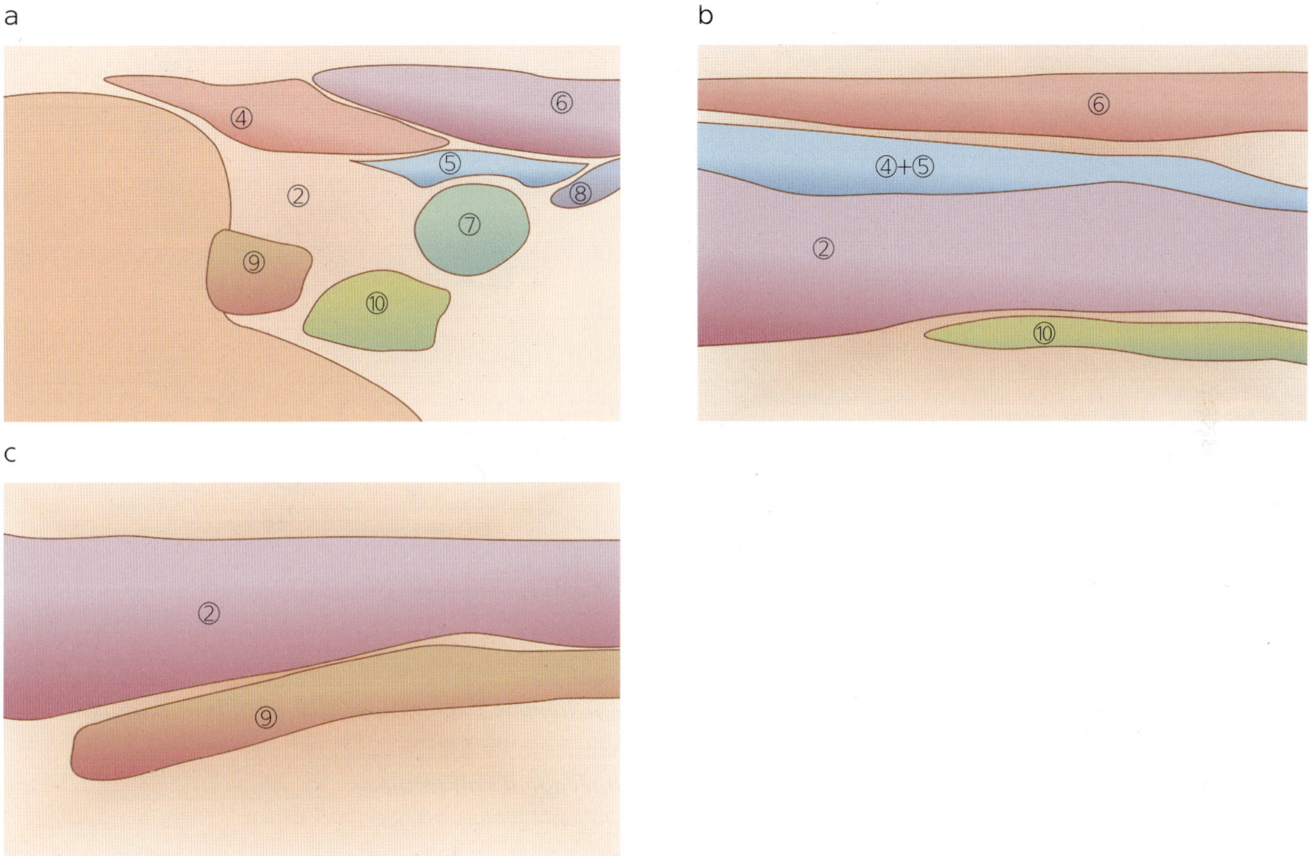

① 갑상샘 오른엽(갑상선 우엽) *right lobe of thyroid gland*
② 갑상샘 왼엽(갑상선 좌엽) *left lobe of thyroid gland*
③ 기관 *trachea*
④ 복장목뿔근(흉골설골근) *sternohyoid muscle*
⑤ 복장방패근(흉골갑상근) *sternothyroid muscle*
⑥ 목빗근(흉쇄유돌근) *sternocleidomastoid muscle*
⑦ 온목동맥(총경동맥) *common carotid artery*
⑧ 속목정맥 *internal carotid artery*
⑨ 식도 *esophagus*
⑩ 긴목근(경장근) *long muscle of neck*
⑪ 척추골몸통(추체) *vertebral body*
⑫ 협부 *isthmus lobe*
⑬ 기관고리 *trachea ring*

정상 부갑상샘(부갑상선, parathyroid gland)은 통상 초음파영상에서는 관찰할 수 없으나, 시상단면상(sagittal images)에서 관찰되는 경우가 있다. Echo pattern은 갑상샘(thyroid gland)과 비슷하거나 약간 낮은 에코이다.

목(경부) 연조직의 계측 / measurement of soft-tissue of lateral neck

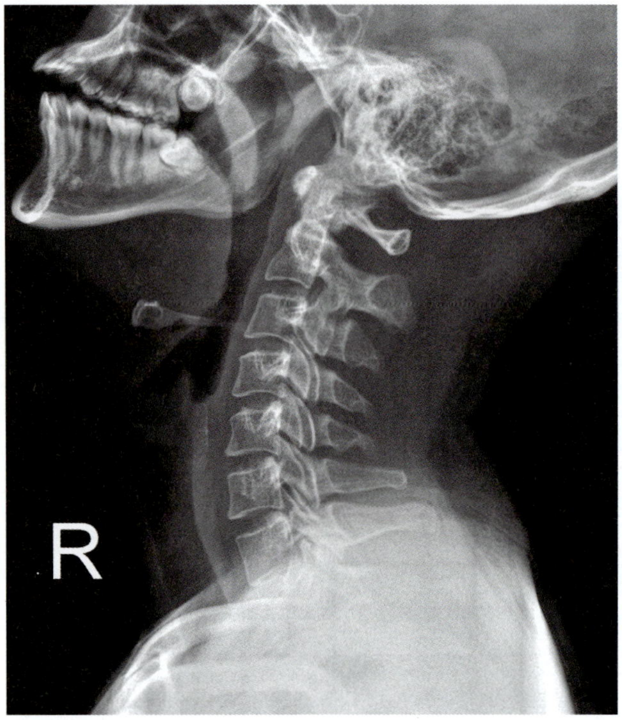

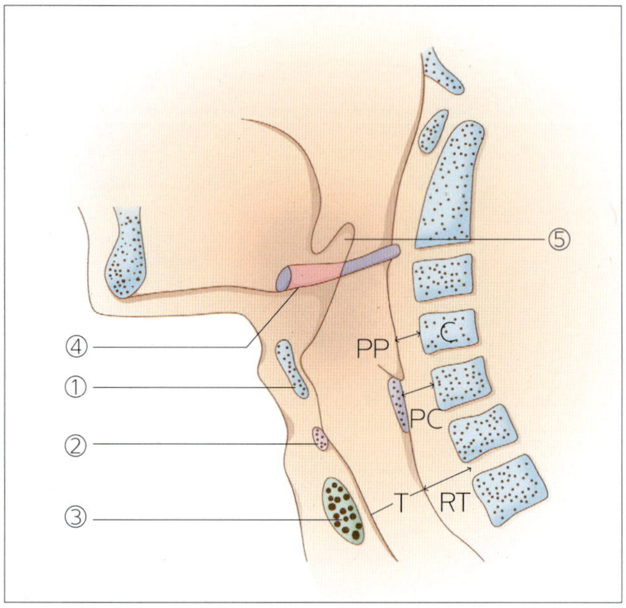

① 방패연골(갑상연골) 앞각
anterior angle of thyroid cartilage
② 반지연골(윤상연골) *cricoid cartilage*
③ 갑상샘 잘룩(갑상선 협부)
isthmus of thyroid gland
④ 목뿔뼈(설골) *hyoid bone*
⑤ 후두덮개(후두개) *epiglottis*

C:넷째목뼈(넷째경추골)의 전후직경
anteroposterior dimention of CIV vertebral body
PP:인두뒤연조직(인두후부연부조직)
postpharyngeal soft tissue
PC:반지연골뒤연조직(윤상연골후부연부조직)
postcricoid soft tissue
T:기관(협착부) 전후직경
anteroposterior dimention of tracheal constriction
RT:기관뒤연조직(기관후부연부조직)
retrotracheal soft tissue

경추골(목뼈, cervical vertebra) 앞부분에는 인두(pharynx) 또는 식도(esophagus)와 사이에 지방으로 이루어진 공간이 있다. 이 척추뼈몸통앞공간(추체전간극, anterior space of vertebral body)은 농양(abscess), 혈종(hematoma), 기종(pneumatosis), 종양(tumor) 등이 있을 수 있는 잠재적인 공간이다. 인두뒤연조직(PP, postpharyngeal soft tissue)은 인두뒤벽(postpharyngeal)의 두께와 척추뼈몸통앞간격의 합계를 나타내며, 반지연골뒤연조직(PC, postcricoid soft tissue)은 PP에 인두근에 의한 연부음영을 더한 것이다. 기관뒤연조직(RT, retrotracheal soft tissue)은 기관뒤벽(retrotracheal wall)의 두께, 식도의 앞벽의 두께 및 척추뼈몸통앞간격의 합계를 나타내며, 갑상샘잘룩(갑상선 협부, isthmus of thyroid gland) 높이에서의 기관협착부(tracheal stenosis)로 계측한다. 정상적으로 PP≦6mm, PC≦9mm, RT≦15mm(남성), 13mm(여성), RT와 같은 높이에서 기관투명 대 전후직경(T)과의 비(RT · T비)는 1 이하이다.

05 허파[폐], 가슴세로칸(종격), 복장뼈(흉골)

lungs, mediastinum and sternum

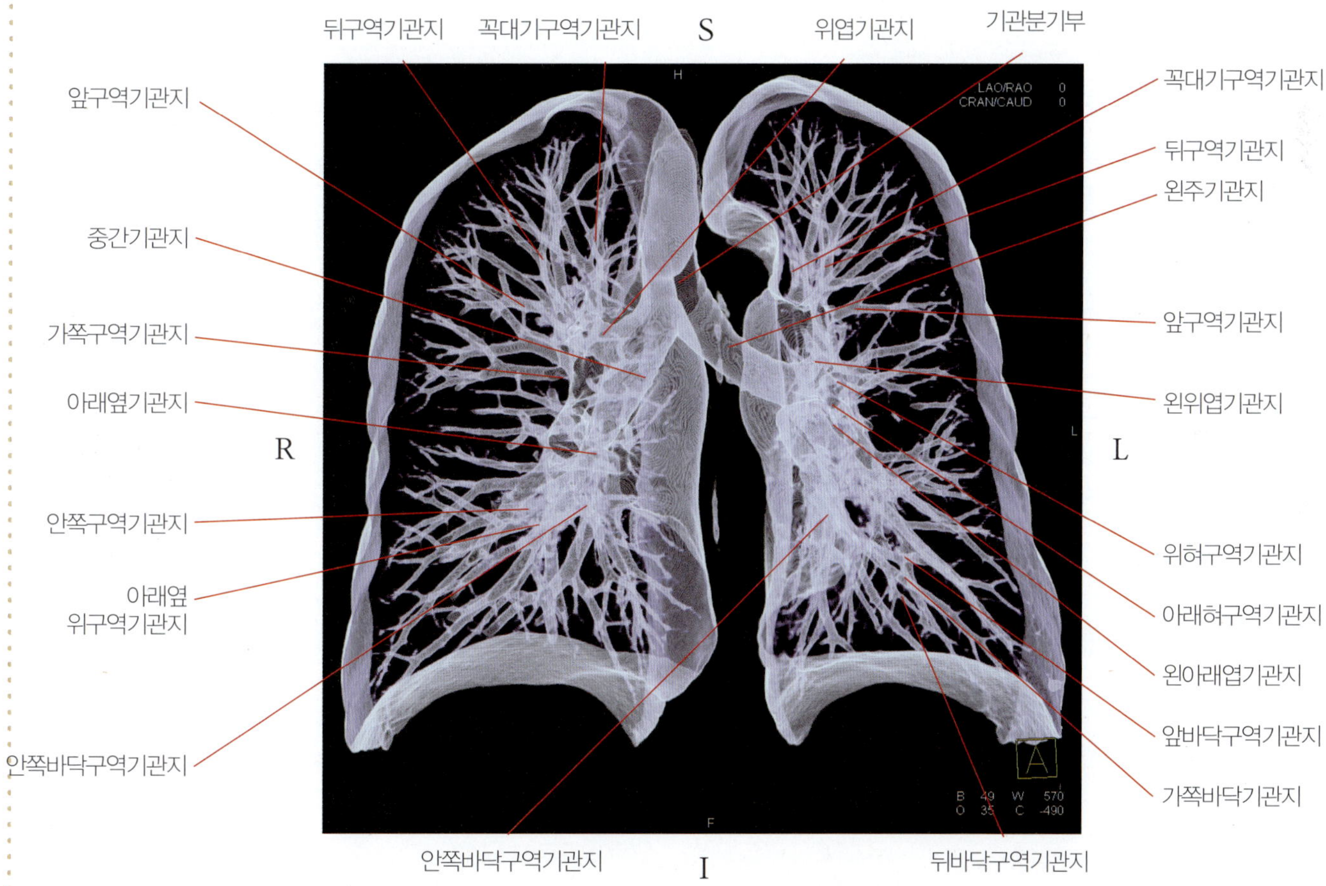

기도(airways), 3차원 CT영상(Coronal view)

가슴안(흉강, thoracic cavity)은 가로막(횡격막, diaphragm)으로 아래쪽에 있는 배안(복강, abdominal cavity)과 나누어져 있으며, 둘레는 한 개의 복장뼈(흉골, sternum), 열 두 쌍의 갈비뼈(늑골, ribs), 열 두 개의 흉추골(등뼈, thoracic vertebrae), 갈비사이근(intercostal muscle) 및 가슴가로근(transversus thoracis muscle)으로 이루어진 공간이다.
가슴세로칸(종격, mediastinum)은 허파(폐, lung)와 흉막(가슴막, pleura)을 제외한 가슴안 부분이다.

가슴우리(흉곽)와 가슴세로칸(종격)-영상 이해를 위한 맨눈해부학 보기 / Thoracic Outlet and Mediastinum - Review of Gross Anatomy

가슴우리 윗면

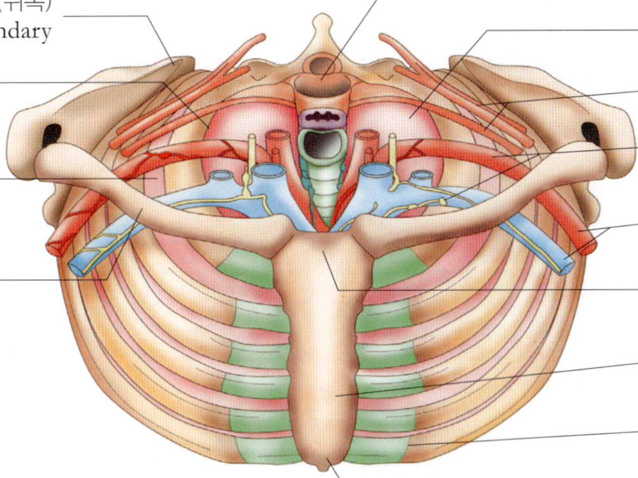

가슴세로칸 시상면

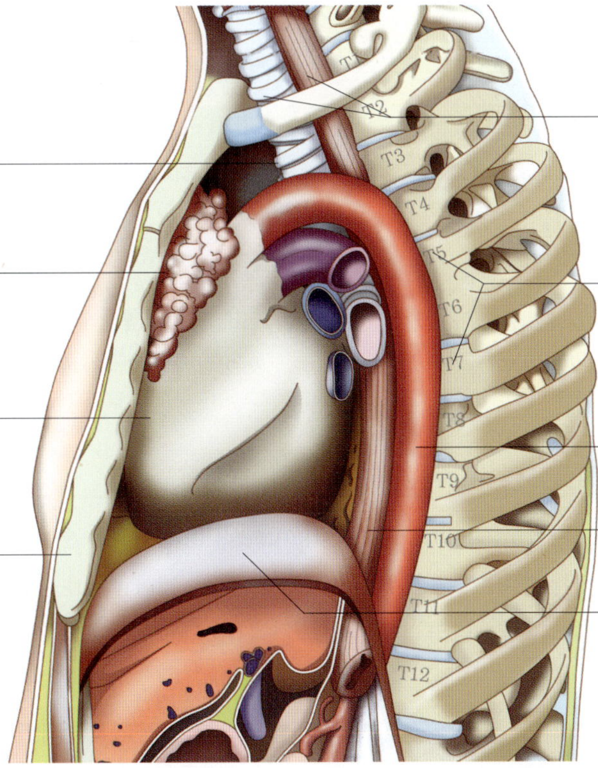

가슴[흉부]의 정면촬영상 / P-A projection of chest

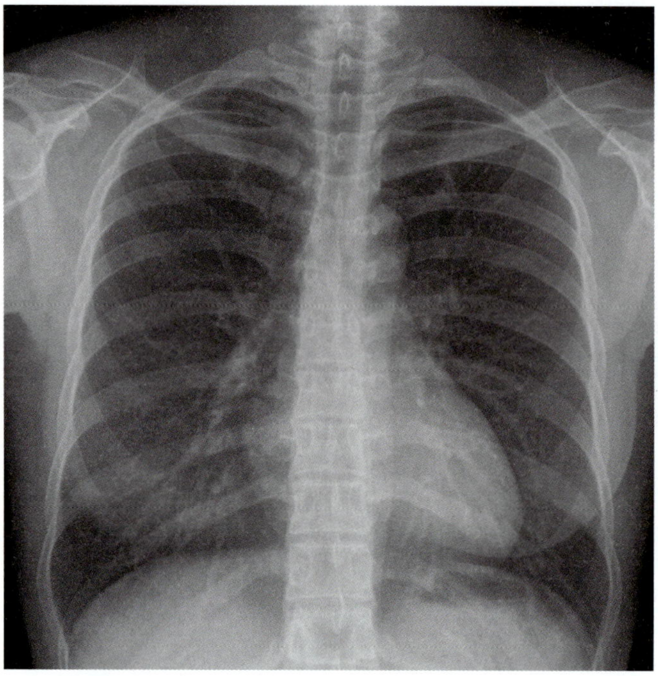

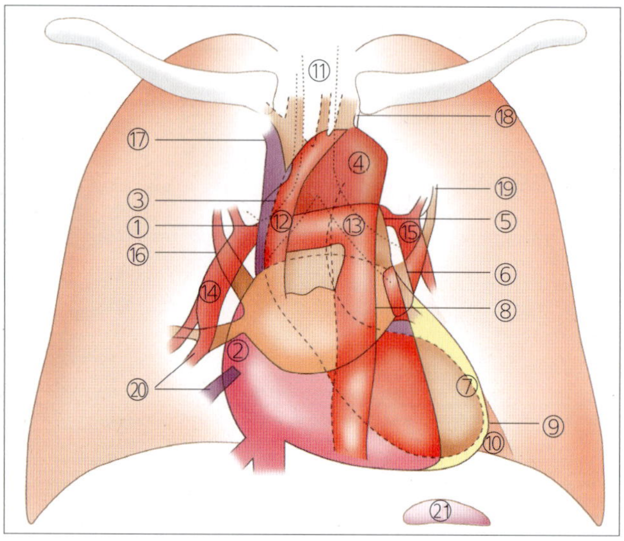

① 위대정맥(상대정맥) *superior vena cava*
② 오른심방(우심방) *right atrium*
③ 홀정맥(기정맥) *azygous vein*
④ 대동맥활(대동맥궁) *aortic arch(aortic knob)*
⑤ 허파동맥(폐동맥간) *main pulmonary artery*
⑥ 왼심방귀(좌심이) *left atrial appendage*
⑦ 왼심실(좌심실) *left ventricle*
⑧ 내림대동맥(하행대동맥) *descending aorta*
⑨ 심장끝(심첨) *cardiac apex*
⑩ 심장끝지방(심첨지방) *apical fat pad*
⑪ 기관 *trachea*
⑫ 오른기관지(우주기관지) *right main bronchus*
⑬ 왼기관지(좌주기관지) *left main bronchus*
⑭ 오른허파동맥 내림가지(우폐동맥 하행지) *descending branch of right pulmonary artery*
⑮ 왼허파동맥(좌폐동맥) *left pulmonary artery*
⑯ 오른위엽허파정맥(우상엽폐정맥) *right upper lobe pulmonary vein*
⑰ 오른무명정맥(우무명정맥) *right innominate vein*
⑱ 왼빗장밑동맥(좌쇄골하동맥) *left subclavian artery*
⑲ 왼위엽허파정맥(좌상엽폐정맥) *left upper lobe pulmonary vein*
⑳ 오른아래엽허파정맥(우하엽폐정맥) *right lower lobe pulmonary vein*
㉑ 위속 공기포(위포) *magenblase(gas bubble of stomach)*

가슴(흉부, chest) X선촬영은 선자세 후전방향 정면촬영이 기본이다.

흉부 X선사진은 허파(폐, lungs)와 심장(heart)·대혈관(large blood vessel)을 포함한 가슴세로칸(종격, mediastinum)의 관찰을 주목적으로 하지만, 갈비뼈(늑골, rib)· 복장뼈(흉골, sternum)·척추뼈(vertebrae) 등의 뼈가슴우리(골흉곽, bony thorax)가 투영되며, 피부(skin)·지방(fat)·근육(muscle) 등 가슴벽(흉벽, chest wall)의 연조직(soft tissue) 음영도 나타난다.

골격(ossature), 연조직, 가로막(횡격막, diaphragm) 및 갈비가로막각(늑골횡격막각, costophrenic angle), 가로막 아래, 허파문(폐문, pulmonary hilum), 폐구역(허파구역, bronchopulmonary segments)에 대하여 상세히 관찰할 필요가 있다.

가슴[흉부]의 측방향촬영상 / lateral view of chest

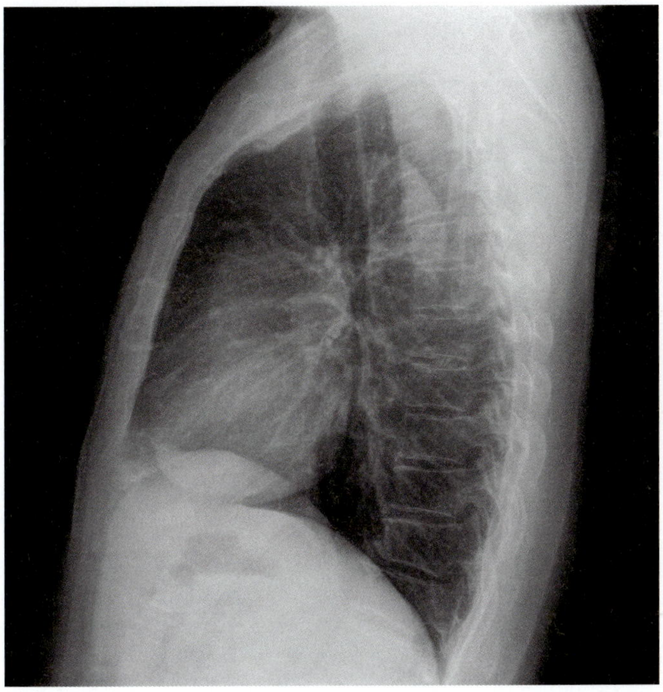

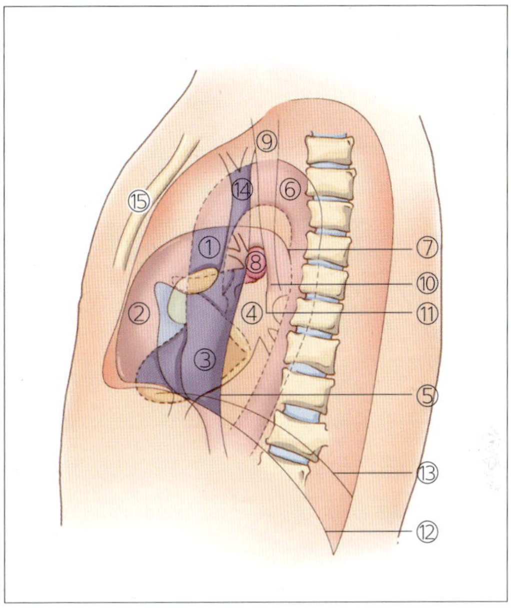

① 허파동맥(폐동맥간) *main pulmonary artery*
② 오른심실(우심실) *right ventricle*
③ 왼심실(좌심실) *left ventricle*
④ 왼심방(좌심방) *left atrium*
⑤ 아래대정맥(하대정맥) *inferior vena cava*
⑥ 대동맥활(대동맥궁) *aortic arch*
⑦ 왼허파동맥(좌폐동맥) *left pulmonary artery*
⑧ 오른허파동맥(우폐동맥) *right pulmonary artery*
⑨ 기관 *trachea*
⑩ 왼기관지(좌기관지) *left bronchus*
⑪ 오른기관지(우기관지) *right bronchus*
⑫ 오른가로막(우횡격막) *right hemidiaphragm*
⑬ 왼가로막(좌횡격막) *left hemidiaphragm*
⑭ 위대정맥(상대정맥) *superior vena cava*
⑮ 복장뼈(흉골) *sternum*

정면촬영상(front view)에서 심장(heart)·가로막(횡격막, diaphragm)·뼈대(골격, skeleton)에 의해 가리워진 많은 정보를 얻기 위해 측방향촬영은 routine study로서 사용한다.

폐야(lung field)와 함께 심장음영(heart shadow)의 앞위모서리, 뒤모서리, 아래대정맥(하대정맥, inferior vena cava), 기관(trachea), 기관지(bronchus), 오른/왼 허파동맥(폐동맥 left pulmonary artery, right pulmonary artery), 대동맥활(대동맥궁, aortic arch) 등을 확인하는데 유의해야 한다.

허파엽(폐엽)과 엽사이틈새(엽간열) / lobes and interlobar fissures of lung

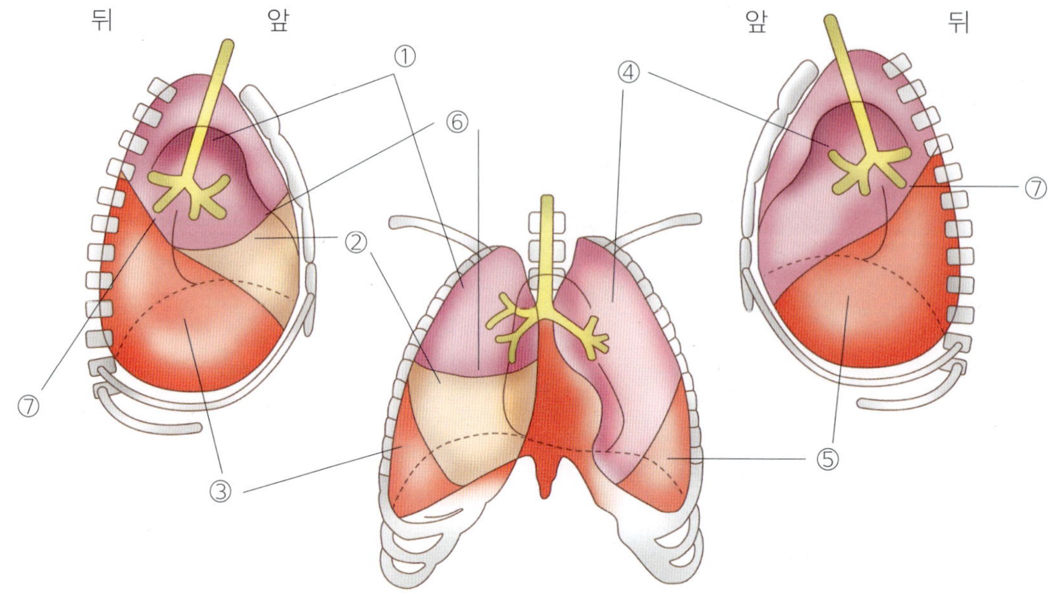

① 오른허파(오른폐) 위엽(우상엽) *upper lobe of right lung*
② 중간엽(중엽) *middle lobe of right lung*
③ 오른허파(오른폐) 아래엽(우하엽) *lower lobe of right lung*
④ 왼허파(왼폐) 위엽(좌상엽) *upper lobe of left lung*
⑤ 왼허파(왼폐) 아래엽(좌하엽) *lower lobe of left lung*
⑥ 작은엽사이틈새(소엽간열) *minor fissure(horizontal fissure)*
⑦ 큰엽사이틈새(대엽간열) *major fissure(oblique fissure)*

엽사이틈새(엽간열, interlobar fissure)는 허파엽(폐엽, lobe)을 둘러싸는 허파쪽가슴막(폐쪽흉막, pulmonary pleura, 내장쪽가슴막, visceral pleura)이 접합하여 형성한다.

정면촬영상(posteroanterior view)에서는 오른허파(오른폐, right lung) 위엽(상엽, upper lobe)과 중간엽(중엽, middle lobe)사이에 있는 작은엽사이틈새(소엽간열, minor fissure(horizontal fissure))가 가는 줄모양의 음영으로 수평으로 그어져 있으며, 이것을 수평틈새(수평열, horizontal fissure), "Haarlinie 모발선"이라 한다.

큰엽사이틈새(대엽간열, major fissure(oblique fissure))는 측방향촬영상(lateral view)에서 가는 줄모양 음영으로 보이며, 이것은 허파(폐, lung) 뒤위쪽에서 가로막(횡격막, diaphragm)의 앞쪽 복장뼈(흉골, sternum)로 수cm 뒤쪽에 기울어져 나타난다. 이것을 경사틈새(사열, oblique fissure)라 한다. 큰엽사이틈새는 오른갈비가로막각(우늑골횡격막각, right costophrenic angle)에 가깝게 가쪽가슴벽(측흉벽, lateral chest wall)을 따라가는 직선으로, 특히 어린이에게서 많이 볼 수 있다. 이것을 vertical line of Davis라 한다.

폐에는 많은 덧엽(부엽, accessory lobes)이 있어, 그것과 같이 있는 덧엽사이틈새(부엽간열, accessory interlobar fissures)를 확인할 수 있다.

기관뒤삼각 / retrotracheal triangle(retrotracheal space)

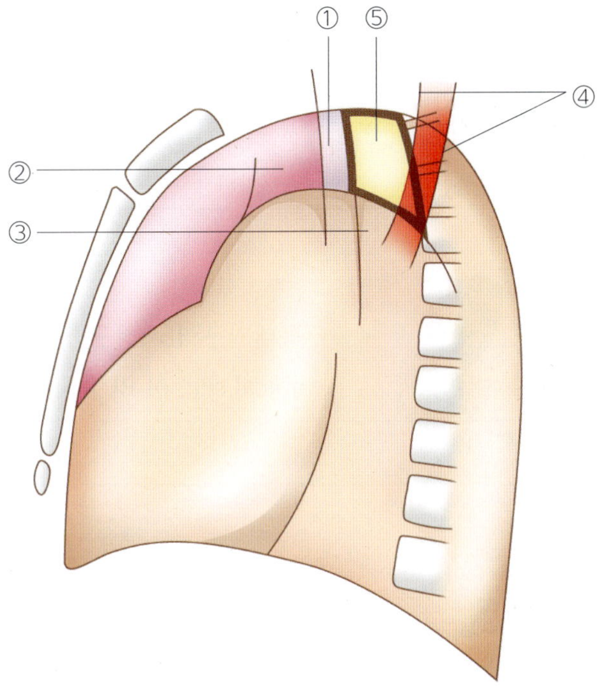

① 기관 *trachea*
② 대혈관 *great vessels*
③ 대동맥활(대동맥궁) *aortic arch*
④ 어깨뼈(견갑골) *scapula*
⑤ 기관뒤삼각(기관후삼각) *retrotracheal triangle*

기관뒤삼각(기관후삼각, retrotracheal triangle)은 앞쪽은 기관(trachea), 아래쪽은 대동맥활(대동맥궁, aortic arch), 뒤쪽은 흉추(등뼈, thoracic vertebra), 윗쪽은 가슴우리(흉곽, thoracic cage)입구부로 둘러쌓인 clear space 이다. 대동맥활(aortic arch), 오른빗장밑동맥(우쇄골하동맥, right subclavian artery) 이상(異常) 등 또는 식도(esophagus) 병변(lesion)에 의해 이 clear space가 침해를 받는다.

폐구역[허파구역] / segments of lungs

오른허파(오른폐), 위엽(상엽) 및 중간엽(중엽)의 구역 (segments of right upper lobe and middle lobe)

측면상　　　　정면상

뒤　　앞　　　　오른쪽

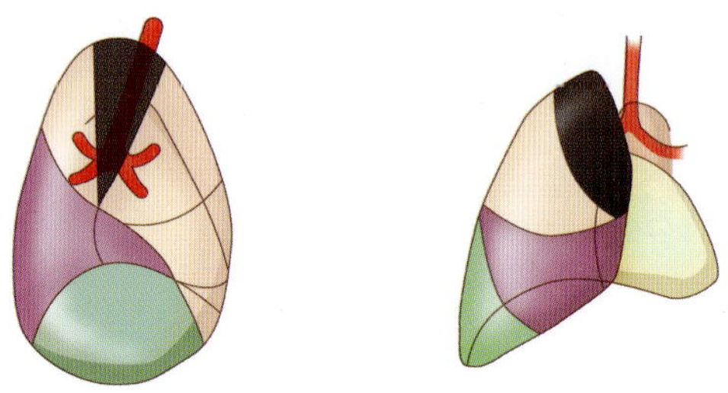

꼭대기구역(폐첨구)
apical seg. of RUL(S I)

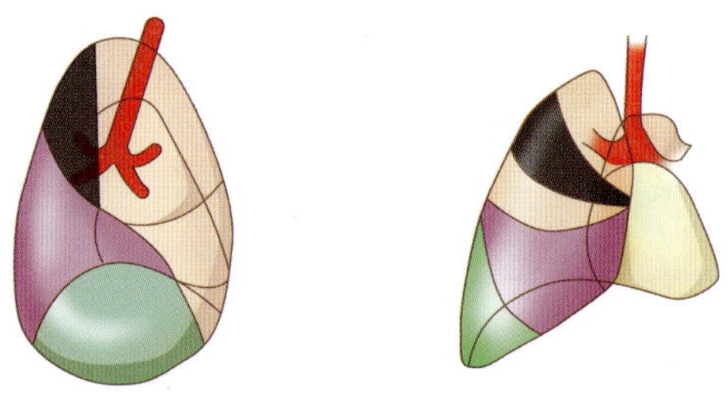

위엽뒤구역(후상엽구)
posterior seg. of RUL(S Ⅱ)

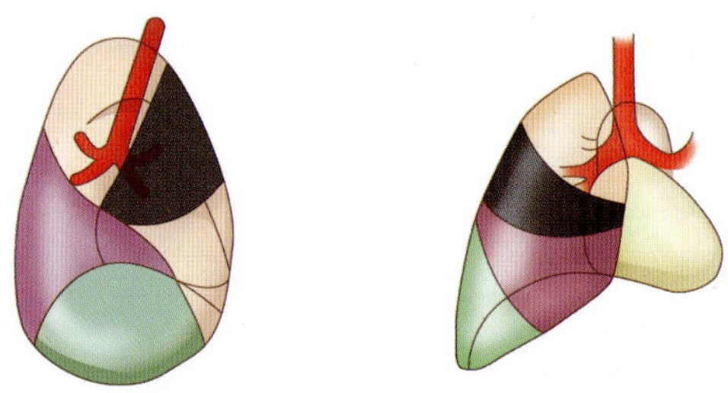

위엽앞구역(전상엽구)
anterior seg. of RUL(S Ⅲ)

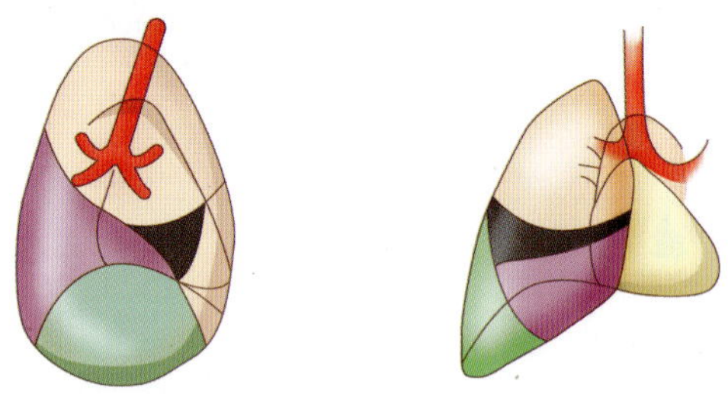

중간엽가쪽구역(외측중엽구)
lateral seg. of RML(S Ⅳ)

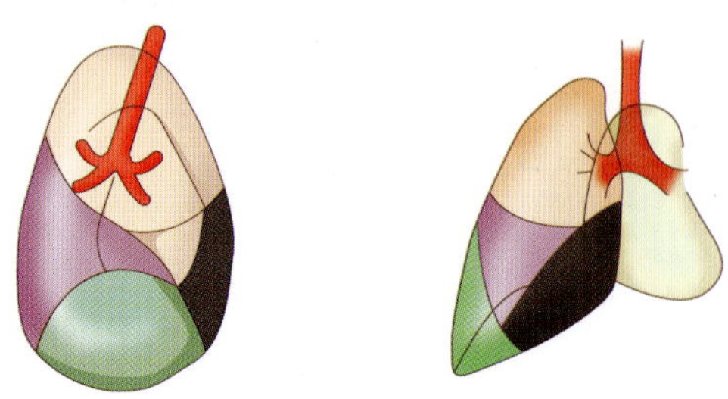

중간엽안쪽구역(내측중엽구)
medial seg. of RML(S Ⅴ)

오른허파(오른폐), 아래엽(하엽)의 구역 (segments of right lower lobe)

측면상	정면상	
뒤 앞	오른쪽	
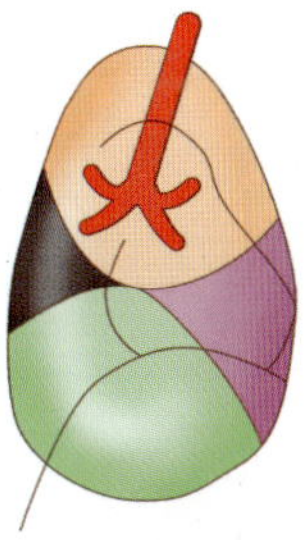	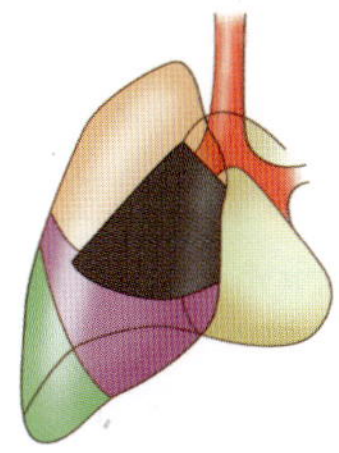	아래엽위구역(상하엽구) superior seg. of RLL(S Ⅵ)
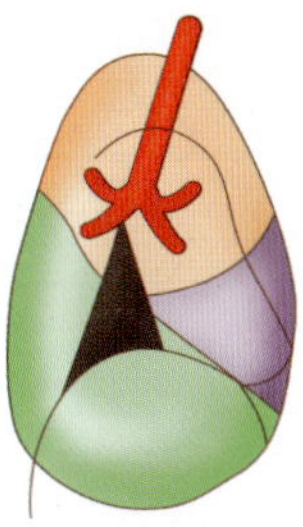	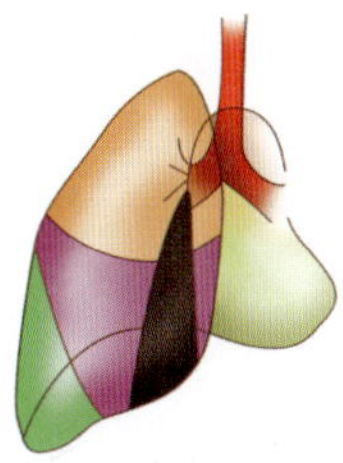	안쪽바닥구역(내측폐저구) medial basal seg. of RLL(S Ⅶ)
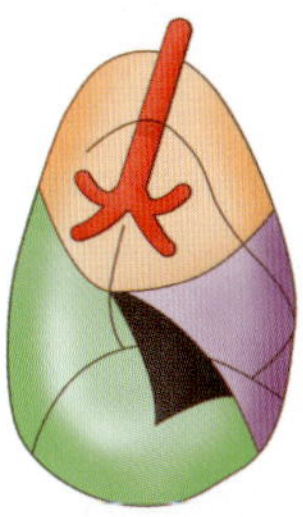	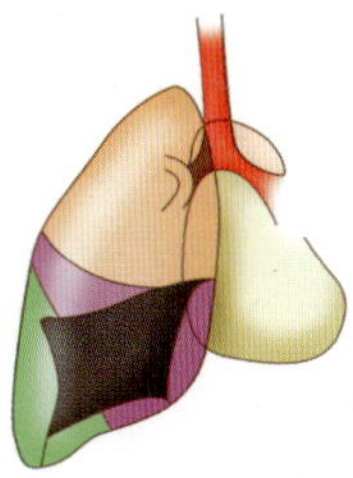	앞바닥구역(전폐저구) anterior basal seg. of RLL(S Ⅷ)
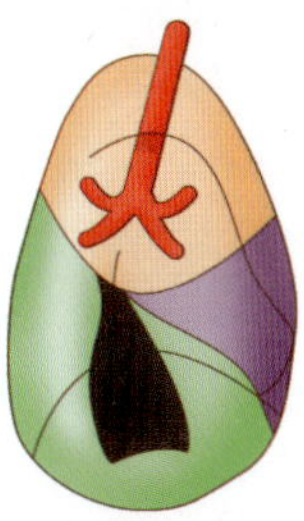	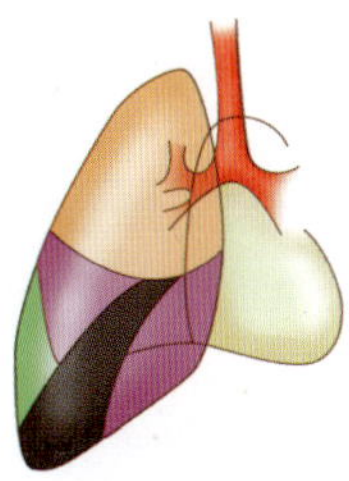	가쪽바닥구역(외측폐저구) lateral basal seg. of RLL(S Ⅸ)
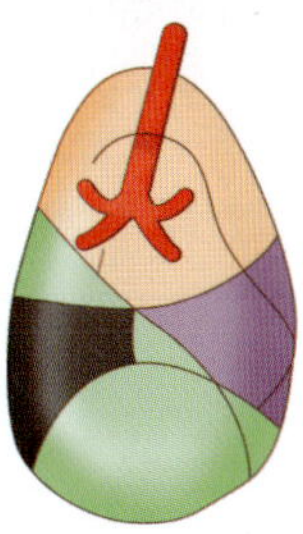	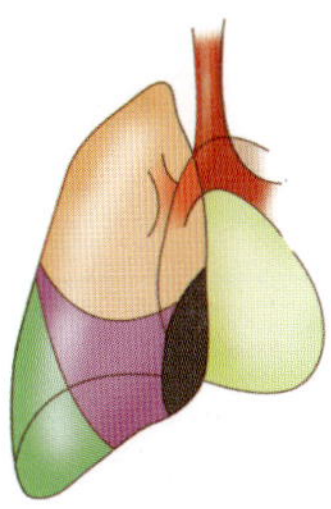	뒤바닥구역(후폐저구) posterior basal seg. of RLL(S Ⅹ)

왼허파(왼폐), 위엽(상엽)의 구역 (segments of left upper lobe)

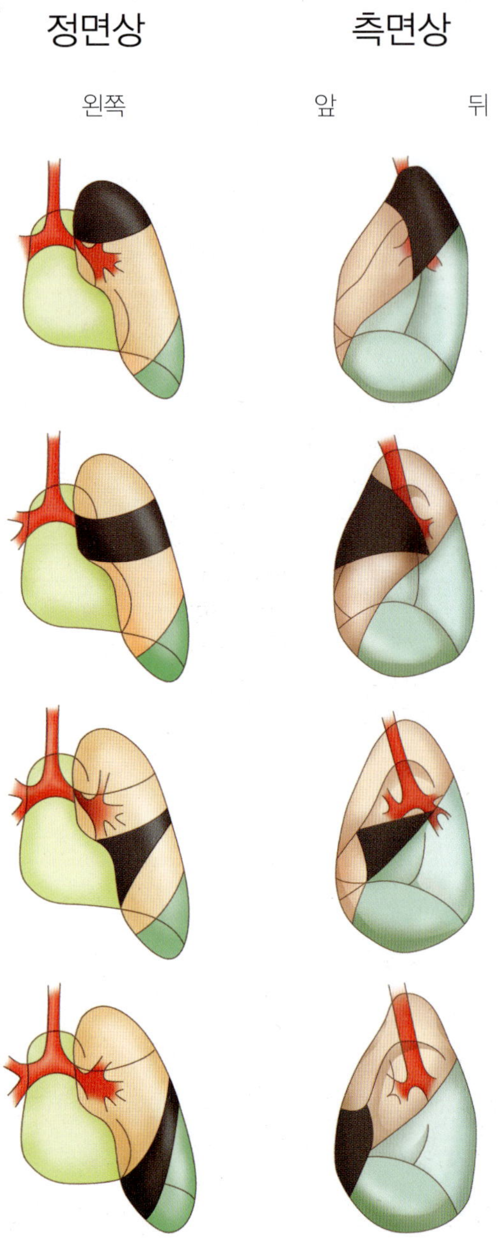

꼭대기뒤구역(폐첨후구)
apicoposterior seg. of LUL(S Ⅰ+Ⅱ)

위엽앞구역(전상엽구)
anterior seg. of LUL(S Ⅲ)

위혀구역(상설구)
superior seg. of lingula(S Ⅳ)

아래혀구역(하설구)
inferior seg. of lingula(S Ⅴ)

왼허파(왼폐), 아래엽(하엽)의 구역 (segments of left lower lobe)

정면상 측면상

왼쪽 앞 뒤

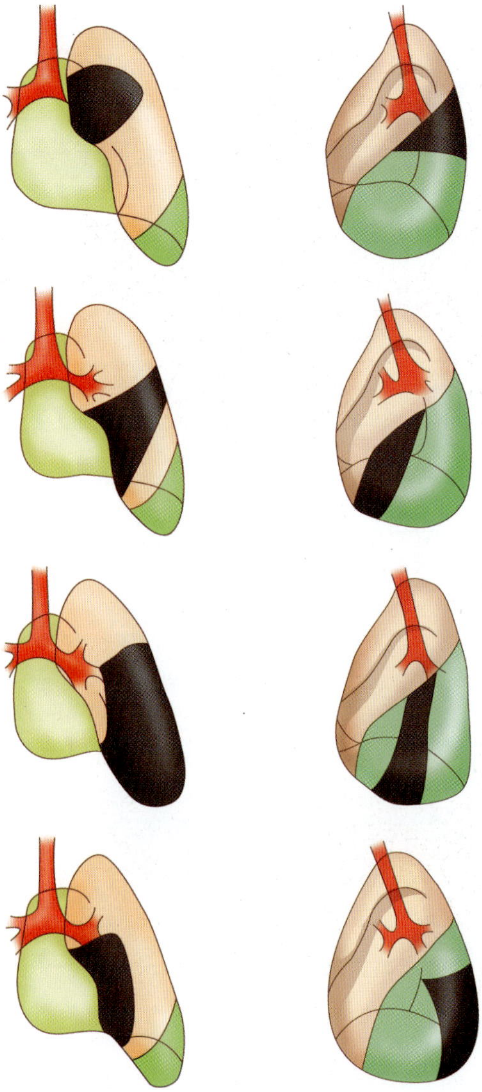

아래위구역(상하엽구)
superior seg. of LLL(S Ⅵ)

안쪽앞바닥구역(전내측폐저구)
anteromedial basal seg. of LLL(S Ⅶ+Ⅷ)

가쪽바닥구역(외측폐저구)
lateral basal seg. of LLL(S Ⅸ)

뒤바닥구역(후폐저구)
posterior basal seg. of LLL(S Ⅹ)

폐구역(허파구역, bronchopulmonary segments)은 기관지(bronchus)와 깊은 관계가 있으나, 기관지의 분기 양식에는 개인차가 있다. 따라서 그림에서 표시한 폐구역의 분포에도 여러 가지 정상적인 변이가 있을 수 있다. 여러 병변, 특히 폐염(pneumonitis)은 폐구역을 단위로 하여 발생한다.

기관지-영상 이해를 위한 맨눈해부학 보기 / Bronchus - Review of Gross Anatomy

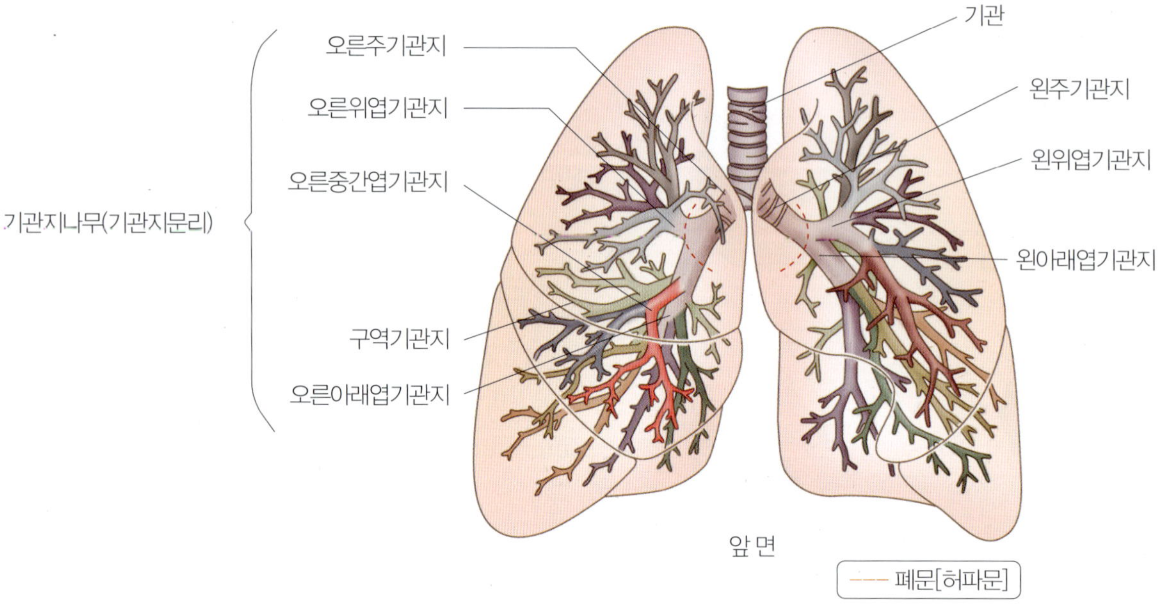

오른허파엽
위엽
Apical
Posterior
Anterior
중간엽
Lateral
Medial
아래엽
Superior
Anterior basal
Medial basal
Lateral basal
Posterior basal

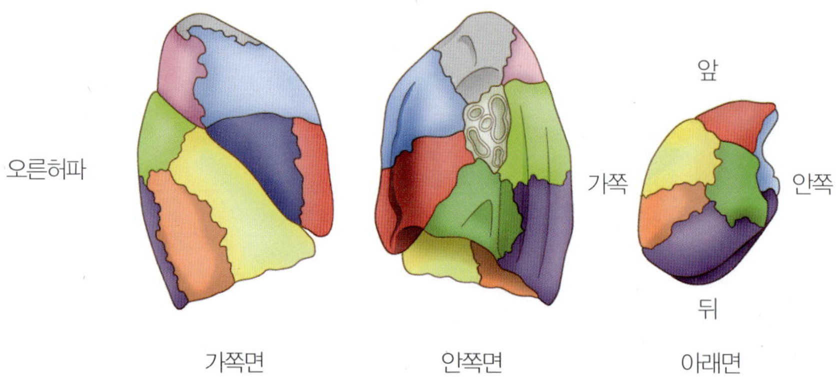

왼허파엽
위엽
Apical
Posterior
Anterior
Superior lingular
Inferior lingular
아래엽
Superior
Anterior basal
Medial basal
Lateral basal
Posterior basal

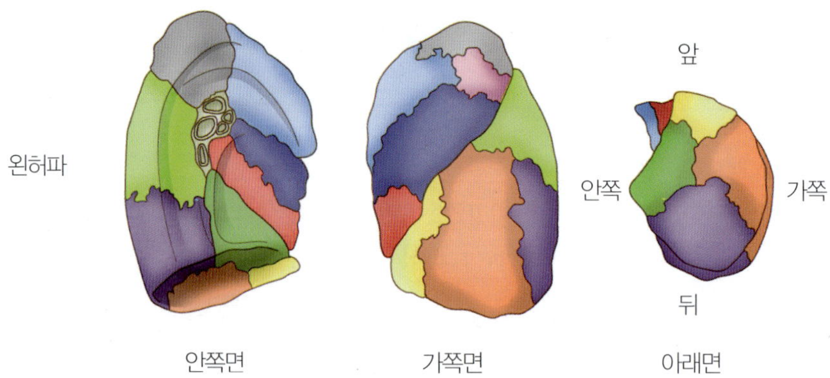

허파꼭대기(폐첨) 촬영상 / apical lordotic view

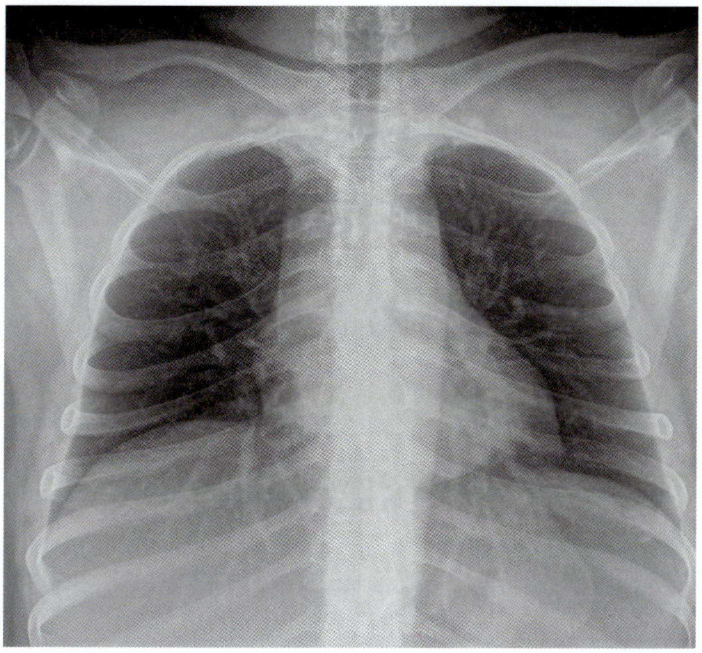

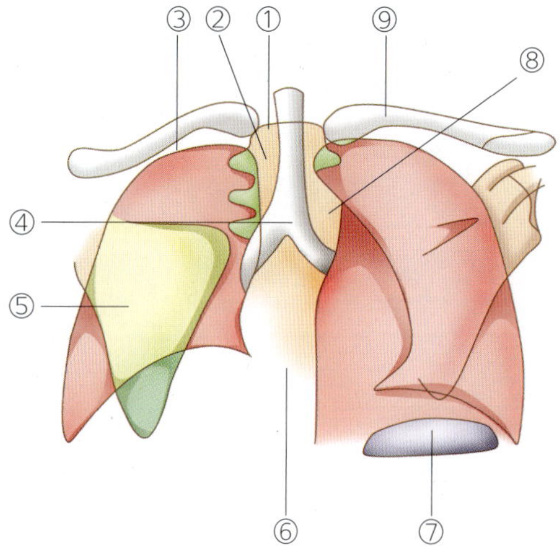

① 복장뼈자루(흉골병) *manubrium*
② 위대정맥(상대정맥) *superior vena cava*
③ 가슴막꼭대기(폐첨흉막) *apical pleura*
④ 기관갈림(기관분기부) *bifurcation of trachea*
⑤ 어깨뼈(견갑골) *scapula*
⑥ 내림가슴대동맥(하행흉대동맥) *descending thoracic aorta*
⑦ 위속 공기포(위포) *magenblase*
⑧ 대동맥활(대동맥궁) *aortic knob*
⑨ 빗장뼈(쇄골) *clavicle*

허파꼭대기(폐첨, apex of lung) 촬영상에서는 가슴(흉부, chest) 정면촬영사진에서 빗장뼈(쇄골, clavicle)와 갈비뼈(늑골, rib)에 의해 가려지는 허파꼭대기부의 병변(lesion)과, 전후직경(conjugata)에 비해 경사직경(diameter obliqua)이 더 큰 오른허파(right lung)의 중간엽(중엽, middle lobe)과 왼허파(left lung)의 혀구역(설상구, lingular segment) 및 양쪽 허파(lung)의 아래엽위구역(상하엽구, superior segment of lower lobe)이 뚜렷하게 나타난다. 이 촬영법을 Lindblom법이라고 한다.

허파꼭대기(apex of lung) 촬영을 위해 환자는 바로 서서 양 손등을 엉덩이 위에 얹고 팔꿉(elbow)을 되도록 앞으로 내어, 상수용체면에서 약 30cm 즘 떨어진 곳에서 윗몸을 뒤쪽으로 구부려, 배(복부, abdomen)를 앞으로 밀어내도록 하여 어깨(shoulder)를 영상면(image plane)에 걸치게 한다.

허파문(폐문)의 높이 / height of pulmonary hili

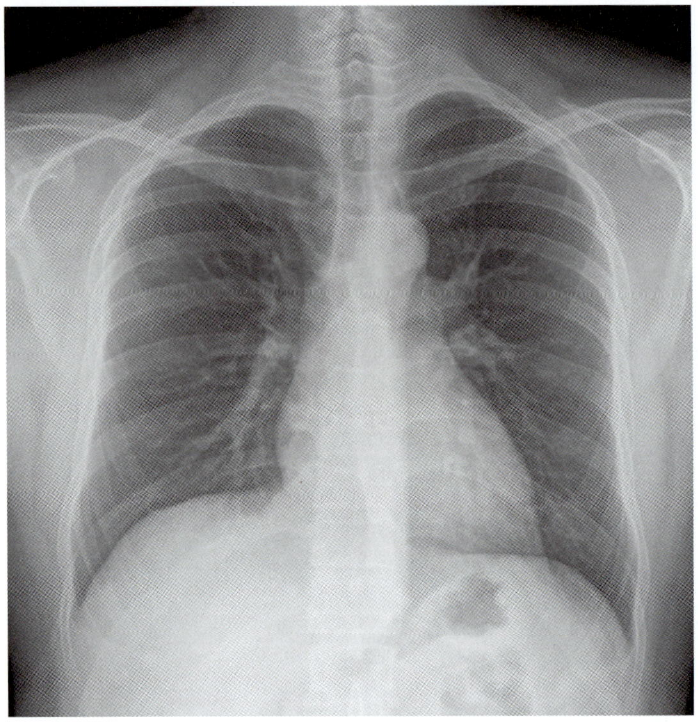

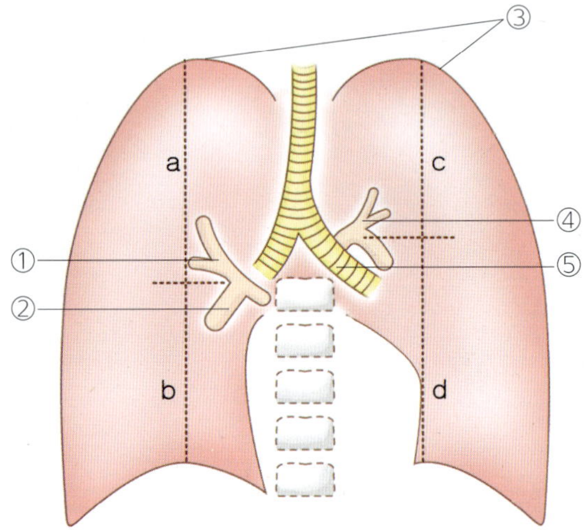

① 오른위엽정맥(우상엽정맥) *right upper lobe vein*
② 오른엽사이동맥(우엽간[폐저]동맥)
right interlobar[basal] artery
③ 허파꼭대기(폐첨)의 최고점
highest point of pulmonary apex
④ 왼허파문(좌폐문)을 구성하는 혈관음영
vessels contributing to density of left hilus
⑤ 왼기관지(좌주기관지) *left main bronchus*

오른허파문(우폐문, right hilus)의 높이는 오른위엽허파정맥(우상엽정맥, right upper lobe pulmonary vein)과 오른엽사이동맥(우엽간동맥, right interlobar[basal] artery)의 교차점으로 표시하며, 왼허파문(좌허파문, left hilus) 높이는 왼기관지(좌주기관지, left main bronchus)의 위모서리와 허파문(hilus)을 구성하는 혈관음영(blood vessel shadow) 위모서리의 중간점으로 표시한다. 좌우 허파문 높이의 수평선에 허파꼭대기(폐첨, apex of lung)의 가장 높은 점에서 가로막(횡격막, diaphragm)까지 수직선을 내리고 그림과 같이 a, b, c, d라 하면, 정상인에 있어서 a/b〉1, c/d〈1이 된다. 즉 왼허파문은 오른허파문보다 높은 위치에 있다.

정중선에서 각 허파문음영(hilar shadow) 바깥모서리까지의 최단거리를 허파문거리(폐문거리, hilar distance)라고 하며, 허파문의 크기는 편의상 허파문거리로써 나타낸다. 허파문거리는 오른쪽에서 5cm, 왼쪽에서 6cm 정도이다.

허파동맥(폐동맥)과 허파정맥(폐정맥) / pulmonary arteries and veins

허파혈관(폐혈관)조영 동맥상

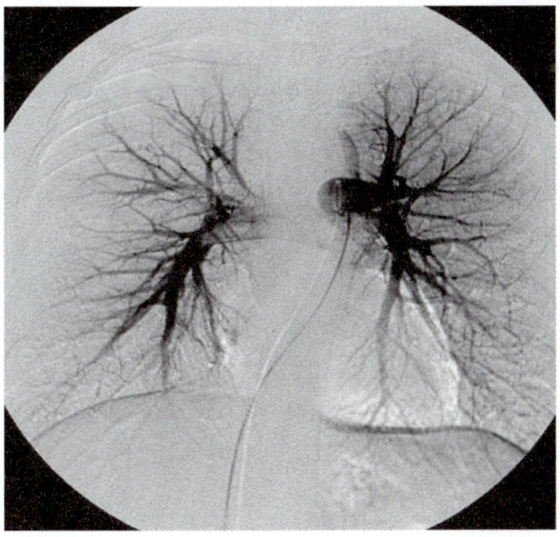

허파혈관(폐혈관)조영 정맥상

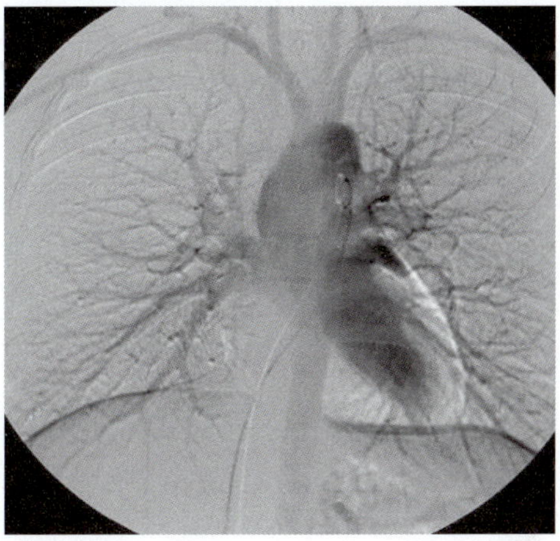

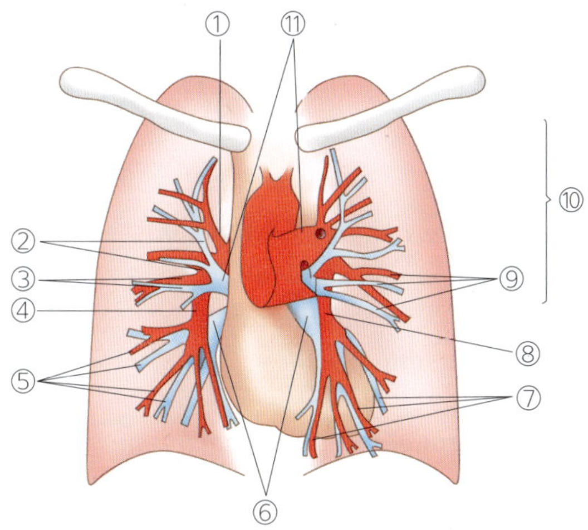

① 앞줄기(전간) *truncus anterior*
② 위엽정맥(상엽정맥) *upper lobe veins*
③ 중간엽동·정맥(중엽동·정맥) *middle lobe artery and vein*
④ 8 엽사이동맥(엽간[폐저]동맥) *interlobar[basal] artery*
⑤ 7 아래엽동·정맥(하엽동·정맥) *lower lobe arteries and veins*
⑥ 아래허파정맥(하폐정맥) *inferior pulmonary vein*
⑨ 혀구역동·정맥(설동·정맥) *lingular artery and vein*
⑩ 위엽동·정맥(상엽동·정맥) *upper lobe arteries and veins*
⑪ 위허파정맥(상폐정맥) *superior pulmonary vein*

오른허파동맥(우폐동맥, right pulmonary artery)은 가슴세로칸(종격, mediastinum)안에서 위엽(상엽, upper lobe)에 가지를 내는 앞줄기(전간, truncus anterior)와 중간·아래엽(중·하엽, middle, lower lobe)에 가지를 내는 엽사이동맥(엽간동맥, interlobar artery)으로 분기하여 가슴세로칸을 나온다. 한편, 왼허파동맥(좌폐 동맥, left pulmonary artery)은 왼기관지(좌주기관지, left main bronchus)를 타넘어 바깥뒤쪽으로 향하여 허파문(폐문, hilum)에서 왼위엽동맥(좌상엽동맥, left upper lobe artery)과 엽사이동맥(엽간동맥, interlobar[basal] artery)으로 분기한다.

오른위허파정맥(우상폐정맥, right upper lung vein)은 일반적으로 위엽과 중간엽의 정맥을 받으며, 아래허파정맥(하폐정맥, inferior pulmonary vein)은 아래엽(lower lobe)의 정맥을 받는다. 왼허파(left lung)에서는, 위허파정맥(상폐정맥, upper pulmonary vein)과 아래허파정맥(하폐정맥, lower pulmonary vein)은 각각 위엽(upper lobe)과 아래엽(lower lobe)의 정맥을 받지만 혀구역(설상구)의 정맥(lingular vein)은 때로는 아래허파정맥으로 흘러 들어간다.

가슴[흉부]의 연조직 음영 / soft tissue shadows of chest

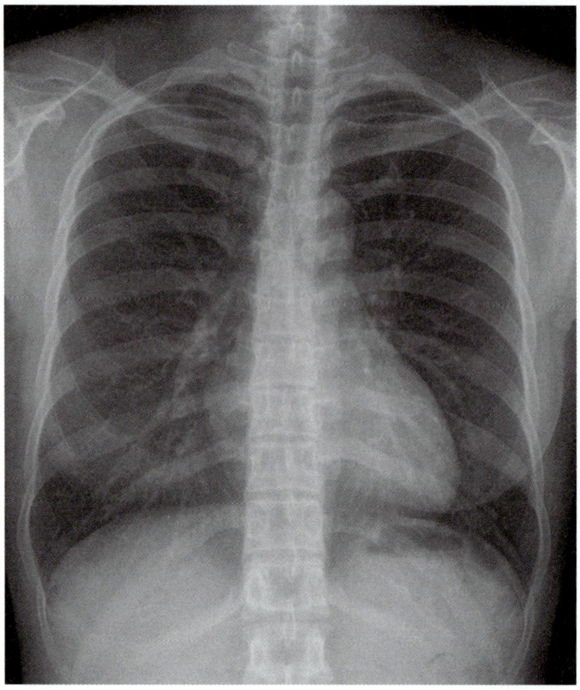

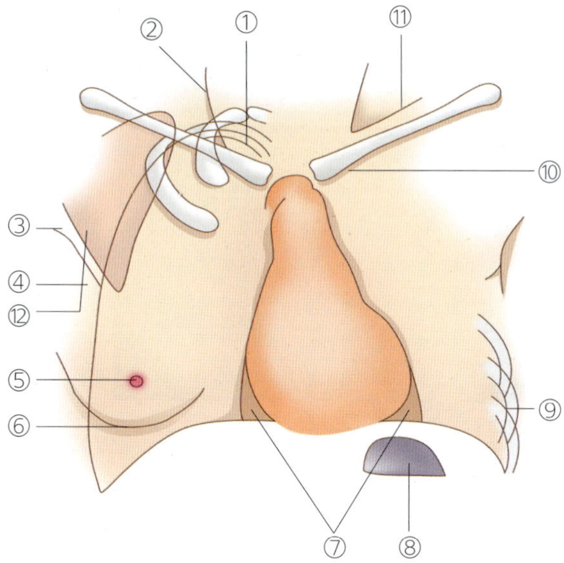

① 수반음영 *companion shadow*
② 목빗근(흉쇄유돌근) *sternocleidomastoid muscle*
③ 겨드랑(액와)주름 *axillary fold*
④ 가슴근(흉근) *pectoral muscle*
⑤ 젖꼭지(유두) *nipple*
⑥ 유방[젖] *breast*
⑦ 심장막지방층 *pericardial fat pad*
⑧ 위속 공기포(위포) *magenblase(gas bubble of stomach)*
⑨ 수반음영 *companion shadow*
⑩ 마름오목(능형와) *rhomboid fossa*
⑪ 수반음영 *companion shadow*
⑫ 앞톱니근(전거근)의 가쪽모서리(외측연) *lateral margin of serratus anterior muscle*

연조직(물렁조직, soft tissue)의 음영은 때로는 허파(폐, lung)안의 이상음영으로 잘못 인식될 경우가 있다. 좌 우의 차이가 있는 유방(젖, breast)이나 가슴근(흉근, pectoral muscle)의 음영에서는 겨드랑으로 이행하는 것을 확인하면 감별이 쉽다. 또한 둘째 갈비뼈(늑골, rib) 아래모서리의 수반음영(companion shadow)은 두툼한 가슴막(흉막, pleura), 그리고 갈비가로막각(늑골횡격막각, costophrenic angle) 위쪽의 수반음영은 적은 양의 흉수(pleural fluid)와 감별을 필요로 한다. 유방으로 대표되는 몸벽(체벽)의 연부종류(soft tissue tumor)가 가슴(흉부, chest) X선촬영상에 투영될 경우, 그 경계는 불완전하게 보인다. 유방음영(breast shadow)은 아래모서리는 뚜렷하지만 위모서리는 보이지 않는데, 이것을 incomplete border sign이라 한다.

가슴세로칸(종격)의 구분 / compartments of mediastinum

Felson의 분류 (Felson's classification)

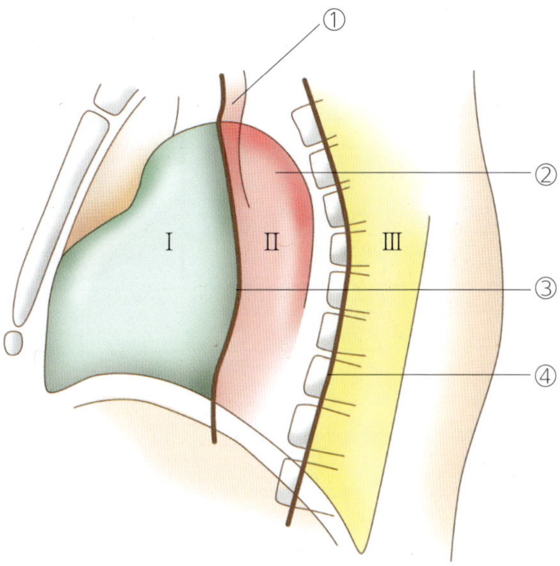

I. 앞가슴세로칸(전종격) *anterior mediastinum*
II. 중간가슴세로칸(중종격) *middle mediastinum*
III. 뒤가슴세로칸(후종격) *posterior mediastinum*

① 기관 *trachea*
② 대동맥활(대동맥궁) *aortic arch*
③ 심장뒤모서리(심장후연) *posterior margin of heart*
④ 흉추골[등뼈] 앞모서리에서 *1cm* 뒤쪽의 점을 연결한 선 *connecting point on each thoracic vertebrae 1cm behind its anterior margin*

Felson은 가슴세로칸(종격, mediastinum)을 기관(trachea)의 앞모서리와 심장(heart)의 뒤모서리를 연결한 선 및 흉추골(등뼈, thoracic vertebra) 앞모서리에서 1cm 뒤에 있는 점을 연결한 선으로 앞가슴세로칸(전종격, anterior mediastinum), 중간가슴세로칸(중종격, middle mediastinum), 뒤가슴세로칸(후종격, posterior mediastinum)으로 분류하였다. 이 분류는 간단하면서도 각각의 구역에 발생하는 병변과 밀접한 관계가 있으며, 가장 실제적인 진단에 의한 것이다.

Heitzman의 분류 (Heitzman's classification)

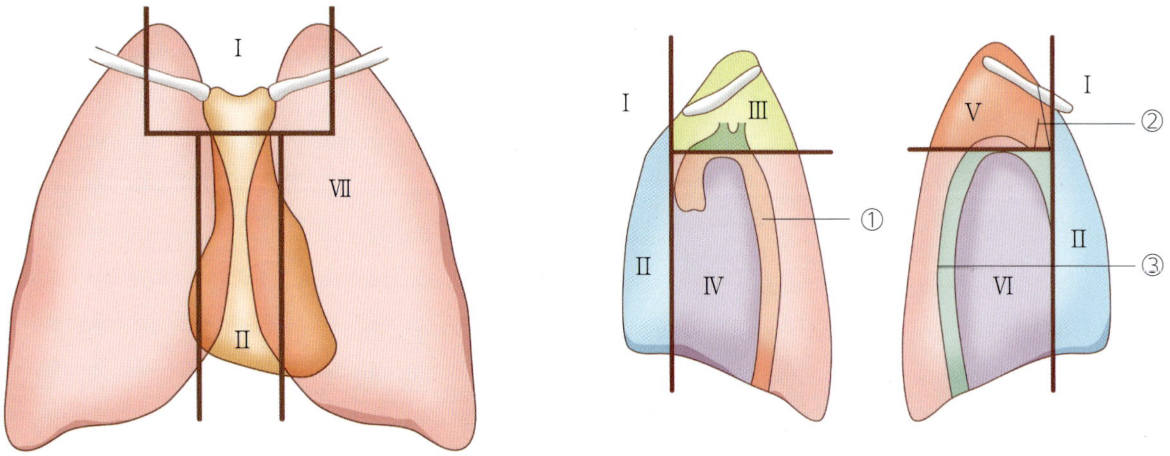

Ⅰ. 가슴우리(흉곽)입구부 *thoracic inlet*
Ⅱ. 앞가슴세로칸(전종격) *anterior mediastinum*
Ⅲ. 대동맥위부분 *supraaortic area*
Ⅳ. 대동맥아래부분 *infraaortic area*
Ⅴ. 홀정맥(기정맥)위부분 *supraazygous area*
Ⅵ. 홀정맥(기정맥)아래부분 *infraazygous area*
Ⅶ. 허파문(폐문) *hilum*

① 대동맥 *aorta*
② 위대정맥(상대정맥) *superior vena cava*
③ 홀정맥(기정맥) *azygous vein*

Heitzman은 앞가슴세로칸(전종격, anterior mediastinum)의 뒤쪽을 왼쪽은 대동맥활(대동맥궁, aortic arch)로 위·아래로 나누고, 오른쪽은 홀정맥활(기정맥궁, azygous venous arch)로 위·아래로 나누어, 대동맥위부분(supraaortic area)·대동맥아래부분(infraaortic area)·홀정맥(기정맥)위부분(supraazygous area)·홀정맥(기정맥)아래부분(infraazygous area)이라 하였다. 여기에 가슴우리(흉곽)입구부(thoracic inlet), 앞가슴세로칸(전종격)(anterior mediastinum) 및 허파문(폐문)(hilum)을 첨가하였으며, 가슴세로칸(종격, mediastinum)을 일곱개 영역으로 분류하였다.

허파[폐], 가슴세로칸(종격)의 경계선 / Radiographic lines of lungs and mediastinum

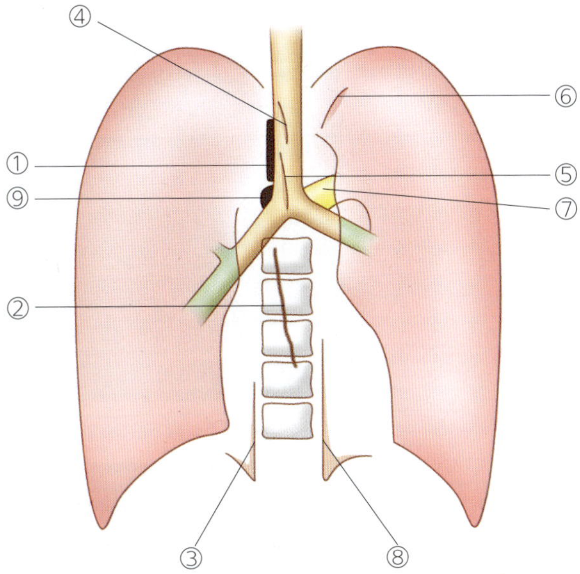

① 오른기관옆선(우기관방선) *right paratracheal stripe*
② 홀정맥식도선(기정맥식도선) *azygoesophageal line*
③ 오른척추옆선(우방척추선) *right paraspinal line*
④ 뒤연결선(후접합선) *posterior junction line*
⑤ 앞연결선(전접합선) *anterior junction line*
⑥ 왼빗장밑동맥선(좌쇄골하동맥선) *left subclavian artery line*
⑦ 대동맥폐동맥창 *aortopulmonary window*
⑧ 왼척추옆선(좌방척추선) *left paraspinal line*
⑨ 홀정맥(기정맥) *azygous vein*

가슴[흉부]의 MR영상(1)-횡단면상 / axial MR images of chest

A. 대동맥활
(대동맥궁) 높이

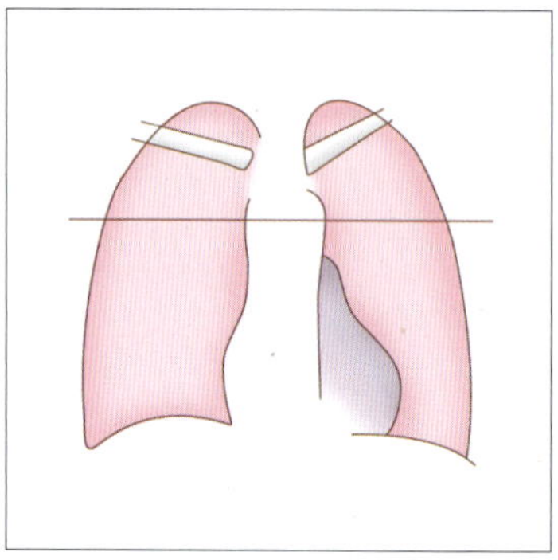

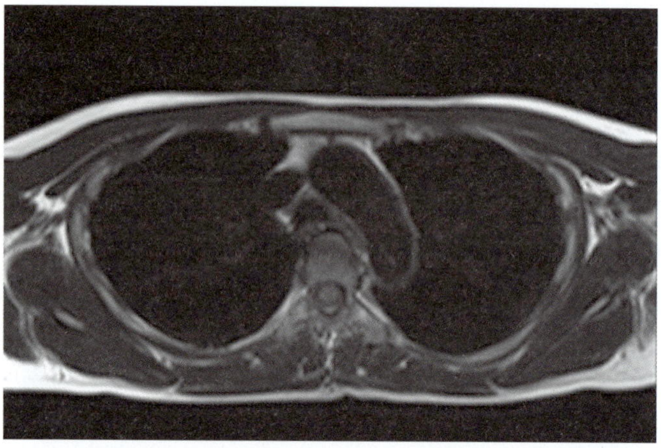

B. 왼허파동맥
(좌폐동맥) 높이

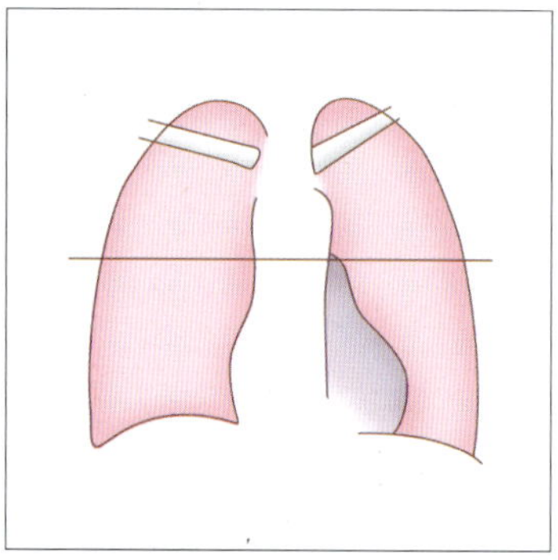

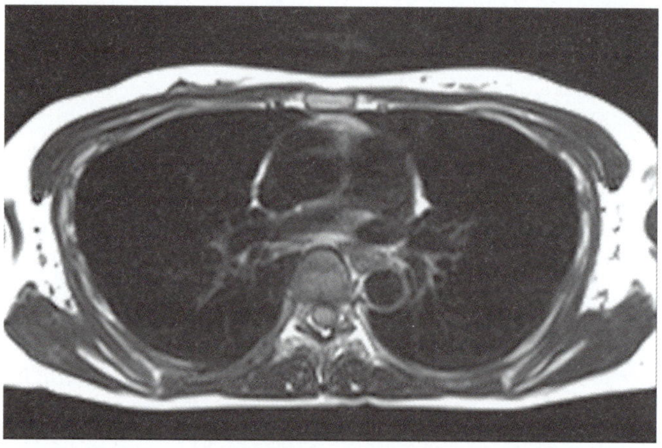

C. 오른허파동맥
(우폐동맥) 높이

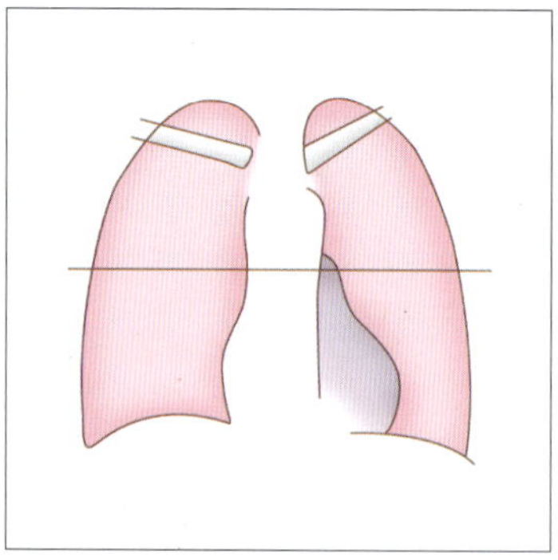

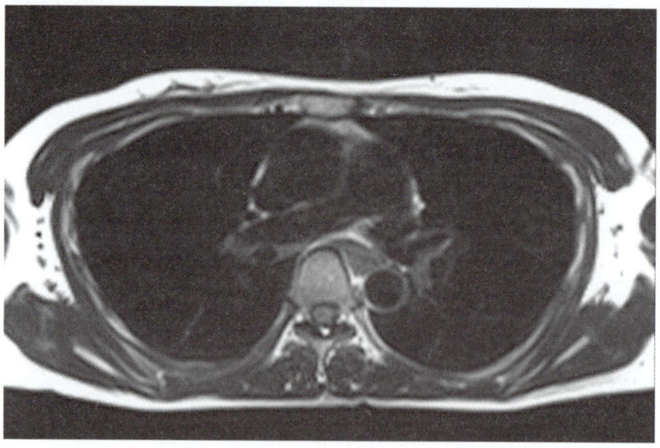

SE법(심박동기)

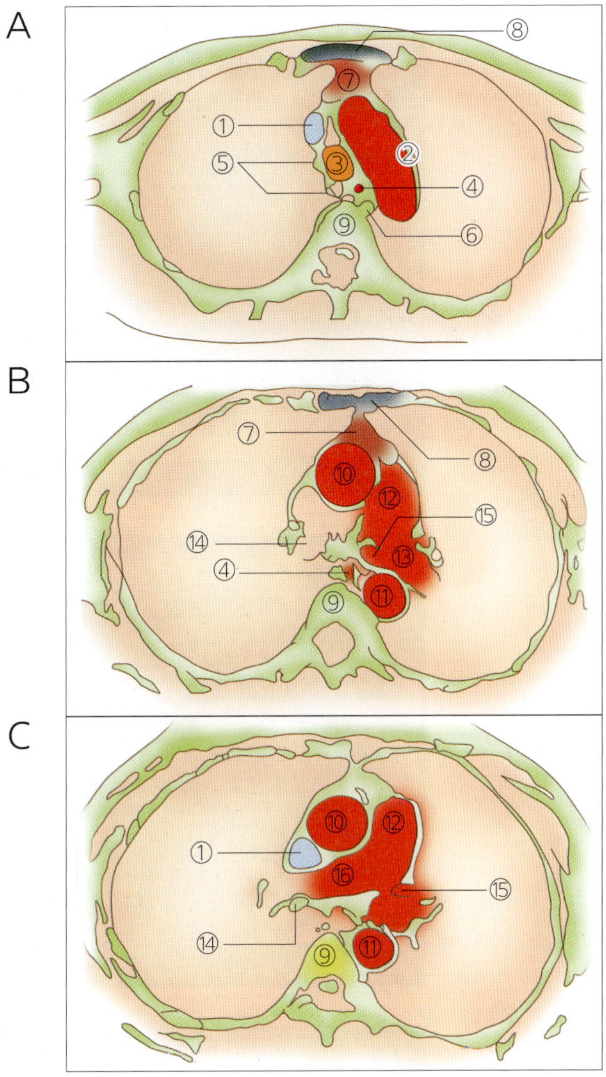

① 위대정맥(상대정맥) *superior vena cava*
② 대동맥활(대동맥궁) *aortic arch*
③ 기관 *trachea*
④ 식도 *esophagus*
⑤ 홀정맥(기정맥) *azygous vein*
⑥ 덧반홀정맥(부반기정맥) *accessory hemiazygous vein*
⑦ 앞가슴세로칸지방(전종격지방) *anterior mediastinal fat*
⑧ 복장뼈(흉골) *sternum*
⑨ 척추뼈몸통(추체) *vertebral body*
⑩ 오름대동맥(상행대동맥) *ascending aorta*
⑪ 내림대동맥(하행대동맥) *descending aorta*
⑫ 허파동맥(폐동맥간) *main pulmonary artery[pulmonary trunk]*
⑬ 왼허파동맥(좌폐동맥) *left pulmonary artery*
⑭ 오른기관지(우주기관지) *right main bronchus*
⑮ 왼기관지(좌주기관지) *left main bronchus*
⑯ 오른허파동맥(우폐동맥) *riht pulmonary artery*

자기공명영상법(magnetic resonance imaging)에서는 촬상법(펄스계열, pulsed series)에 따라 다르나, 통상 이용되는 spin echo(SE)법에서 혈류(bloodstream)는 신호가 없어져 주위조직(surrounding tissue)이나 심장혈관벽(cardiovascular wall)에 대해서 심장혈관 내강(cardiovascular lumen)은 검게 나타나 조영제를 쓴 것과 같게 선명한 혈관상을 나타낼 수 있다. 이 때문에 MRI법은 심장혈관 영역의 진단에 널리 응용되고 있다.

D. 대동맥 기부 높이

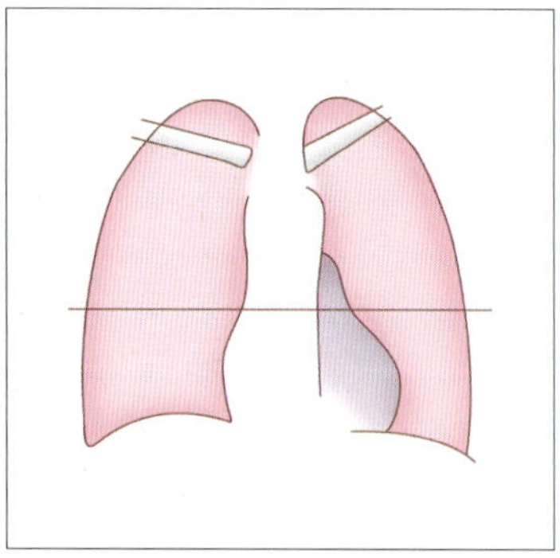

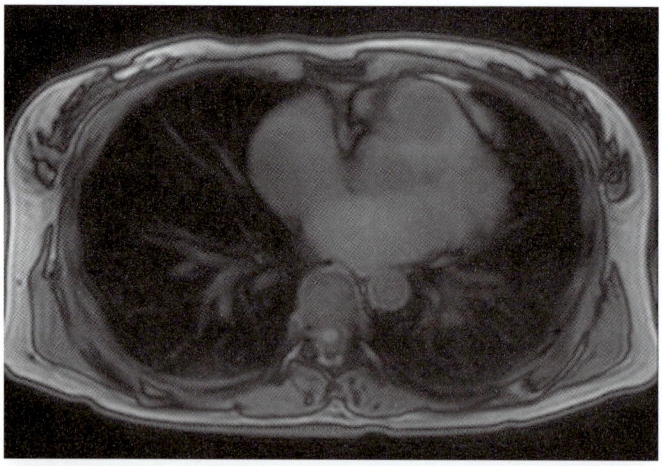

E. 승모판막구멍
(승모판구) 높이

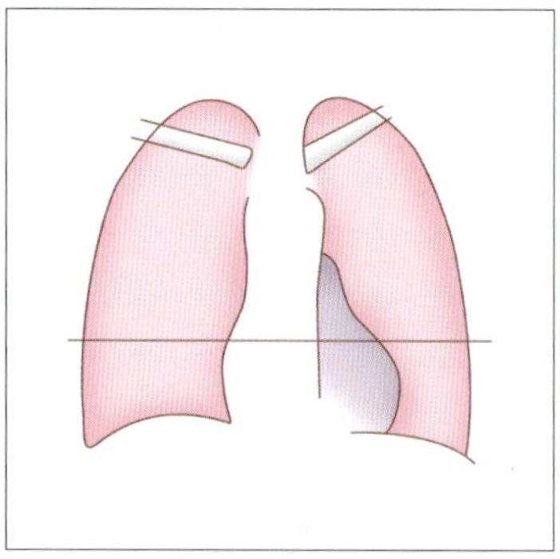

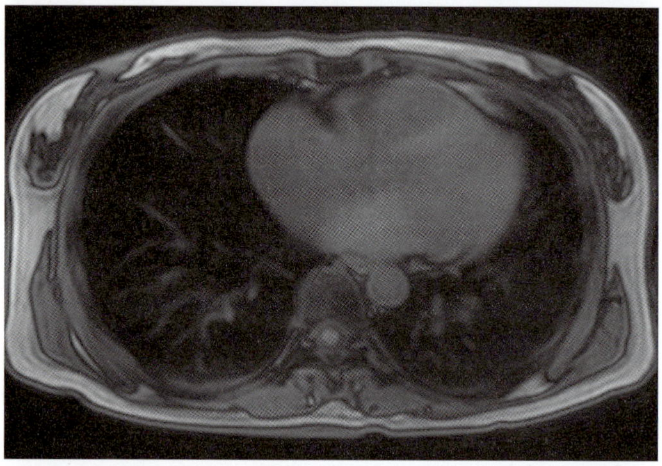

F. 아래대정맥
(하대정맥) 높이

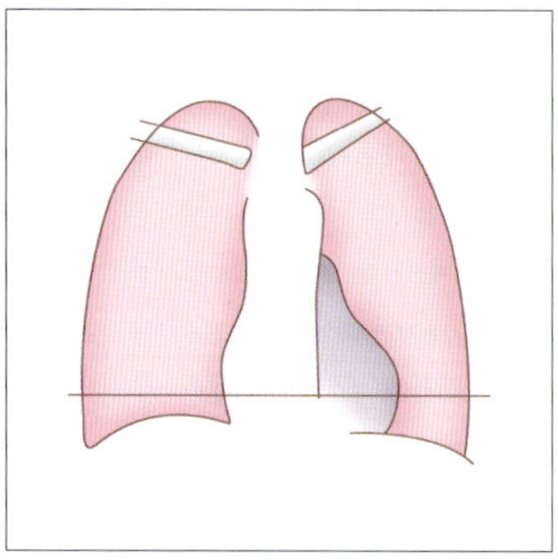

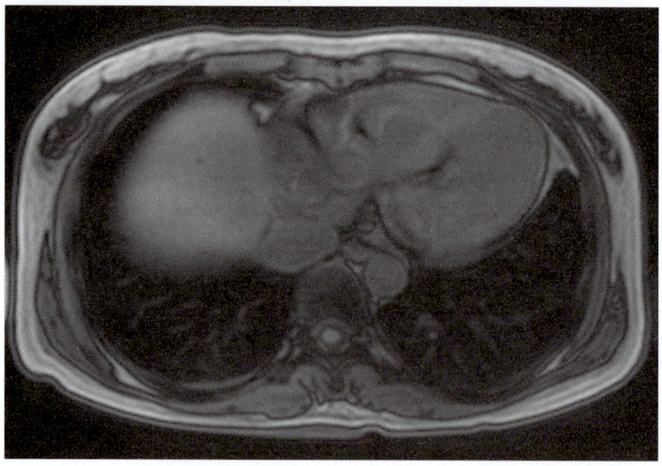

SE법(심박동기)

D

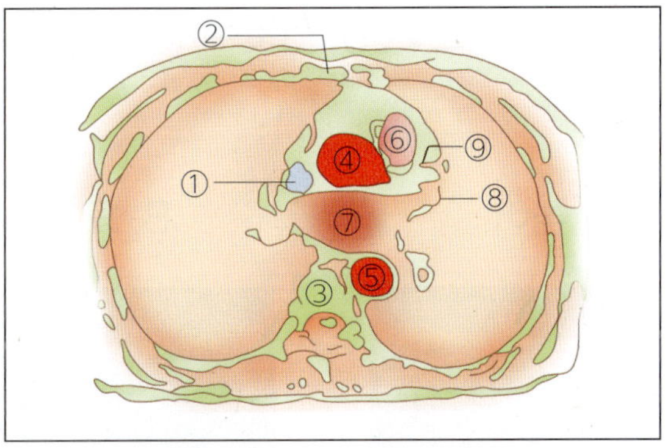

E

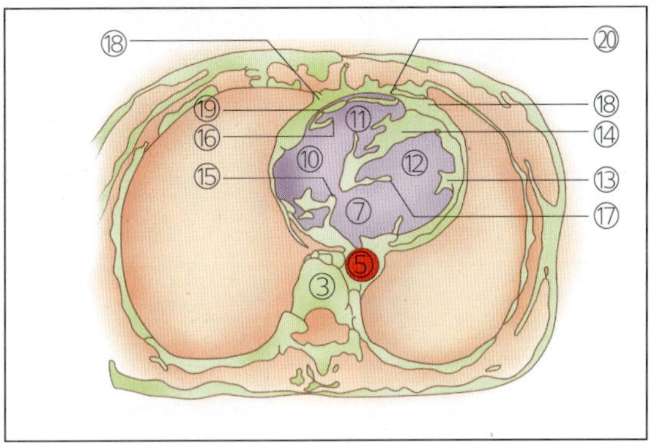

F

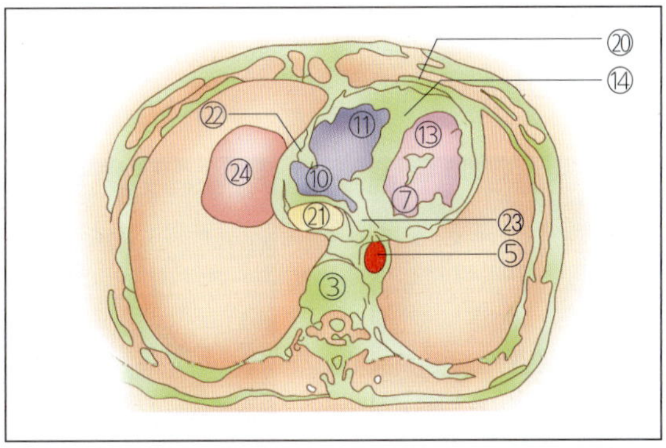

① 위대정맥(상대정맥) *superior vena cava*
② 복장뼈(흉골) *sternum*
③ 척추뼈몸통(추체) *vertebral body*
④ 오름대동맥(상행대동맥) *ascending aorta*
⑤ 내림대동맥(하행대동맥) *descending aorta*
⑥ 오른심실(우심실) 유출로 *right ventricular outflow tract*
⑦ 왼심방(좌심방) *left atrium*
⑧ 왼심방귀(좌심이) *left atrial appendage*
⑨ 왼관상동맥(좌관상동맥)[왼심장동맥] *left coronary artery*
⑩ 오른심방(우심방) *right atrium*
⑪ 오른심실(우심실) *right ventricle*
⑫ 왼심실(좌심실) *left ventricle*
⑬ 앞꼭지근(전유두근) *anterior papillary muscle*
⑭ 심실중격 *interventricular septum*
⑮ 심방중격 *interatrial septum*
⑯ 삼첨판막(삼첨판)[오른방실판막] *tricuspid valve*
⑰ 승모판막(승모판)[왼방실판막] *mitral valve*
⑱ 종격(심장막)지방 *mediastinal(pericardial) fat*
⑲ 심장바깥막밑지방(심외막하지방) *subepicardial fat*
⑳ 심장막(심장막강) *pericardium(pericardiac space)*
㉑ 아래대정맥(하대정맥) *inferior vena cava*
㉒ 오른관상동맥(우관상동맥)[오른심장동맥] *right coronary artery*
㉓ 심장정맥굴(관상정맥동) *coronary sinus*
㉔ 오른가로막(우횡격막) *right hemidiaphragm*

가슴[흉부]의 MR영상(2)-관상단면상 / coronal MR images of chest

A. 팔머리정맥(완두정맥) 높이

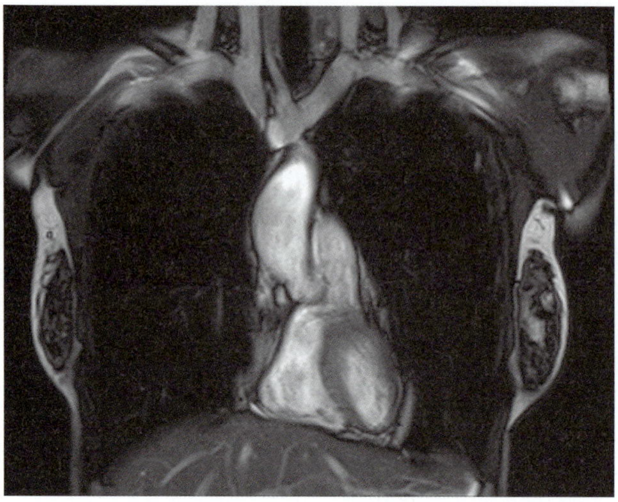

B. 오름대동맥(상행대동맥) 높이

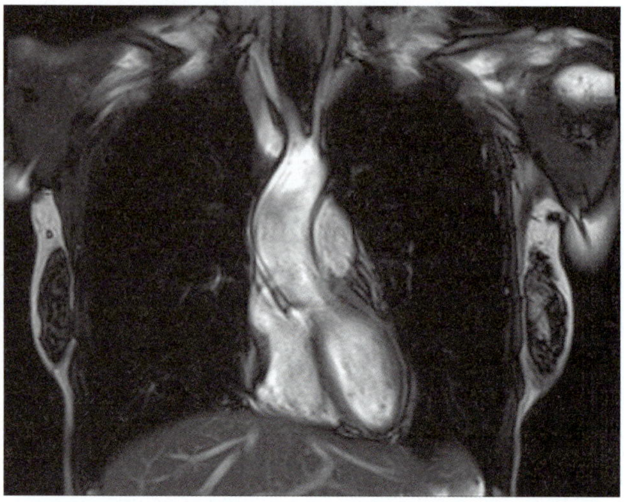

C. 위대정맥(상대정맥) 높이

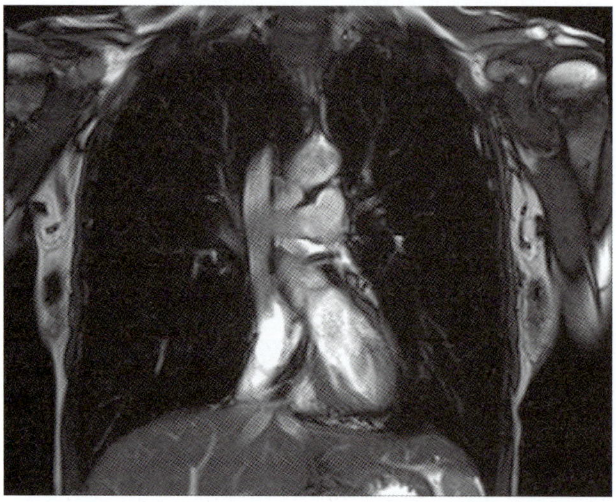

D. 왼심방(좌심방) 높이

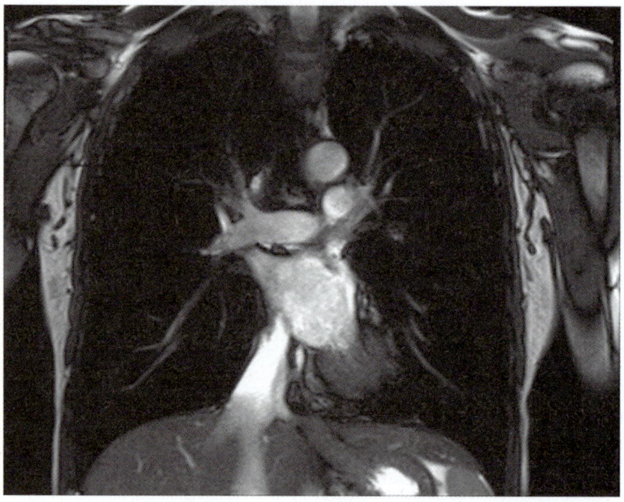

SE법(심박동기)

A. 팔머리정맥(완두정맥) 높이

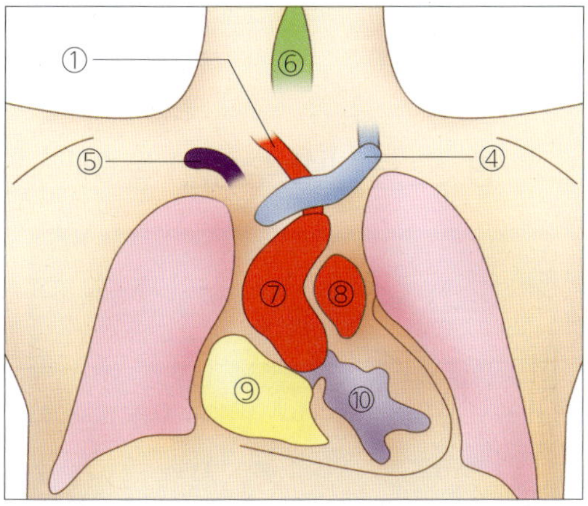

B. 오름대동맥(상행대동맥) 높이

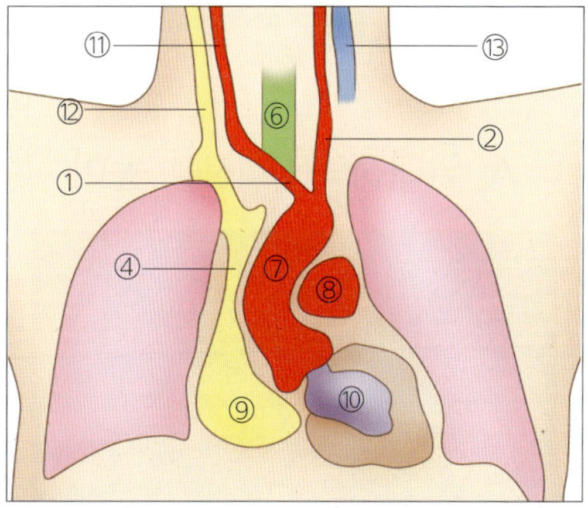

C. 위대정맥(상대정맥) 높이

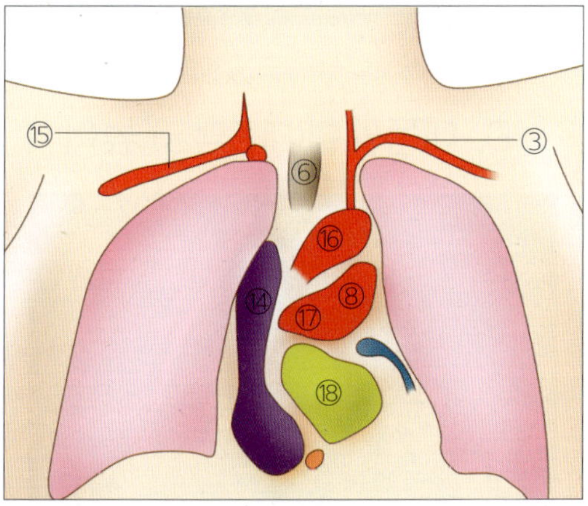

D. 왼심방(좌심방) 높이

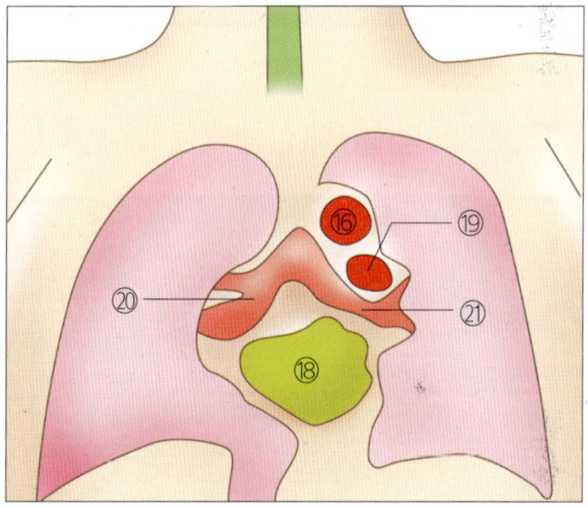

① 팔머리동맥(완두동맥) *brachiocephalic artery*
② 왼온목동맥(좌총경동맥) *left common carotid artery*
③ 왼빗장밑동맥(좌쇄골하동맥) *left subclavian artery*
④ 왼팔머리정맥(좌완두정맥) *left brachiocephalic vein*
⑤ 오른팔머리정맥(우완두정맥) *right brachiocephalic vein*
⑥ 기관 *trachea*
⑦ 오름대동맥(상행대동맥) *ascending aorta*
⑧ 허파동맥(폐동맥간) *main pulmonary artery[pulmonary trunk]*
⑨ 오른심방(우심방) *right atrium*
⑩ 왼심실(좌심실) *left ventricle*
⑪ 오른온목동맥(우총경동맥) *right common carotid artery*
⑫ 오른속목정맥(우내경정맥) *right internal jugular vein*
⑬ 왼속목정맥(좌내경정맥) *left internal jugular vein*
⑭ 위대정맥(상대정맥) *superior vena cava*
⑮ 오른빗장밑동맥(우쇄골하동맥) *right subclavian artery*
⑯ 대동맥활(대동맥궁) *aortic arch*
⑰ 오른허파동맥(우폐동맥) *right pulmonary artery*
⑱ 왼심방(좌심방) *left atrium*
⑲ 왼허파동맥(좌폐동맥) *left pulmonary artery*
⑳ 오른기관지(우주기관지) *right main bronchus*
㉑ 왼기관지(좌주기관지) *left main bronchus*

가슴[흉부]의 MR영상(3)-대동맥활부에 평행인 단면상(사위 시상단면상) / oblique sagittal MR images of chest

A. 위대정맥(상대정맥) 높이

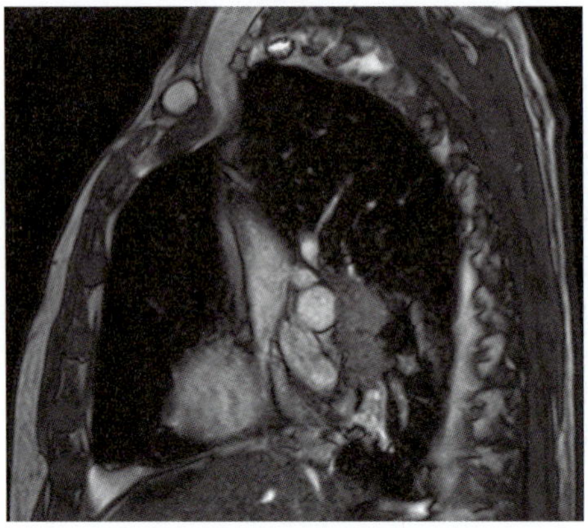

B. 오른심방(우심방) 높이

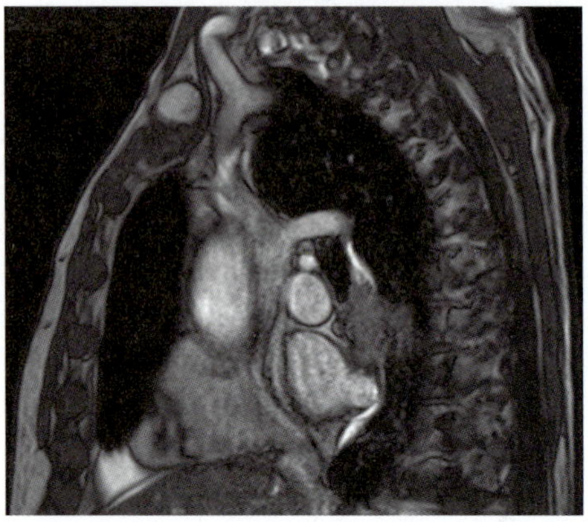

C. 오름대동맥(상행대동맥) 높이

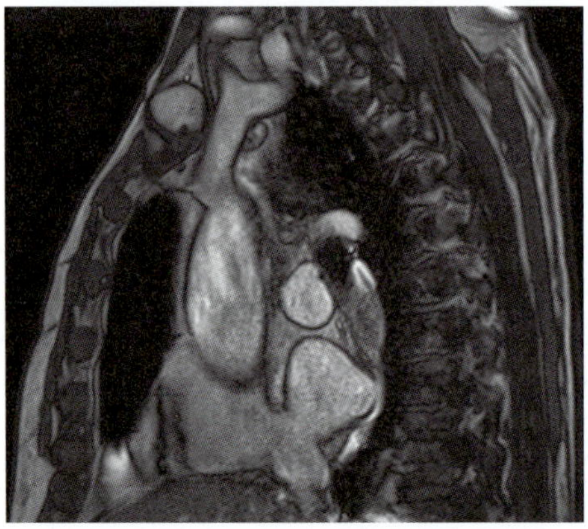

D. 대동맥활(대동맥궁) 높이

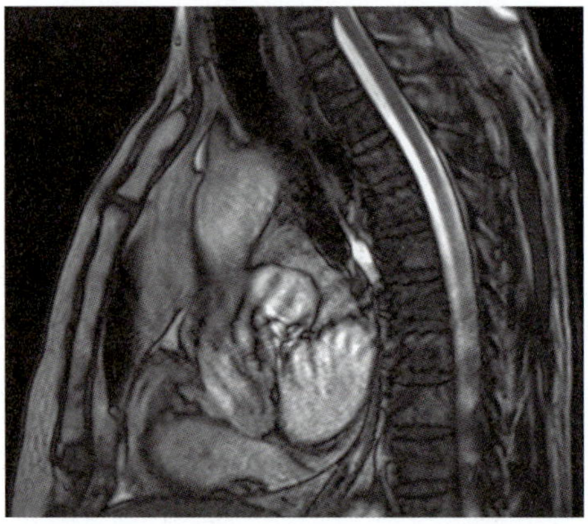

E. 오른심실(우심실) 높이

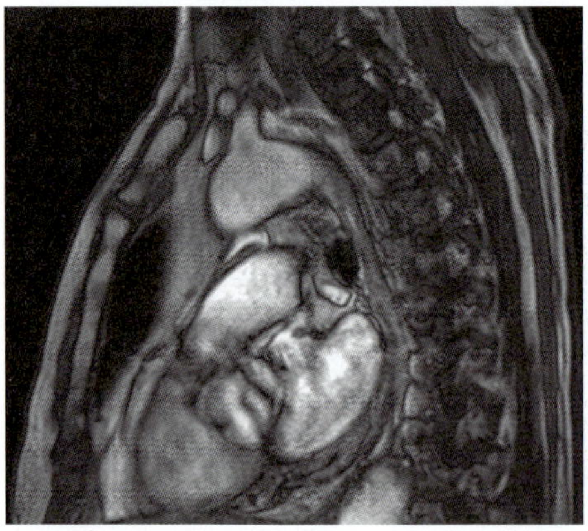

F. 왼심실(좌심실) 높이

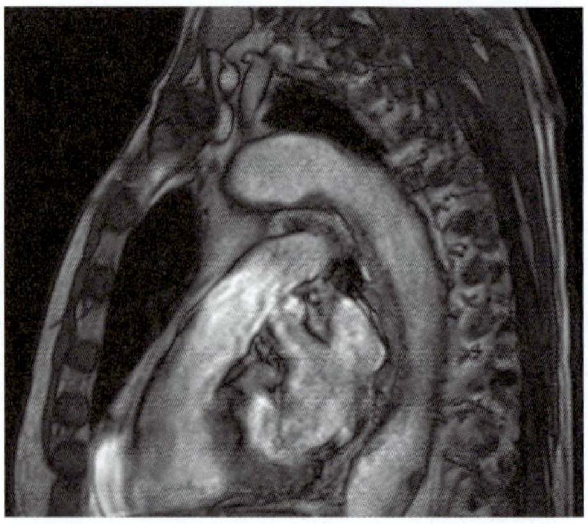

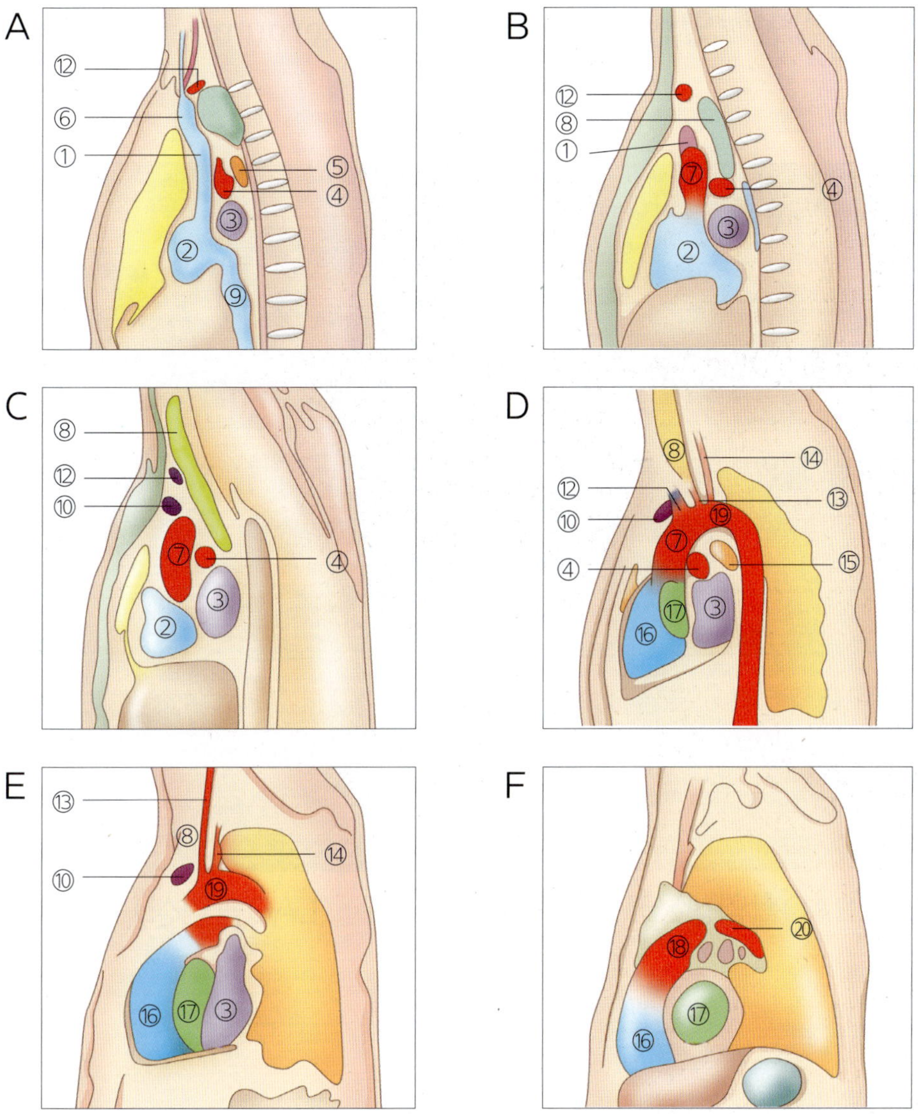

① 위대정맥(상대정맥) *superior vena cava*
② 오른심방(우심방) *right atrium*
③ 왼심방(좌심방) *left atrium*
④ 오른허파동맥(우폐동맥) *right pulmonary artery*
⑤ 오른기관지(우주기관지) *right main bronchus*
⑥ 오른팔머리정맥(우완두정맥) *right brachiocephalic vein*
⑦ 오름대동맥(상행대동맥) *ascending aorta*
⑧ 기관 *trachea*
⑨ 아래대정맥(하대정맥) *inferior vena cava*
⑩ 왼팔머리정맥(좌완두정맥) *left brachiocephalic vein*
⑪ 내림대동맥(하행대동맥) *descending aorta*
⑫ 팔머리동맥(완두동맥) *brachiocephalic artery*
⑬ 왼온목동맥(좌총경동맥) *left common carotid artery*
⑭ 왼빗장밑동맥(좌쇄골하동맥) *left subclavian artery*
⑮ 왼기관지(좌주기관지) *left main bronchus*
⑯ 오른심실(우심실) *right ventricle*
⑰ 왼심실(좌심실) *left ventricle*
⑱ 허파동맥(폐동맥간) *main pulmonary artery[pulmonary trunk]*
⑲ 대동맥활(대동맥궁) *aortic arch*
⑳ 왼허파동맥(좌폐동맥) *left pulmonary artery*

MR영상은 심장(heart)-대혈관(large blood vessel)이나 종격(mediastinum) 등의 해부를 단면상으로 이해하기 쉬워 병변의 진단에 유용하다. 단면상에서는 대동맥(aorta)의 병변(lesion)은 물론, 대동맥활부(대동맥궁, aortic arch)에서 분기되는 주요동맥의 병변도 관찰할 수 있다.

복장뼈(흉골)의 사방향촬영상 / oblique view of sternum

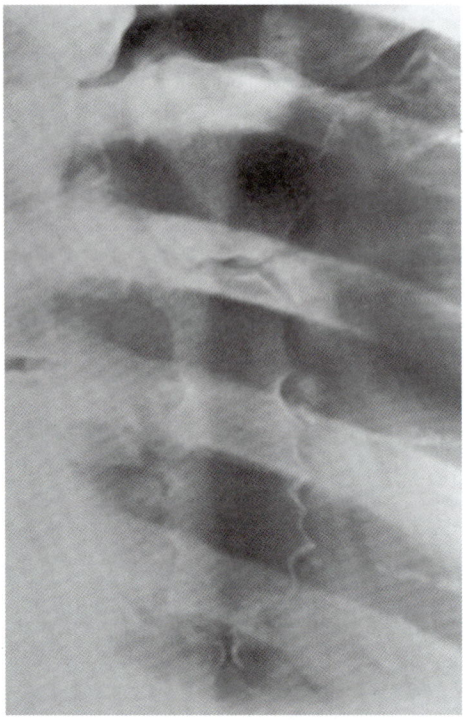

〈RAO촬영상〉

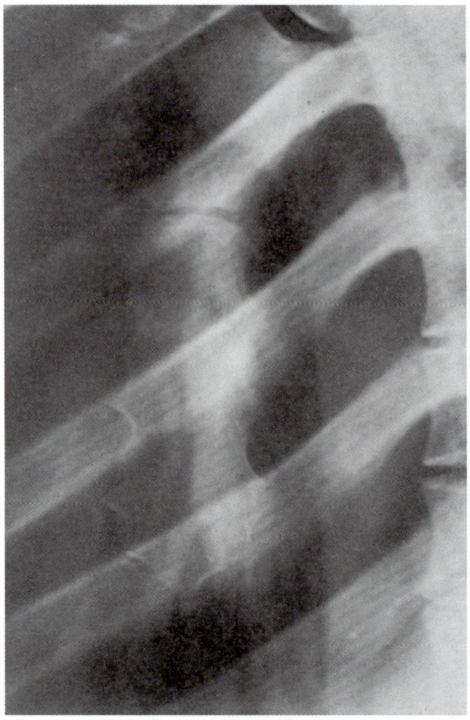

〈LAO촬영상〉

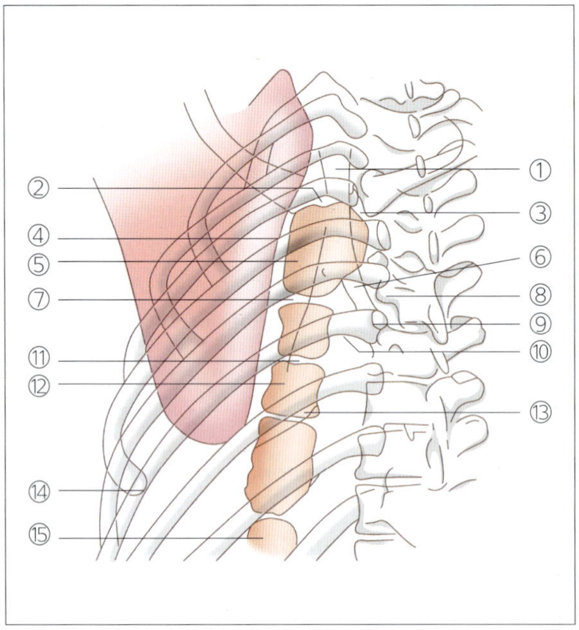

※ 그림은 사진과 다른 환자임

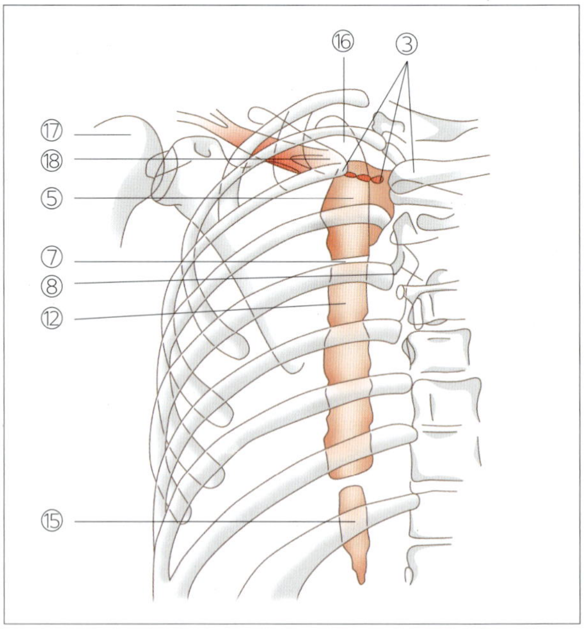

※ 그림은 사진과 다른 환자임

① 기관 *trachea*
② 목아래패임(흉골상절흔) *suprasternal notch(jugular notch)*
③ 복장빗장관절(흉쇄관절) *sternoclavicular joint*
④ 안쪽모서리(내측연) *vertebral border of scapula*
⑤ 복장뼈자루(흉골병) *manubrium*
⑥ 기관지 *bronchus*
⑦ 복장뼈각(흉골각) *sternal angle*
⑧ 갈비척추관절(늑추관절) *costovertebral joint*
⑨ 갈비뼈머리(늑골두) *head of rib*
⑩ 갈비뼈목(늑골경) *neck of rib*
⑪ 복장뼈(흉골)분절의 결합선 *line of fusion of sternal segments*
⑫ 복장뼈몸통(흉골체) *gladiolus(sternal body)*
⑬ 갈비패임(늑골구) *costal groove*
⑭ 갈비연골결합(늑연골결합) *costochondral synchondrosis*
⑮ 칼돌기(검상돌기) *xiphoid process*
⑯ 어깨뼈(견갑골) *scapula*
⑰ 위팔뼈(상완골) *humerus*
⑱ 빗장뼈(쇄골) *clavicle*

복장뼈(흉골, sternum)는 정면상에서 셋째~아홉째 등뼈(흉추골, thoracic vertebra)과 겹치기 때문에 뚜렷하게 투영되지 않는다. 그러므로 척추뼈(vertebrae)와 복장뼈의 음영(shadow)이 겹치지 않게 하기 위해 사방향 촬영(oblique view)을 한다.

복장뼈는 세 부분으로 되어있는데, 각각 복장뼈자루(흉골병, manubrium sterni), 복장뼈몸통[흉골체, gladiolus(sternal body)], 칼돌기(검상돌기, xiphoid process)라고 한다. 복장뼈는 얇고 편평하고 긴뼈이며 체표면 가까이에 있다.

제1사위(RAO position)에서는 척추뼈몸통(추체, vertebral body)이 복장뼈 오른쪽에 투영되며, 제2사위(LAO position)에서는 척추뼈몸통(추체)이 복장뼈의 왼쪽에 투영된다.

복장뼈(흉골)의 측방향촬영상 / lateral view of sternum

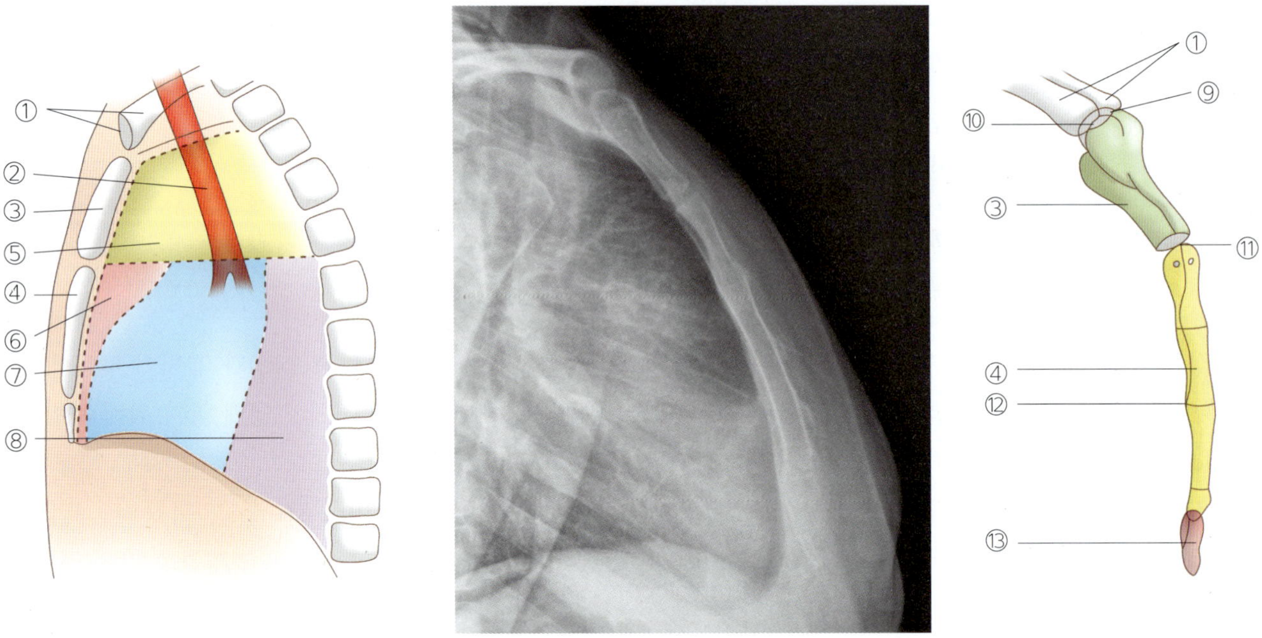

① 빗장뼈(쇄골) *clavicle*
② 기관 *trachea*
③ 복장뼈자루(흉골병) *manubrium*
④ 복장뼈몸통(흉골체) *gladiolus(sternal body)*
⑤ 위가슴세로칸(종격상부) *superior mediastinum*
⑥ 앞가슴세로칸(종격전부) *anterior mediastinum*
⑦ 중간가슴세로칸(종격중부) *middle mediastinum*
⑧ 뒤가슴세로칸(종격후부) *posterior mediastinum*
⑨ 목아래패임(흉골상절흔)
suprasternal notch(jugular notch)
⑩ 복장빗장관절(흉쇄관절) *sternoclavicular joint*
⑪ 복장뼈각(흉골각) *sternal angle*
⑫ 결합선 *line of union*
⑬ 칼돌기(검상돌기) *xiphoid process*

목아래패임(흉골상절흔, suprasternal notch)은 목아래패임(경절흔, jugular notch)이라고도 하며, 둘째~셋째 등뼈(흉추골, thoracic vertebra) 높이에 위치한다.

복장뼈자루(흉골병, manubrium sterni)와 복장뼈몸통[흉골체, gladiolus(sternal body)]은 섬유연골(fibrous cartilage)로서 결합되어 앞으로 돌출된 복장뼈각(흉골각, sternal angle)을 이루는데, 성인의 10% 정도는 복장뼈각이 골성융합(osteogenic fusion)을 한다.

가슴세로칸(종격, mediastinum)은 복장뼈각(sternal angle)을 지나는 수평선을 기준으로 위가슴세로칸(종격 상부, superior mediastinum)과 아래가슴세로칸(종격하부, inferior mediastinum)로 나뉜다.

06 심장, 젖샘관
heart and mammary gland

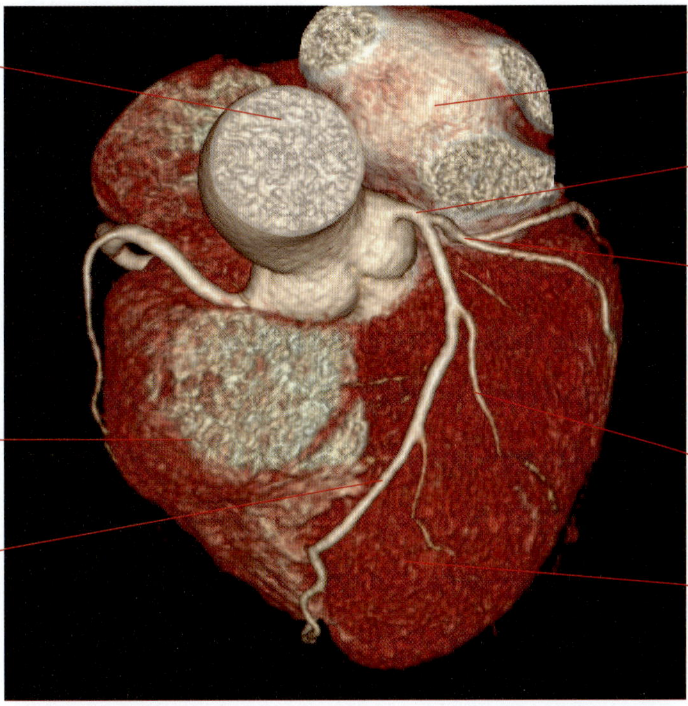

심장동맥[관상동맥], 3차원 CT영상

심장(heart)은 근육으로 된 속이 빈 장기로 혈액이 채워져 있다. 심장에는 방이 네 개, 심장바닥, 심장끝 그리고 면이 세 개 있다. 심장과 큰혈관 부분은 심장막에 싸여 있다. 여성 유방(breast)은 젖샘과 이것의 바깥을 덮는 지방층과 피부를 포함하는 원뿔모양의 장기이다.

심장과 혈관-영상 이해를 위한 맨눈해부학 보기 / Heart and Blood Vessels-Review of Gross Anatomy

앞 면

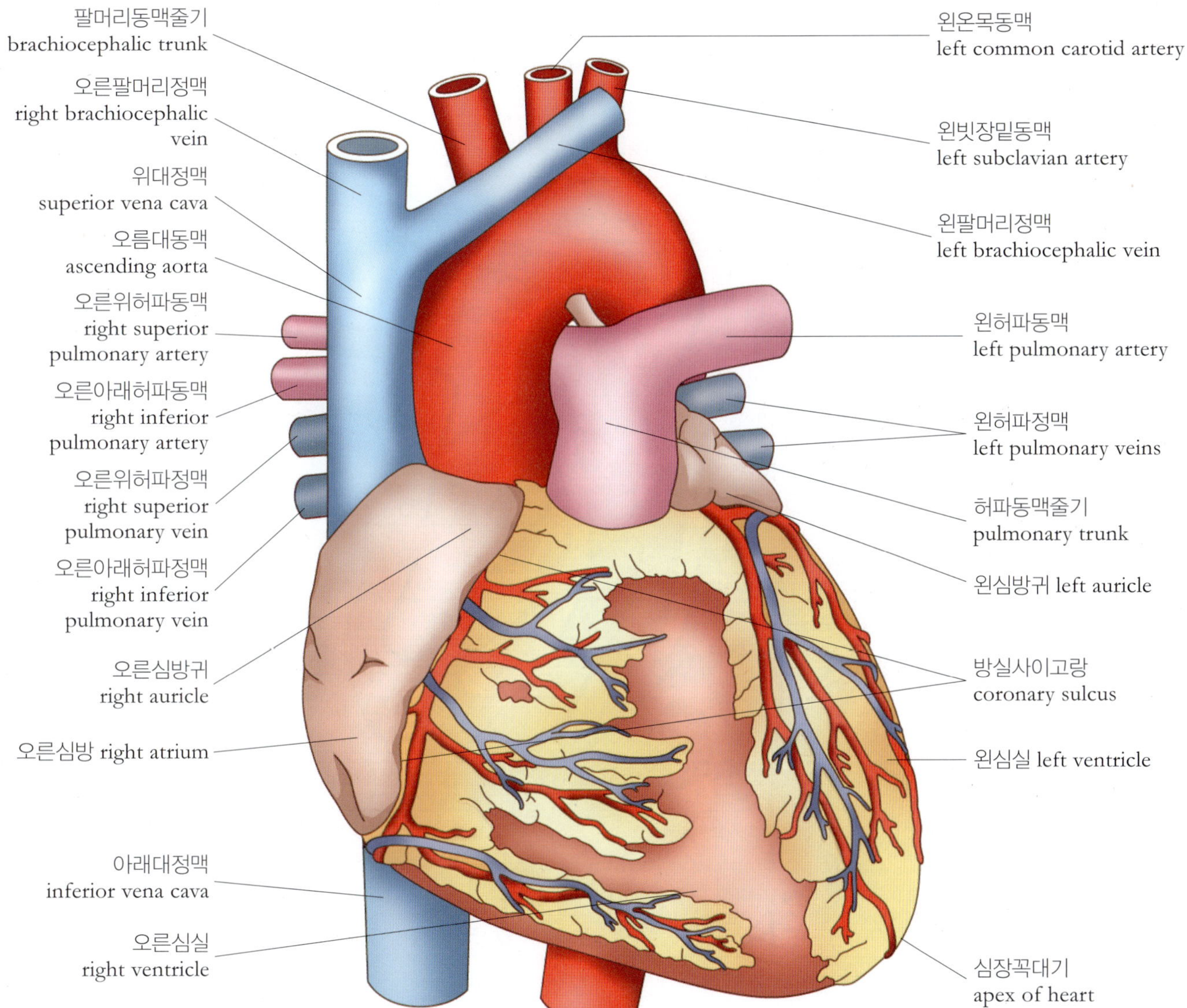

심장을 통한 혈류 경로-영상 이해를 위한 맨눈해부학 보기 / Cardiac cycle-Review of Gross Anatomy

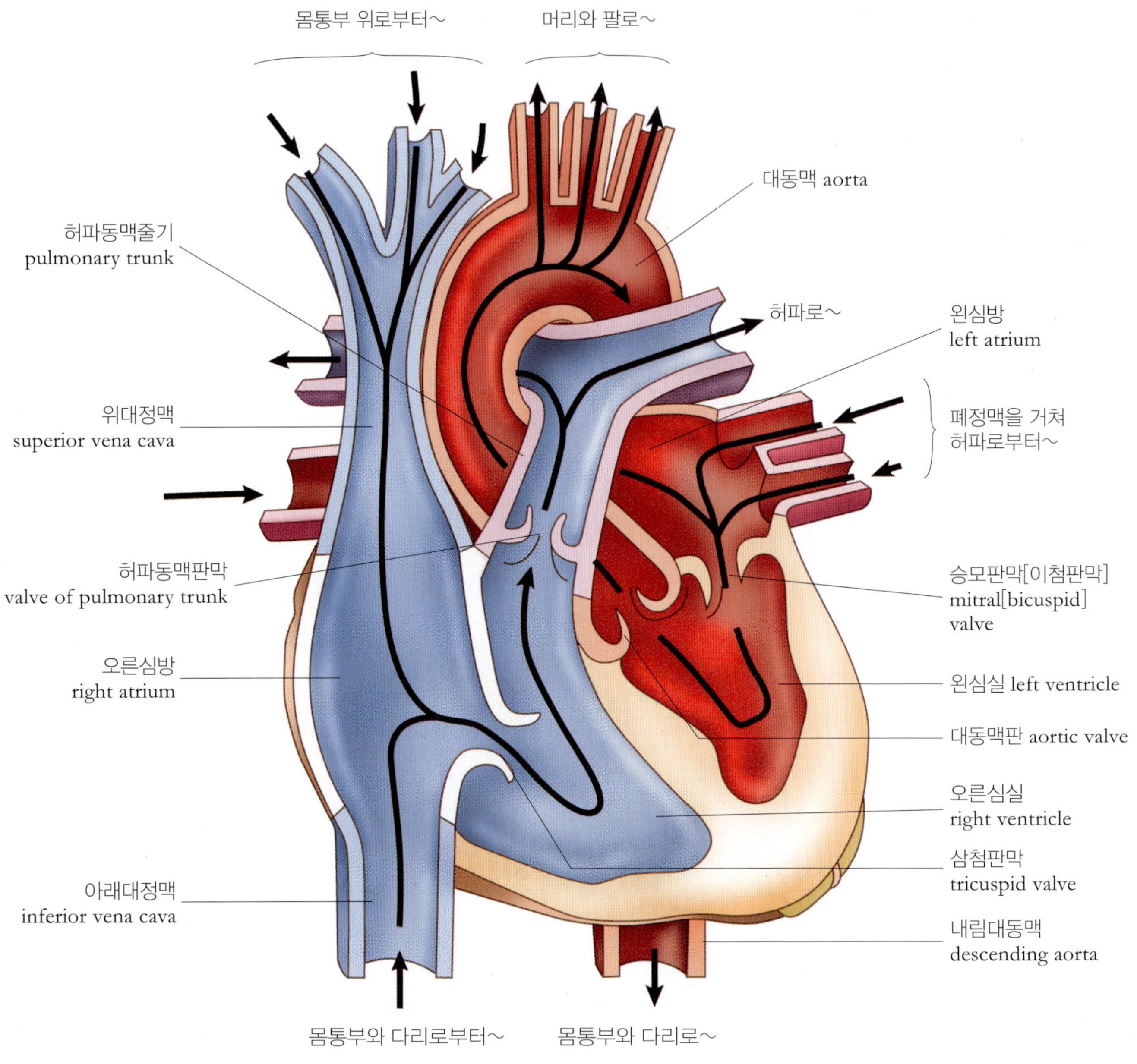

가슴[흉부]의 정면촬영상 / chest, P-A projection

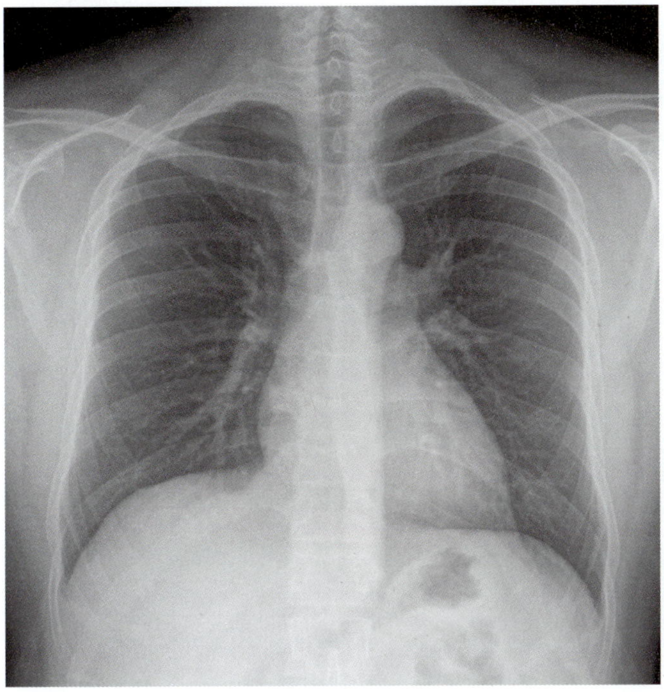

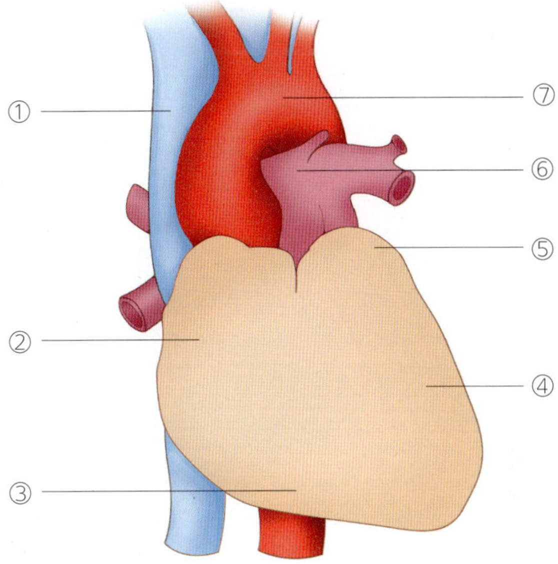

① 위대정맥(상대정맥) *superior vena cava*
② 오른심방(우심방) *right atrium*
③ 오른심실(우심실) *right ventricle*
④ 왼심실(좌심실) *left ventricle*
⑤ 왼심방귀(좌심이) *auricle of left atrium*
⑥ 허파동맥(폐동맥간) *pulmonary trunk*
⑦ 대동맥 *aorta*

심장모서리(심장연, heart corners)는 오른쪽에서 두 개 구분으로, 왼쪽에서 네 개 구분으로 나뉘어진다. 오른쪽 첫째활(first arch)은 위대정맥(상대정맥, superior vena cava), 둘째활(second arch)은 오른심방(우심방, right atrium), 왼쪽 첫째활은 대동맥활(대동맥궁, aortic arch), 둘째활은 허파동맥(폐동맥간, pulmonary trunk), 셋째활(third arch)은 왼심방귀(좌심이, left auricle), 넷째활(fourth arch)은 왼심실(좌심실, left ventricle)을 나타낸다. 동맥경화증(vascular sclerosis)에 의한 대동맥연장(aorta elongation)이나 상행대동맥류(ascending aortic aneurysm)나 대동맥판막 협착증(aortic valvular stenosis)에서는 대동맥(aorta)이 확장되며 오른쪽 첫째활은 오름대동맥(상행대동맥, ascending aorta)의 음영이 된다.

심장음영(heart shadow)의 판독을 하기전에 유의해야 할 사항은 ① 올바른 정면자세의 여부, ② 촬영을 할 때의 호흡[가로막(diaphragm)의 높이], ③ P-A projection(또는 A-P projection), ④ 간(liver) 또는 위속 공기포(위포, stomach bubble)의 위치 등 전체적으로 영상을 파악할 필요가 있다. 심장음영(heart shadow)은 이와 같은 조건에 따라 그 형태나 크기가 심하게 변화될 수 있다. 아울러, 촬영조건의 변화는 허파혈관(폐혈관) 음영(pulmonary vascular shadow)에도 크게 영향을 미친다.

가슴[흉부]의 측방향촬영상 / chest, lateral projection

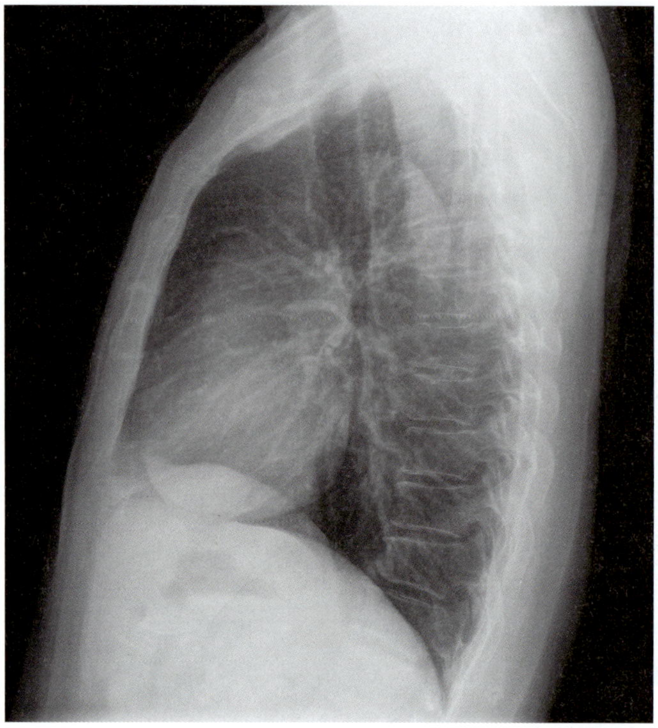

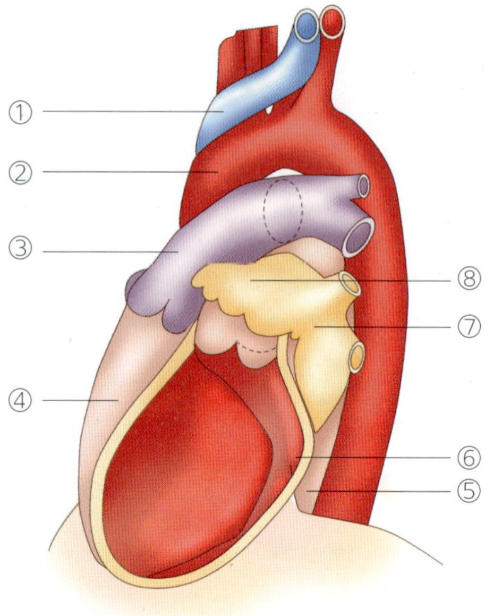

① 위대정맥(상대정맥) *superior vena cava*
② 대동맥 *aorta*
③ 허파동맥(폐동맥간) *pulmonary trunk*
④ 오른심실(우심실) *right ventricle*
⑤ 아래대정맥(하대정맥) *inferior vena cava*
⑥ 왼심실(좌심실) *left ventricle*
⑦ 왼심방(좌심방) *left atrium*
⑧ 왼심방귀(좌심이) *left atrial auricle*

측방향촬영상(lateral projection)에서 심장음영(heart shadow)의 앞모서리는 오른심실(우심실, right ventricle), 허파동맥(폐동맥, pulmonary trunk), 오름대동맥(상행대동맥, ascending aorta)으로 이루어져 있다. 오른심실은 가슴벽(흉벽, chest wall) 또는 복장뼈몸통(흉골체, body of sternum)의 일부분과 인접하여 있으며, 허파동맥은 비스듬히 뒤쪽을 흐리기 때문에, 복장뼈(흉골, sternum)와 사이에 복장뼈뒤공간(retrosternal clear space)을 형성한다.

심장음영(heart shadow)의 뒤모서리는 위쪽부터 왼심방(좌심방, left atrium), 왼심실(좌심실, left ventricle) 이 있다. 왼심실(left ventricle)의 뒤쪽은 좌우 허파(폐, lung) 아래엽(하엽, inferior lobe)에 의한 투명한 부분이며, 이 부분을 심장뒤공간(retrocardiac clear space)이라 한다. 심장가로막각(심장횡격막각, costophrenic angle)과 수직이 되는 2~3cm의 줄모양 음영(shadow)이 있는데, 이것은 아래대정맥(하대정맥, inferior vena cava)의 뒤모서리를 가리킨다. 아래대정맥(inferior vena cava)과 가로막(횡격막, diaphragm)의 교차점은 왼심실 확대를 진단할 수 있는 지표가 되며, 왼심실 뒤모서리가 이 교차점을 넘을 때에는 왼심실의 확대를 진단할 수 있다.

선택적 좌관상동맥조영 / selective left coronary arteriogram

제1사위상(right anterior oblique view)

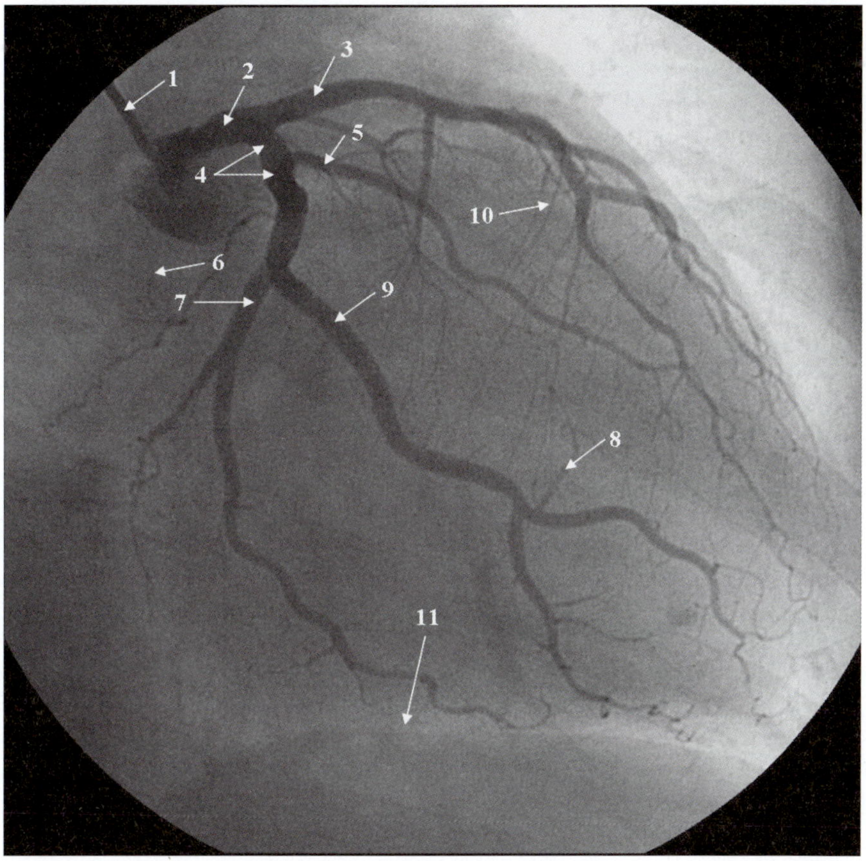

① 카테터 *catheter*
② 왼관상동맥(좌관상동맥)[왼심장동맥] *left coronary artery*
③ 앞심실사이가지(전실간지) *anterior interventricular branch*
④ 휘돌이가지(회선지) *circumflex branch*
⑤ 왼모서리가지(좌변연지) *left marginal branch*
⑥ 뒤심방가지(후심방지) *posterior atrial branch*
⑦ 왼뒤가쪽가지(좌후외측지) *left posterolateral branch*
⑧ 뒤심실가지(후실지) *posterior ventricular branches*
⑨ 뒤심실사이가지(후실간지) *posterior interventricular branch*
⑩ 중격가지(중격지) *septal branches*
⑪ 가로막(횡격막) *diaphragm*

선택적 좌관상동맥(왼심장동맥, left coronary artery)조영에서는 異常의 특징에 따라 제1사위, 제2사위, 그리고 측면상(lateral view)을 촬영한다.

선택적 관상동맥조영 / selective coronary arteriogram

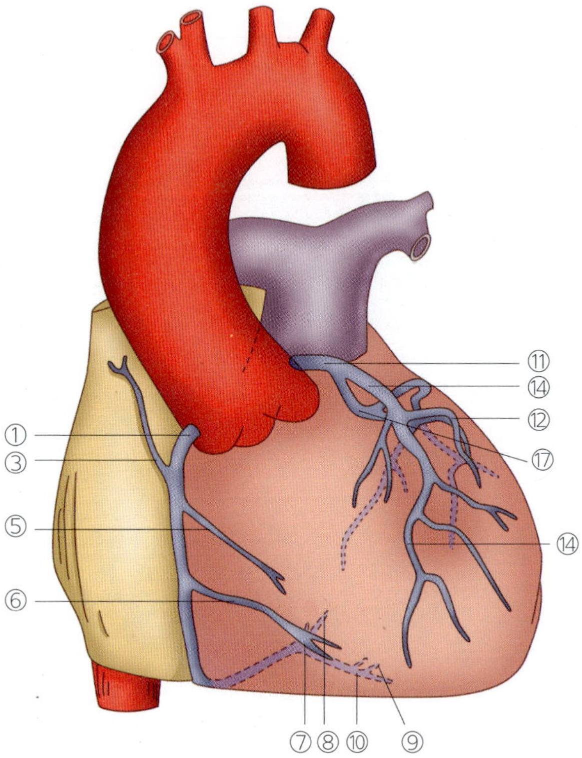

PA view

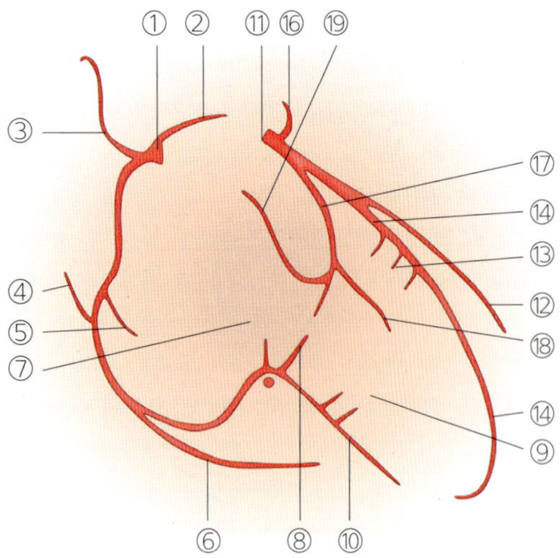

LAT view

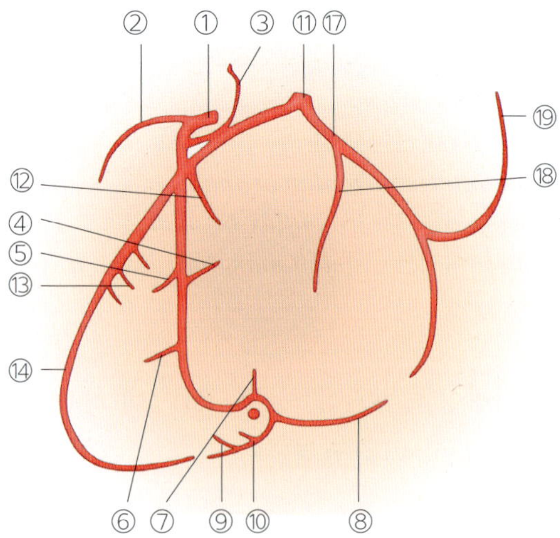

RAO view

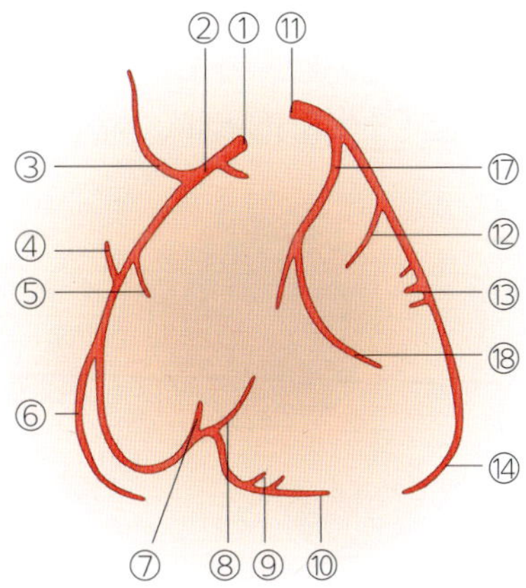

LAO view

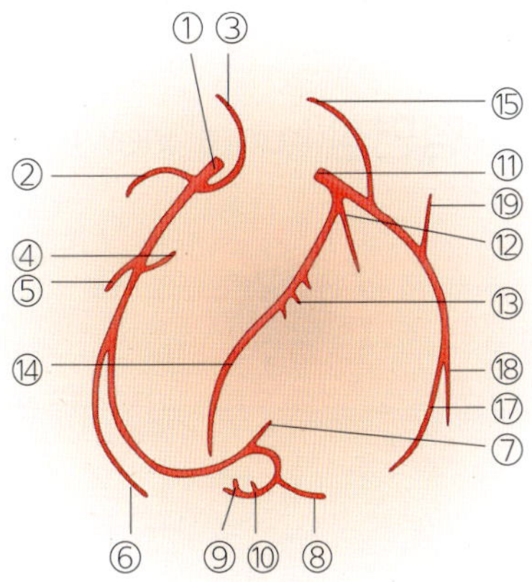

① 오른관상동맥(우관상동맥)[오른심장동맥] *right coronary artery*
② 원뿔가지(원추지) *conal branch*
③ 동방결절가지(동결절지) *sinuatrial nodal branch*
④ 중간심방가지(중간심방지) *intermediate atrial branch*
⑤ 오른심실가지(우실지) *right ventricular branch*
⑥ 모서리가지(변연지) *marginal branch*
⑦ 방실결절가지(방실결절지) *atrioventricular nodal branch*
⑧ 왼심실가지(좌실지) *left ventricular branch*
⑨ 뒤중격지(후중격지) *posterior septal branch*
⑩ 뒤내림가지(후하행지) *posterior descending branch*
⑪ 왼관상동맥(좌관상동맥)[왼심장동맥] *left coronary artery*
⑫ 대각가지(대각지) *diagonal branch*
⑬ 앞중격지(전중격지) *anterior septal branch*
⑭ 앞내림가지(전하행지) *anterior descending branch*
⑮ 동방결절가지(동결절지) *sinuatrial nodal branch*
⑯ 원뿔가지(원추지) *conal branch*
⑰ 휘돌이가지(회선지) *circumflex branch*
⑱ 모서리가지(변연지) *marginal branch*
⑲ 심방휘돌이가지(심방회선지) *atrial circumflex branch*

관상동맥(심장동맥, coronary artery)에는 오른관상동맥(우관상동맥, 오른심장동맥 right coronary artery)과 왼관상동맥(좌관상동맥, 왼심장동맥, left coronary artery)이 있다.

왼관상동맥은 주줄기부(주간부, main stem)에서 앞내림가지(전하행지, anterior descending branch)와 휘돌이가지(회선지, circumflex branch)로 나누어진다. 오른관상동맥(right coronary artery)은 오른방실구멍(우방실구, right atrioventricular orifice)을, 왼내림앞가지(좌전하행지, left anterior descening branch)는 앞심실사이고랑(전실간구, anterior interventricular sulcus)를, 휘돌이가지(circumflex branch)는 왼방실구멍(좌방실구, left atrioventricular orifice)을 흐른다.

관상동맥조영(coronary arteriography)은 협심증(angina pectoris), 심근경색(myocardial infarction) 등의 심장질환과 관상동맥질환을 검사할 목적으로 시행하며, 관상동맥의 해부학적·생리학적 변화를 관찰할 수 있다.

오른심실(우심실)조영 / right ventriculogram

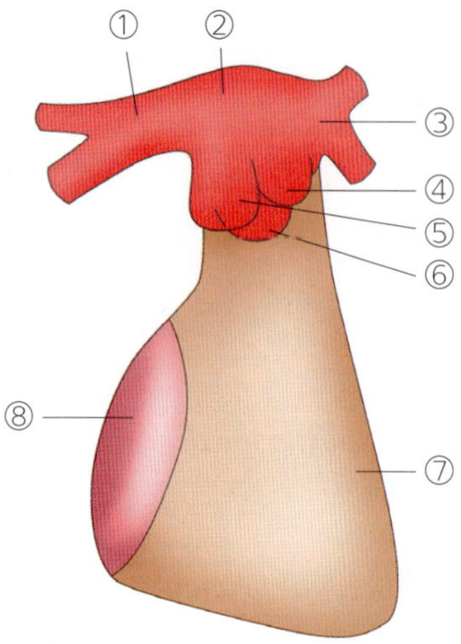

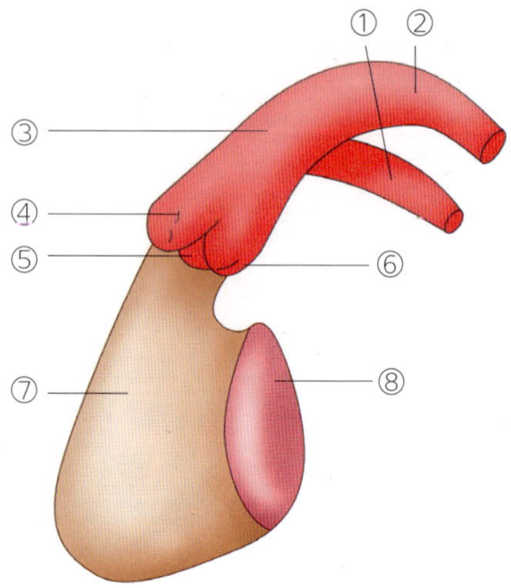

① 오른허파동맥(우폐동맥) *right pulmonary artery*
② 허파동맥(폐동맥간) *pulmonary trunk*
③ 왼허파동맥(좌폐동맥) *left pulmonary artery*
④ 앞반달판막(전반월판) *anterior semilunar valve*
⑤ 오른반달판막(우반월판) *right semilunar valve*
⑥ 왼반달판막(좌반월판) *left semilunar valve*
⑦ 오른심실(우심실) *right ventricle*
⑧ 삼첨판막(삼첨판)[오른방실판막] *tricuspid valve*

오른심실(우심실, right ventricle)은 유입로(inflow tract)와 유출로(outflow tract)로 구별된다. 유입로는 삼첨판막(삼첨판, 오른방실판막, tricuspid valve)에서 깔때기부(누두부, infundibular part)입구부까지의 수평방향 부분이며, 유출로는 깔때기부(누두부)와 허파동맥원추(lung artery cone)의 수직방향 부분이다. 유입로는 trabeculation이 굵고, 띠 모양의 trabeculation을 볼 수 있다. 유출로는 윗부분이 허파동맥판막(폐동맥판, pulmonary valve) 아래부와 깔때기부 입구부(inlet), 앞부분이 오른심실벽(right ventricular wall), 뒤부분이 심실위능선(실상능, supraventricular crest)으로 둘러싸인 부분이다. 심실위능선(supraventricular crest)은 굵은 trabeculation과 마찬가지로 해부학적으로 오른심실의 지표가 된다.

왼심실(좌심실)조영 / left ventriculogram

정면상(frontal view)

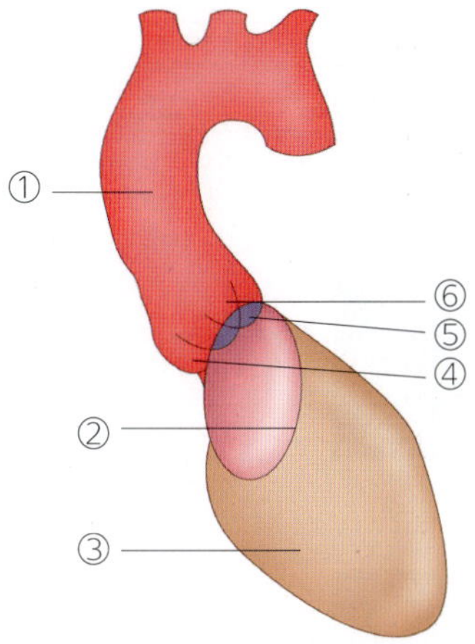

측면상(lateral view)

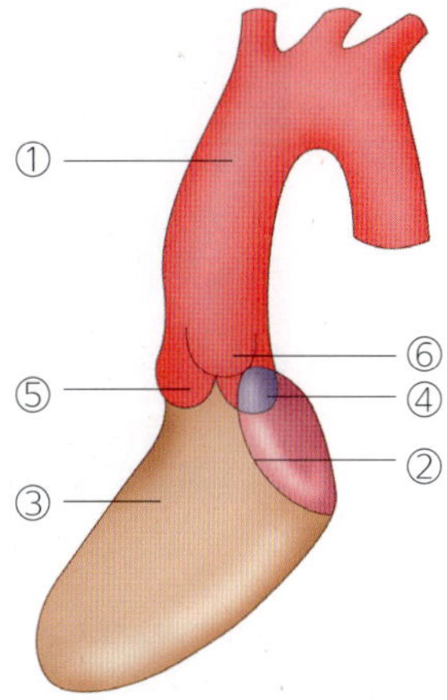

① 오름대동맥(상행대동맥) *ascending aorta*
② 승모판막(승모판)[왼방실판막]
mitral [bicuspid] valve
③ 왼심실(좌심실) *left ventricle*
④ 무관상동맥판막 *noncoronary cusp*
⑤ 오른관상동맥판막(우관상동맥판) *right coronary cusp*
⑥ 왼관상동맥판막(좌관상동맥판) *left coronary cusp*

왼심실(좌심실, left ventricle)은 달걀 모양을 나타내며, 오른심실(우심실, right ventricle)에 비하여 trabeculaton은 가늘다. 왼심실 안에는 두개의 꼭지근(유두근육, papillary muscles)이 있으며, 승모판막[왼방실판막, mitral (bicuspid) valve]으로 향한다.

왼심실 유출로인 대동맥판막(aortic valve) 아래부는 왼심실벽(left ventricular wall), 심실중격(interventricular septum), 승모판막[mitral (bicuspid) valve] 앞꼭대기로 둘러싸여 있다. 승모판막 앞꼭대기는 대동맥판막과 연결된다.

심장의 CT해부 / CT images of heart

A. 대동맥근부 높이

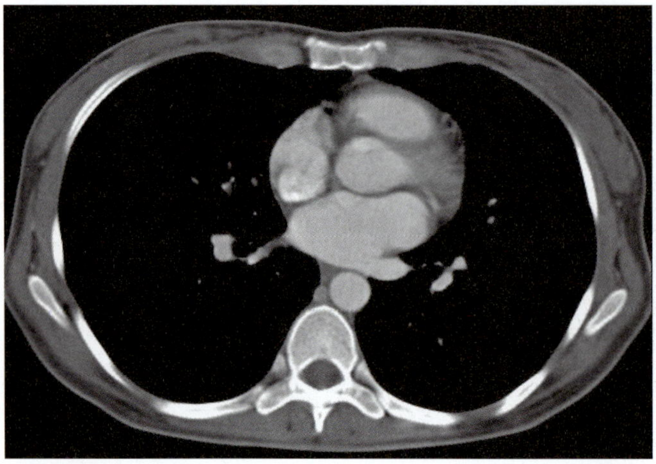

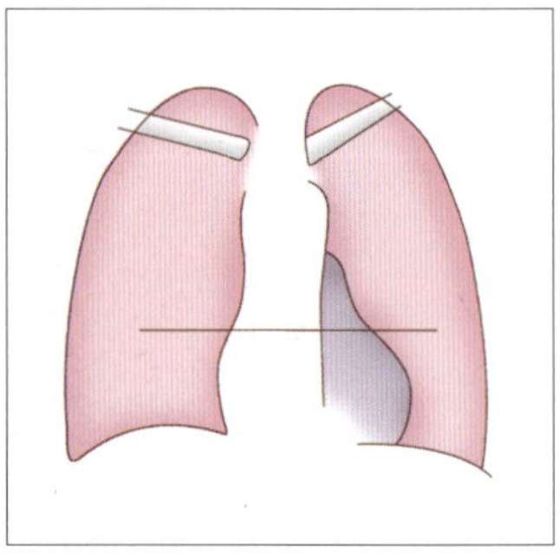

B. 승모판막구멍
(승모판구) 높이

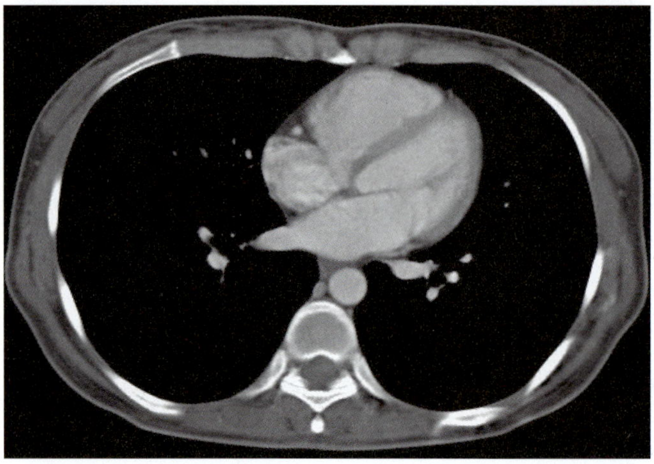

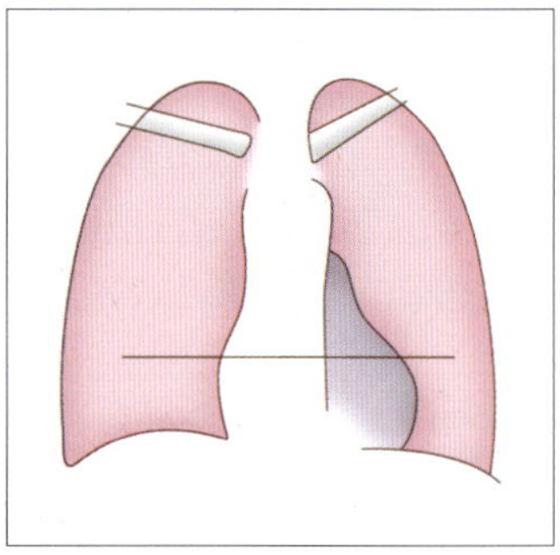

C. 아래대정맥
(하대정맥) 높이

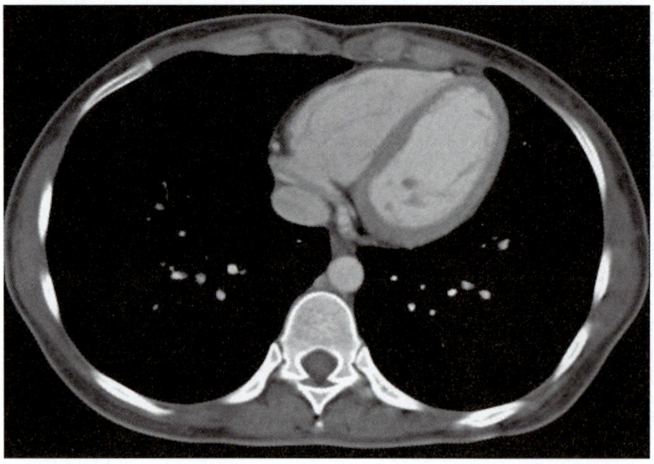

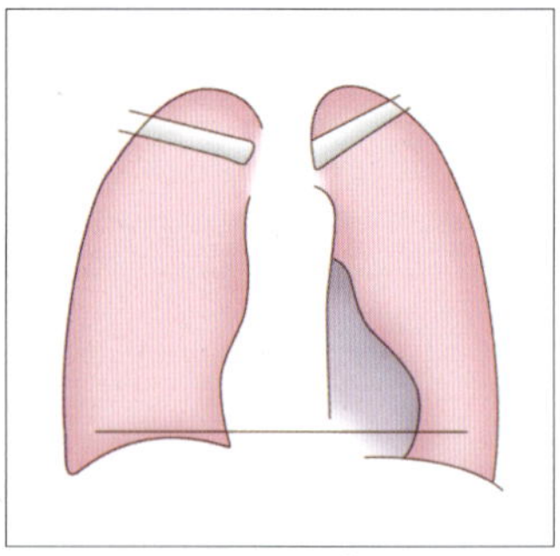

A

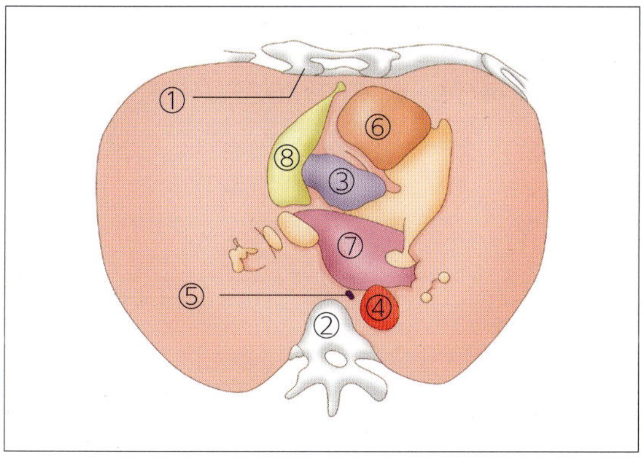

B

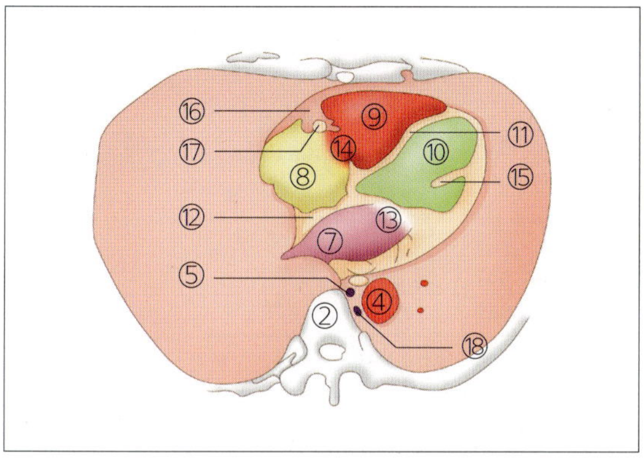

C

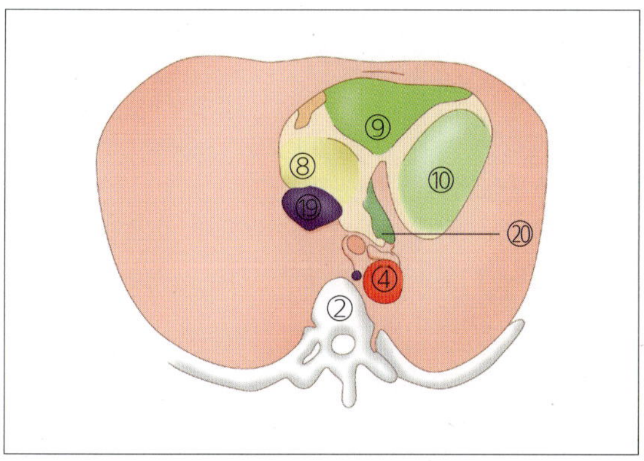

① 복장뼈(흉골) *sternum*
② 척추뼈몸통(추체) *vertebral body*
③ 오름대동맥(상행대동맥) *ascending aorta*
④ 내림대동맥(하행대동맥) *descending aorta*
⑤ 홀정맥(기정맥) *azygous vein*
⑥ 오른심실(우심실) 유출로 *right ventricular outflow tract*
⑦ 왼심방(좌심방) *left atrium*
⑧ 오른심방(우심방) *right atrium*
⑨ 오른심실(우심실) *right ventricle*
⑩ 왼심실(좌심실) *left ventricle*
⑪ 심실중격 *interventricular septum*
⑫ 심방중격 *interatrial septum*
⑬ 이첨판막(승모판)[왼방실판막] *mitral [bicuspid] valve*
⑭ 삼첨판막(삼첨판)[오른방실판막] *tricuspid valve*
⑮ 앞꼭지근(전유두근) *anterior papillary muscle*
⑯ 오른방실사이고랑(우방실간구) *right atrioventricular groove*
⑰ 오른관상동맥(우관상동맥)[오른심장동맥] *right coronary artery*
⑱ 반홀정맥(반기정맥) *hemiazygous vein*
⑲ 아래대정맥(하대정맥) *inferior vena cava*
⑳ 심장정맥굴(관상정맥동) *coronary sinus*

대동맥근부(root of aorta) 높이(그림 A)에서는 심장(heart)의 거의 중앙에 대동맥(aorta)의 Valsalva동이 보이고, 뒤쪽에 왼심방(좌심방, left atrium), 오른쪽에 오른심방(우심방, right atrium), 왼쪽앞에 오른심실(right ventricle) 유출로가 보인다. 가끔 왼관상동맥(좌관상동맥, 왼심장동맥, left coronary artery)이나 앞내림가지(전하행지, anterior descending branch), 휘돌이가지(회선지, circumflex branch)의 일부도 나타난다.

승모판막구멍(승모판구, mitral orifice) 높이(그림 B)에서는 심방(atrium)·심실중격(interventricular septum)으로 경계된 좌우심장강(heart cavity)이 나타나, 방실판막륜부(atrioventricular valve ring part)도 뚜렷하게 확인된다. 오른방실사이고랑(우방실간구, right atrioventricular groove)에는 오른관상동맥[오른심장동맥(right coronary artery)]이, 그 앞쪽에는 심장막(심막, pericardium)이 보인다. 아래대정맥(하대정맥, inferior vena cava) 높이(그림 C)에서는 아래대정맥과 심장정맥굴(관상정맥동, coronary sinus)이 나타난다. 또 심장 오른쪽앞의 심장막아래지방(심막하지방, pericardium inferior fat)과 가슴세로칸지방(종격지방, mediastinum fat) 사이에 있는 심장막(pericardium)이 가장 잘 나타난다.

여성 유방과 앞가슴벽-영상 이해를 위한 맨눈해부학 보기 / Female Breast and Anterior Thoracic Wall – Review of Gross Anatomy

안쪽면

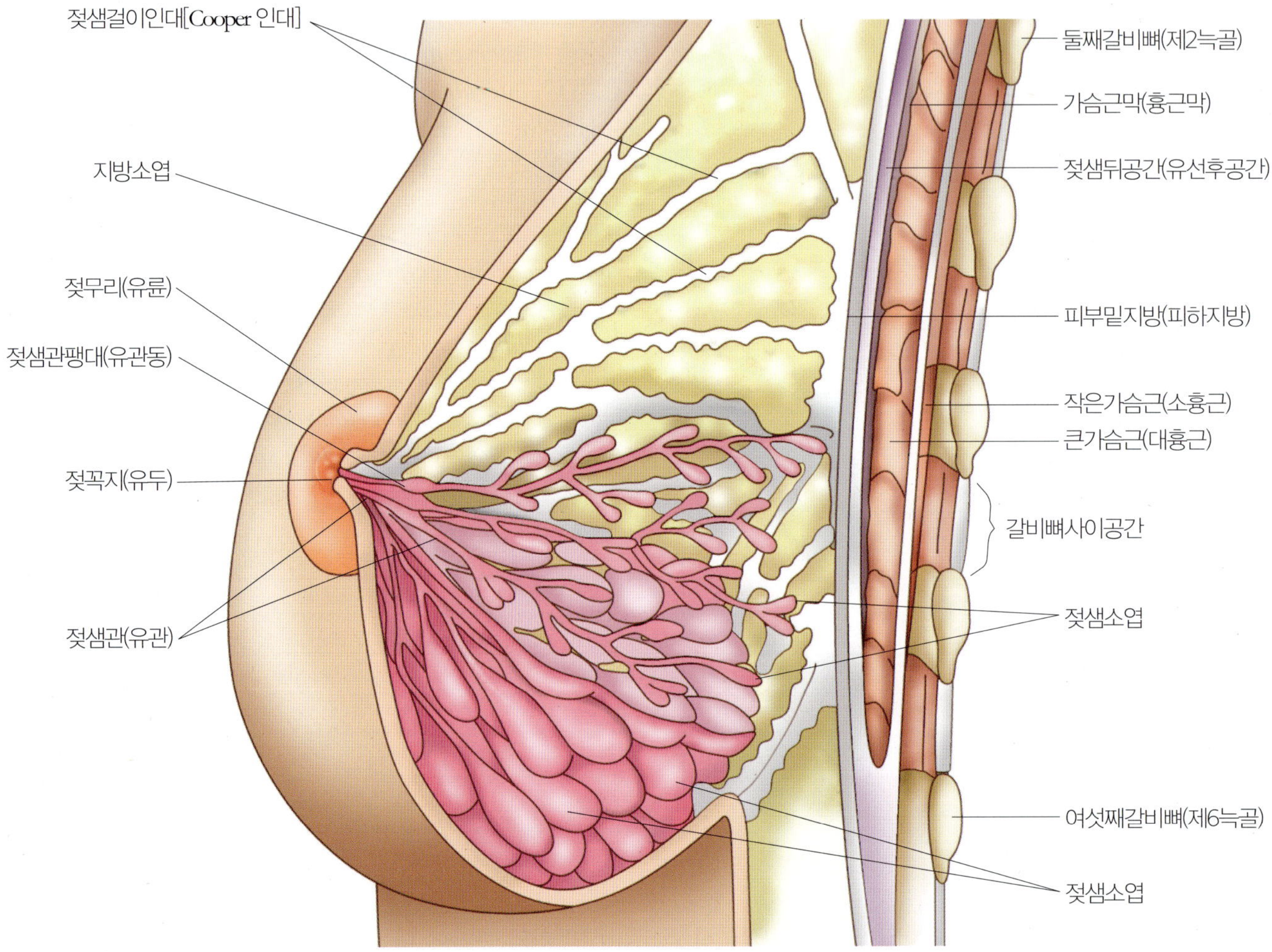

유방 X선촬영 / mammogram

측방향촬영상(lateral view)

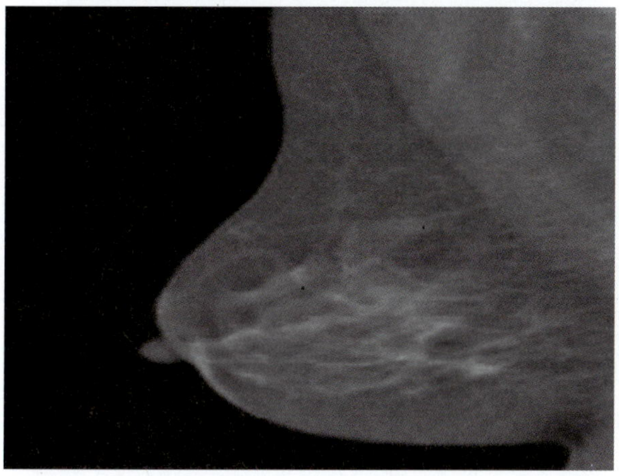

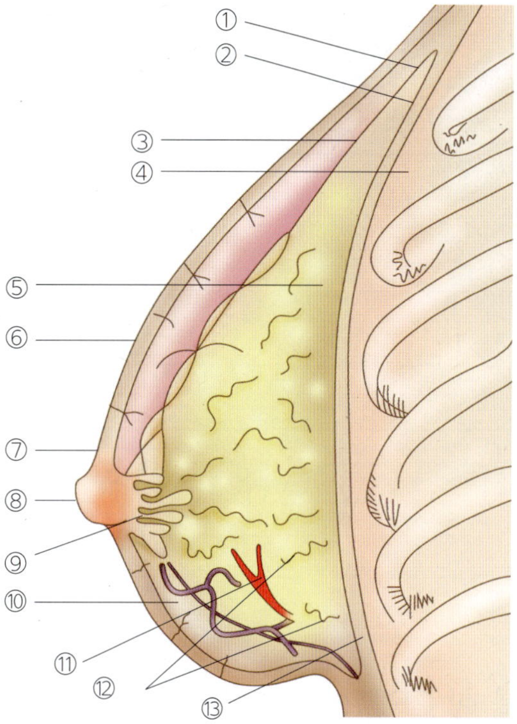

① 젖샘조직(유선조직)의 겨드랑으로의 연장 *axillary prolongation*
② 얕은근막의 깊은층(표재근막의 심층) *deep layer of superficial fascia*
③ 얕은근막의 얕은층(표재근막의 천층) *superficial layer of superficial fascia*
④ 갈비사이근(늑간근) *intercostal muscle*
⑤ 샘조직(선조직) *glandular tissue*
⑥ 피부 *skin*
⑦ 젖무리(유륜) *areola of mammary gland*
⑧ 젖꼭지(유두) *nipple*
⑨ 젖샘관(유관) *lactiferous ducts*
⑩ 피부밑지방(피하지방) *subcutaneous fat*
⑪ 동맥 *artery*
⑫ 결합지주(결합직량) *trabeculae*
⑬ 젖샘뒤공간(유선후공간) *retromammary space*

유방(젖, breast)은 연조직(soft tissue), 샘조직(선조직, glandular tissue), 결합조직(connective tissue) 및 지방조직(adipose tissue)으로 이루어져 있다. 그러나, 이들 개개의 조직은 낮은 고유밀도(intrinsic density)를 나타낸다. 그러므로 X선촬영을 할 경우에는 이 작은 정도의 연조직 대조도(contrast) 및 선예도(sharpness)를 최대로 나타낼 수 있는 방법을 쓴다.

유방은 기본적으로 craniocaudal(superoinferior) projection, mediolateral projection(측면상), axillary projection(사위상) 등을 촬영한다.

정상 젖샘(유선)의 CR영상 / CR images of normal mammary gland

A. 통상 유선 X선촬영과 같은 CR영상 (상하방향촬영)

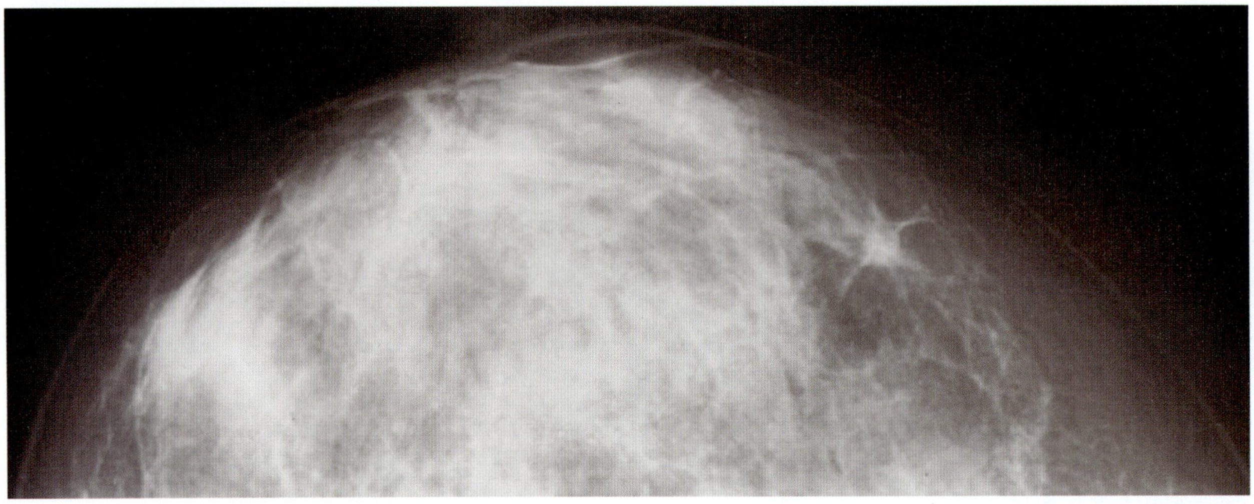

B. 처리를 한 CR영상 (상하방향촬영)

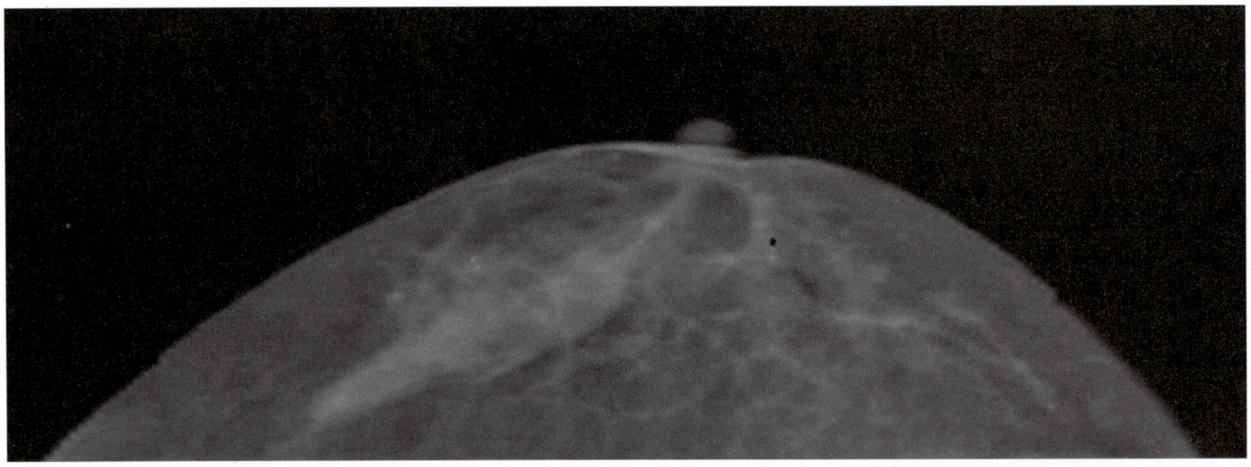

B

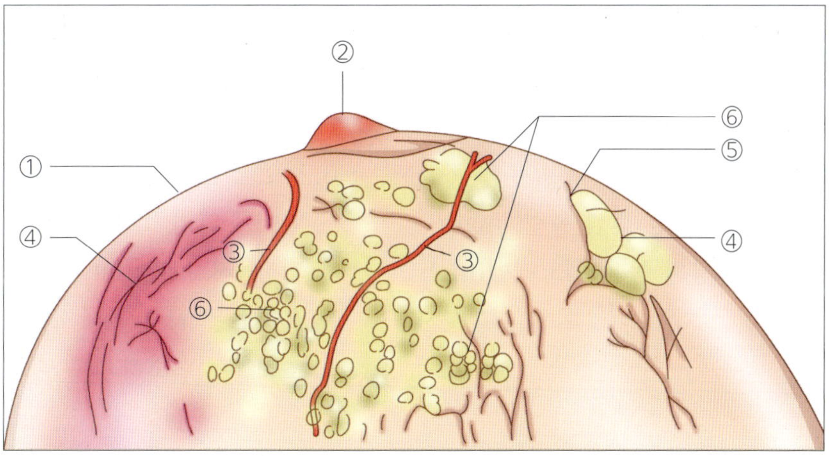

① 피부 *skin*
② 젖꼭지(유두) *nipple*
③ 혈관 *blood vessel*
④ 섬유화된 젖샘조직(유선조직)
fibrotic change of glandular tissue
⑤ 젖샘걸이인대(유방제인대, *Cooper*인대)
suspensory ligaments of breast(Cooper's ligaments)
⑥ 젖샘조직(유선조직) *glandular tissue*

젖샘조직(유선조직, glandular tissue)이 중등도(moderate)로 퇴축한 46세 여성 유방(젖, breast)의 예이다.

그림 A에서, 유방의 중앙부에 X선투과성(permeability)이 낮은 저농도의 구름 모양인 유선영상(mammary duct image)이 보이며, 주변부에는 X선투과성이 보다 높은 고농도(high concentration)의 지방영상(fat image)이 보인다. 지방조직(fat tissue)이 많으면 섬유조직(fibrous tissue)이나 Cooper인대 등을 볼 수 없으나, 젖샘조직이 밀집해 있는 중앙부에서는 내부의 조직구성을 상세하게 볼 수 있다.

CR영상을 보면, 젖샘조직이 밀집해 있는 부분만이 결절 모양(nodose appearancc)으로 되어 전체적으로 불투명한 영상을 나타낸다. 그 결과로 젖샘 조직 안에 있는 섬유조직이나 혈관(blood vessel)이 보인다. CR영상은 젖샘조직 안의 구조를 관찰하는데에 유리하다.

정상 유방[젖]의 초음파 영상 / ultrasound images of normal breast

A. 20대 영성의 유방(폐경 전)

위축(atrophy)이 없는 충실성 젖샘(유선, mammary glands)이 텐트모양의 높은 에코레벨(high eco level)로서 보인다.

B. 나이 많은 여성의 유방(폐경 후)

나이에 따라 젖샘(유선, mammary glands)이 위축되고, 지방조직(fat tissue) 으로 치환된다. 폐경기 유방초음파 영상은 지방과 젖샘이 섞여 있어 유방 조직층이 명확하게 구분되어 있지 않는다.

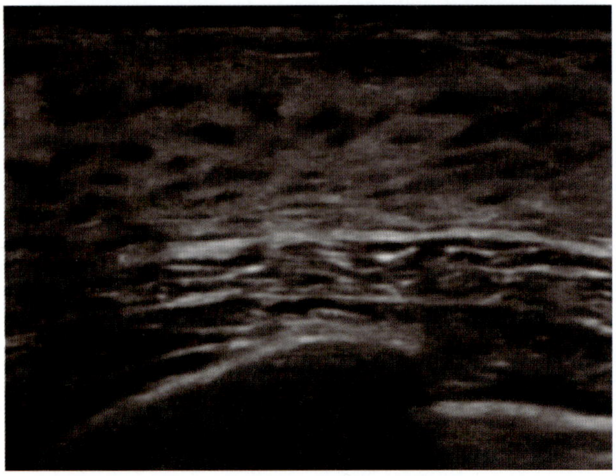

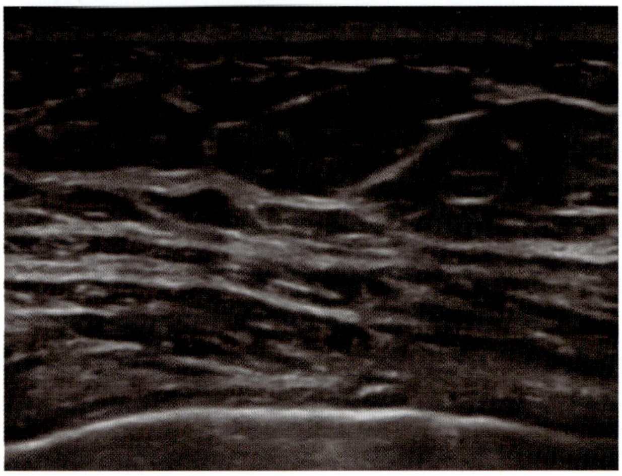

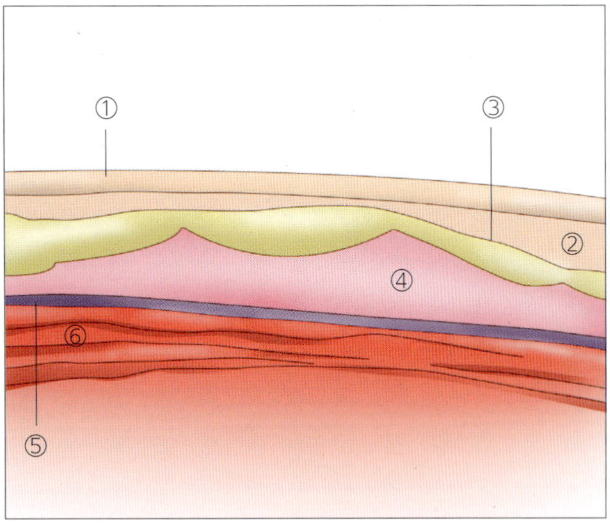

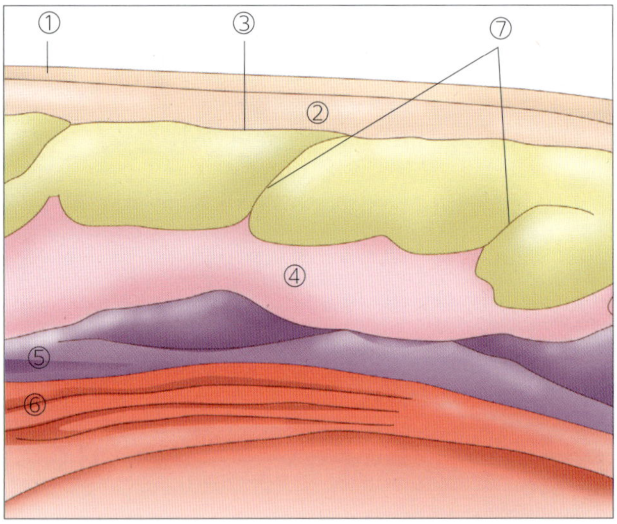

C. 수유기 여성의 유방

수유기의 젖샘은 유즙이 분비되는 상태여서 피부밑지방층(피하지방층, subcutaneous fat layer)은 밀려나있고 젖샘(유선, mammary glands)이 팽대되어 있다.

샘실질(glandular parenchyme)의 에코레벨(eco level)은 저하되어 확장된 젖샘관(유관, galactophore)이 무(無) 에코의 관모양 구조로서 보인다.

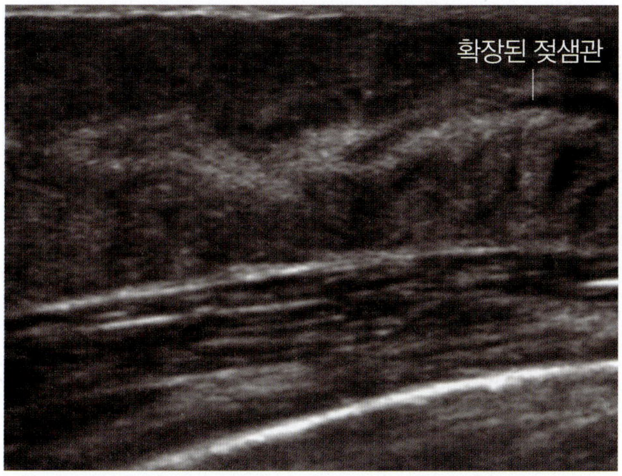

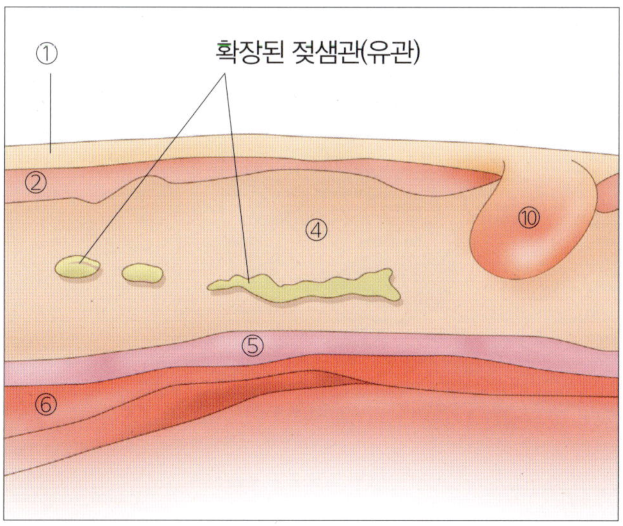

① 피부 *skin*
② 피부밑지방층(피하지방층) *subcutaneous fat layer*
③ 얕은근막(천재근막)(얕은층) *superficial fascia(superficialis)*
④ 젖샘(유선) *mammary gland*
⑤ 젖샘뒤지방층(유선후지방층) *retromammary fat layer*
⑥ 큰가슴근(대흉근) *greater pectoral muscle*
⑦ 젖샘걸이인대(유방제인대, *Cooper*인대) *suspensory ligament(Cooper's ligament)*
⑧ 결합조직 *connective tissue*
⑨ 갈비뼈(늑골) *rib*
⑩ 젖꼭지(유두) *nipple*

유방[젖]의 MR 영상 / MR images of breast

A.T1 강조영상(지방 억제)

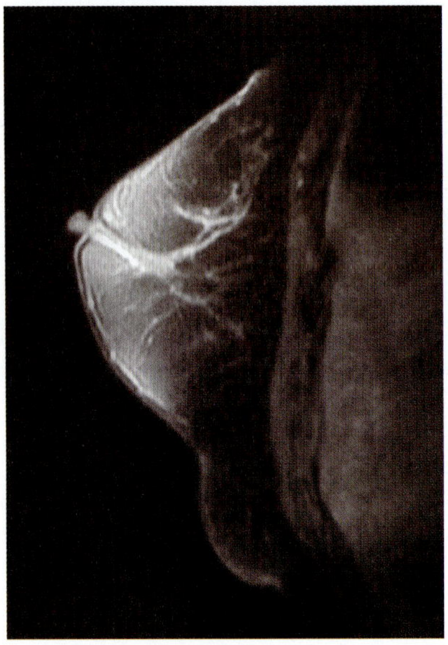

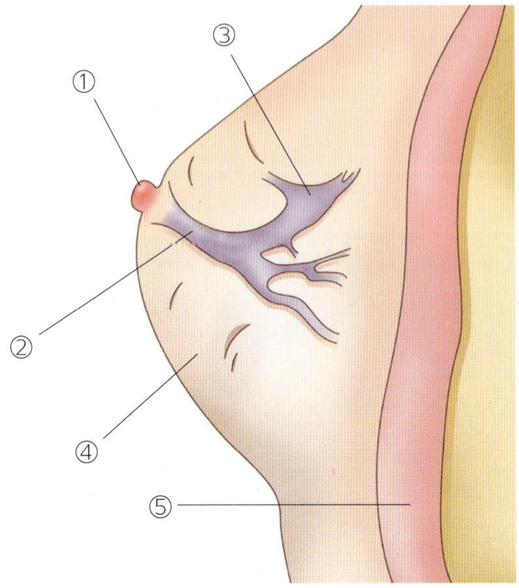

B.T1 강조영상

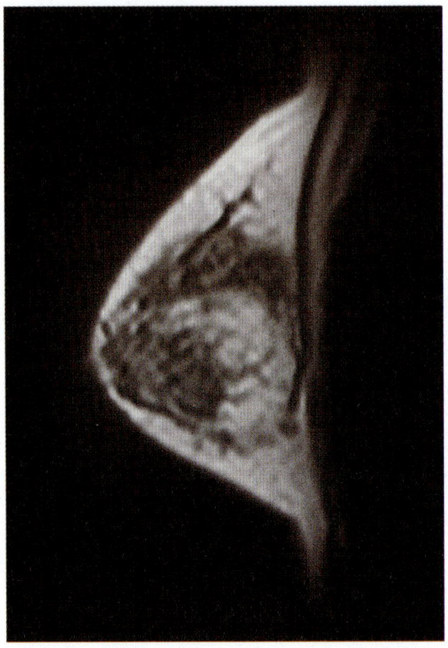

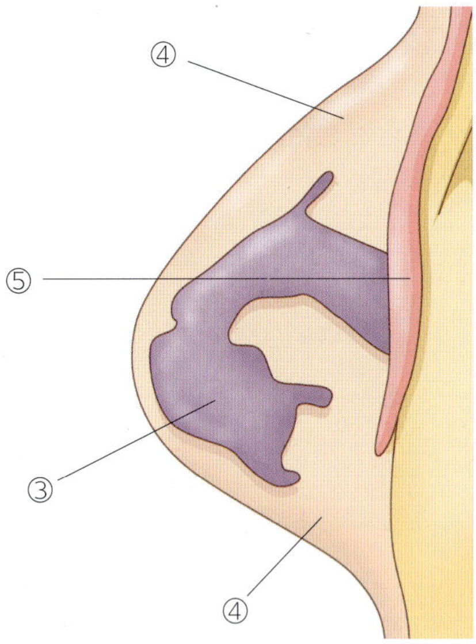

① 젖꼭지(유두) *nipple*
② 젖샘관(유관) *lactiferous ducts*
③ 젖샘(유선) *mammary gland*
④ 지방 *fat*
⑤ 큰가슴근(대흉근) *greater pectoral muscle*

07 척추, 척수 spine and spinal cord

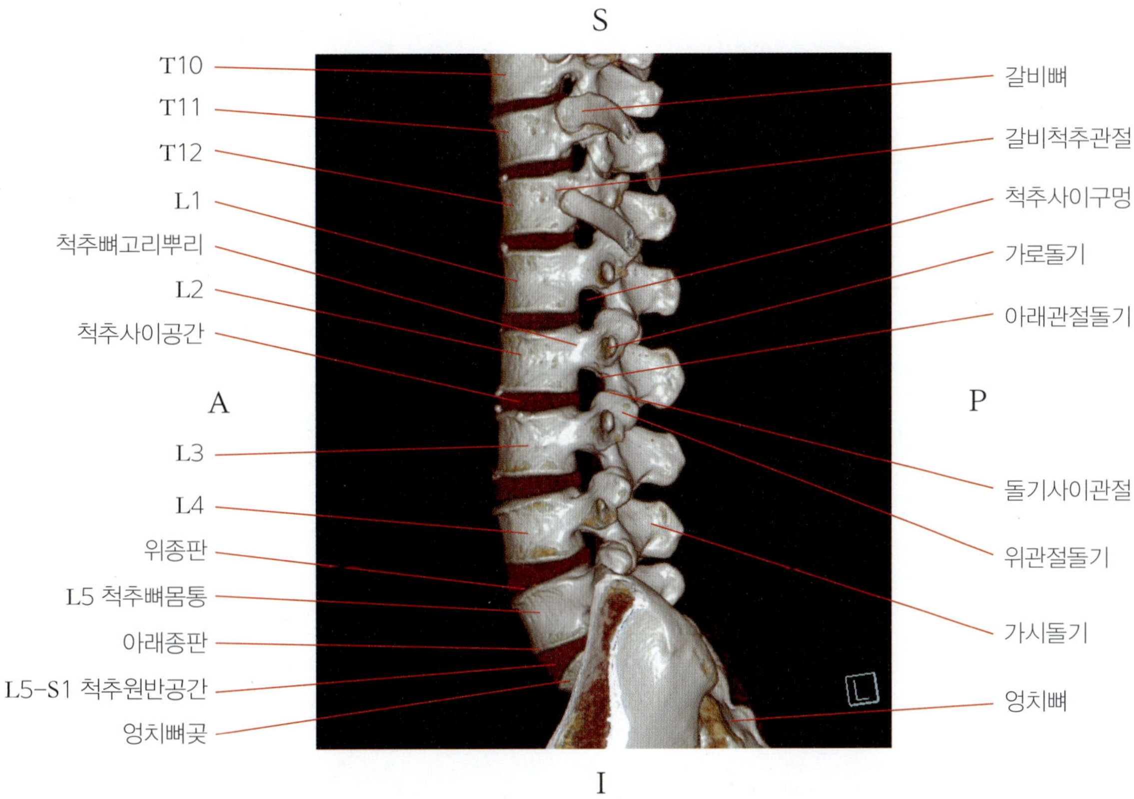

허리뼈와 엉치뼈, 3차원 CT영상(Lat. view)

척주(vertebral columm)은 인체의 뒤쪽 가운데 있는 뼈기둥(bone column)으로 척추뼈(vertebrae)로 이루어져 있으며, 척추뼈 사이에는 척추원반(척추사이원반, intervertebral disk)이 끼어있다. 척추뼈는 모두 서른 세 개이고, 성인에서는 아래쪽의 다섯 개가 합쳐져서 엉치뼈(천골, sacrum)를 이루고, 네 개가 합쳐져서 꼬리뼈(미골, coccyx)를 이룬다. 척수(spinal cord)는 뇌(brain)와 함께 중추신경계(central nervous system)를 이루는 것으로 세 층의 막으로 싸여 있다. 이 막을 뇌척수막(meninges)이라고 하며, 바깥쪽에서 안쪽으로 경질막(dura mater), 거미막(arachnoid membrane), 연질막(pia mater)이라고 한다.

척추뼈–영상 이해를 위한 맨눈해부학 보기 / Vertebra–Review of Gross Anatomy

위 면

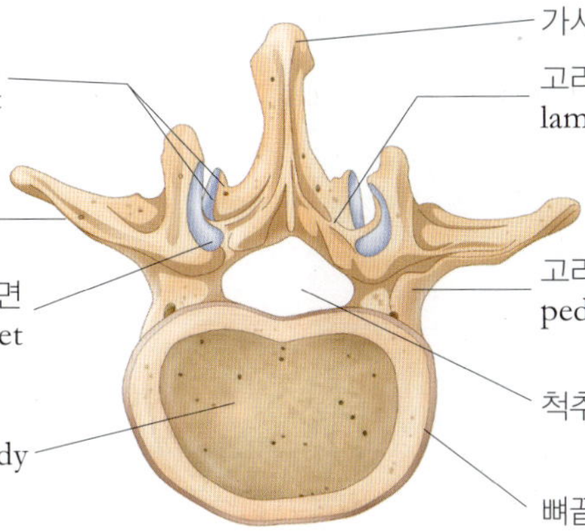

옆 면

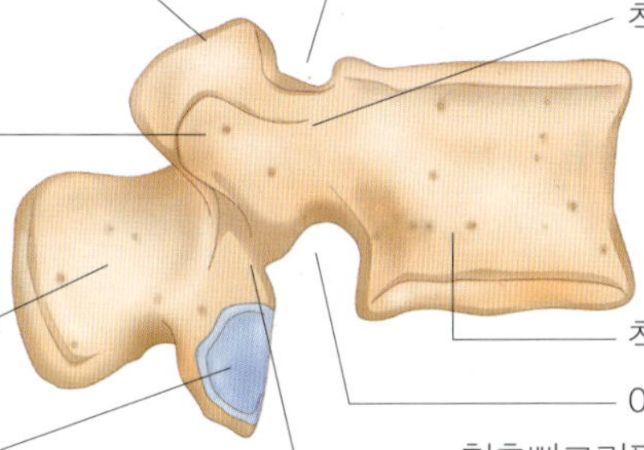

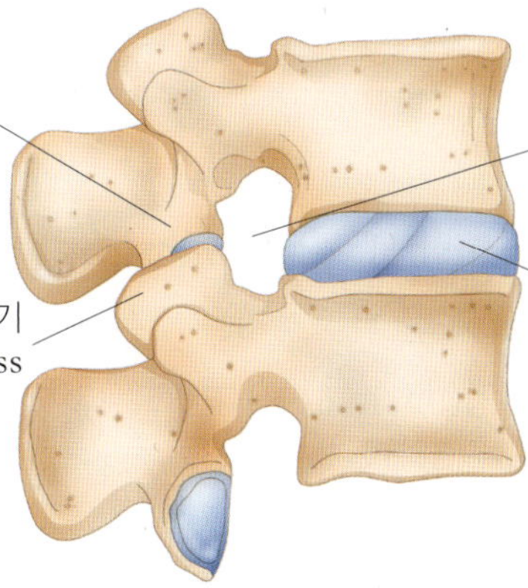

목뼈(경추)의 정면촬영상 / A-P projection of cervical spine

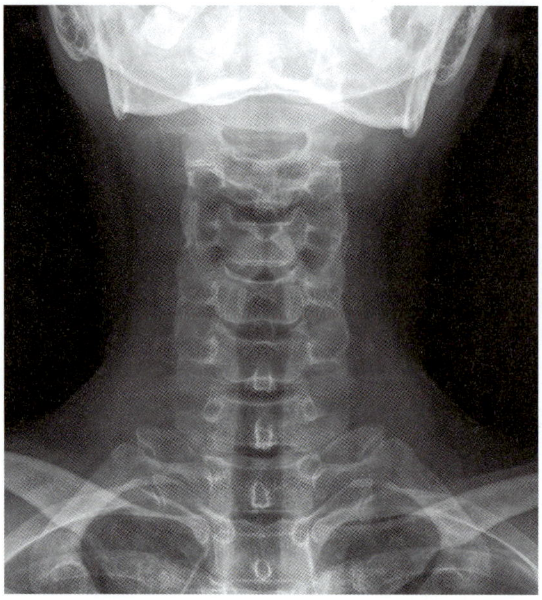

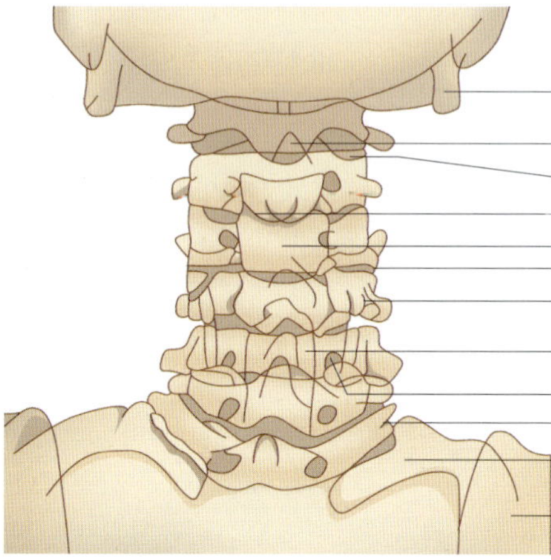

① 턱뼈각(하악각) *angle of mandible*
② 중쇠뼈(둘째경추골) 가시돌기(극돌기) *spinous process of CII*
③ 둘째목뼈-셋째목뼈 관절돌기사이관절
joint between articular process of CII and CIII
④ 루슈카관절 *joint of Luschka*
⑤ 넷째목뼈(넷째경추골) 척추뼈몸통(추체) *vertebral body of CIV*
⑥ 넷째목뼈 아래관절돌기(하관절돌기) *inferior articular process of CIV*
⑦ 방패연골(갑상연골) 가쪽판(외판)
lateral lamina of thyroid cartilage
⑧ 기관안의 공기 *air in trachea*
⑨ 여섯째목뼈 척추뼈고리뿌리(추궁근부) *pedicle of CIV*
⑩ 첫째등뼈(제1흉추골) 가로돌기(횡돌기)
transverse process of TI
⑪ 첫째갈비뼈(제1늑골) *1st rib*
⑫ 어깨뼈(견갑골) *scapula*

루슈카 관절(Joint of Luschka)

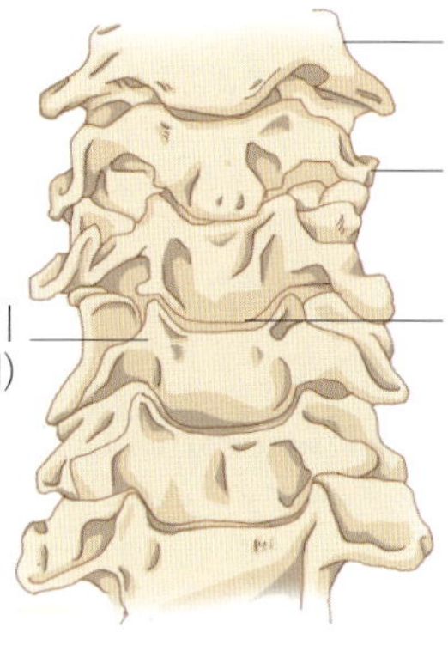

정면촬영상(front view)에서 목뼈(경추, cervical vertebra) 척추뼈몸통(추체, vertebral body)은 직사각형으로서 아래쪽으로 약간 볼록하며, 윗쪽으로 약간 오목한 가장자리를 갖는다.

척추뼈몸통의 윗쪽 가장자리는 갈고리모양(uncinate)을 만드는데 이것을 갈고리돌기(구상돌기, uncinate process)라고 부른다. 이 갈고리돌기와 윗쪽 척추뼈몸통의 뒤가쪽모서리(posterolateral margins)와 사이에 윤활막(활액막, synovium)을 가지는 관절(joint)이 있으며, 이것을 Luschka관절이라고 부른다. Luschka관절은 아래 쪽 다섯 개 목뼈 척추뼈몸통 사이에서 볼 수 있다.

고리뼈(환추골)와 중쇠뼈(축추골)의 정면촬영상 / A-P projection of atlas and axis

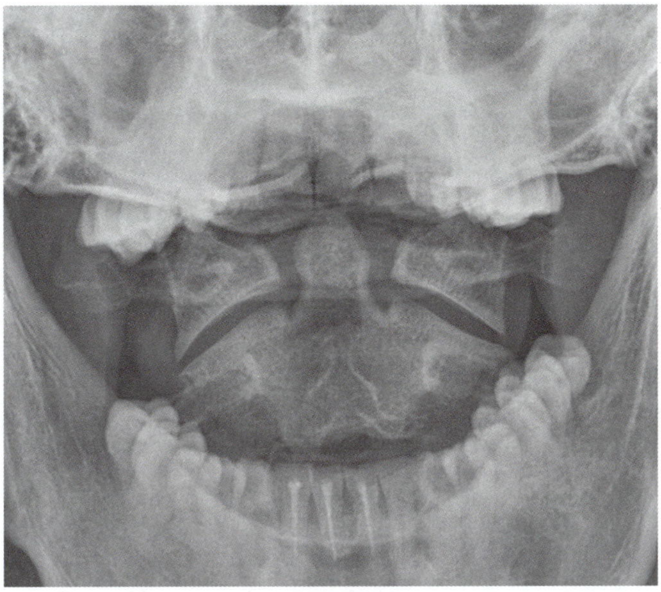

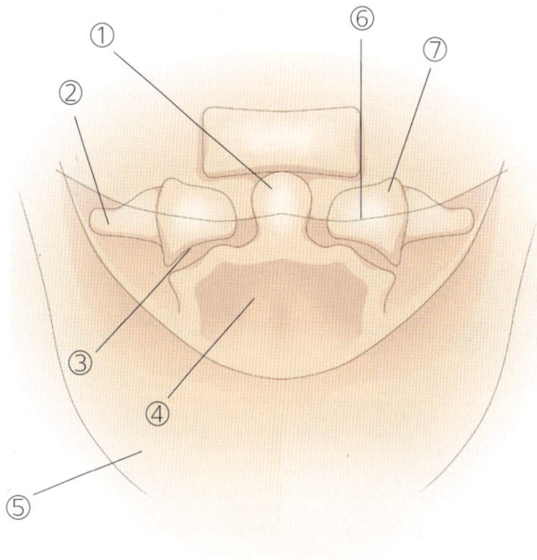

① 치아돌기(치돌기) *odontoid process, dens*
② 고리뼈(환추골) 가로돌기(횡돌기) *transverse process of atlas(CI)*
③ 고리중쇠관절(환추축추관절) *atlanto-axial joint*
④ 중쇠뼈(축추골)의 척추뼈몸통(추체) *vertebral body of axis(CII)*
⑤ 아래턱뼈(하악골) *mandible*
⑥ 뒤통수뼈(후두골) *occipital bone*
⑦ 고리뼈(환추골)의 가쪽덩이(외측덩이) *lateral mass of atlas(CI)*

환자는 바로누운 자세로 되도록 입을 크게 벌린 상태로 촬영한다. 사진상에서 벌려진 입을 통하여 치아돌기(치돌기, odontoid process, dens), 고리뼈(환추골, atlas), 중쇠뼈(축추골, axis, second cervical vertebra), 그리고 이들 사이의 관절면(joint facet)을 관찰할 수 있다.

목뼈(경추)의 측방향촬영상 / lateral view of cervical spine

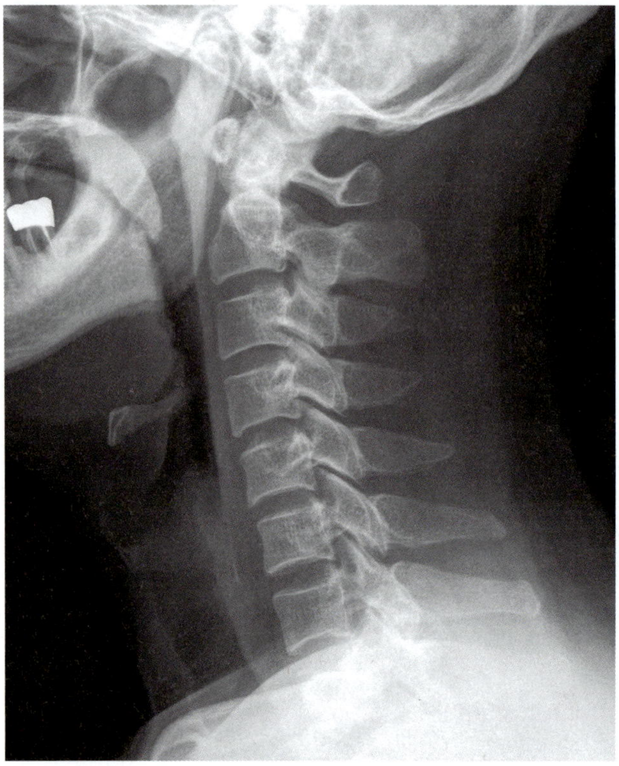

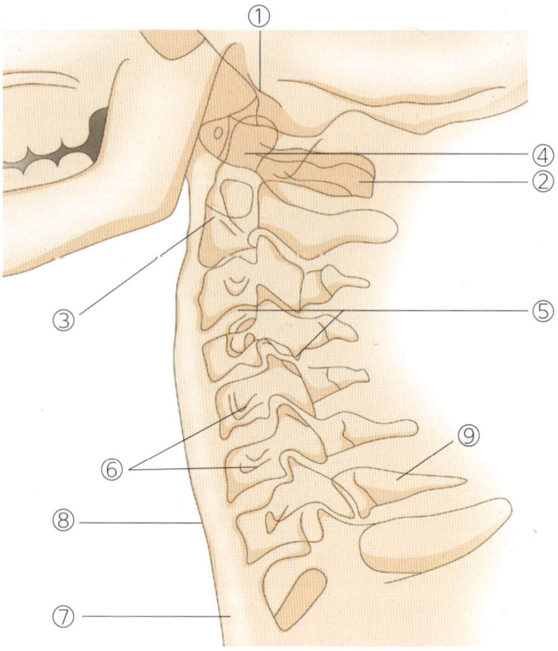

① 고리뼈(환추골) 앞고리(전궁)
anterior arch of atlas(CI)
② 고리뼈(환추골) 뒤고리(후궁)
posterior arch of atlas(CI)
③ 중쇠뼈(축추골) 척추뼈몸통(추체)과 관절돌기
vertebral body and articular process of axis(CII)
④ 치아돌기(치돌기) *odontoid process(dens)*
⑤ 척추사이공간(추간강) *intervertebral space*
⑥ 척추신경고랑(척추신경구) *groove for spinal nerve*
⑦ 첫째등뼈(제1흉추골)와 관절을 만드는
첫째 갈비뼈(제1늑골) *lst rib*
⑧ 앞목뼈공간(경추전간극) *prevertebral space*
⑨ 솟을뼈[일곱째목뼈]의 가시돌기(극돌기)
spinous process of CVII

척주관(spinal canal, vertebral canal)은 척추뼈몸통(추체, vertebral body) 뒤모서리(posterior margin)를 잇는 선과 가시돌기(극돌기, spinous process) 앞모서리(anterior margin)를 잇는 선 사이를 말하며, 그 가운데에 척수(spinal cord)가 들어 있다.

목뼈(경추)의 사방향촬영상 / oblique view of cervical spine

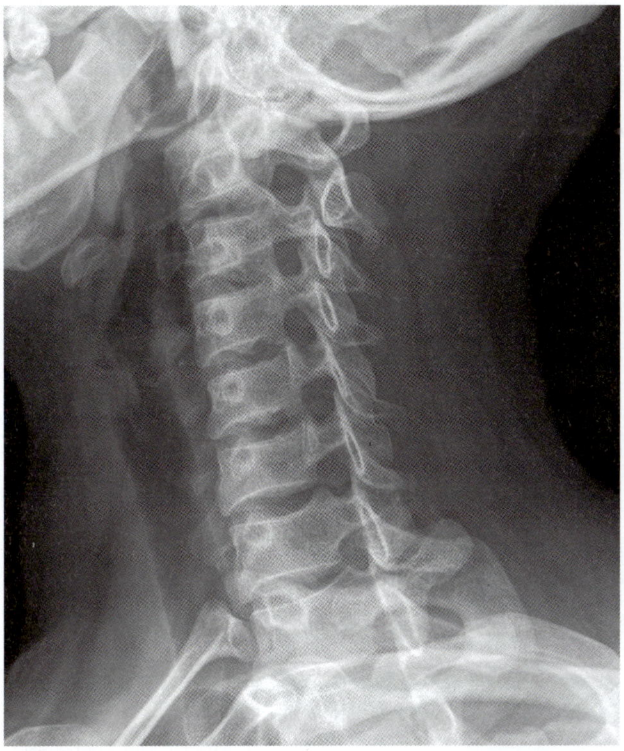

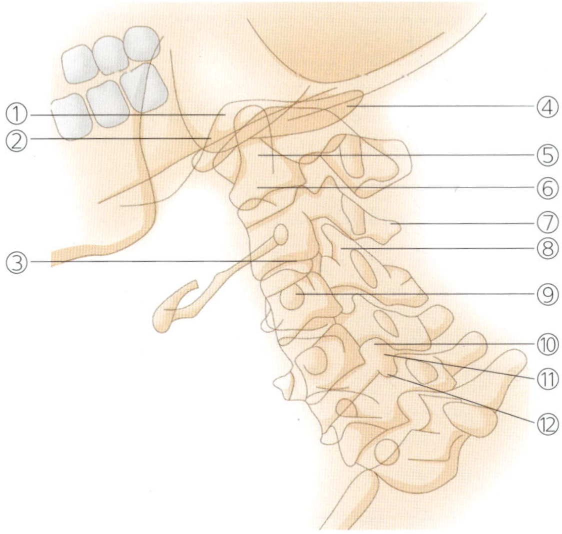

① 첫째목뼈[고리뼈] 앞고리(전궁) *anterior arch of CI*
② 첫째목뼈[고리뼈] 앞결절(전결절) *anterior tubercle of CI*
③ 루슈카관설 *joint of Luschka*
④ 첫째목뼈[고리뼈] 뒤고리(후궁) *posterior arch of CI*
⑤ 치아돌기(치돌기) *odontoid process(dens)*
⑥ 둘째목뼈[중쇠뼈] 척추뼈몸통(추체) *vertebral body of CII*
⑦ 셋째목뼈 가시돌기(극돌기) *spinous process of CIII*
⑧ 넷째목뼈 위관절돌기(상관절돌기) *superior articular process of CIV*
⑨ 넷째목뼈 척추뼈고리뿌리(추궁근부) *pedicle of CIV*
⑩ 다섯째목뼈 아래척추패임(하추절흔) *inferior vertebral notch of CV*
⑪ 척추사이구멍(추간공) *intervertebral foramen*
⑫ 척추신경고랑(척추신경구) *groove for spinal nerve*

목뼈(경추, cervical vertebra) 사방향촬영의 주목적은 척추사이구멍(추간공, intervertebral foramen)을 관찰하는데 있다. 척추사이구멍의 앞쪽에는 Luschka관절(joint)이 있는데, 뒤쪽에 있는 돌기사이관절(돌기관절, zygapophysial joint)에 의해 자주 협착(stricture)을 일으켜 열쇠구멍(keyhole) 모양이 되는 수가 있다. 척추원반(추간판, intervertebral disk)의 변성질환(degenerative disease)이 있을 경우, 이 부분은 신경뿌리(신경근, nerve root)를 압박한다.

등뼈(흉추)의 정면촬영상 / A-P projection of thoracic spine

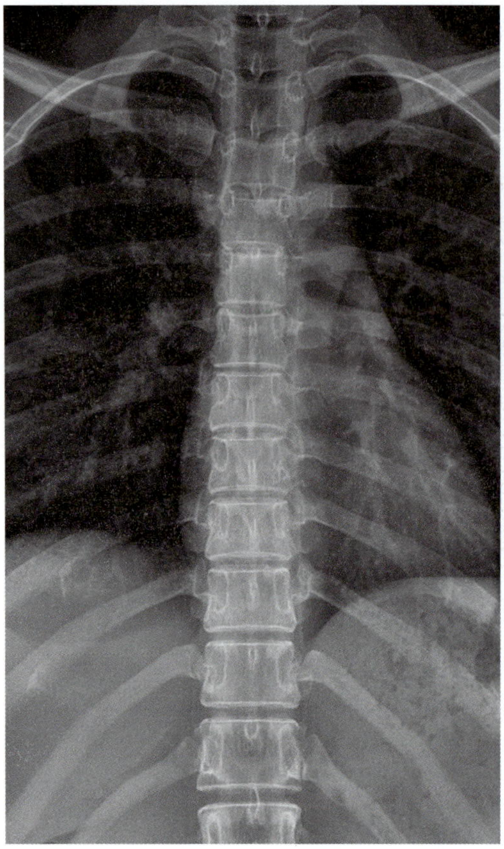

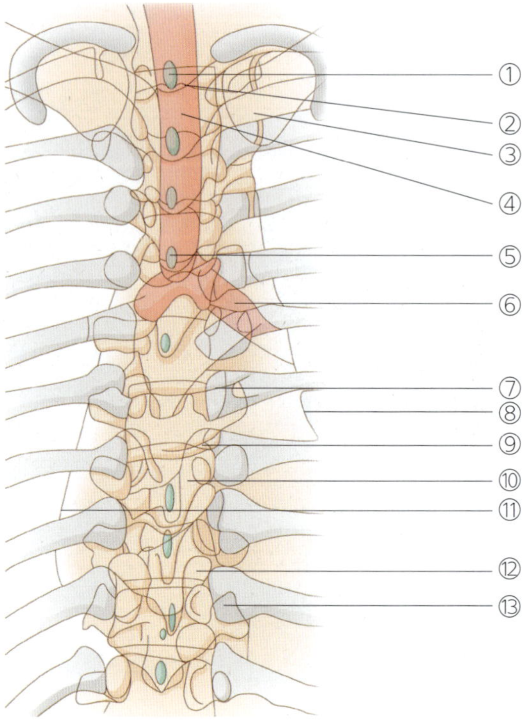

① 첫째등뼈(제1흉추골) 가시돌기(극돌기) *spinous process of TI*
② 첫째등뼈(제1흉추골) 척추뼈고리뿌리(추궁근부) *pedicle of TI*
③ 빗장뼈(쇄골) *clavicle*
④ 기관안의 공기 *trachea air shadow*
⑤ 넷째등뼈(제4흉추골) 가시돌기(극돌기) *spinous process of TIV*
⑥ 기관지안의 공기 *air in bronchus*
⑦ 갈비척추관절(늑추관절) *costovertebral joint*
⑧ 심장 왼모서리(좌심연) *left border of heart*
⑨ 척추원반(추간판) *intervertebral disc*
⑩ 여덟째등뼈(제8흉추골) 척추뼈몸통(추체) *vertebral body of TVIII*
⑪ 심장 오른모서리(우심연) *right border of heart*
⑫ 열째등뼈(제10흉추골) 위관절돌기(상관절돌기) *superior articular process of TX*
⑬ 열째등뼈(제10흉추골) 가로돌기(횡돌기) *transverse process of TX*

척추뼈고리뿌리(추궁근, pedicle of vertebral arch)는 척추뼈몸통(추체, vertebral body)에서 척추뼈고리판(추궁판, lamina of vertebral arch)에 이르는 척추뼈고리(추궁, vertebral arch)의 일부이다. 등뼈(흉추, thoracic vertebra) 및 허리뼈(요추, lumbar vertebra) 정면촬영으로는 축방향(axial)에서 투영되고, 직사각형인 척추뼈몸통의 위쪽 모퉁이 근처에서 달걀모양(난형, oval)의 영상으로 보인다. 가시돌기(극돌기, spinous process)는 거의 정중선(midline) 위에 길고 가는 모양으로, 아래쪽에 인접한 척추 뼈몸통 위모서리(superior border)에 투영된다.

등뼈(흉추)의 측방향촬영상 / lateral view of thoracic spine

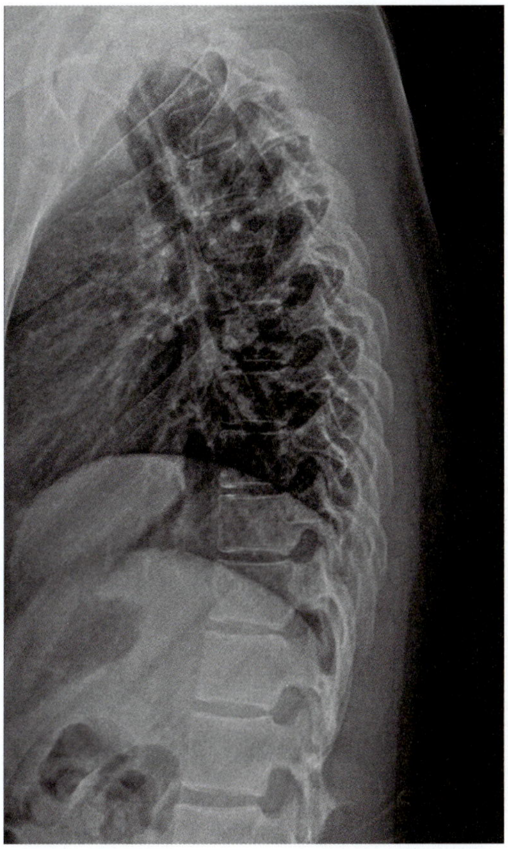

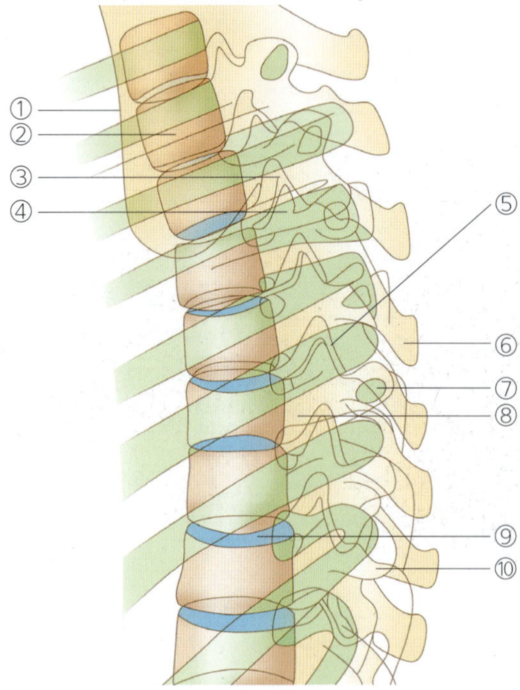

① 어깨뼈(견갑골) *scapula*
② 척추뼈몸통(추체) *vertebral body*
③ 위관절돌기(상관절돌기) *superior articular process*
④ 척추뼈고리판(추궁판) *lamina*
⑤ 돌기사이관절(돌기관절) *apophyseal(zygapophyseal) joint*
⑥ 가시돌기(극돌기) *spinous process*
⑦ 갈비가로관절면(늑횡돌와) *costotransverse facet*
⑧ 척추뼈고리뿌리(추궁근) *pedicle*
⑨ 척추사이공간(추간강) *intervertebral space*
⑩ 가로돌기(횡돌기) *transverse process*

측방향촬영영상(lateral view)에서 등뼈(흉추, thoracic vertebra)는 갈비뼈(늑골, rib), 어깨뼈(견갑골, scapula), 허파(폐, lung)및 가슴세로칸(종격, mediastinum)의 음영(shadow)과 겹쳐지기 때문에 때로는 관찰이 어렵다. 척추(vertebral)의 진단에 있어서 척추사이공간(추간강, intervertebral space)이 정상적으로 유지되고 있는지를 보는 것이 중요한 점이며, 척추 뒤굽음증(후만증, kyphosis)·앞굽음증(전만증, lordosis)이 있을 경우에는 측방향 촬영상에서 관찰하는 것이 유리하다.

허리뼈(요추)의 정면촬영상 / A-P projection of lumbar spine

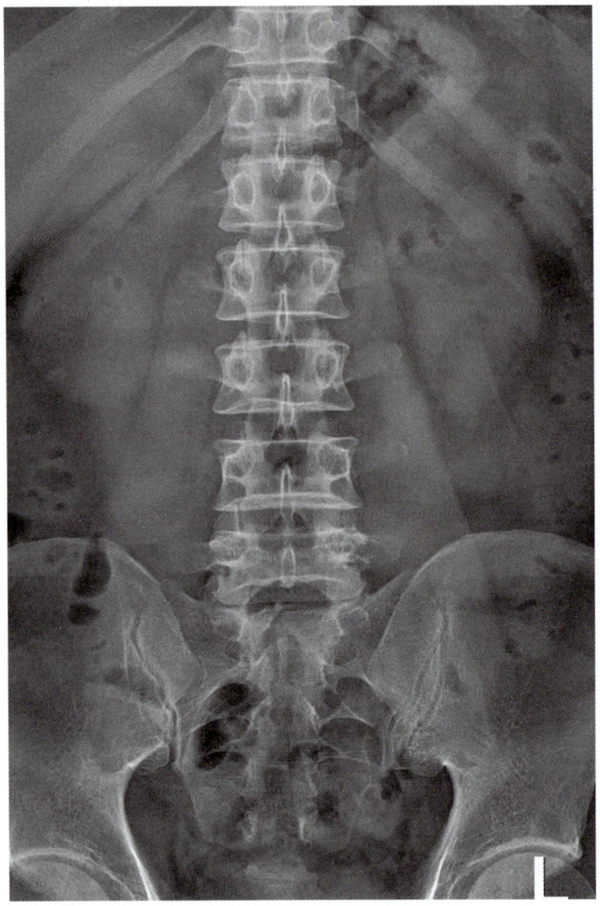

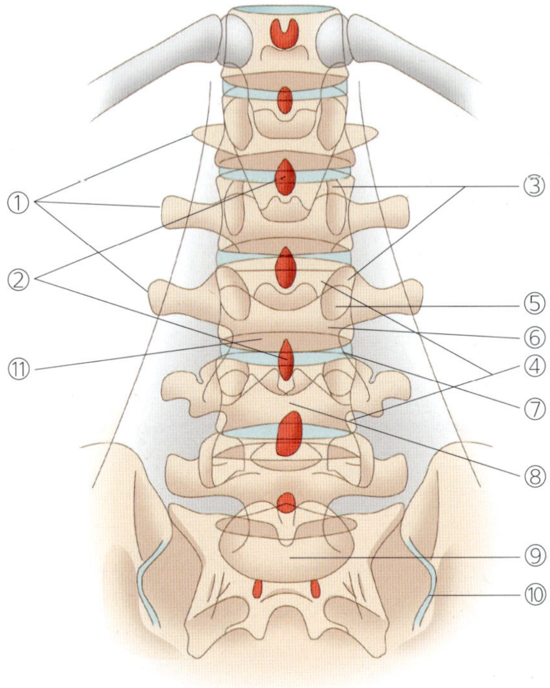

① 가로돌기(횡돌기) *transverse process*
② 가시돌기(극돌기) *spinous process*
③ 위관절돌기(상관절돌기) *superior articular process*
④ 아래관절돌기(하관절돌기) *inferior articular process*
⑤ 척추뼈고리뿌리(추궁근) *pedicle*
⑥ 척추뼈고리판(추궁판) *lamina*
⑦ 돌기사이관절(돌기관절) *zygapophyseal joint*
⑧ 척추뼈몸통(추체) *vertebral body*
⑨ 엉치뼈(천골) *sacrum*
⑩ 엉치엉덩관절(천골장골관절) *sacroiliac joint*
⑪ 척추사이공간(추간강) *intervertebral space*

양쪽 척추뼈고리뿌리(추궁근, pedicle)의 안쪽모서리(medial margin) 사이 거리를 interpediculate distance라고 하며, 이것은 척주관(spinal canal)의 폭을 나타낸다. Interpediculate distance는 윗쪽 허리뼈(요추골, lumbar spine)에서 아래쪽 허리뼈로 가면서 증가하는 것이 정상이다. 연골발육부전증(achondroplasia)에서는 이것이 반대로 된다.

허리뼈(요추)의 사방향촬영상 / oblique view of lumbar spine

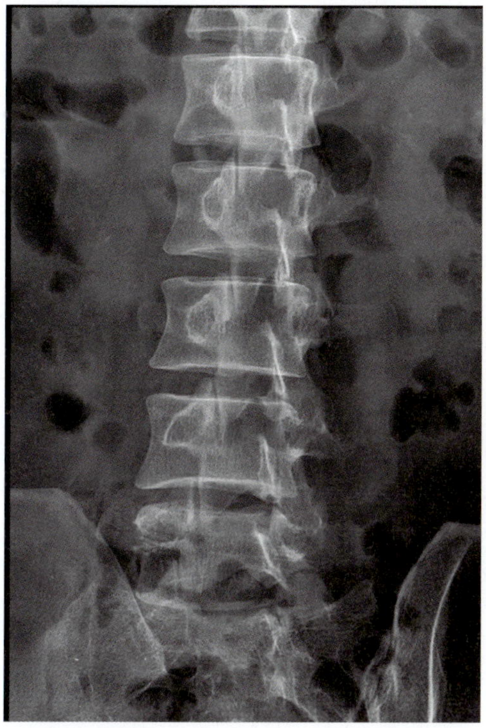

[LAO자세 촬영]

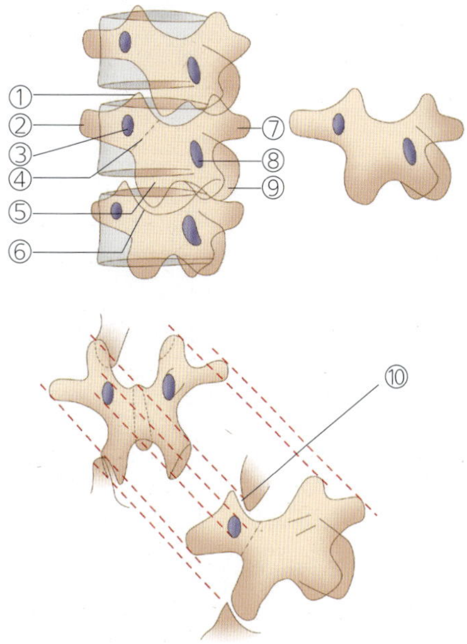

① 오른위관절돌기(우관절돌기) *right superior articular process*
② 오른가로돌기(우횡돌기) *right transverse process*
③ 오른척추뼈고리뿌리(우추궁근) *right pedicle*
④ 잘룩부분(협부) *isthmus*
⑤ 아래관절돌기(하관절돌기) *inferior articular process*
⑥ 돌기사이관절강(돌기관절간극) *zygapophyseal joint space*
⑦ 왼가로돌기(좌횡돌기) *left transverse process*
⑧ 왼척추뼈고리뿌리(좌추궁근) *left pedicle*
⑨ 가시돌기(극돌기) *spinous process*
⑩ 척추사이관절(추간관절) *intervertebral joint*

허리뼈(요추, lumbar vertebra)의 사방향촬영상(oblique view)은 척추뼈고리(추궁, vertebral arch)의 관절사이부분(pars inter-articularis)을 관찰하는 데에 주요목적이 있다. 이 부분은 사방향촬영상에서 poppies neck, 또는 Scotty dog sign으로 알려져 있다. 이때 코(nose)는 가로돌기(횡돌기, transverse process), 귀(ear)는 위관절돌기(상관절돌기, superior articular process), 앞다리(anterior crus)는 아래관절돌기(하관절돌기), 눈(eye)은 척추뼈고리뿌리(추궁근, pedicle of vertebral arch), 목(neck)은 관절사이부분(관절간부, pars interarticularis)을 나타낸다. 이 부분의 균열(rhagades)은 척추분리증(spondylolysis) 진단의 기본이 된다.

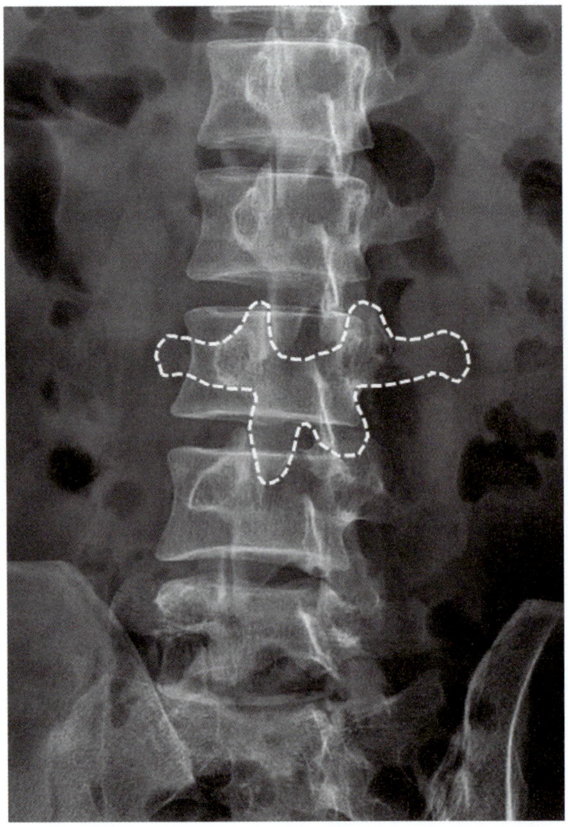

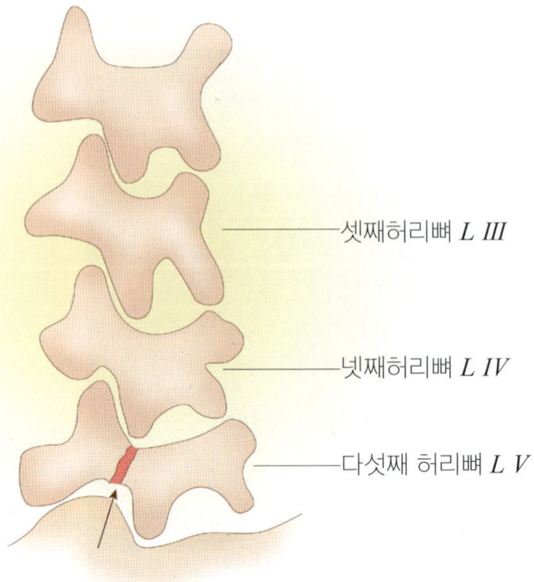

척추분리증(spondylolysis): dog's collar sign

허리뼈(요추)의 측방향촬영상 / lateral view of lumbar spine

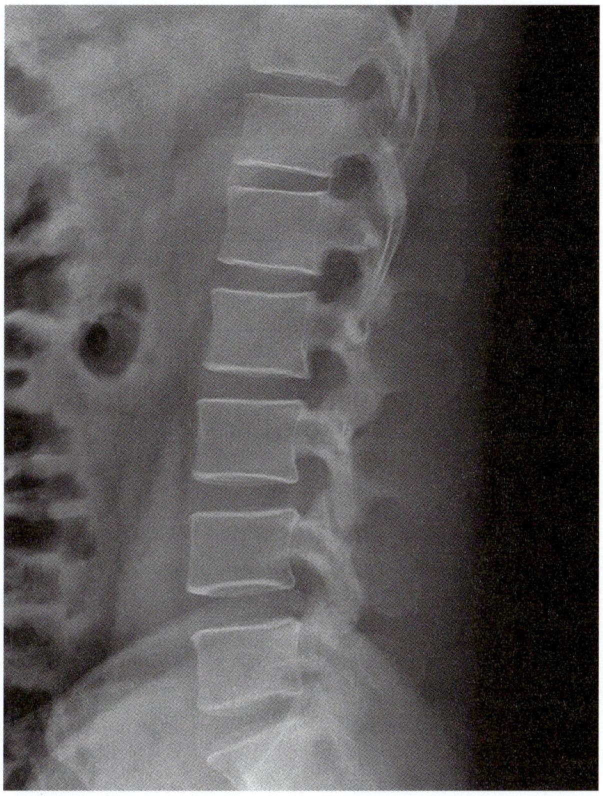

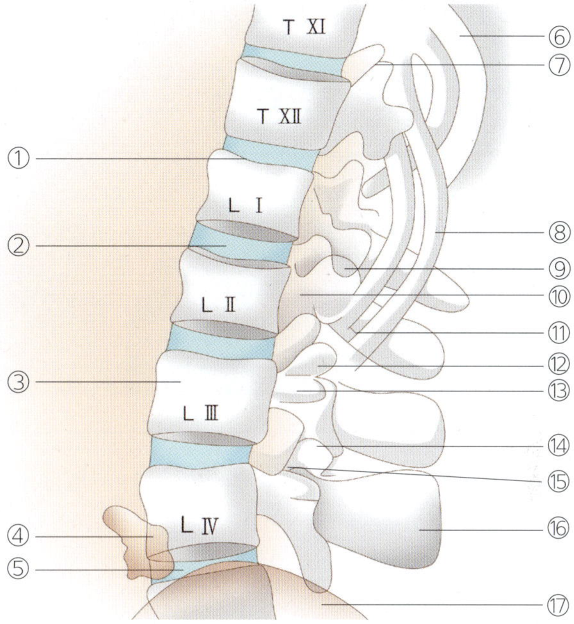

① 첫째허리뼈(제1요추골) 위모서리
superior surface of LI
② 척추사이연골(추간연골) *intervertebral cartilage*
③ 척추뼈몸통(추체) *vertebral body*
④ 공기상 *gas shadow*
⑤ 넷째허리뼈-다섯째허리뼈 척추사이공간(추간강)
intervertebral space of LIV-LV
⑥ 갈비뼈(늑골) *rib*
⑦ 돌기사이관절(돌기관절) *zygapophyseal joint*
⑧ 갈비뼈(늑골) *rib*
⑨ 돌기사이관절(돌기관절) *zygapophyseal joint*
⑩ 척추뼈고리뿌리(추궁근) *pedicle*
⑪ 척추뼈고리판(추궁판) *lamina*
⑫ 셋째허리뼈(제3요추골) 위관절돌기(상관절돌기)
superior articular process of LIII
⑬ 가로돌기(횡돌기) *transverse process*
⑭ 셋째허리뼈(제3요추골)아래관절돌기(하관절돌기)
inferior articular process of LIII
⑮ 넷째허리뼈(제4요추골) 위관절돌기(상관절돌기)
superior articular process of LIV
⑯ 넷째허리뼈(제4요추골) 가시돌기(극돌기)
spinous process of LIV
⑰ 엉덩뼈능선(장골능) *iliac crest*

척추뼈몸통(추체, vertebral body)은 앞뒤로 긴 네모형이며, 이것은 같은 두께의 척추원반(추간판, intervertebral disk)을 사이에 끼면서 앞으로 약간 굽어 있으며, 일정한 배열(alignment)을 하고 있다. 척추뼈고리뿌리(추궁근, pedicle), 척추뼈고리판(추궁판, lamina), 척추뼈고리관절(추궁관절, vertebral arch articulation)의 뒷부분에 커다란 가시돌기(극돌기, spinous process)를 볼 수 있다.

허리엉치관절(요천골관절)의 정면촬영상 / A-P projection of lumbosacral joint

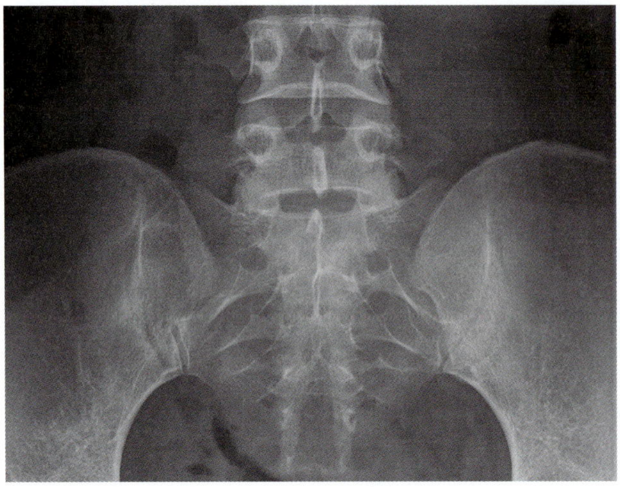

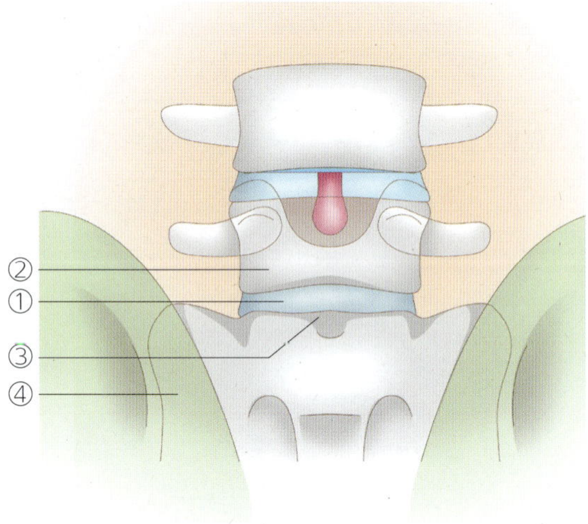

① 허리엉치관절(요천골관절)공간 *lumbosacral joint space*
② 다섯째허리뼈(제5요추골) 척추뼈몸통(추체) *vertebral body of LV*
③ 첫째엉치척추뼈 위모서리 *superior surface of SI*
④ 엉치뼈날개(천골익) *ala of sacrum*

허리엉치부(요천골부, lumbosacral region)는 극도로 앞으로 굽어 있거나 옆으로 누워 있으면 머리쪽으로 경사지기 때문에 허리뼈(요추골, lumbar vertebra)와는 별도로 촬영해야 한다.

허리엉치관절(요천골관절)의 측방향촬영상 / lateral view of lumbosacral joint

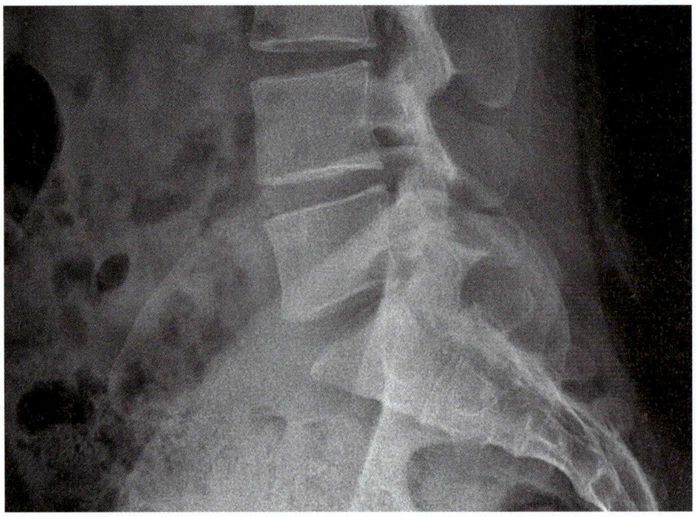

엉치뼈(천골)의 정면촬영상 / frontal projection of sacrum

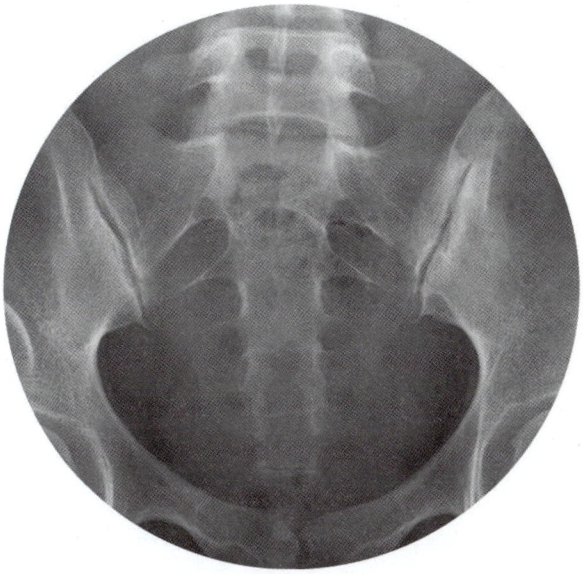

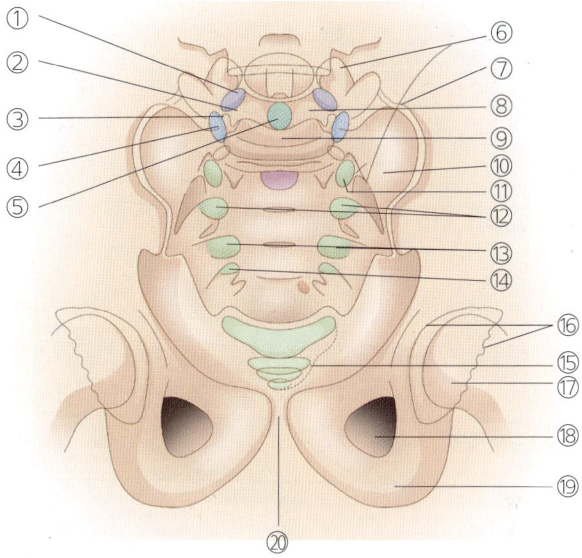

① 척추뼈고리뿌리(추궁근) *pedicle*
② 아래관절돌기(하관절돌기) *inferior articular process*
③ 돌기사이관절(돌기관절) *zygapophyseal joint*
④ 위관절돌기(상관절돌기) *superior articular process*
⑤ 가시돌기(극돌기) *spinous process*
⑥ 기형 가로돌기(횡돌기) *anomalous transverse process*
⑦ 엉치엉덩관절(천골장골관절) *sacroiliac joint*
⑧ 척추뼈고리판(추궁판) *lamina*
⑨ 엉치뼈곶(천골갑각) *promontory of sacrum*
⑩ 엉치뼈날개(천골익) *ala of sacrum*
⑪ 첫째 엉치뼈구멍(제1천골공) *1st sacral foramina*
⑫ 둘째 엉치뼈구멍(제2천골공) *2nd sacral foramina*
⑬ 셋째 엉치뼈구멍(제3천골공) *3rd sacral foramina*
⑭ 넷째 엉치뼈구멍(제4천골공) *4th sacral foramina*
⑮ 꼬리뼈(미골) *coccyx*
⑯ 볼기뼈절구모서리(관골구연) *acetabular rim*
⑰ 넙다리뼈머리(대퇴골두) *head of femur*
⑱ 폐쇄구멍(폐쇄공) *obturator foramen*
⑲ 궁둥뼈결절(좌골결절) *ischial tuberosity*
⑳ 두덩결합(치골결합) *pubic symphysis*

환자를 바로누운 자세(supine position)로 위치하고 X선관의 중심선(central rays)을 머리쪽으로 15~45도로 향하도록 조정하여 엉치뼈(천골, sacrum)를 촬영하면 바른 정면촬영(frontal projection)의 영상에서 두덩결합(치골결합, pubic symphysis)과 겹쳐있던 엉치뼈아래부분(sacrum inferior part)과 꼬리뼈(미골, coccyx)를 볼 수 있다.

엉치뼈 및 엉치엉덩관절(천골장골관절, sacroiliac joint)은 약간 왜곡된 상(distorted view)으로 나타나지만 그 외관이 거의 완전히 보이기 때문에 투영(projection)상으로는 뛰어나다고 볼 수 있다. 또한 이 방법은 다섯째 허리뼈(요추골, fifth lumbar vertebra) 가로돌기(횡돌기, transverse process)와 엉덩뼈능선(장골능, iliac crest) 내측부의 관절형성을 관찰할 때에 적합하다.

엉치뼈(천골)와 꼬리뼈(미골)의 측방향촬영상 / lateral view of sacrum and coccyx

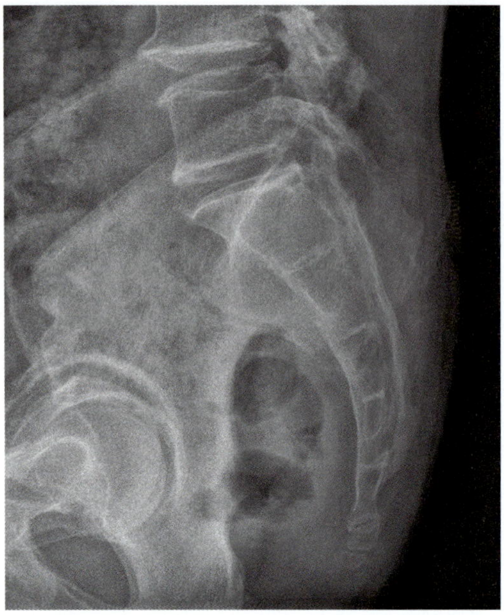

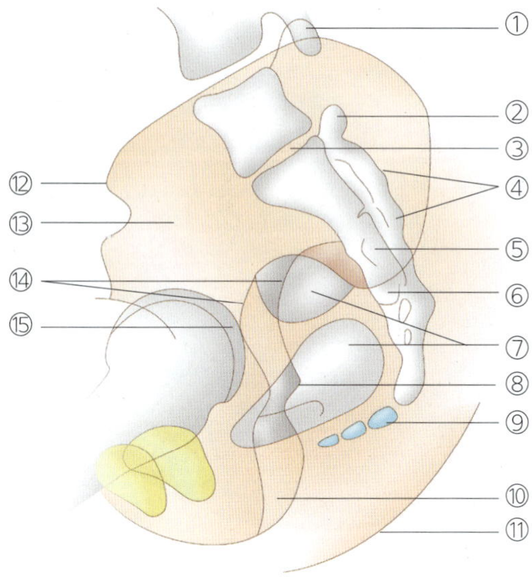

① 넷째-다섯째허리뼈 돌기사이관절(돌기관절) *zygapophyseal joint of LIV-LV*
② 허리엉치관절(요천골관절) *lumbosacral joint*
③ *narrowed interspace of LV-SI*
④ 유합궁 *fused neural arches*
⑤ 유합 가로활(횡궁) *fused transverse arches*
⑥ 엉치뼈(천골)분절 *sacral segments*
⑦ 직장 안의 가스 *gas in rectum*
⑧ 궁둥뼈가시(좌골극) *ischial spines*
⑨ 꼬리뼈(미골) *coccygeal segments*
⑩ 궁둥뼈결절(좌골결절) *ischial tuberosities*
⑪ 볼기고랑(둔구) *gluteal fold*
⑫ 엉덩뼈능선(장골능) *iliac crest*
⑬ 엉덩뼈날개(장골익) *ala of ilium*
⑭ 큰궁둥패임(대좌골절흔) *greater sciatic notches*
⑮ 엉덩관절(고관절) *hip joint*

엉덩관절(고관절, hip joint), 무릎관절(슬관절, knee joint)을 구부려 옆으로 누운 자세(lateral recumbent position)로 촬영하는 것이 엉치뼈(천골, sacrum)와 꼬리뼈(미골, coccygeal segments)의 측방향촬영상(lateral view)을 얻을 수 있는 좋은 방법이다.

엉치엉덩관절(천골장골관절)의 사방향촬영상 / oblique view of sacroiliac joint

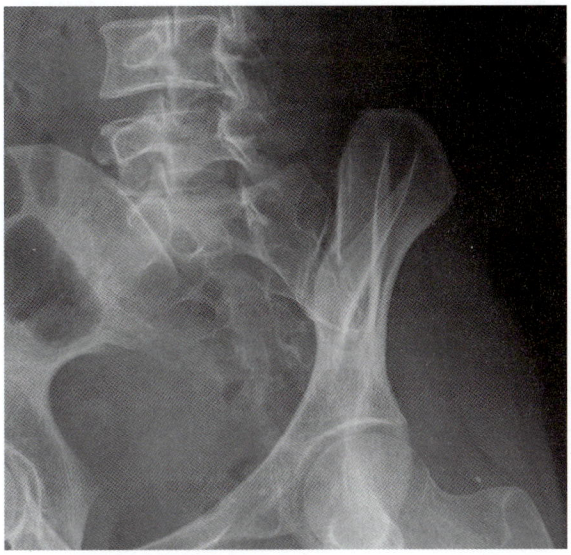

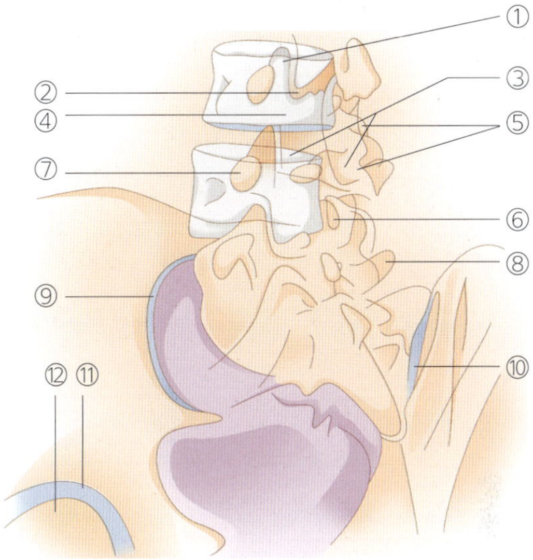

① 위관절돌기(상관절돌기) *superier articular process*
② 돌기사이관절(돌기관절) *zygapophyseal joint*
③ 아래관절돌기(하관절돌기) *inferior articular process*
④ 관절사이부분(관절간부) *pars interarticularis*
⑤ 가시돌기(극돌기) *spinous process*
⑥ 반대쪽 척추뼈고리판(추궁판) *opposite lamina*
⑦ 척추뼈고리뿌리(추궁근) *pedicle*
⑧ 반대쪽 가로돌기(횡돌기) *opposite transverse process*
⑨ 엉치엉덩관절(천골장골관절) *sacroiliac joint*
⑩ 반대쪽 엉치엉덩관절(천골장골관절) *opposite sacroiliac joint*
⑪ 볼기뼈절구모서리(관골구연) *acetabular rim*
⑫ 넙다리뼈머리(대퇴골두) *head of femur*

엉치엉덩관절(천골장골관절, sacroiliac joint)의 사방향촬영(oblique view)에서는 검사쪽 엉치엉덩관절뿐만 아니라 허리뼈(요추, lumbar vertebra) 아래부분(inferior part)의 돌기사이관절(zygapophyseal joint)의 가장 좋은 상도 얻을 수 있다.

엉치엉덩관절의 A-P oblique projection을 위해서는 환자에게 바로누운 자세(supine position)로 위치하여 검사쪽 엉덩이를 25~30도 정도 들게 한다. 한편, P-A oblique projection을 위해서는 엎드린 자세로 위치하여 반대쪽 엉덩이(hip)를 들게한다.

척주를 구성하는 관절 / diagram of various joints of spine

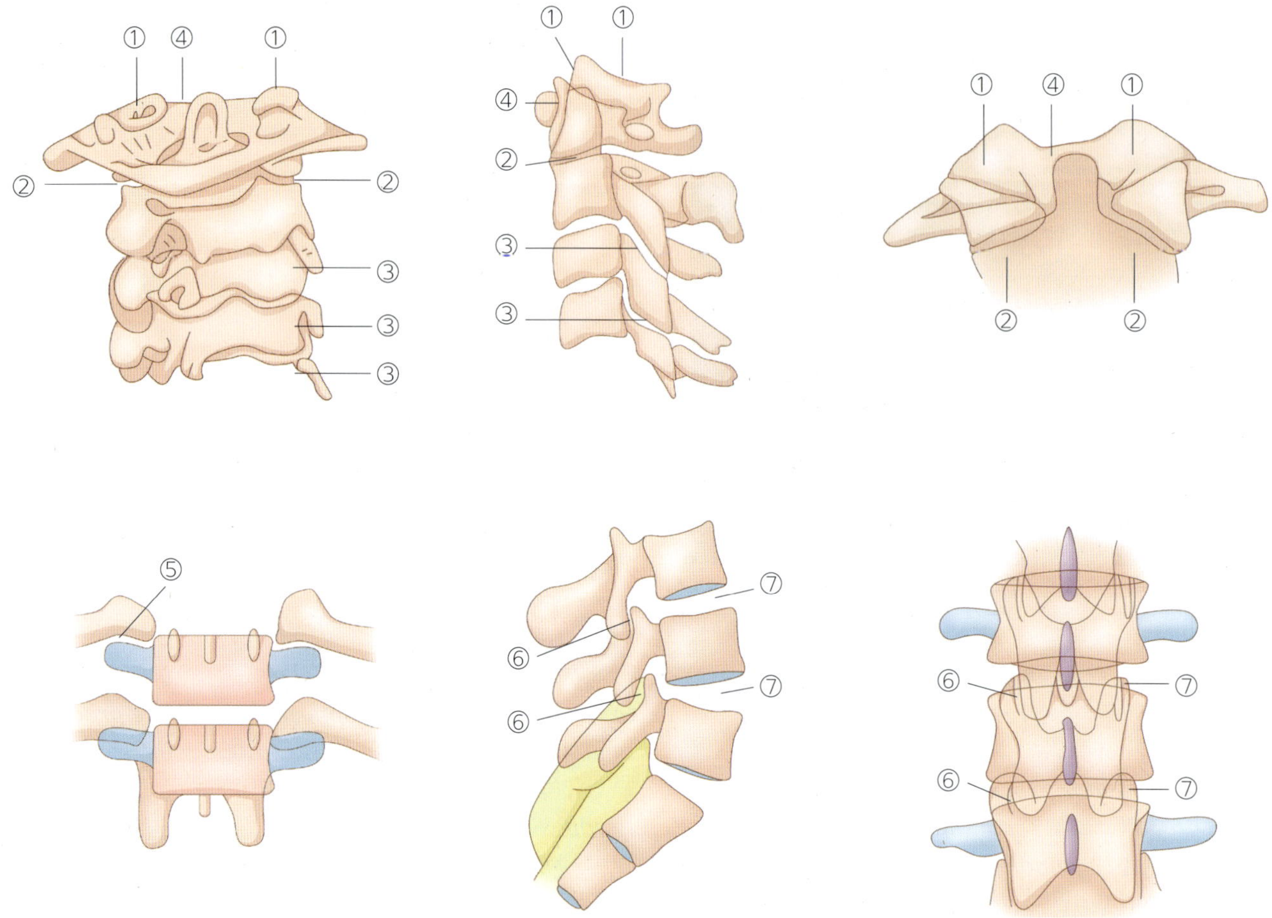

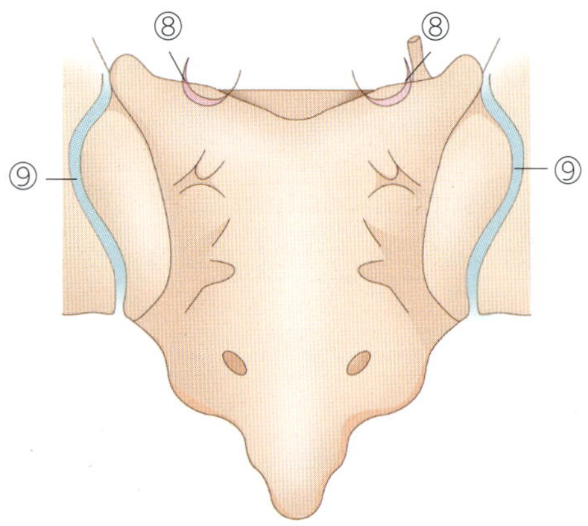

① 뒤통수뼈관절융기(후두과)와의 위관절면
superior joint surface articulating with occipital condyles
② 고리뼈–중쇠뼈(환추골–축추골) 사이 돌기사이관절(돌기관절)
zygapophyseal joint between atlas(CI) and axis(CII)
③ 목뼈(경추) 돌기사이관절 *zygapophyseal joint of cervical spine*
④ 고리뼈(환추골) 앞결절과 중쇠뼈(축추골)의 치아돌기사이 관절
joint between anterior tubercle of CI and odontoid process of CII
⑤ 갈비척추관절(늑추관절) *costovertebral joint*
⑥ 허리부위(요부)의 돌기사이관절
zygapophyseal joints of lumbar region
⑦ 척추사이관절(추간관절) *intervertebral joint*
⑧ 다섯째허리뼈(제5요추골)와 엉치뼈(천골)사이 윤활관절(활액관절)
synovial joint between LV and sacrum
⑨ 엉치엉덩관절(천골장골관절) *sacroiliac joint*

척주와 척수-영상 이해를 위한 맨눈해부학 보기 / Vetebral Column and Spinal Cord-Review of Gross Anatomy

시상면 – 목뼈(경추)

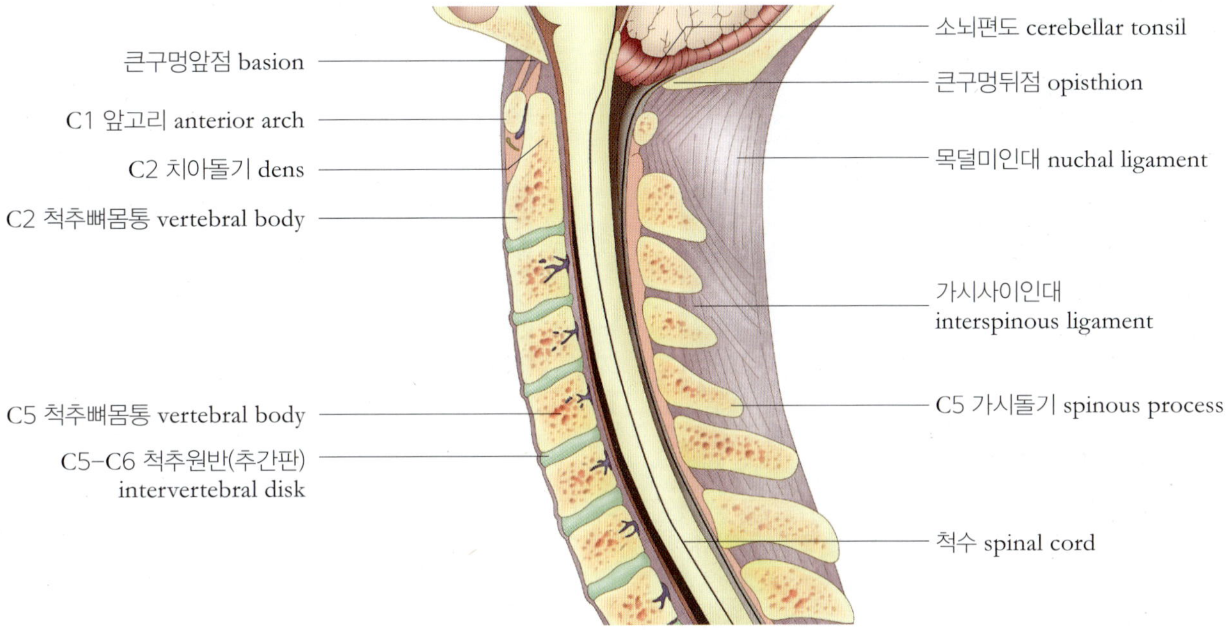

시상면 – 등허리뼈 이음부(흉요추부)

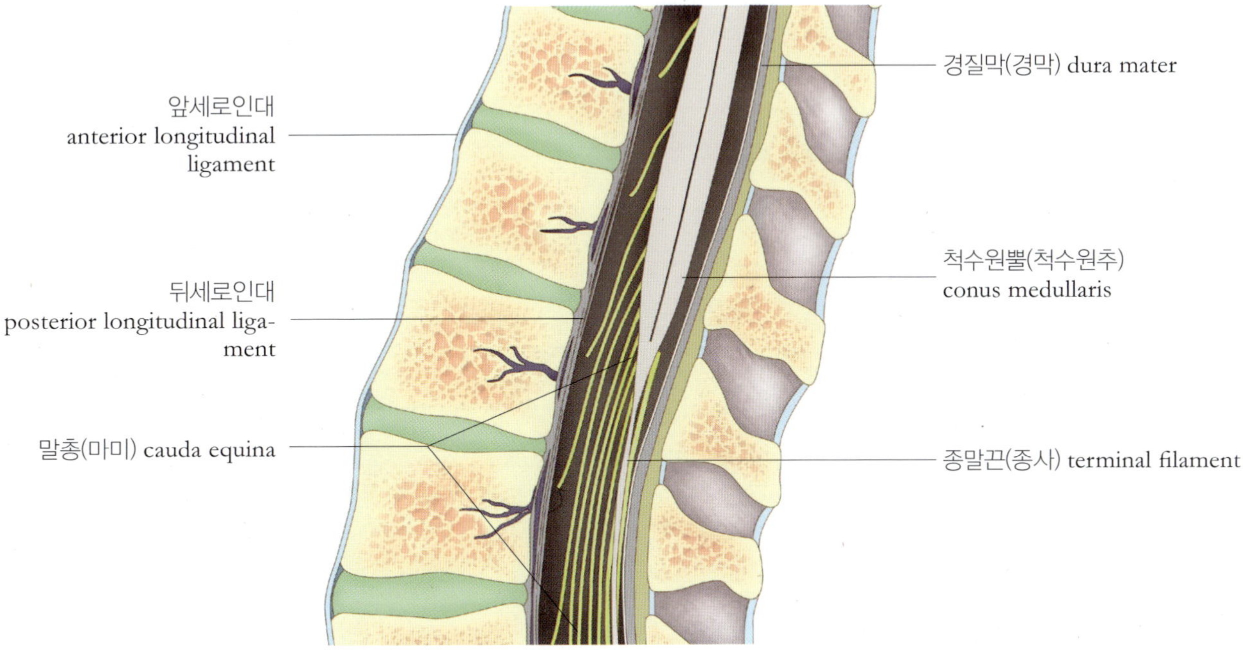

척추 · 척수의 MR영상(1)–목뼈(경추) 시상단면상 / sagittal MR images of cervical spine

A. 정중 높이, T1 강조영상

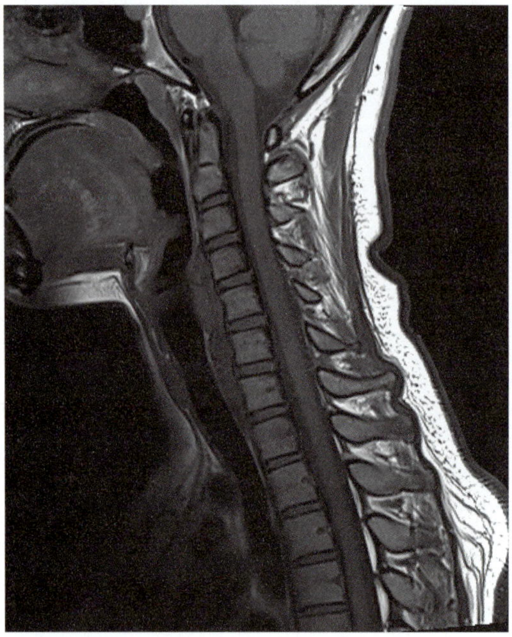

B. 정중에서 약간 벗어난 높이, T1 강조영상

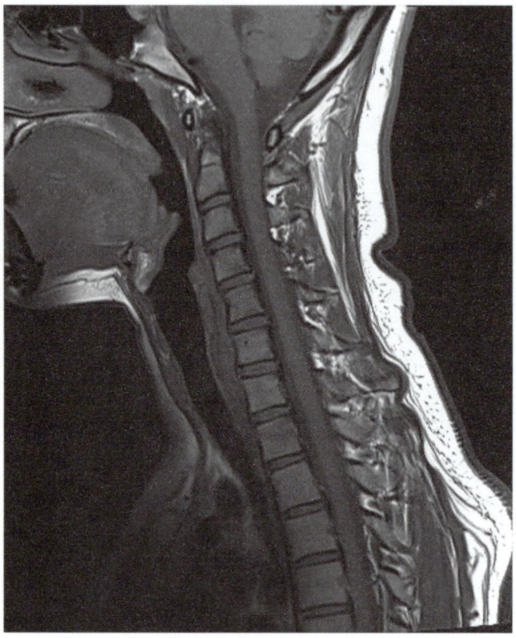

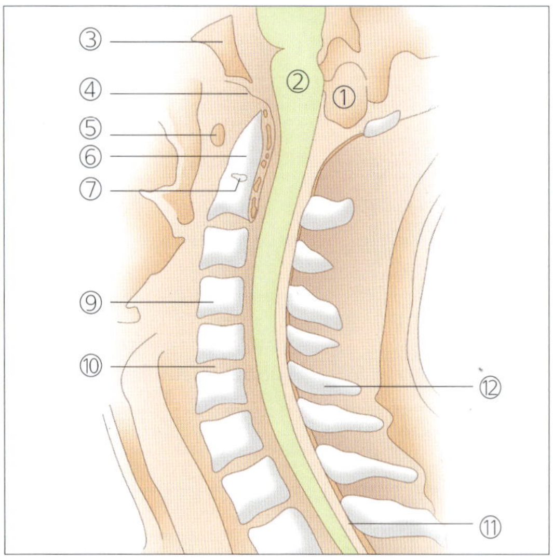

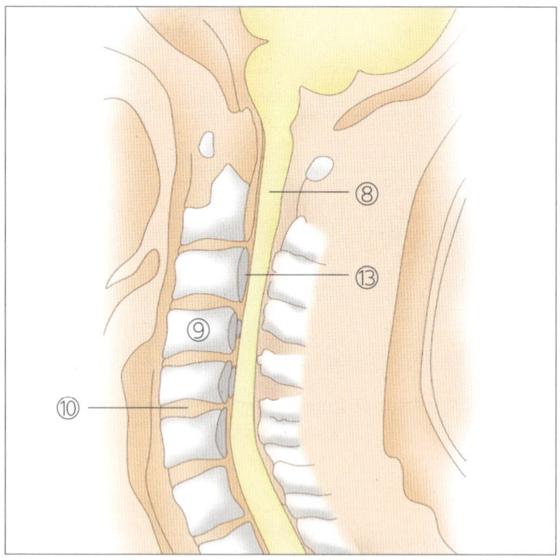

C. 척추사이구멍(추간공) 높이, T1 강조영상

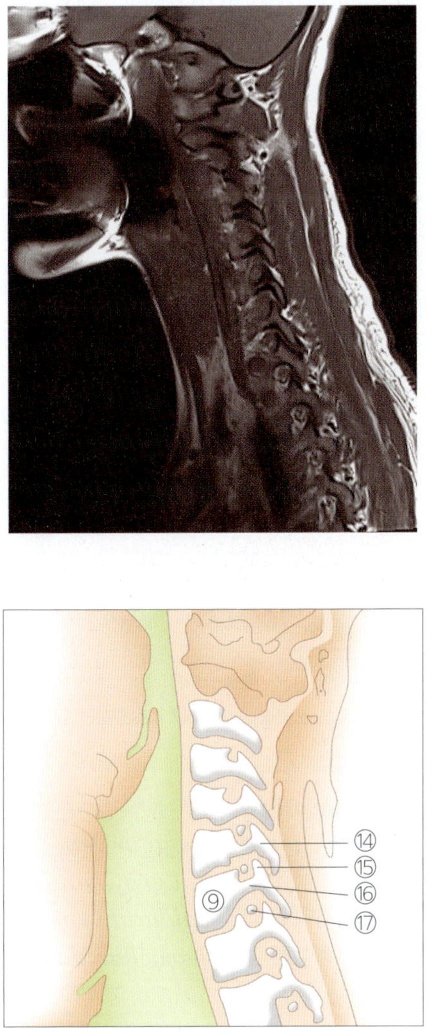

D. 정중 높이, T2 강조영상

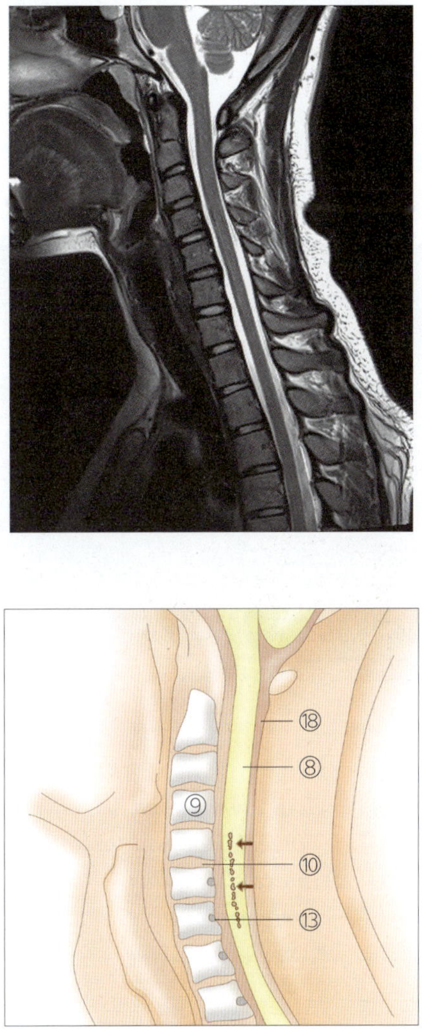

① 소뇌편도 *cerebellar tonsil*
② 연수[숨뇌] *medulla oblongata*
③ 비스듬틀(사대) *clivus*
④ 덮개막(개막) *tectorial membrane*
⑤ 고리뼈앞고리(환추전궁) *anterior arch of the atlas*
⑥ 치아돌기(치돌기) *dens*
⑦ 연골결합 *subdental synchondrosis*
⑧ 척수[등골] *spinal cord*
⑨ 척추뼈몸통(추체) *vertebral body*
⑩ 척추원반(추간판) *intervertebral disc*
⑪ 경질막바깥지방층(경막외지방층) *epidural fat layer*
⑫ 가시돌기(극돌기) *spinous process*
⑬ 경질막바깥정맥(경맥외정맥) *epidural venous plexus*
⑭ 아래관절돌기(하관절돌기) *inferior articular process*
⑮ 위관절돌기(상관절돌기) *superior articular process*
⑯ 척추뼈고리뿌리(추궁근) *pedicle*
⑰ 신경뿌리(신경근) *nerve root*
⑱ 거미막밑공간(지주막하강)
subarachnoid space ← *truncation artifact*

그림 A, B, C와 같이 시상단면상(sagittal image)이 척추(vertebrae), 척수(등골, spinal cord)의 MR진단에서 기본적인 영상이다. 형태를 관찰할 수 있어, T1강조영상은 우수하다. 혈관계(vascular system)의 정보도 얻을 수 있다. 거미막밑공간(지주막하강, subarachnoid space)을 파악하려면, 뇌척수액(cerebrospinal fluid)이 높은 신호로 되는 T2강조영상(그림 D)이 필요하다.

척추 · 척수의 MR영상(2)–목척수(경수) 횡단면상 / axial MR images of cervical spinal cord

A. T1 강조영상

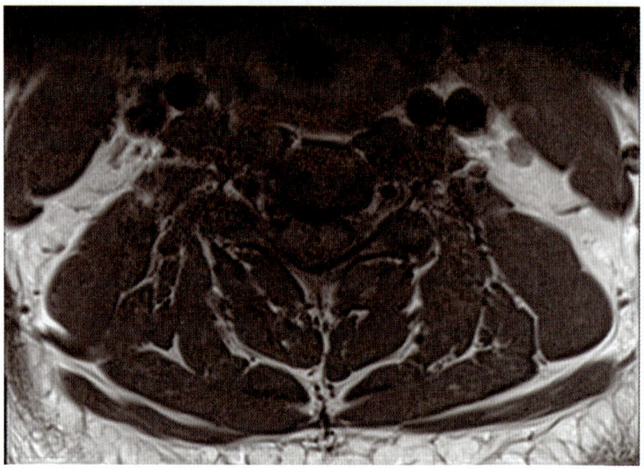

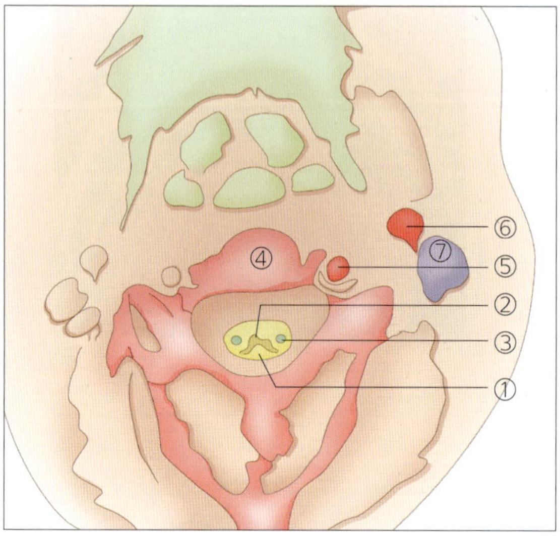

① 목척수(경수) *cervical spinal cord*
② 등쪽섬유단(후삭) *posterior dorsal funiculus*
③ 가쪽섬유단(측삭) *lateral funiculus*
④ 척추뼈몸통(추체) *vertebral body*
⑤ 척추동맥(추골동맥) *vertebral artery*
⑥ 목동맥(경동맥) *carotid artery*
⑦ 속목정맥(내경정맥) *internal jugular vein*
⑧ 중심회색질(중심회백질) *central gray matter*
⑨ 경질막바깥정맥(경막외정맥) *epidural vein*
⑩ 거미막밑공간(지주막하강) *subarachnoid space*

B. T2 강조영상

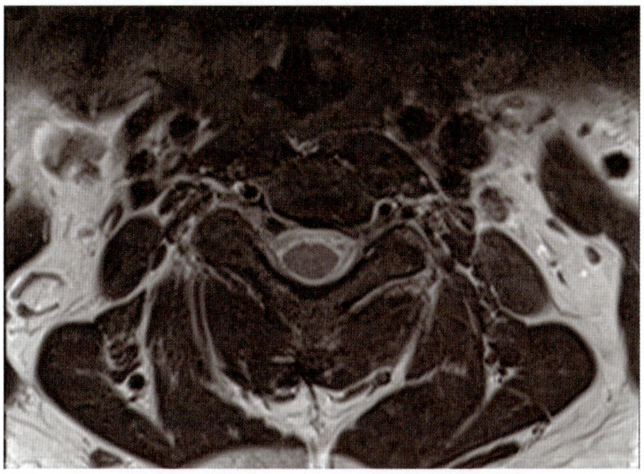

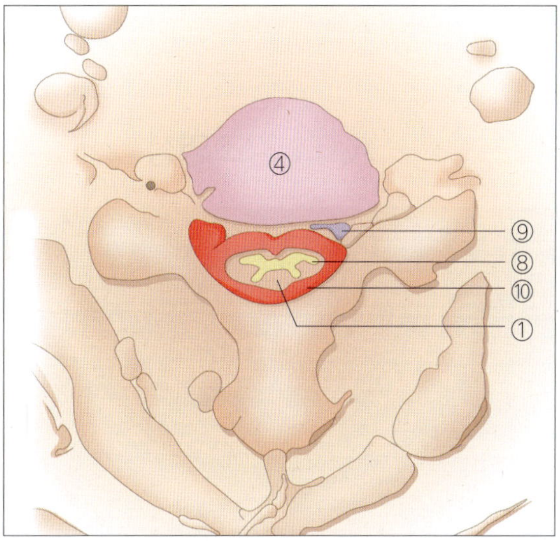

MR 횡단면상(axial imge)에서는 목척수(경수, cervical spinal cord) 안 내부구조를 비교적 잘 파악할 수 있다. T1강 조영상에서는 등쪽섬유단(후삭, posterior dorsal funiculus), 가쪽섬유단(측삭, lateral funiculus)이 낮은 신호(low signal) 영역으로서 척수(spinal cord) 안에 보이고, T2강조영상에서는 회색질(회백질, gray substance)이 높은 신호(high signal) 영역으로 보인다.

척추뼈 구조도 파악할 수 있으나, CT의 정보를 필요로 할 경우가 많다.

척추 · 척수의 MR영상(3)-고리뒤통수관절(두개 · 경추이행부)의 관상단면상 / coronal MR images of atlanto-occipital joint

A. T1 강조영상

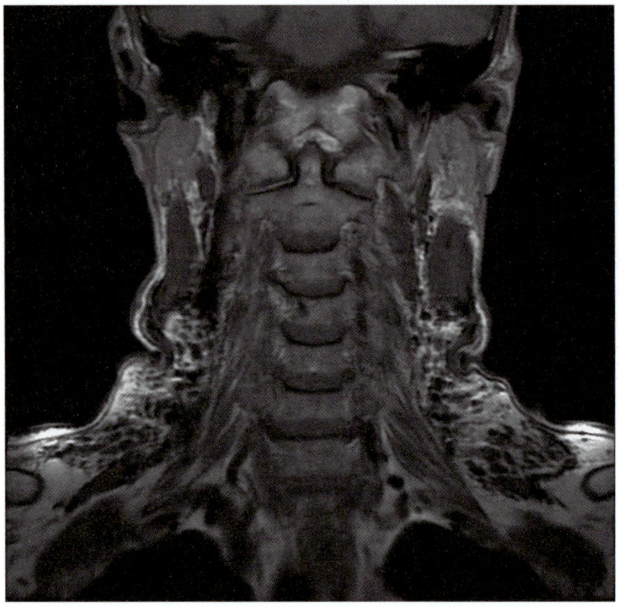

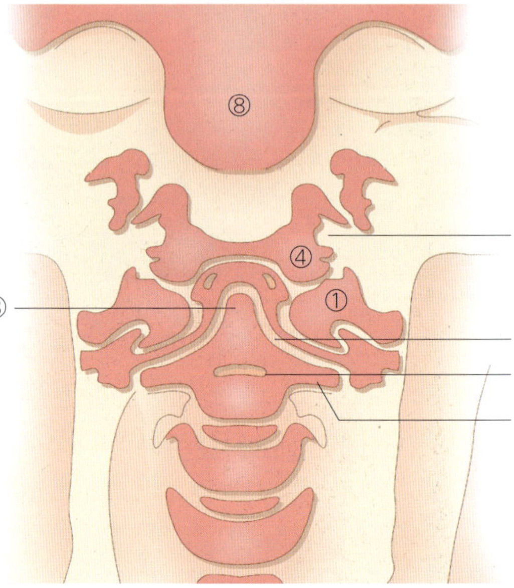

① 고리뼈(환추골) *atlas(CI)*
② 중쇠뼈(축추골) *axis(CII)*
③ 치아돌기(치돌기) *dens*
④ 뒤통수뼈(후두골) *occipital bone*
⑤ 고리뒤통수관절(환추 · 후두골관절) *atlanto-occipital joint*
⑥ 고리중쇠관절(환추 · 축추관절) *atlanto-axial joint*
⑦ 연수[숨뇌] *medulla oblongata*
⑧ 교뇌[다리뇌] *pons*
⑨ 척추동맥(추골동맥) *vertebral artery*
⑩ 혀밑신경관(설하신경관) *hypoglossal canal*
⑪ 연골결합 *subdental synchondrosis*

B. T1 강조영상

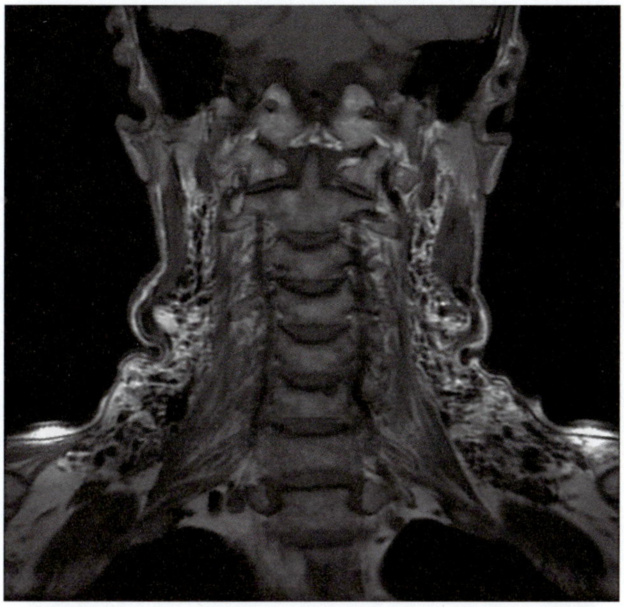

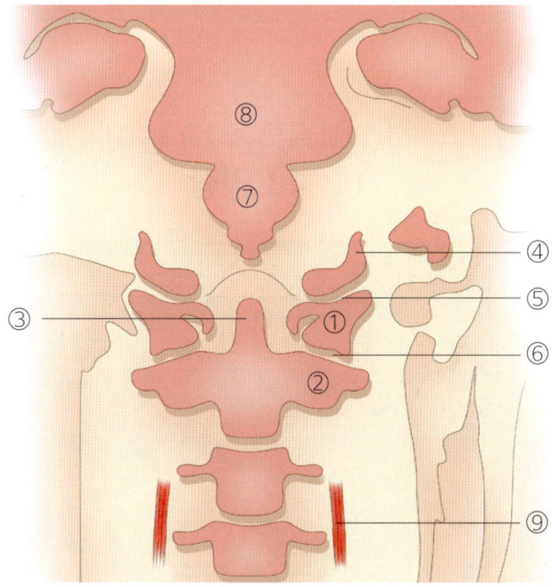

고리뒤통수관절(두개-경추이행부, atlanto-occipital joint)의 MR검사는 시상단면상(sagittal section)이 routine으로 이루어지나 특히 병변(lesion)에 좌우차가 있을 경우에는 관상단면상이 유효하다.

고리뒤통수관절(환추-후두골관절)은 역八자모양으로, 고리중쇠관절(환추-축추관절, atlanto-axial joint)는 八자모양으로 보인다. 치아돌기(치돌기, dens)의 아래쪽에 줄모양의 낮은 신호(low signal)부분이 보이나, 골절(fracture)은 아니고 연골결합(subdental synchondrosis)이다.

척추 · 척수의 MR영상(4)-허리뼈(요추) 관상단면상 / coronal MR images of lumbar spine

A. 척추뼈몸통(추체) 높이, T1 강조영상

B. 척추뼈고리뿌리(추궁근) 높이, T1 강조영상

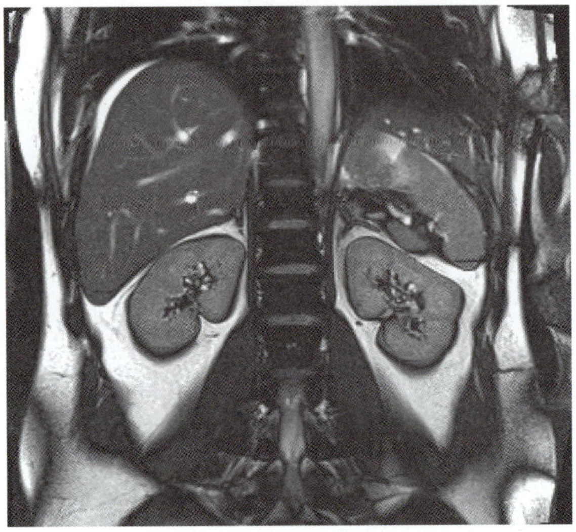

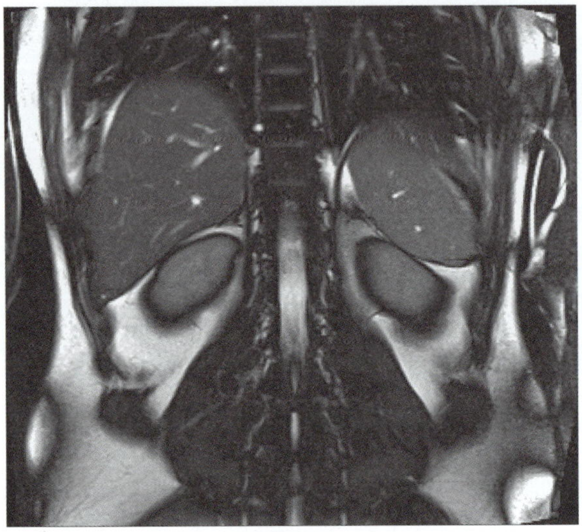

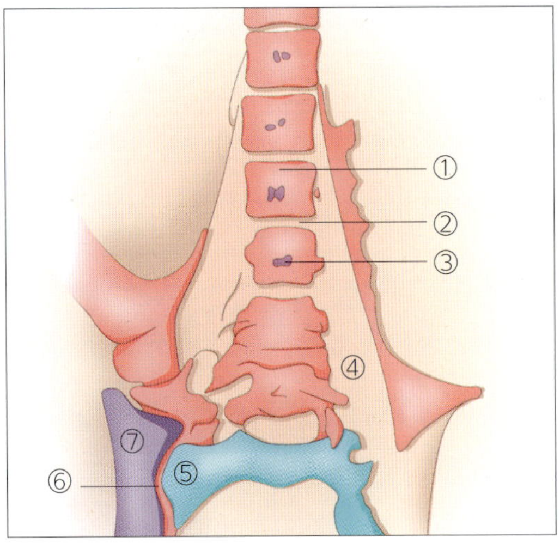

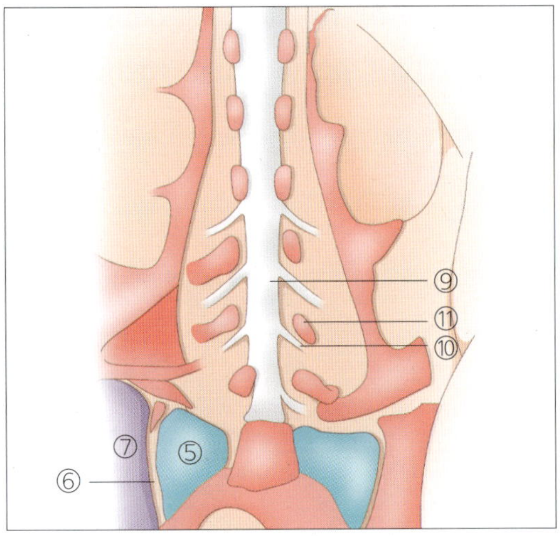

C. 척수원뿔(척수원추) 높이, T1 강조영상

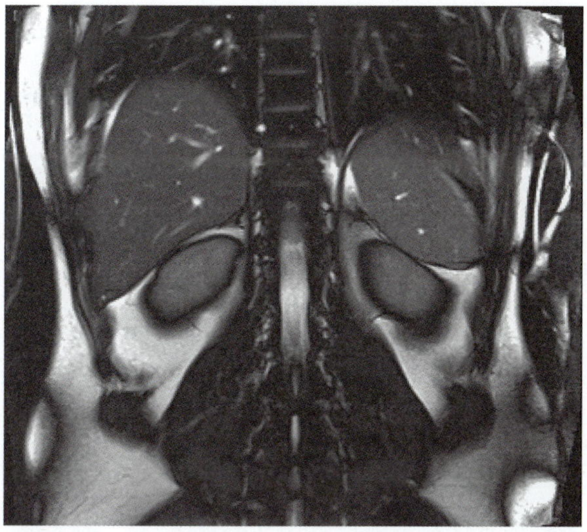

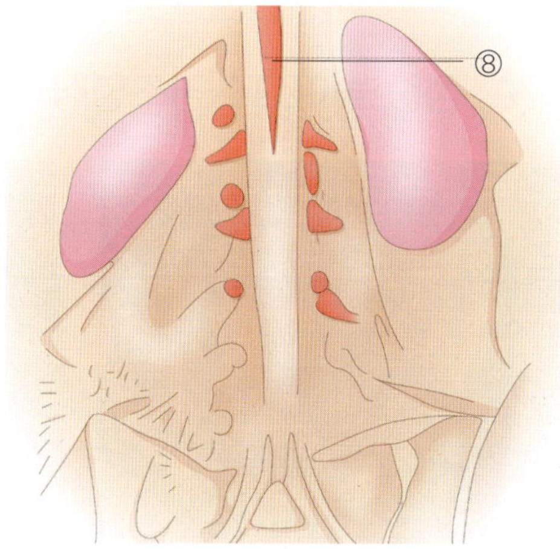

① 척추뼈몸통(추체) *vertebral body*
② 척추원반(추간판) *intervertebral disc*
③ 척추뼈몸통정맥(추체정맥) *basivertebral vein*
④ 허리근(요근) *psoas muscle*
⑤ 엉치뼈날개(천골익) *sacral wing*
⑥ 엉치엉덩관절(천골장골관절) *sacroiliac joint*
⑦ 엉덩뼈(장골) *ilium*
⑧ 척수원뿔(척수원추) *conus medullaris*
⑨ 거미막밑공간(지주막하강) *subarachnoid sapce*
⑩ 넷째허리뼈(제4요추골) 왼신경뿌리집(좌신경근낭) *left nerve root sheath of LIV*
⑪ 넷째허리뼈(제4요추골) 왼척추뼈고리뿌리(추궁근) *left pedicle of LIV*

관상단면상(coronal image)은 추간원판탈출증(herniated disc)을 진단할 경우에 탈출된 속질핵(수핵, nucleus pulposus)과 신경로(nerve track)의 관계를 관찰하는 데에 도움이 된다.

척추 · 척수의 MR영상(5)-허리뼈(요추) 시상단면상 / sagittal MR images of lumbar spine

A. 정중 높이, T1 강조영상

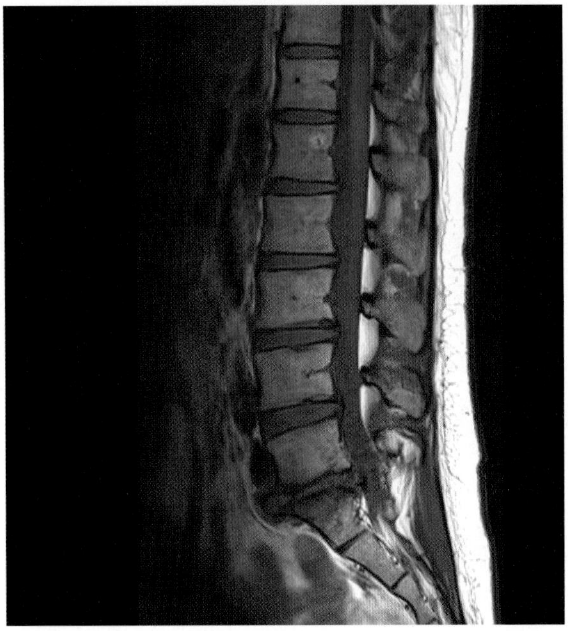

B. 척추사이구멍(추간공) 높이, T1 강조영상

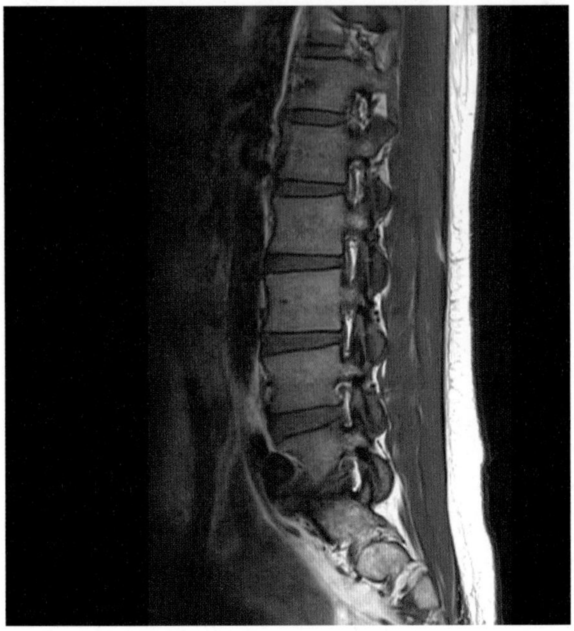

A

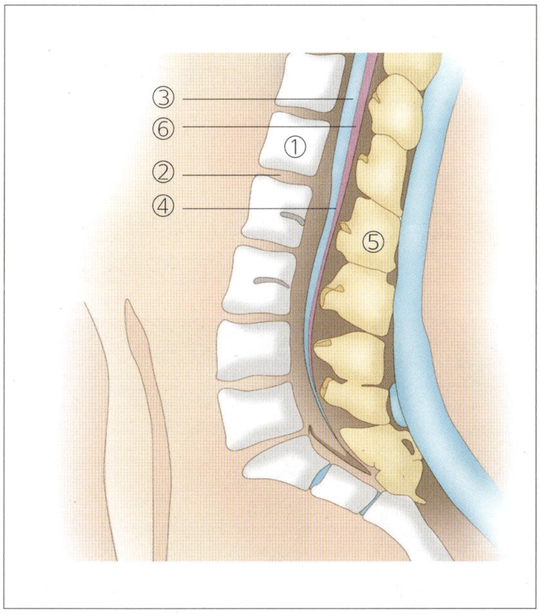

B

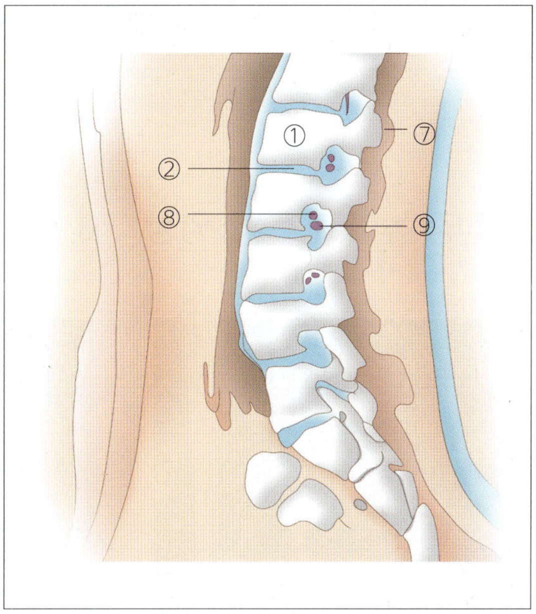

① 척추뼈몸통(추체) *vertebral body*
② 척추원반(추간판) *intervertebral disc*
③ 척수원뿔(척수원추) *conus medullaris*
④ 말총신경(마미신경) *cauda equina*
⑤ 가시돌기(극돌기) *spinous process*
⑥ 경질막바깥지방층(경막외지방층) *epidural fat layer*
⑦ 척추뼈고리뿌리(추궁근) *pedicle*
⑧ 경질막바깥정맥(경막외정맥) *epidural vein*
⑨ 신경뿌리(신경근) *nerve root*

골격계(skeletal system)를 중심으로 한 기본적인 해부구조(anatomical structure)는 T1강조영상(weighted image)에서 관찰하는 것이 좋다. 정중면(median plane)에서는 척추원반(추간판, intervertebral disc)의 위치, 황색인대(ligamentum flavum)에 의한 압박(compression) 유무, 경질막바깥지방층(경막외지방층, epidural fat layer)의 형태 등이 경막외(epidural) 병변의 검색에 필요하다.

척추 · 척수의 MR영상(6)-허리뼈(요추) 시상단면상 / sagittal MR images of lumbar spine

A. 정중 높이, T2 강조영상

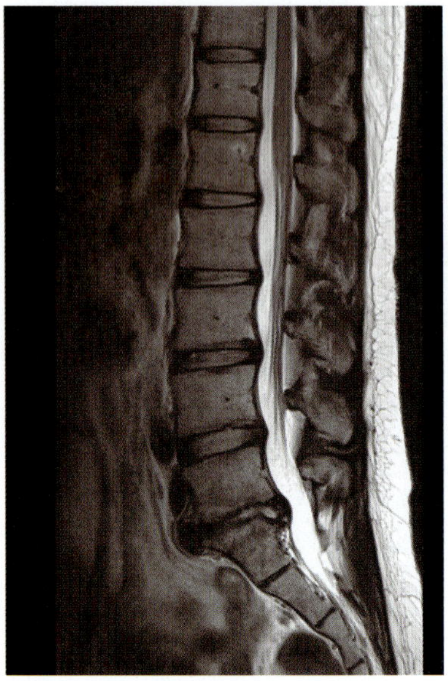

B. 정중 높이, T2 강조영상

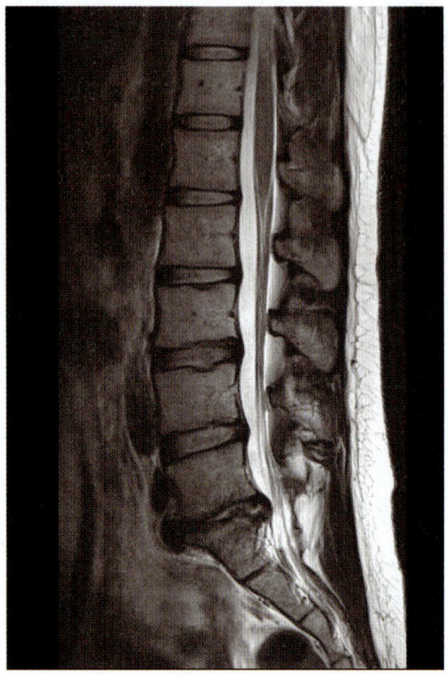

C. 정중에서 약간 벗어난 높이, T2 강조영상

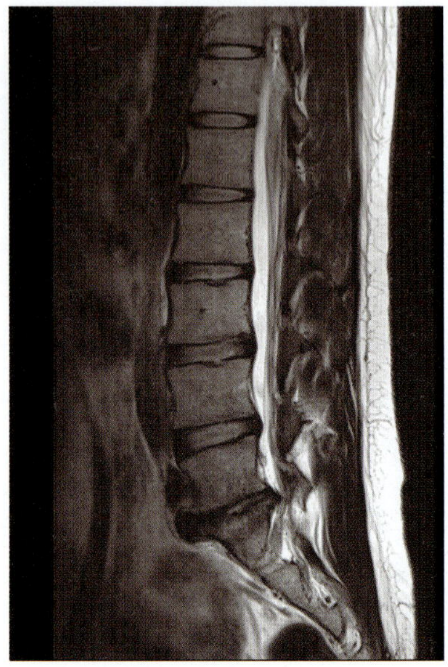

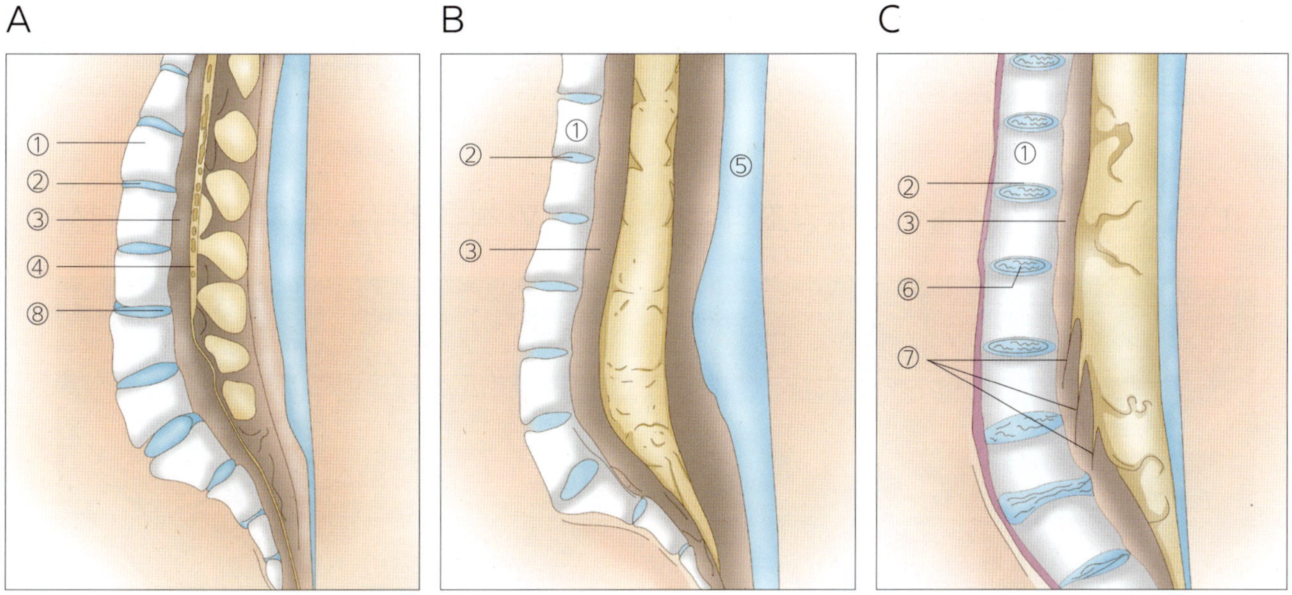

① 척추뼈몸통(추체) *vertebral body*
② 척추원반(추간판) *intervertebral disc*
③ 거미막밑공간(지주막하강) *subarachnoid space*
④ 말총신경(마미신경) *cauda equina*
⑤ 피부밑지방(피하지방) *subcutaneous fat*
⑥ *intranuclear cleft*
⑦ 신경뿌리(신경근) *nerve root*
⑧ 뒤세로인대–섬유테(후종인대–섬유륜) *ligament–annular complex*

척추 · 척수의 MR영상(7)–허리뼈(요추) 횡단면상 / axial MR images of lumbar spine

A. LV/SI 척추원반 높이, T1 강조영상

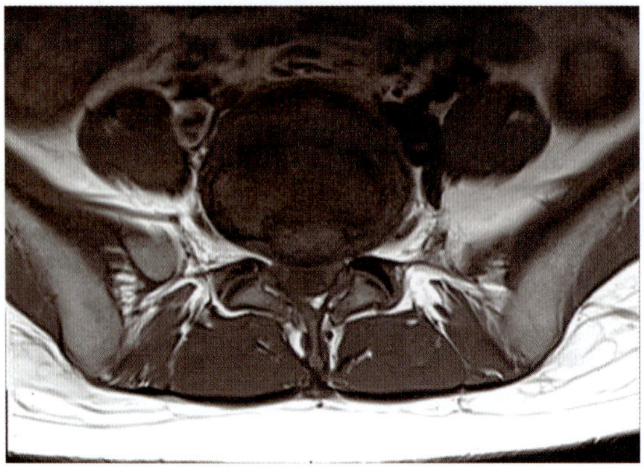

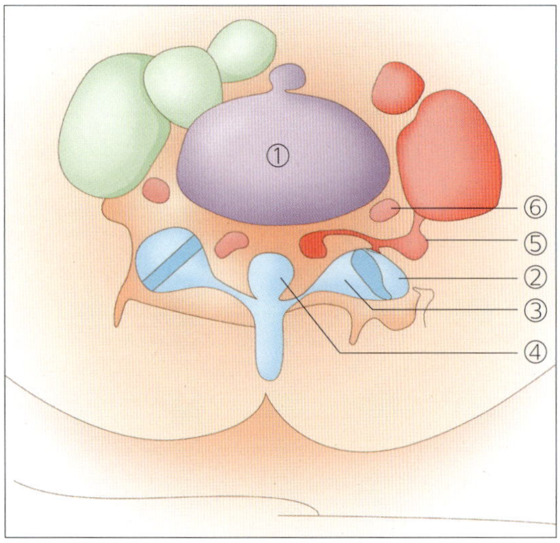

B. LV 척추뼈몸통 높이, T1 강조영상

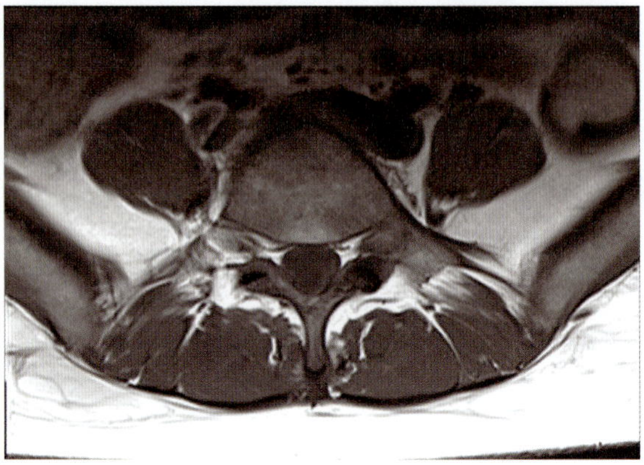

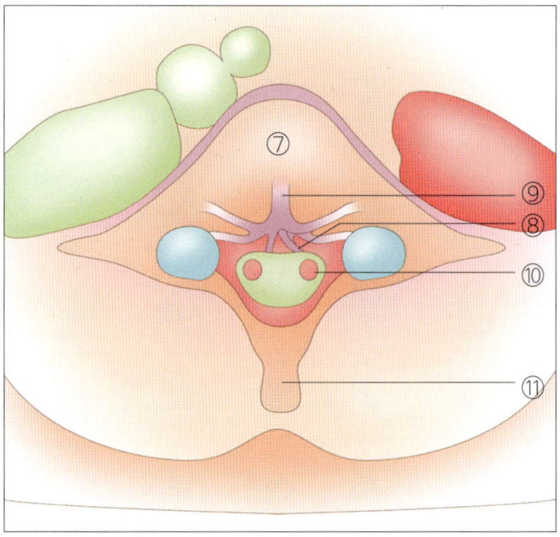

C. LIV/LV 척추원반 높이, T1 강조영상

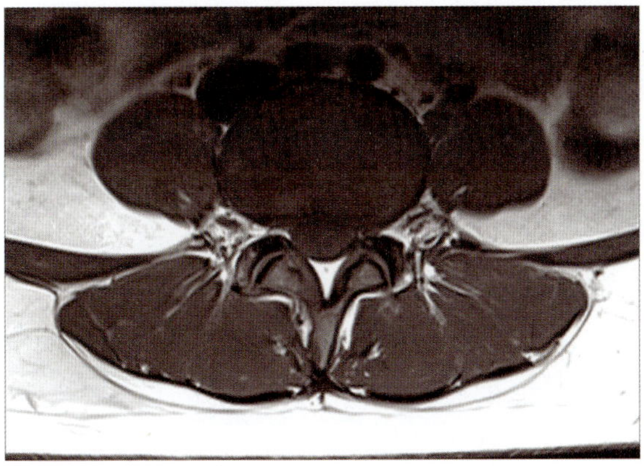

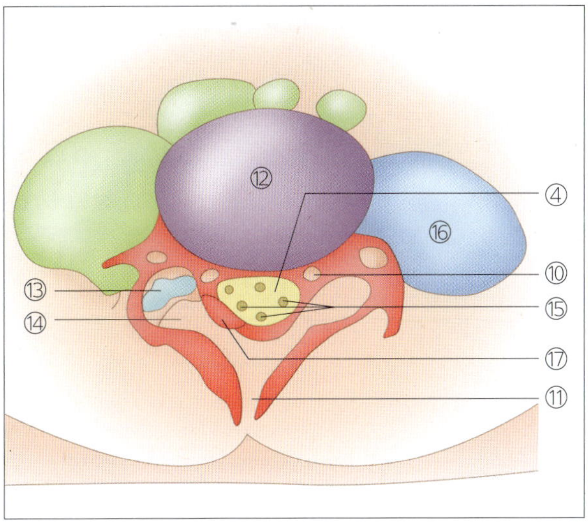

① *LV/SI* 척추원반(추간판) *intervertebral disc*
② *SI* 위관절돌기(상관절돌기) *superior articular process*
③ *LV* 아래관절돌기(하관절돌기) *inferior articular process*
④ 경막낭 *dural sac*
⑤ *SI* 신경뿌리(신경근) *nerve root*
⑥ *LV* 신경 *nerve*
⑦ *LV* 척추뼈몸통(추체) *vertebral body*
⑧ 경질막바깥정맥(경막외정맥) *epidural vein*
⑨ 척추뼈몸통정맥(추체정맥) *basivertebral vein*
⑩ *LV* 신경뿌리(신경근) *nerve root*
⑪ *LV* 가시돌기(극돌기) *spinous process*
⑫ *LIV/LV* 척추원반(추간판) *intervertebral disc*
⑬ *LV* 위관절돌기(상관절돌기) *superior articular process*
⑭ *LIV* 아래관절돌기(하관절돌기) *inferior articular process*
⑮ 말총(마미)신경 *cauda equina*
⑯ 큰허리근(대요근) *greater psoas muscle*
⑰ 황색인대 *transverse ligament*

MR 횡단면상(axial image)에서는 CT영상과 비교하여 경질막바깥정맥(경막외정맥, epidural vein), 신경뿌리(신경근, nerve root) 등이 우수하게 나타난다. 또한 경막낭(dural sac) 내부의 구조도 조영제(contrast medium)를 쓰지 않고 관찰할 수 있다.

척추원반(추간판)의 구조와 거미막밑공간(지주막하강)의 관계 / structure of intervertebral disk and relationship to subarachnoid space

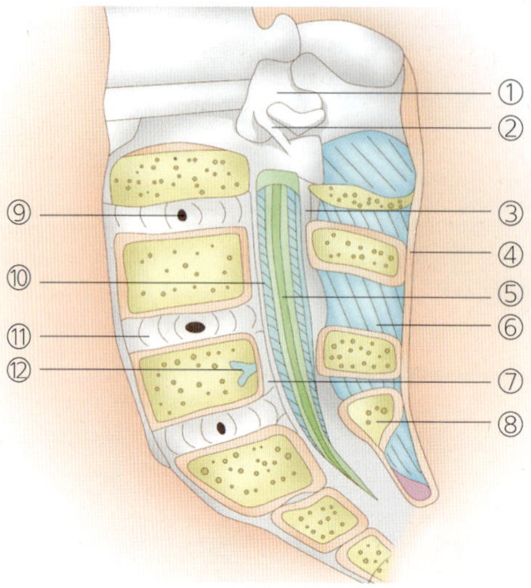

① 척추사이구멍(추간공) *intervertebral foramen*
② 허리척수신경(요수신경) *lumbar nerve*
③ 황색인대 *ligamentum flavum*
④ 가시끝인대(극상인대) *supraspinal ligament*
⑤ 말총(마미) *cauda equina*
⑥ 가시사이인대(극간인대) *interspinal ligament*
⑦ 뒤세로인대(후종인대) *posterior longitudinal ligament*
⑧ 엉치뼈(천골) *sacrum*
⑨ 속질핵(수핵) *nucleus pulposus*
⑩ 거미막밑공간(지주막하강) *subarachnoid space*
⑪ 척추원반(추간판) *intervertebral disk(disc)*
⑫ 영양구멍(영양공) *nutrient canal*

척추원반(추간판, intervertebral disk)은 서로 인접하고 있는 위아래의 척추뼈몸통(추체, vertebral body)사이를 탄력있게 연결하는 원반(disk) 모양의 연골조직(cartilage tissue)이다. 척추원반은 외측부인 섬유테(섬유륜, annulus fibrosus)와 중심부인 속질핵(수핵, nucleus pulposus)으로 구성되어 있다.

황색인대(ligamentum flavum)는 척주관(spinal canal) 벽의 일부를 형성하고 있는 황색의 탄력성이 풍부한 인대(ligaments)이며, 인접하고 있는 위·아래의 척추뼈고리(척추궁, vertebral arch)을 연결하고 있고, 척주관의 앞을 제외한 세 방향의 벽을 형성하고 있다.

뇌척수액(cerebrospinal fluid)으로 가득 차있는 거미막밑공간(지주막하강, subarachnoid space)의 내측은 척수를 싸고 있는 연질막(spinal pia mater)에 의해, 그리고 외측은 거미막(지주막, spinal arachnoid mater)에 의해 경계를 이룬다.

뇌척수막(수막, meninges)은 척수(등골, spinal cord)와 밀접하게 관련하고 있으므로 거미막밑공간의 형태는 척수의 형태로 결정되며, 가슴척수(흉수, thoracic spinal cord)에서는 좁은 원형이고, 목척수(경수, cervical spinal cord)와 허리척수(요수, lumbar spinal cord)에서는 넓게 되어 삼각형을 이룬다.

척추, 척수의 CT영상(1) / CT images of spine and spinal cord

첫째 목뼈(C1) 척추뼈몸통 높이

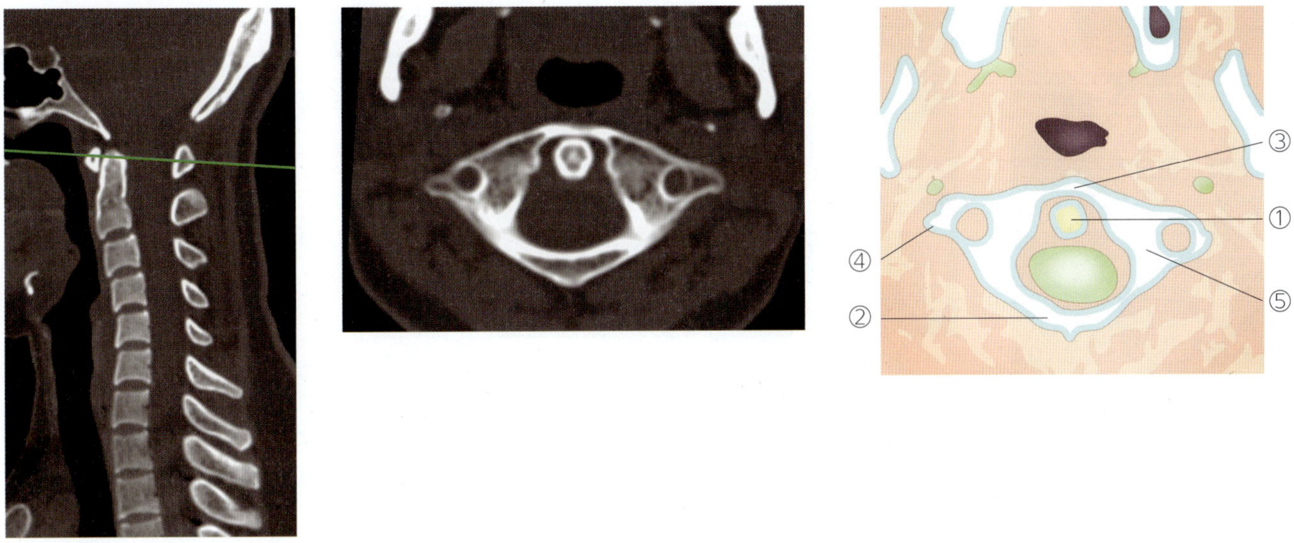

① 치아돌기(치돌기) *odontoid process*
② 뒤고리(후궁) *posterior arch*
③ 앞고리(전궁) *anterior arch*
④ 가로돌기(횡돌기) *transverse process*
⑤ 가쪽덩이(외측괴) *lateral mass*

넷째 목뼈(C4) 척추뼈몸통 높이

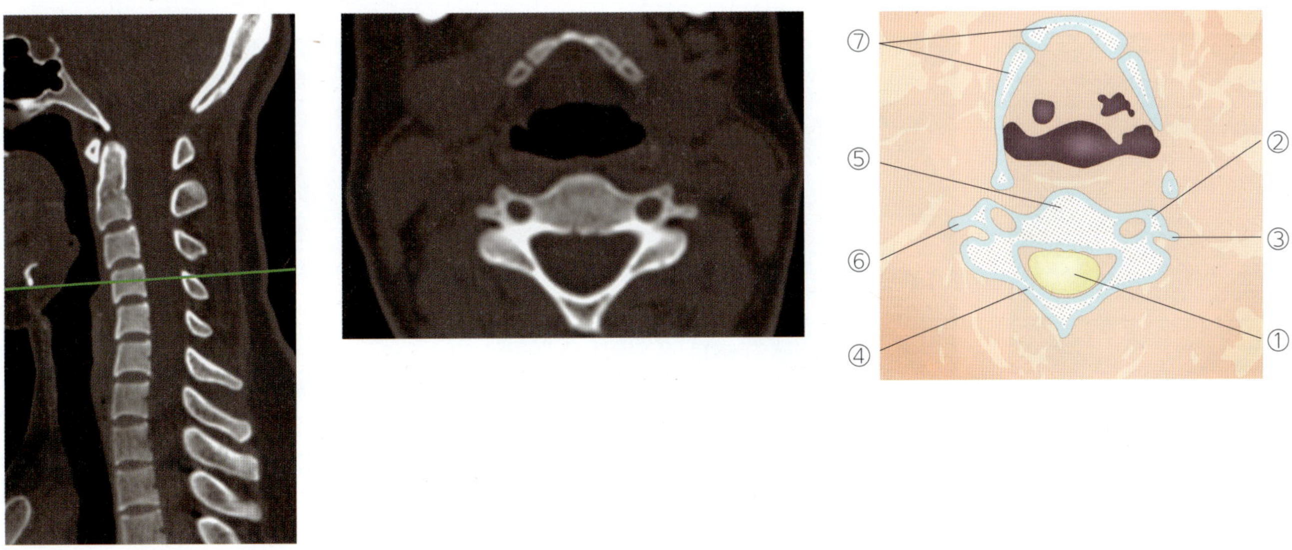

① 목척수(경수) *cervical cord*
② 앞결절(전결절) *anterior tubercle*
③ 후결절(뒤결절) *posterior tubercle*
④ 척추뼈고리(척궁) *vertebral arch*
⑤ 척추뼈몸통(추체) *vertebral body*
⑥ 가로돌기(횡돌기) *transverse process*
⑦ 목뿔뼈(설골) *hyoid bone*

척추, 척수의 CT영상(2) / CT images of spine and spinal cord

여섯째·일곱째 목뼈(C6-7) 척추사이 높이

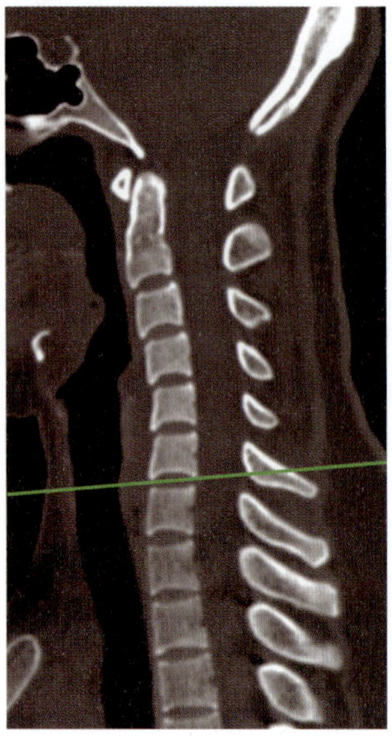
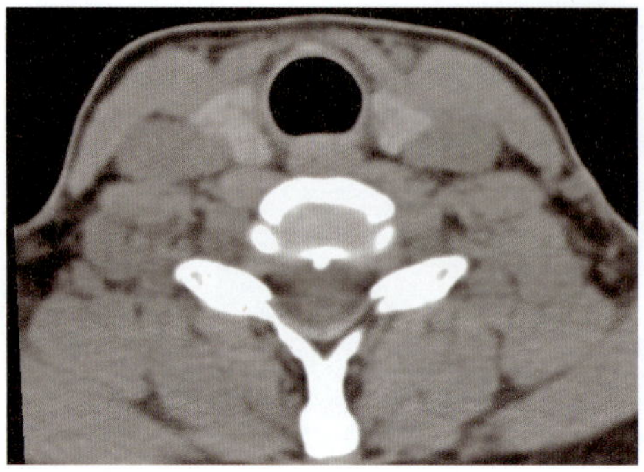
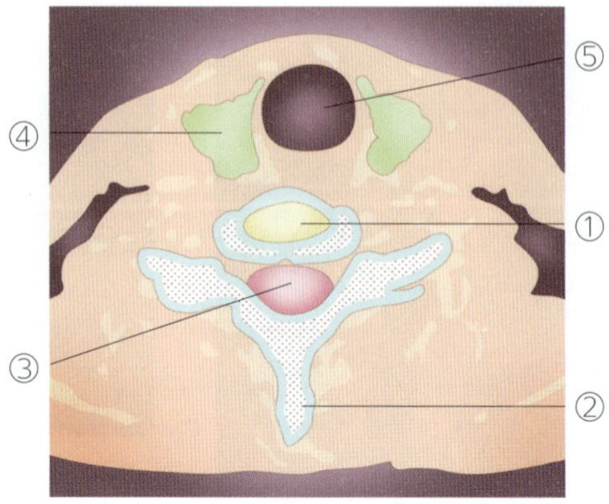

① 척추원반(추간판) *vertebral disc*
② 여섯째목뼈 가시돌기(제6경추 극돌기) *spinous process of C6*
③ 목척수(경수) *cervical cord*
④ 방패샘[갑상선] *thyroid gland*
⑤ 기관 *trachea*

넷째 등뼈(T4) 척추뼈몸통 높이

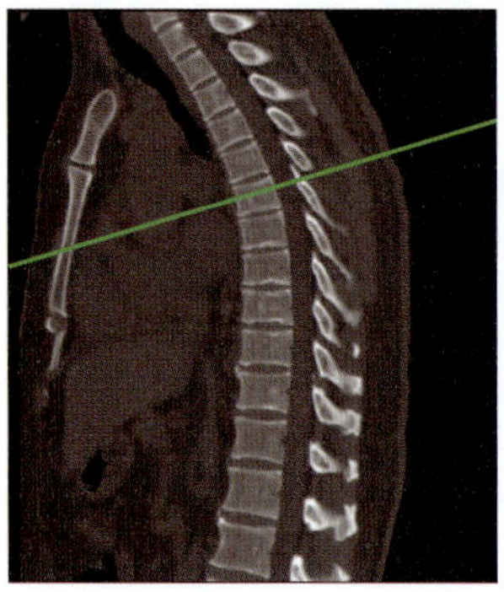
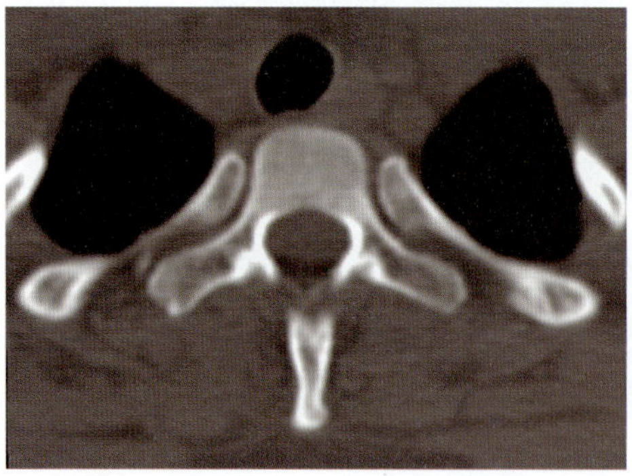
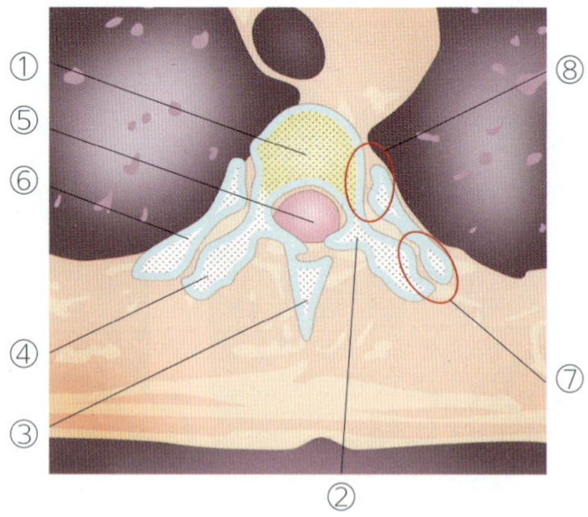

① 척추뼈몸통(추체) *vertebral body*
② 척추뼈고리(척궁) *vertebral arch*
③ 가시돌기(극돌기) *spinous process*
④ 가로돌기(횡돌기) *transverse process*
⑤ 척수 *spinal cord*
⑥ 갈비뼈(늑골) *rib*
⑦ 갈비가로돌기관절(늑골횡돌기관절) *transverse costal joint*
⑧ 갈비척추관절(늑추관절) *costovertebral joint*

척추, 척수의 CT영상(3) / CT images of spine and spinal cord

여섯째 등뼈(T-6) 척추뼈몸통 높이

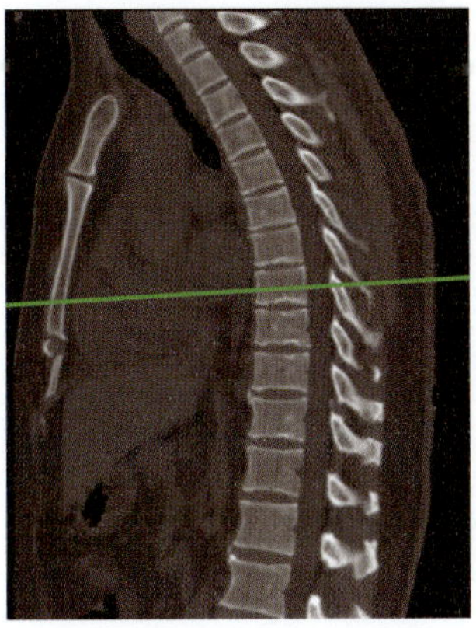

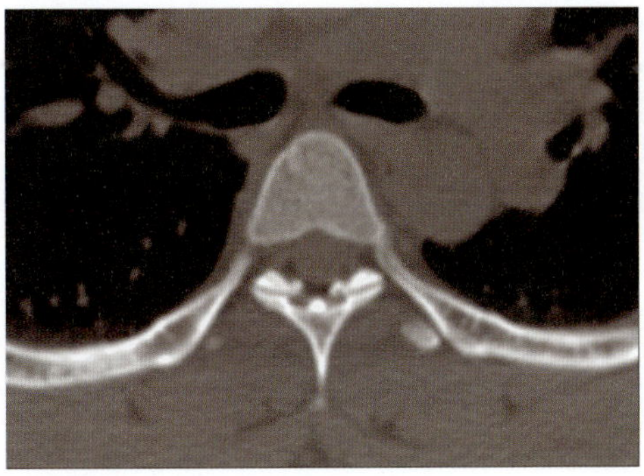

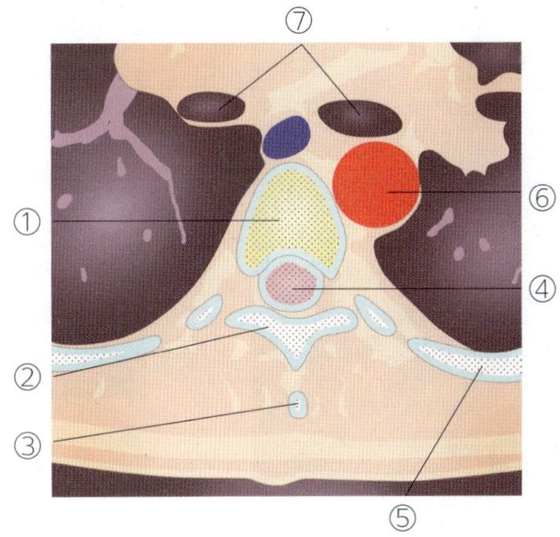

① 척추뼈몸통(추체) *vertebral body*
② 척추뼈고리(척궁) *vertebral arch*
③ 가시돌기(극돌기) *spinous process*
④ 척수 *spinal cord*
⑤ 갈비뼈(늑골) *rib*
⑥ 가슴대동맥(흉대동맥) *thoracic aorta*
⑦ 기관지 *bronchus*

셋째 허리뼈(L3) 척추뼈몸통 높이

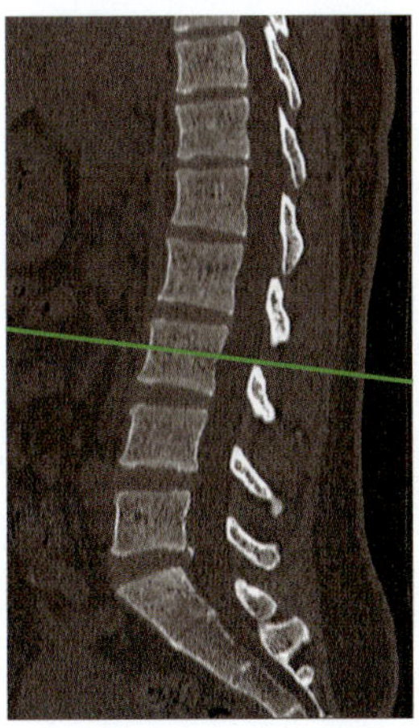

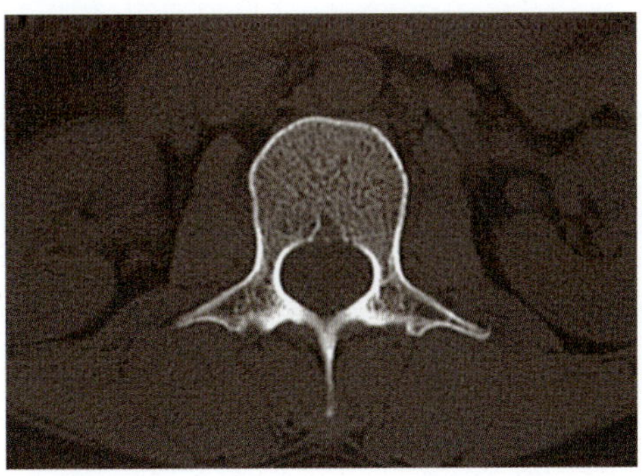

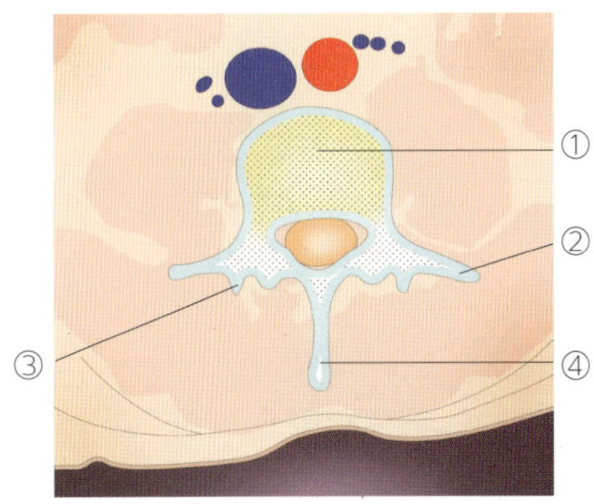

① 척추뼈몸통(추체) *vertebral body*
② 갈비돌기(늑골돌기) *costal process*
③ 덧돌기(부돌기) *accessory process*
④ 가시돌기(극돌기) *spinous process*

다섯째허리뼈(L5) · 엉치뼈(천골) 사이 높이

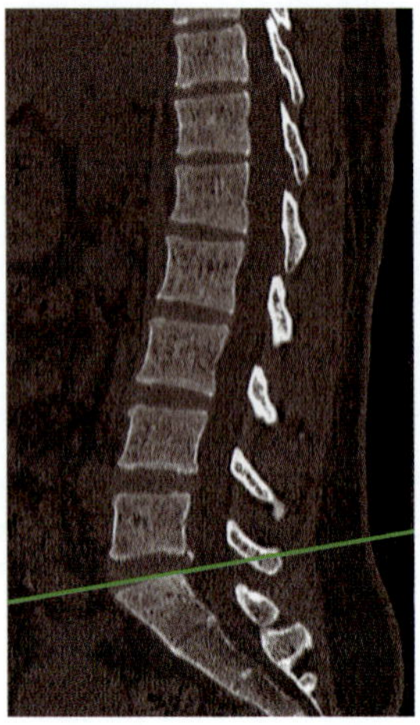

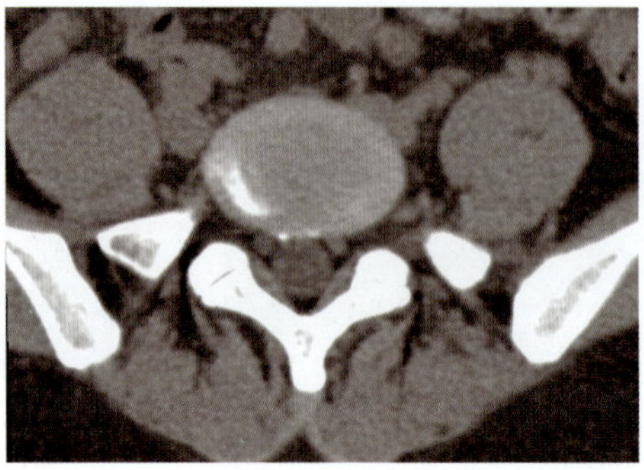

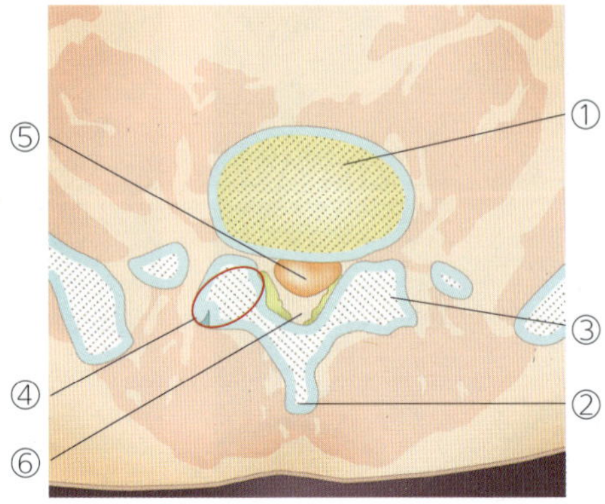

① 척추원반(추간판) *vertebral disc*
② 다섯째허리뼈 가시돌기(제5요추 극돌기) *spinous process ofL5*
③ 다섯째허리뼈 아래관절돌기(제5요추 하관절돌기) *inferior articular process of L5*
④ 척추사이관절(추간관절) *intervertebral joint*
⑤ 거미막밑공간(지주막하강) *subarachnoid space*
⑥ 경질막바깥지방(경막외지방) *epidural fat*

08 배(복부) 단순X선촬영
plain radiographes of abdomen

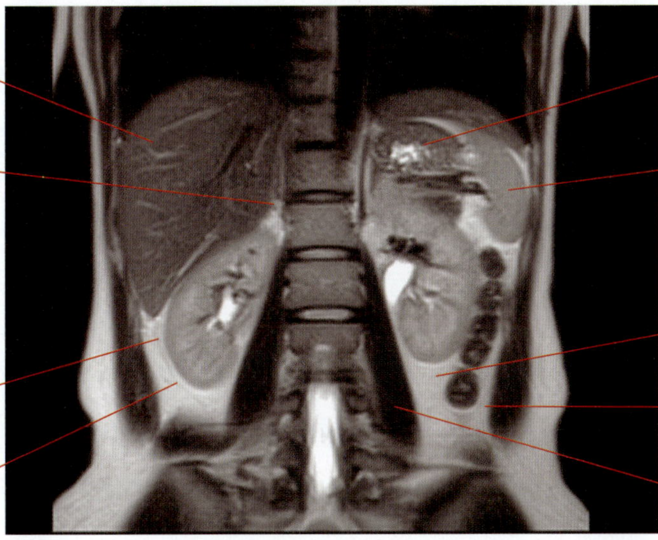

콩팥주위공간(perirenal spaces), MRI T2강조영상(Coronal view)

배(복부, abdomen)의 속을 배안(복강, abdominal cavity)이라고 하며, 이것은 가로막(횡격막, diaphragm)에 의해 가슴안(흉강, thoracic cavity)과 분리되고, 아래쪽은 골반위입구(pelvic inlet)를 통해 골반안(골반강, pelvic cavity)과 이어져 있다. 배벽(복벽, abdominal wall)의 안쪽을 주머니처럼 싸고 있는 장막(serolemma)을 배막(복막, peritoneum)이라고 한다. 배막에 싸인 속의 공간이 배막안(복막강, peritoneal cavity)이다. 뒤배벽(back wall)과 배막사이에는 복막뒤공간(retroperitoneal cavity)이 있으며, 이곳에 있는 장기(organ)를 복막뒤장기(retroperitoneal organs)라고 한다. 복막뒤공간과 배막안을 합하여 배안(abdominal cavity)이라고 한다.

배안 장기-영상 이해를 위한 맨눈해부학 보기 / Abdominal Viscera – Review of Gross Anatomy

앞 면

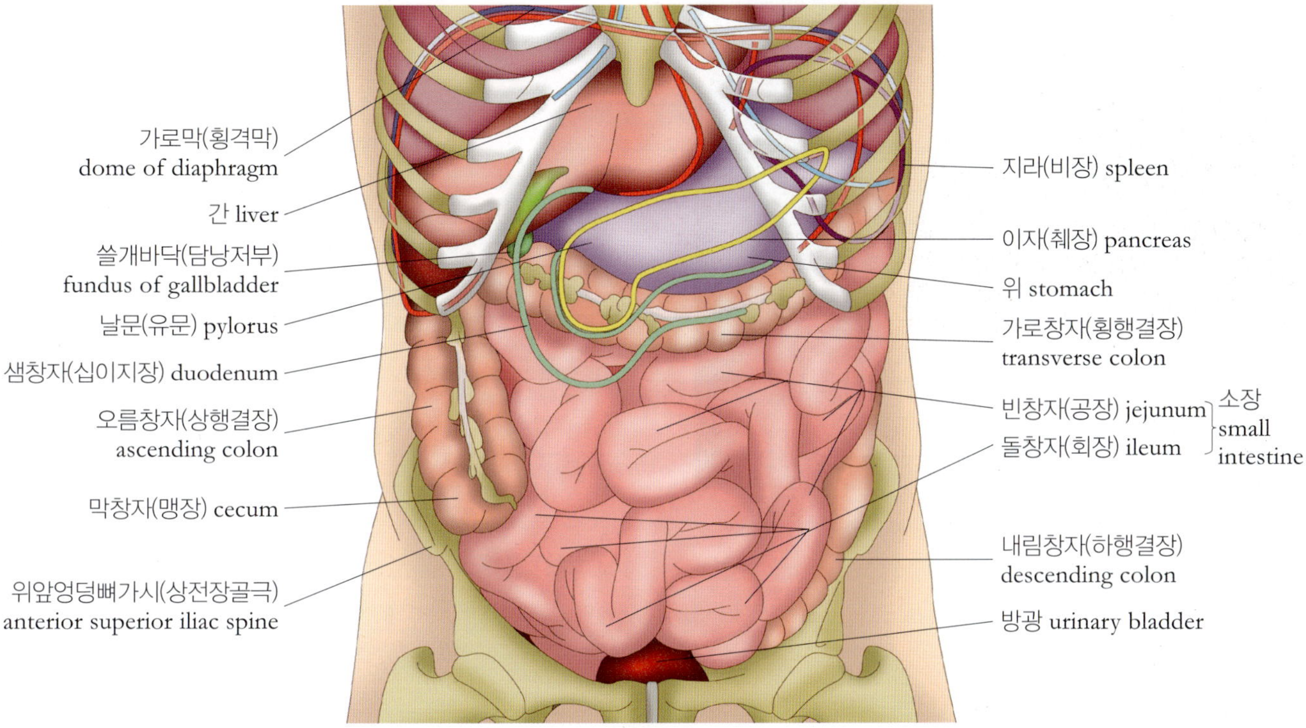

뒤 면

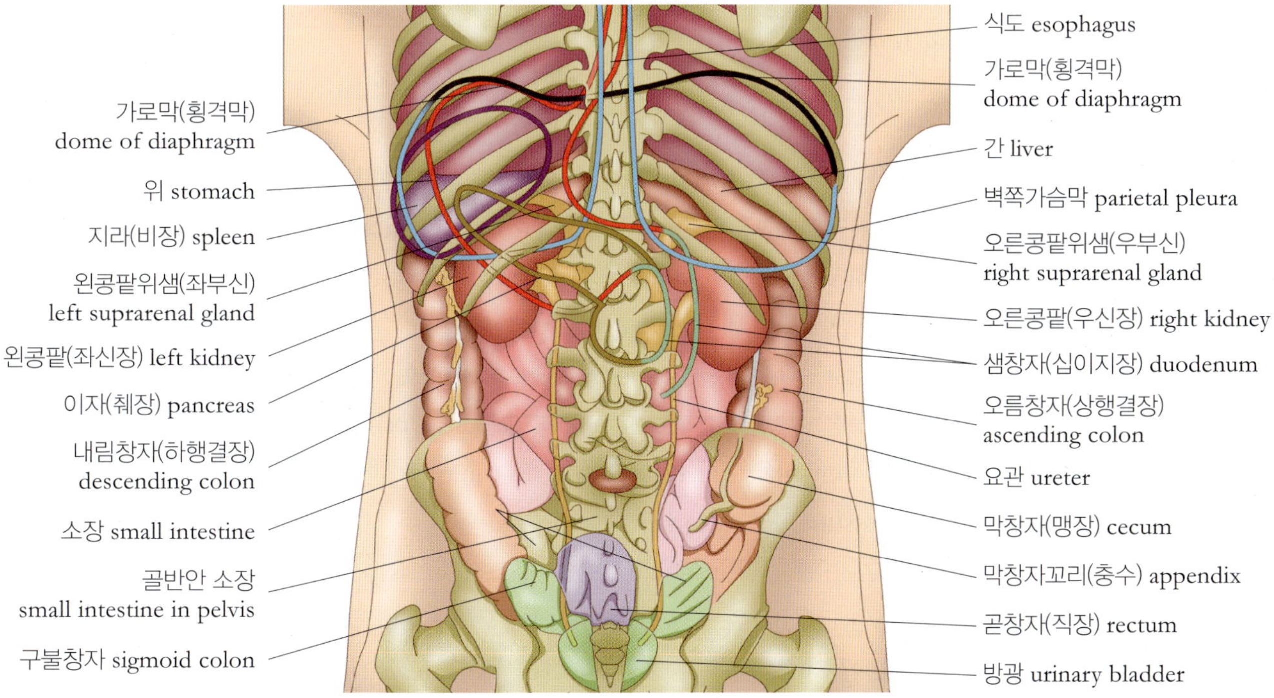

배(복부) 단순 X선촬영 / simple image of abdomen

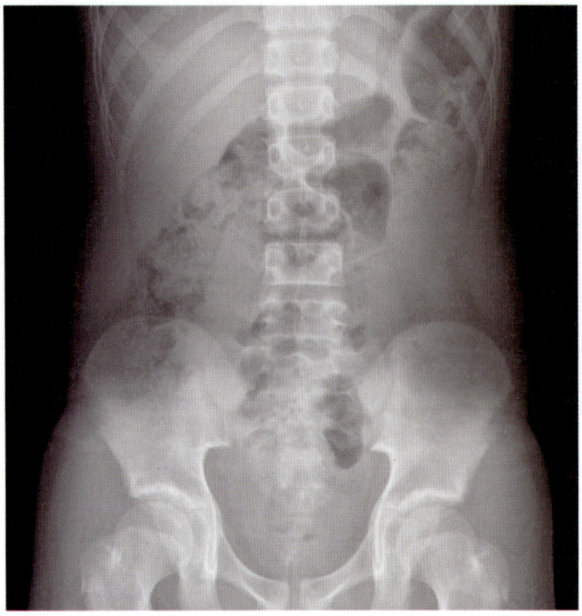

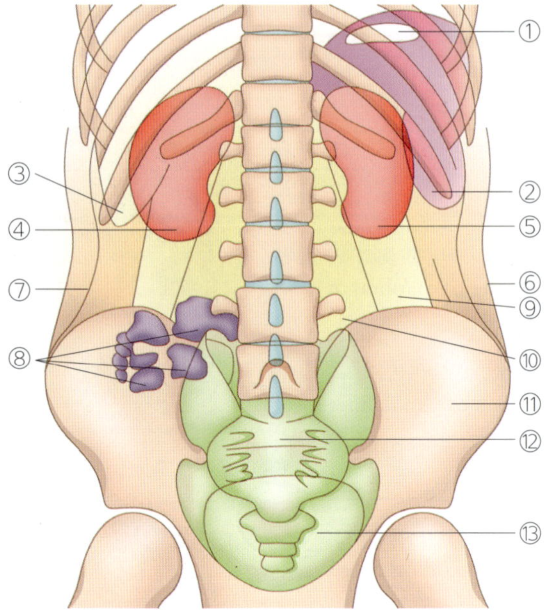

① 위속 공기포(위포) *magenblase*
② 지라(비장) *spleen*
③ 간각 *hepatic angle*
④ 오른신장(우신) *right kidney*
⑤ 왼신장(좌신) *left kidney*
⑥ 배벽(복벽) *abdominal wall*
⑦ 배막바깥지방층(복막외지방층) *properitoneal [extraperitoneal] fat*
⑧ 창자(결장) 안 가스 *gas in colon*
⑨ 허리네모근(요방형근) *quadratus lumborum muscle*
⑩ 허리근(요근) *psoas muscle*
⑪ 엉덩뼈(장골) *ilium*
⑫ 엉치뼈(천골) *sacrum*
⑬ 방광 *urinary bladder*

배(복부, abdomen) 단순 X선촬영은 조영검사(contrast-medium study)에 앞서 배 전체를 알아본다고 하는 의미로 scout radiograph라고도 한다. 배 단순X선촬영은 바로 누운 자세 정면촬영(supine projection)이 원칙이며, 여기에 선 자세 정면 또는 옆으로 누운 자세 정면촬영(lateral decubitus projection)이 첨가된다.

배 단순X선사진에서는 다른 부위와 마찬가지로 네 가지 농도의 물질을 식별할 수 있다. 뼈(bone)농도로는 척추 뼈(vertebrae)·갈비뼈(늑골, rib)·골반(pelvis) 등의 복부골격(abdominal skeleton)이 있고, 물(water)농도로는 간(liver)·신장(콩팥, kidney)·지라(비장, spleen) 등의 실질장기(solid organ), 허리근(요근, psoas muscle)·배근(복근, abdominal muscle) 등의 근육(muscle), 소화관(alimentary canal) 안의 액체성분(fluid), 골반내 장기(pelvic organ) 등이 있다. 공기(air)는 위(stomach)·대장(large intestine) 또는 소장(small intestine) 안의 가스(gas)이며, 지방(fat)농도로는 복막뒤(retroperitoneal)·옆구리(측복부, flank)·장 간막(mesentery)의 지방조직(fat tissue) 등이다. 지방조직은 간·신장·지라·방광(urinary bladder)과 같은 조직(tissue)주위에 있으며, 이들의 윤곽(contour)을 아는데 도움이 된다.

바로 누운 자세 촬영상(supine view)에 의해서는 異常 가스(gas)像, 석회화(calcification) 음영(shadow), 연부종류(soft tissue tumor) 음영 등을 찾아낼 수 있다.

선 자세 촬영상(erect view)

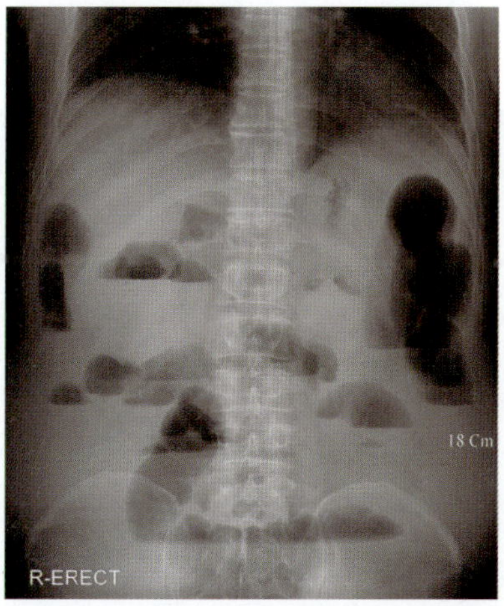

바로 누운 자세 측면촬영상(dorsal decubitus view)

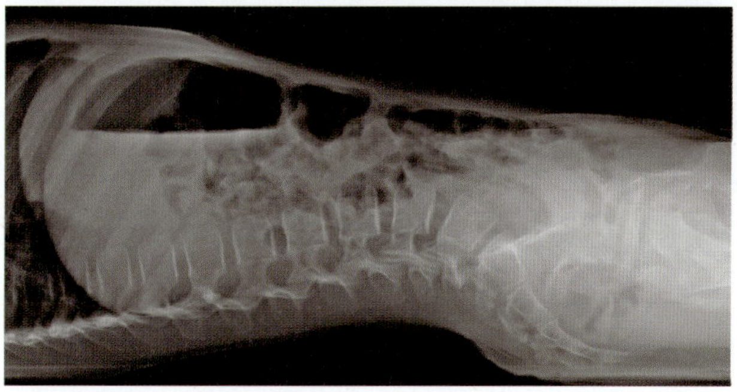

옆으로 누운 자세 정면촬영상(Left lateral decubitus view)

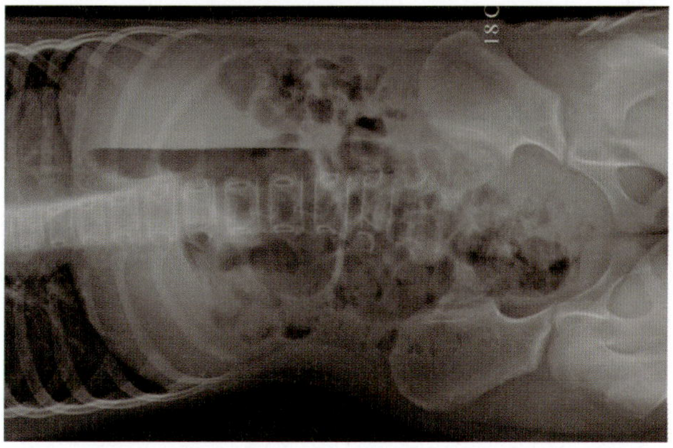

수평X선속(horizontal X-ray beam)으로 촬영한 선 자세 촬영상(erect view) 또는 옆으로 누운 수평방향 촬영상(lateral decubitus view)에서는 장관(intestinal canal) 안에 있는 공기액체층(수면상, air-fluid level) 또는 복강내 유리공기(free air)를 보는 것이 주목적이다. 가슴(흉부, chest) 후전방향촬영(posteroanterior view)에 의해 가로막(횡격막, diaphragm) 밑의 유리공기(free air)를 보다 쉽게 찾아낼 수도 있다.

소화관 안의 가스상 / gas shadow in digestive tract

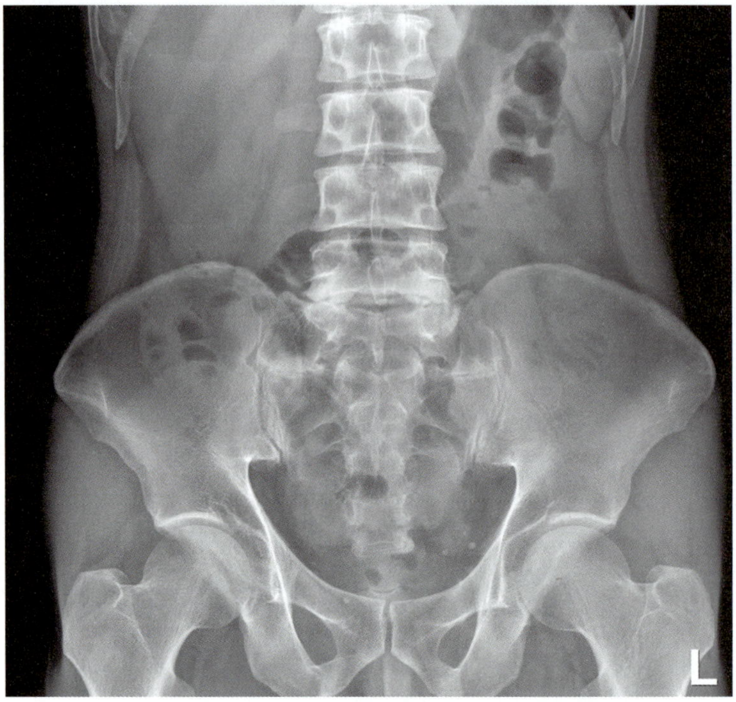

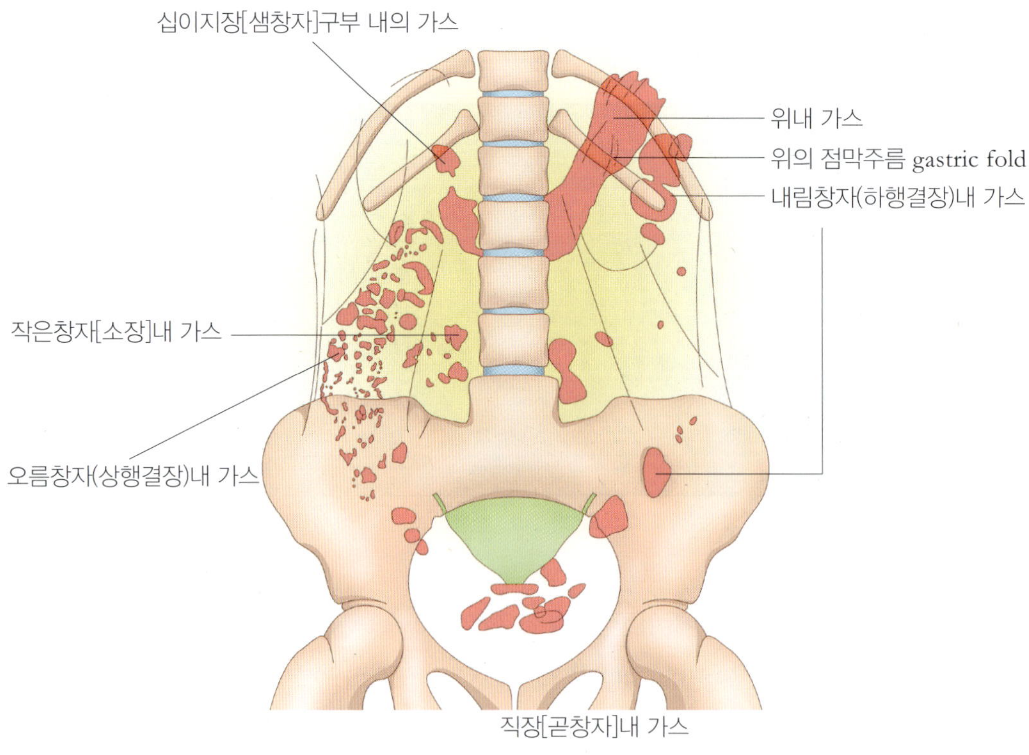

옆구리(측복부)의 그림 / schematic view of flank

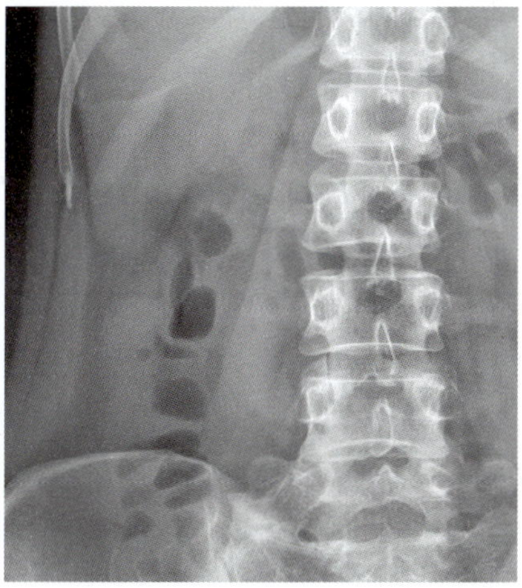

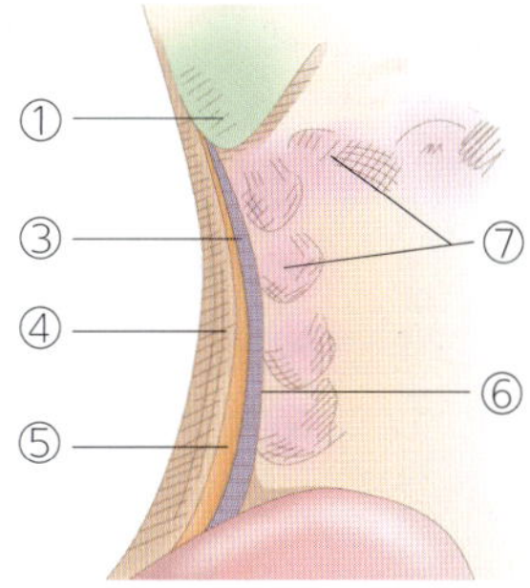

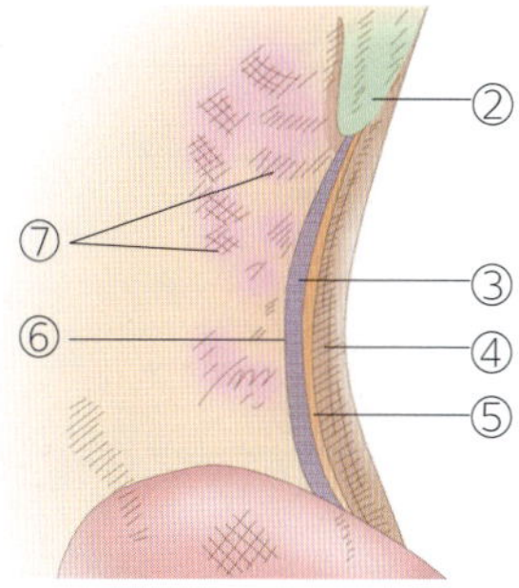

① 간각 *hepatic angle*
② 지라(비장) *spleen*
③ 배막바깥지방(복막외지방) *extraperitoneal fat*
④ 피부밑지방(피하지방) *subcutaneous fat*
⑤ 배벽(복벽)근육층 *abdominal muscle layer*
⑥ 배막[복막] *peritoneum*
⑦ 장관 안의 가스 *intestinal gas*

양쪽의 복부(abdomen), 즉 오름창자(상행결장, ascending colon) 및 내림창자(하행결장, descending colon)의 외측에는 세로로 뻗어 있는 투명상이 있으며, 이것은 지방조직(fat tissue)에 의해 생긴다. 이것을 측복선(flank stripe)이라 한다. 비만(obesity)정도에 따라 다르나, 보통 수 mm의 폭으로 간의 바깥쪽에서 엉덩뼈날개(장골익, ala of ilium)와 교차하여 밑으로 갈수록 넓어진다.

오름창자 및 내림창자는 몸벽배막(체벽복막, somatic peritoneum)을 사이로 하여 측복선(flank stripe)과 접하는데, 그 사이를 결장주위고랑(결장주위구, paracolic gutter)이라 한다. 보통은 그다지 거리가 없으나, 복수(ascites)나 혈액(blood) 등 복강내 액체(intraperitoneal fluid)가 이 고랑(groove)에 괴이게 되면 그 거리는 넓어진다.

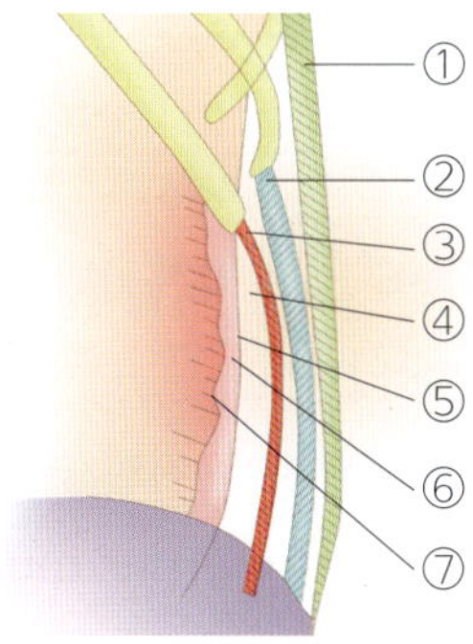

① 배바깥빗근(외복사근) *external oblique muscle*
② 배속빗근(내복사근) *internal oblique muscle*
③ 배가로근(복횡근) *transversus muscle*
④ 배막바깥지방(복막외지방) *properitoneal fat*
⑤ 벽쪽배막(벽측복막) *parietal peritoneum*
⑥ 배막속지방(복막내지방) *intraperitoneal fat*
⑦ 내림창자옆벽(하행결장측벽) *lateral wall of descending colon*

옆구리(측복부, flank)를 상세히 관찰하면 배벽(복벽)안에 있는 근육은 그 사이의 지방조직에 의해 모양이 나타나기 때문에 식별이 가능하다. 이들 옆배벽(측복벽, flank wall)을 형성하는 일곱가닥의 줄무늬음영(striate shadow)들은 세로로 배열된 네가닥의 가느다란 검은 줄무늬와 세가닥의 넓은 흰무늬로 이루어져 있다. 이들 중에서 검게 보이는 줄무늬는 근막지방(fascia-fat)을 나타내며, 희게 보이는 줄무늬는 근육을 나타낸다. 근육음영은 바깥쪽에서 안쪽을 향하여 배바깥빗근(외복사근, external oblique muscle), 배속빗근(내복사근, internal oblique muscle), 배가로근(복횡근, transversus muscle)의 음영을 볼 수 있다.

골반부의 연조직 음영 / soft tissue shadow in pelvis

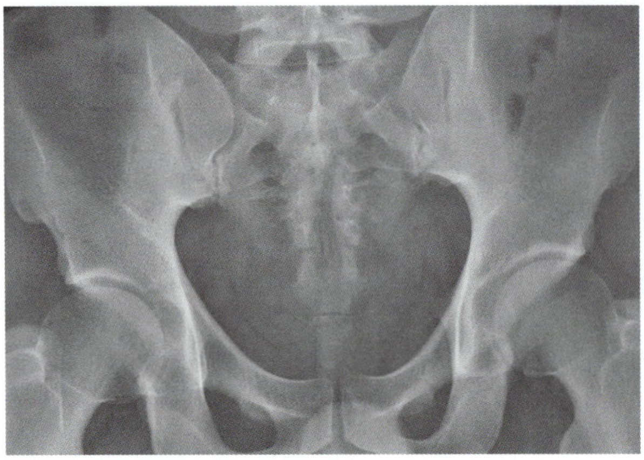

① 볼기근(둔근)가장자리 *border of gluteal muscle*
② 속폐쇄근(내폐쇄근) *internal obturator muscle*
③ 항문올림근(항문거근) *levator ani muscle*
④ *rami internates*
⑤ 방광주위지방층 *perivesical fat*
⑥ 방광 *urinary bladder*

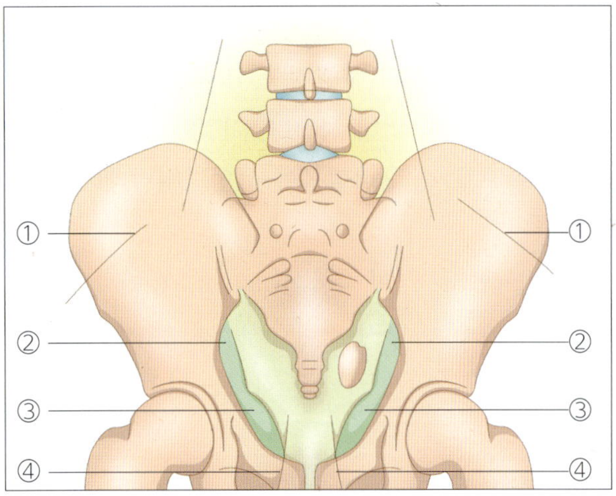

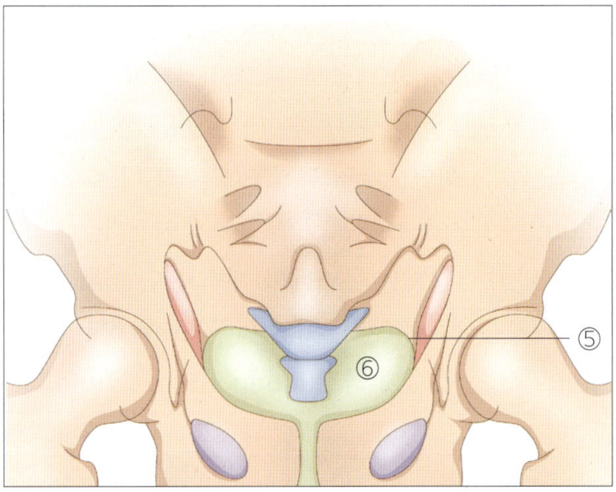

골반부(pelvic part)는 위쪽에 있는 큰골반안(대골반강, greater pelvic cavity)과 아래쪽에 있는 작은골반안(소골반강, lesser pelvic cavity)으로 나눈다. 작은골반안에는 골반내 장기(pelvic organ)가 들어 있다.

골반안(골반강, pelvic cavity)의 벽쪽배막(벽측복막, parietal peritoneum)의 외측에는 복막바깥지방층(복막외지방층, extraperitoneal adipose layer)이 있어 방광(bladder), 속폐쇄근(내폐쇄근, obturator internus muscle), 항문올림근(항문거근, levator ani muscle)의 가장자리가 영상에 나타나는 데에 도움을 주고 있다. 방광(bladder)은 작은골반안의 한가운데 아래쪽에 있고, 요(urine)가 저류되어 있으면 연조직(soft tissue) 음영(shadow)으로 나타난다. 방광주위의 복막바깥지방층은 방광주위지방층(perivesical adipose layer)이라 한다. 여성에서는 방광주위지방층의 위쪽에 자궁(uterus)이 보이기도 한다.

골반안에는 구불창자(S자결장, sigmoid colon), 맹장(막창자, cecum), 작은창자(소장, small intestine) 등이 있다. 직장(곧창자, rectum)은 방광과 중복되는 부위에 있고 거의 한가운데 부분에서 보인다. 통상, 여성에서 난소(ovary)와 남성에서 전립샘(전립선, prostate gland)은 보이지 않는다.

간, 지라(비장), 신장[콩팥]의 형태 / shapes of liver, speen and kidney

A. 간(liver)

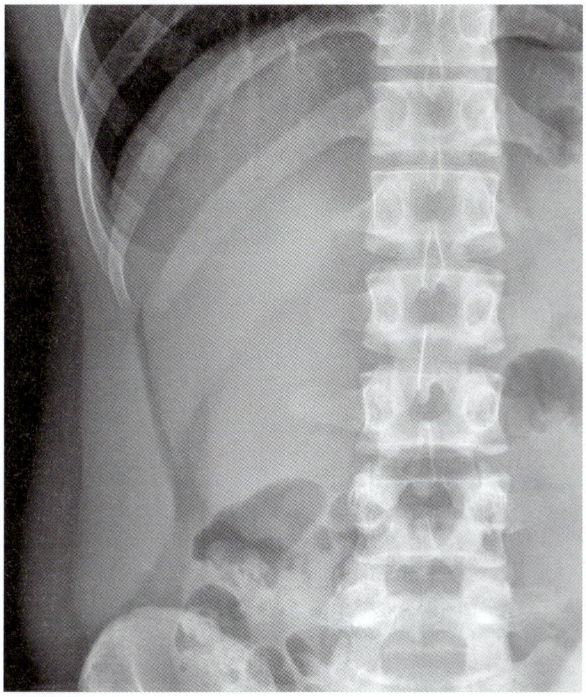

B. 지라(비장, spleen)

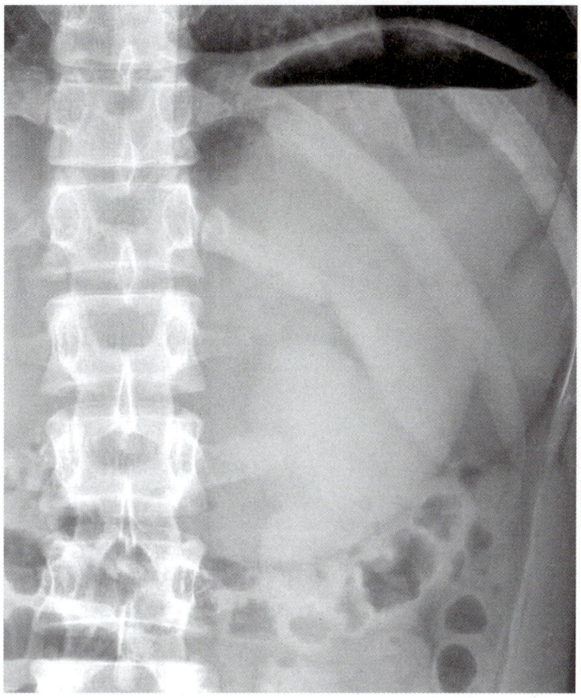

C. 신장[콩팥](kidney)

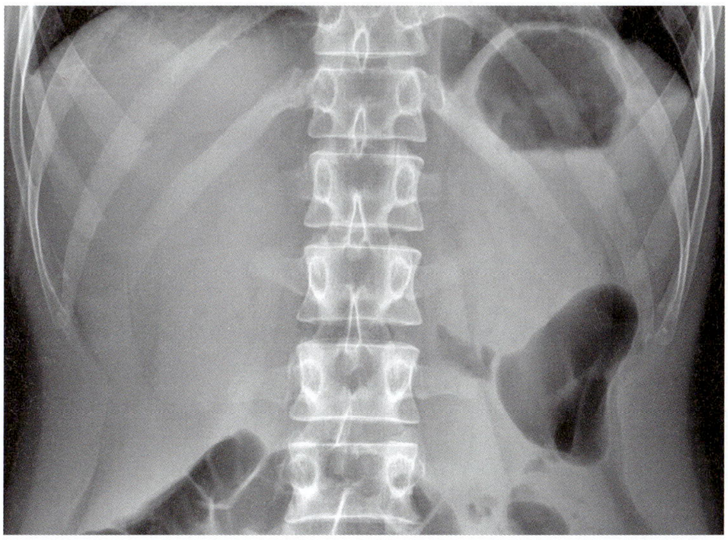

A

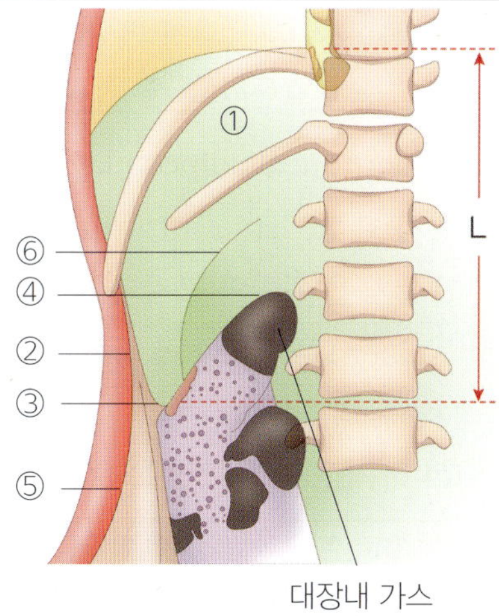

L:간의 크기 위한도 22cm

B

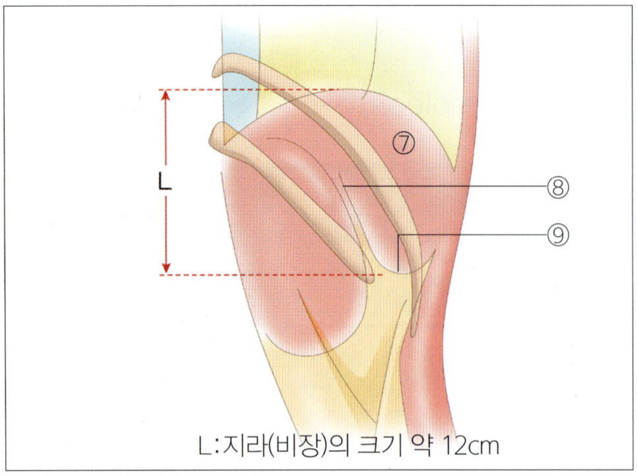

C

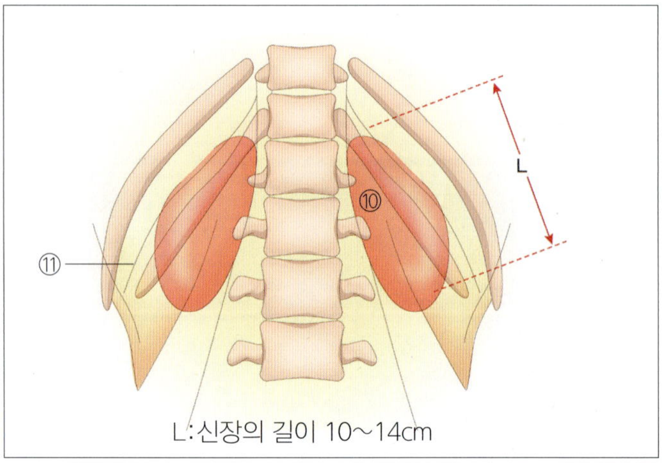

① 간오른엽(간우엽) *right hepatic lobe*
② 간오른엽(간우엽) 아래가쪽부의 가장자리
margin of inferolateral aspect of right hepatic lobe
③ 간각의 가장자리 *margin of hepatic angle*
④ 간오른엽(간우엽) 앞쪽부분의 가장자리
margin of anterior portion of right hepatic lobe
⑤ 측복선(배막바깥지방층)
flank stripe(extraperitoneal fat)
⑥ 오른신장(우신)의 가장자리 *margin of right kidney*
⑦ 지라(비장) *spleen*
⑧ 지라(비장)의 뒤쪽부분의 가장자리
margin of posterior portion of spleen
⑨ 지라각(비장각)의 가장자리 *margin of splenic angle*
⑩ 신장[콩팥] *kidney*
⑪ 간오른엽(간우엽) 뒤쪽부분의 가장자리
margin of posterior portion of right hepatic lobe

장기(organ)의 형태는 장기의 농도(concentration)와 가장자리(변연, margin)을 확인하므로서 알 수 있다. 가장자리의 묘출(demonstration)은 지방조직(fat tissue)이 많고 적음에 따라 달라진다.

간(liver)은 오른쪽 가로막(횡격막, diaphragm) 아래에 쐐기형(wedge)의 균등한 연조직(soft tissue) 음영(shadow)을 나타낸다. 간오른엽(간우엽, right hepatic lobe)의 아래 외측부(lateral part) 및 간각의 가장자리는 복막바깥지방층(extraperitoneal adipose layer)으로 나타난다. 한편, 간오른엽의 아래 내측부(medial part)의 앞부분 가장자리는 큰창자(대장, large intestine)내 가스상으로서 간접적으로 나타난다. 간의 크기는 오른쪽 가로막(diaphragm)의 가장 높은 위치와 간각과의 거리로서 계측하고, 정상치의 위한도는 22cm이다.

지라(비장, spleen)는 왼쪽 가로막 아래에 있고, 편평한 모양의 균등한 연조직 음영(soft tissue shadow)을 나타낸다. 지라의 아래 내측부의 뒷부분 및 지라각의 가장자리가 복막바깥지방층으로 나타난다. 왼쪽 가로막의 가장 높은 위치와 지라 아래모서리의 거리는 약 12cm이다.

신장(콩팥, kidney)은 콩팥기둥(신주, renal column)의 양쪽에 있고 열둘째 등뼈(흉추골, thoracic vertebra)~셋째 허리뼈(요추골, lumbar vertebra) 높이에서 보인다. 강낭콩 모양의 균등한 연조직 음영을 나타낸다. 신장의 주위에는 풍부한 복막바깥지방층이 있어 신장의 가장자리는 뚜렷하게 나타난다.

간오른엽 아래 내측부의 뒷부분 가장자리도 복막바깥지방층으로 나타난다. 신장(kidney)의 종축은 아래쪽이 약간 외측으로 기울어져 있다. 일반적으로 오른신장(right kidney)은 위쪽에서 간으로 압박을 받고 있어 왼신장(left kidney) 보다 추체 반개정도 낮게 위치한다. 신장의 길이는 10~14cm 정도이고, 왼신장이 오른신장보다 약간 크다.

배안(복강)의 해부 그림 / schematic view of abdominal cavity

A. 오른옆정중시상면(Morison오목을 중심으로)

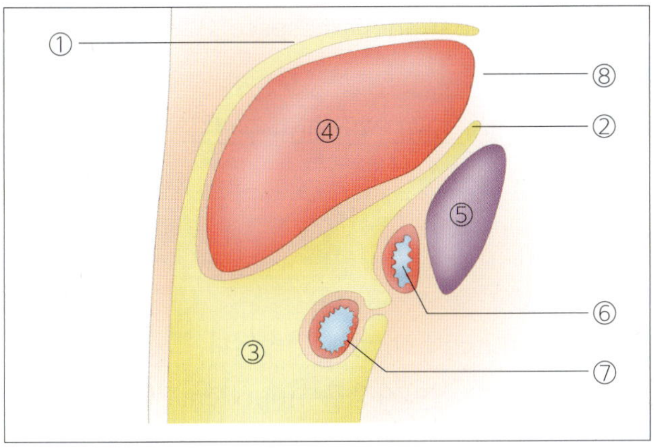

B. 왼옆정중시상면(그물막주머니를 중심으로)

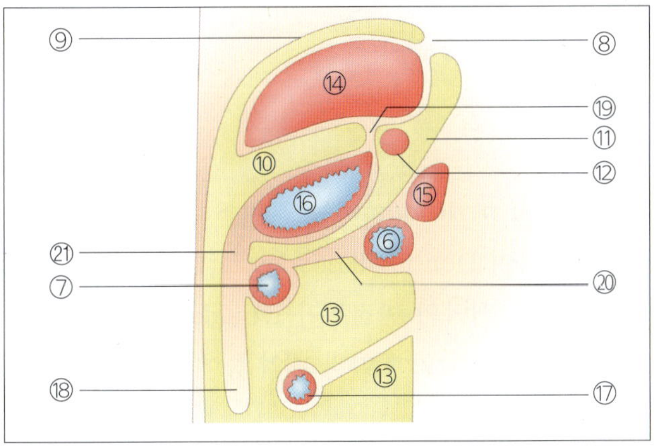

C. 정중시상면(Douglas오목을 중심으로)

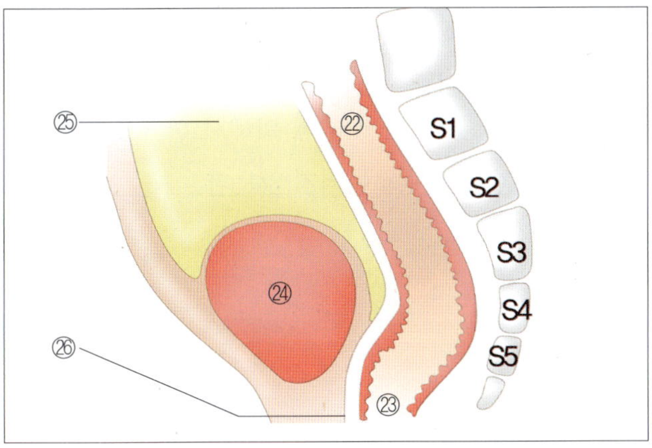

① 오른가로막밑공간(우횡격막하강)
right subphrenic space
② 오른뒤간밑공간(우후간하강)[*Morison*오목]
right posterior subhepatic space(Morison's pouch)
③ 오른앞간밑공간(우전간하강)
right anterior subhepatic space
④ 간오른엽(간우엽) *right hepatic lobe*
⑤ 오른신장(우신) *right kidney*
⑥ 십이지장[샘창자] *duodenum*
⑦ 가로창자(횡행결장) *transverse colon*
⑧ 관상인대(관상간막) *coronary ligament*
⑨ 왼앞간주위공간(좌전간주위강)
left anterior perihepatic space
⑩ 왼뒤간주위공간(좌후간주위강)
left posterior perihepatic space
⑪ 그물막주머니(망낭) *lesser sac*
⑫ 그물막구멍(망낭공)
epiploic foramen : foramen of Winslow
⑬ 창자밑공간(결장하강) *infracolic space*
⑭ 간왼엽(간좌엽) *left hepatic lobe*
⑮ 이자(췌장) *pancreas*
⑯ 위 *stomach*
⑰ 작은창자[소장] *small intestine*
⑱ 큰그물망(대망) *greater omentum*
⑲ 작은그물망(소망) *lesser omentum*
⑳ 가로창자간막(횡행결장간막) *transverse mesocolon*
㉑ 위결장인대(위결장간막) *gastrocolic ligament*
㉒ 구불창자(*S*자결장) *sigmoid colon*
㉓ 직장[곧창자] *rectum*
㉔ 방광 *urinary bladder*
㉕ 직장자궁오목(직장자궁와)[*Douglas*오목]
rectouterine fossa(Douglas pouch)
㉖ *Denonvillier's fascia*

방사선학적, 임상적으로 중요한 배안(복강, abdominal cavity)의 구분 및 인대(ligament)에 대해서 시상단면(sagittal section)의 그림을 설명한다.

①. Morison오목(Morison와 Morison pouch)(그림 A)

오른간밑공간(우간하강, right subhepatic space)은 가로창자인대(횡행결장간막, intestinal ligament)의 높이를 지표로 하여 오른앞간밑공간과 오른뒤간밑공간(우후간하강, right posterior subhepatic space)으로 나눈다. 후자는 외과적으로 Morsion오목(Morison's pouch)으로서 알려져 있다.

Morison오목은 그물막구멍(epiploic foramen), 망낭공(foramen epiploicum), Winslow구멍을 통해서 그물막주머니(망낭, lesser sac of peritoneum)에 이어진다.

②. 그물막주머니(망낭)(그림 B)

그물막주머니(망낭, lesser sac)는 Winslow구멍을 통해서 배안(abdominal cavity)과 연속되나, 그 이외는 막힌 끝이 된다. 앞면은 작은그물막(소망, lesser omentum)·위(stomach) 뒷벽·십이지장구부(duodenal bulb)·간 왼엽(left hepatic lobe) 뒷면·위결장인대(ligamentum gastrocolicum), 뒷면은 왼쪽 앞신장옆공간(전신방강, anterior pararenal space)의 앞면, 아래면은 가로창자(횡행결장, transverse colon), 가로창자인대, 왼쪽끝은 지라(비장, spleen)이다. 그물막주머니는 더욱 배막 뒷면에서 돌출하는 왼위동맥(좌위동맥, left gastric artery)에 의해 안쪽구역(내측구역, medial segment)와 가쪽구역(외측구역, lateral segment)으로 구분한다.

③. Douglas오목(Douglas와 Dogulas pouch)(그림 C)

구불창자(S자결장, sigmoid colon)의 내장쪽배막(장측복막, visceral peritoneum)은 거의 SⅢ~SⅣ의 높이에서 방광(bladder) 꼭대기부분을 싸고 있는 배막(peritoneum)과 융합하여 Denonvillier's fascia(남성에서는 rectovesical septum, 여성에서는 rectovaginal septum)에 이어진다. 이 배막의 반전부가 Douglas오목(Douglas pouch)이고, 선 자세(upright position), 바로 누운 자세(supine position)가 됨에 따라 배안 중에서 가장 낮은 부위가 되어 임상적으로 중요하다.

④. 잘록창자 옆구역(방결장구)와 가로막결장인대(횡격결장간막, ligamentum phrenicocolicum)

오른쪽 잘록창자(colon)옆구역은 왼쪽에 비해서 폭이 크고, 오른가로막밑공간(우횡격막하강, right subphrenic space), 오른간밑공간(우간하강, right subhepatic space), 골반강(pelvic cavity)과 자유롭게 교통이 된다. 한편, 왼쪽 잘록창자옆구역은 폭도 좁고 또한 가로막결장인대(ligamentum phrenicocoloicum)에 의해서 왼가로막밑공간(좌횡격막하강, left subphrenic space)과 경계가 되어 있어 오른쪽만큼 자유롭게 교통되지 않는다.

복막뒤공간(후복막강)의 구분 / compartments of retroperitoneal space

횡단면

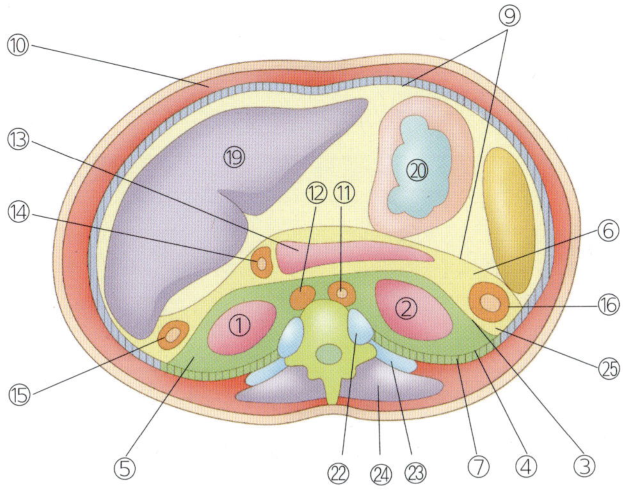

시상면

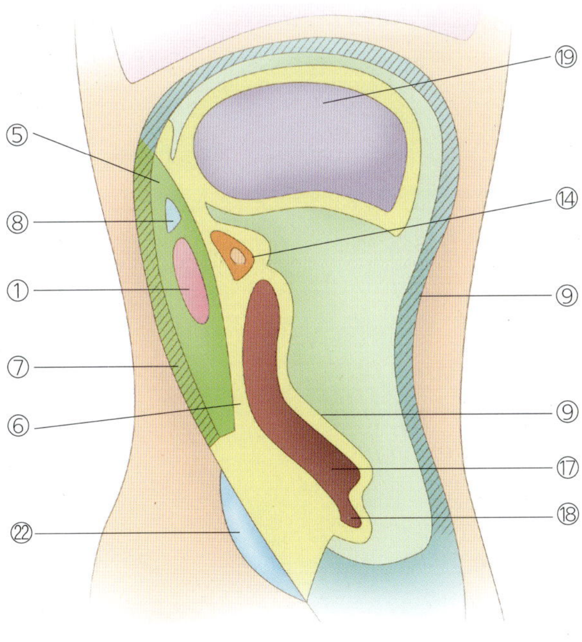

① 오른신장(우신) *right kidney*
② 왼신장(좌신) *left kidney*
③ 전신장근막 *anterior renal fascia*
(①~③ *Gerota's fascia*)
④ 후신장근막 *posterior renal fascia*
⑤ 신장주위공간 *perirenal space*
⑥ 앞신장옆공간(전신방강) *anterior pararenal space*
⑦ 뒤신장옆공간(후신방강) *posterior pararenal space*
⑧ 콩팥위샘(부신) *adrenal gland(suprarenal gland)*
⑨ 배막[복막] *peritoneum*
⑩ 횡막근막 *transverse fascia*
⑪ 대동맥 *aorta*
⑫ 아래대정맥(하대정맥) *inferior vena cava*
⑬ 이자(췌장) *pancreas*
⑭ 십이지장[샘창자] *doudenum*
⑮ 오름창자(상행결장) *ascending colon*
⑯ 내림창자(하행결장) *descending colon*
⑰ 맹장[막창자] *cecum*
⑱ 충수[막창자꼬리] *appendix*
⑲ 간장 *liver*
⑳ 위 *stomach*
㉑ 지라(비장) *spleen*
㉒ 허리근(요근) *psoas muscle*
㉓ 허리네모근(요방형근) *quadratus lumbar muscle*
㉔ 큰허리근(대요근) *major lumbar muscle*
㉕ 측복원추근막 *lateroconal fascia*

복막뒤공간(후복막강, retroperitoneal space)은 세 부분으로 나뉘어지며, 각각 다음과 같은 장기(organ)를 포함하고 있다. 앞신장옆공간(전신방강, anterior pararenal space) : 이자(췌장, pancreas), 십이지장(샘창자, doudenum), 오름창자(상행결장, ascending colon)·내림창자(하행결장, descending colon), 신장주위공간(perirenal space) : 신장(kidney), 콩팥위샘(부신, adrenal gland), 요관(ureter)의 근위부(proximal), 신장혈관, 배대동맥(abdominal aorta)·아래대정맥(inferior vena cava) 등 혈관(blood vessel). 뒤신장옆공간(후신방강, posterior pararenal space) : 장기(organ)를 포함하지 않으며 지방조직(fat tissue)만 포함.

오른쪽 복막뒤공간(후복막강) / retroperitoneal space(right side)

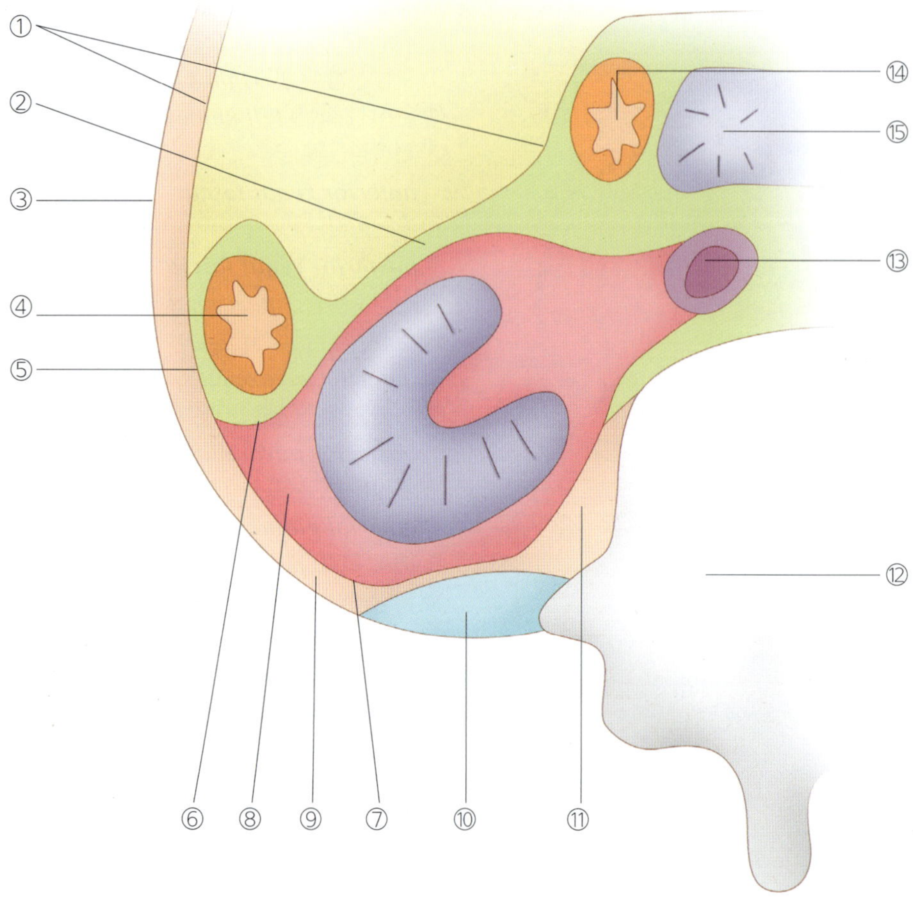

① 배막[복막] *peritoneum*
② 앞신장옆공간(전신방강) *anterior pararenal space*
③ 복막바깥지방층(복막외지방층) *properitoneal fat*
④ 오름창자(상행결장) *ascending colon*
⑤ 측복원추근막 *lateroconal fascia*
⑥ 신장근막 앞엽 *anterior renal fascia*
⑦ 신장근막 뒤엽 *posterior renal fascia*
⑧ 신장주위공간 *perirenal space*
⑨ 뒤신장옆공간(후신방강) *posterior pararenal space*
⑩ 허리네모근(요방형근) *quadratus lumborum muscle*
⑪ 허리근(요근) *psoas muscle*
⑫ 척추뼈 *vertebra*
⑬ 아래대정맥(하대정맥) *inferior vena cava*
⑭ 십이지장[샘창자] *duodenum*
⑮ 이자(췌장) *pancreas*

간각부와 복막바깥지방층의 관계 / relationship between hepatic angle and extraperitoneal fat

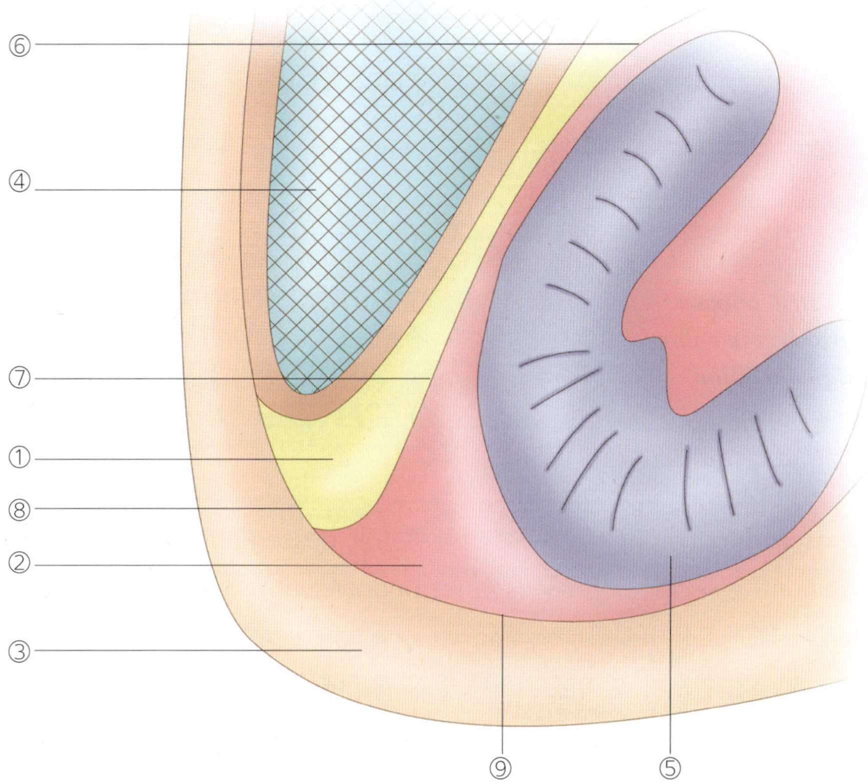

① 앞신장옆지방(전신방지방) *anterior pararenal fat*
② 신장주위지방 *perirenal fat*
③ 뒤신장옆지방(후신방지방) *posterior pararenal fat*
④ 간각 *hepatic angle*
⑤ 오른신장(우신) *right kidney*
⑥ 배막[복막] *peritoneum*
⑦ 신장근막 앞엽 *anterior renal fascia*
⑧ 측복원추근막 *lateroconal fascia*
⑨ 신장근막 뒤엽 *posterior renal fascia*

위-장관 안의 가스 분포 / distribution of gas in stomach and intestine

바로 누운 자세
(supine position)

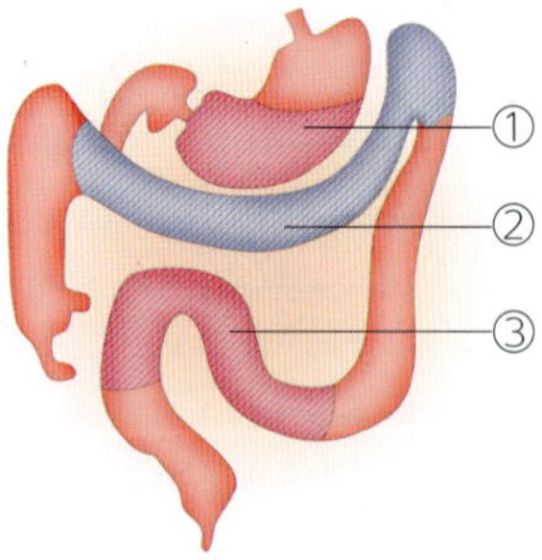

엎드린 자세
(prone position)

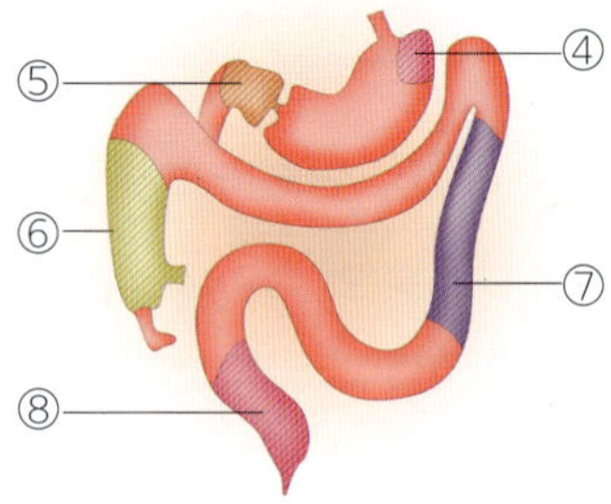

① 위날문방(위유문부) *gastric antrum*
② 가로창자(횡행결장) *transverse colon*
③ 구불창자(*S*자결장) *sigmoid colon*
④ 위바닥(위저부) *gastric fundus*
⑤ 십이지장[샘창자]구부 *duodenal bulb*
⑥ 오름창자(상행결장) *ascending colon*
⑦ 내림창자(하행결장) *descending colon*
⑧ 직장[곧창자] *rectum*

오름창자(상행결장, ascending colon) 및 내림창자(하행결장, descending colon) · 십이지장(샘창자, duodenum) · 직장(곧창자, rectum)은 복막뒤공간(후복막강, retroperitoneum)에 고정되어 있으며, 배(복부, abdomen)에서 뒤쪽에 있다. 이에 비해 가로창자(횡행결장, transverse colon) · 위몸통(위체부, gastric body) · 구불창자(S자결장, sigmoid colon)은 떨어져 있으며, 앞쪽에 위치해 있기 때문에 바로 누운 자세(supine position), 엎드린 자세(prone position)에 있어서 장관(intestinal canal)안의 가스(gas)는 그림과 같이 분포한다.

한편, 선 자세 촬영상(erect view)에서는 가로막(횡격막, diaphragm) 바로 밑에 검은 공기음영(air shadow)이 나타나는데 이를 위속 공기포(magenblase)라 하며, 이 공기음영의 아래한계선은 위안 액체를 나타내는 수면상(air-fluid level)에 의해서 이루어진다.

Wangensteen-Rice 촬영

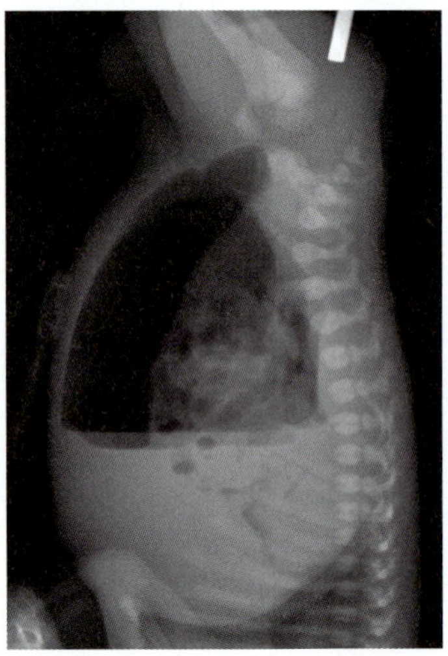

Wangensteen-Rice 촬영은 신생아(newborn infant)에게서 항문폐쇄증(imperforate anus)을 진단하기 위하여 시행하며, 촬영을 위해서는 큰창자(대장, large intestine) 안의 가스(gas)를 폐쇄된 직장(곧창자)의 끝부분에 모이도록 하기 위해 아기를 거꾸로 세워 배(복부, abdomen) 정면상(frontal view)과 측면상(lateral view)을 촬영한다(거꾸로 선 자세 : inverted upright position).

배(복부) 초음파영상 / Ultrasound Scan of Abdomen

복강동맥을 통한 Transverse scan

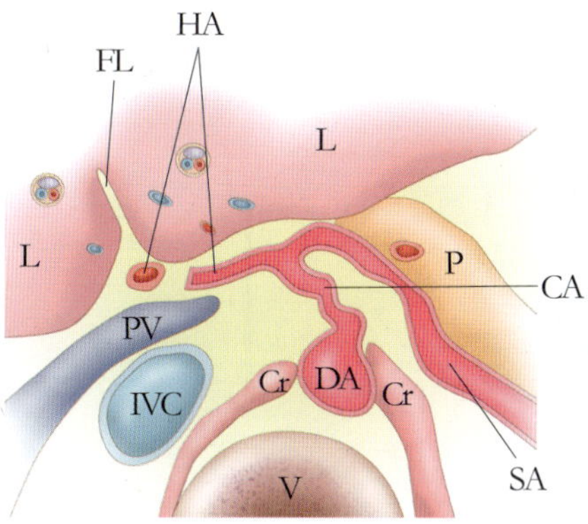

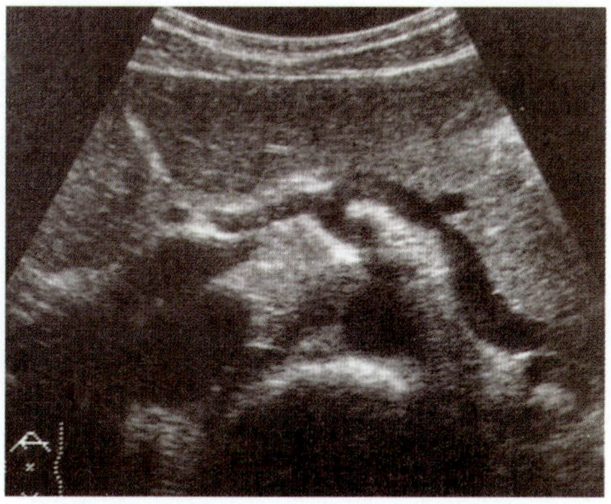

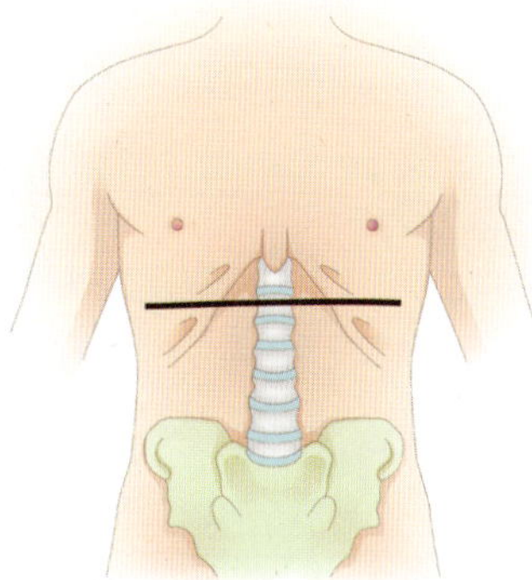

이자(췌장)을 통한 Transverse scan

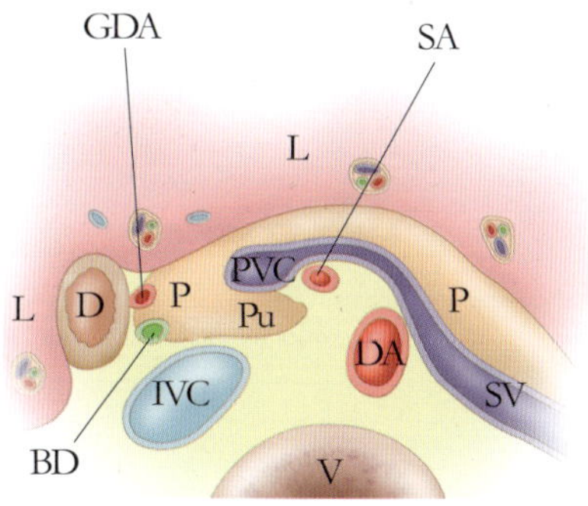

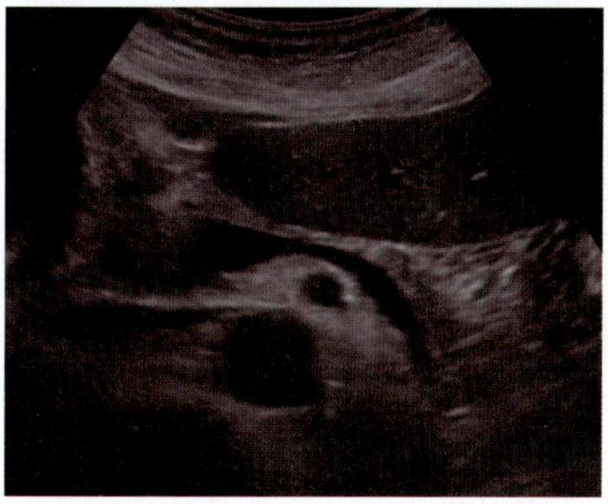

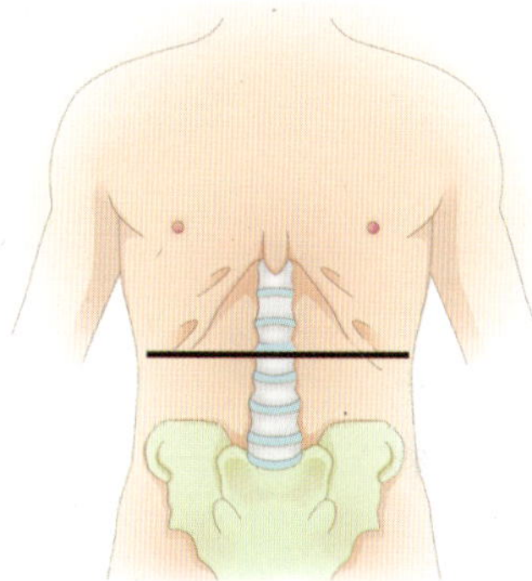

BD	쓸개관(담관)	*L*	간
CA	복강동맥	*P*	이자(췌장)
Cr	가로막다리(횡경막각)	*Pu*	갈고리돌기
D	샘창자(십이지장)	*PV*	간문맥
DA	내림대동맥(하행대동맥)	*PVC*	간문맥합류
FL	낫인대(겸상인대)	*SA*	지라동맥(비동맥)
GDA	위샘창자동맥(위십지장동맥)	*SV*	지라정맥(비정맥)
HA	간동맥	*V*	척추뼈
IVC	아래대정맥(하대정맥)		

배대동맥을 통한 Sagittal scan

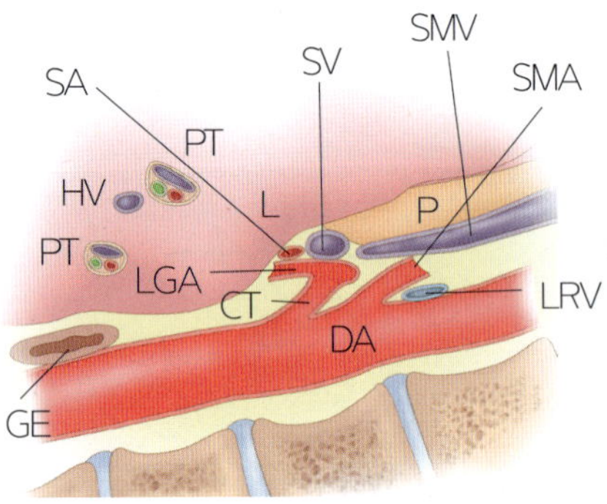

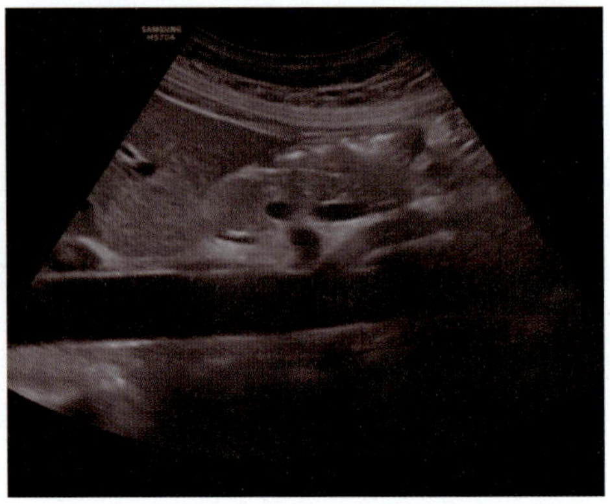

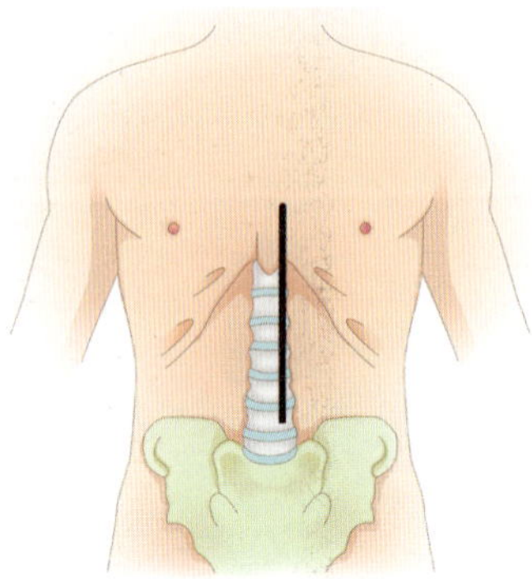

CT	복강동맥줄기	*P*	이자(췌장)
DA	내림대동맥(하행대동맥)	*PT*	간문맥
GE	식도위연결부	*SA*	지라동맥(비동맥)
HV	간정맥	*SMA*	위창자간막동맥
L	간	*SMV*	위창자간막정맥
LGA	왼위동맥(좌위동맥)	*SV*	지라정맥(비정맥)
LRV	왼콩팥정맥(좌신정맥)		

09 식도, 위, 장[창자]

esophagus, stomach and intestine

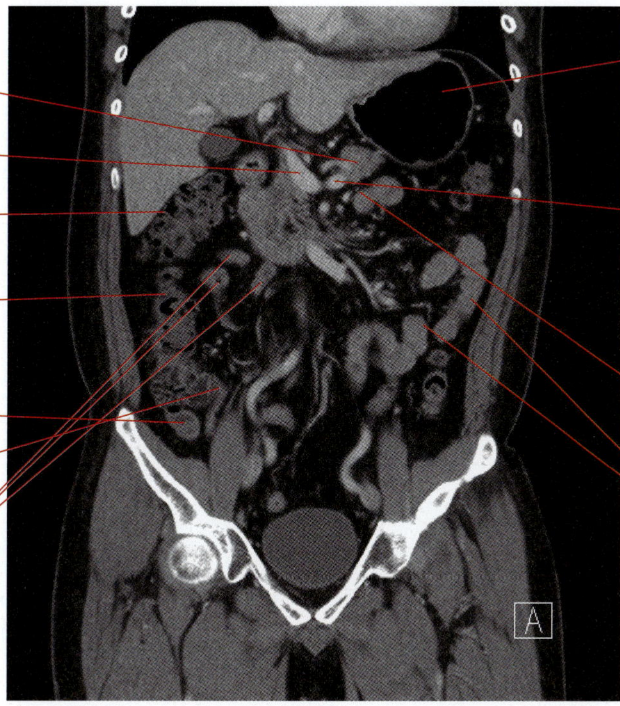

소장(작은창자) 및 맹장(막창자), CT영상(Coronal view)

식도(esophagus)는 인두(pharynx)와 위(stomach) 사이에 있는 관이다. 식도(esophagus)는 목(neck), 가슴(chest), 배(abdomen) 부분으로 나눌 수 있다. 식도는 뒤가슴세로칸(후종격, posterior mediastinum)에서 기관(trachea)과 척주(spinal column)사이에 있으며, 뒤가슴세로칸에서는 가슴대동맥(thoracic aorta)의 오른쪽으로 내려가며, 식도는 위의 들문(분문, cardia)구멍에 이어진다. 위는 식도와 십이지장(샘창자, duodenum) 사이에 있는 소화기관(digestive organ)의 부풀어진 부분이다. 위에는 두 구멍(들문구멍(cardiac orifice), 날문구멍(pyloric orifice), 두 면(앞벽(anterior wall)), 뒷벽(posterior wall), 두 모서리(큰굽이(greater curvature)), 작은굽이(lesser curvature)가 있다. 장(창자, intestine)에는 작은창자(소장(small intestine))와 큰창자(대장, large intestine)가 있다. 작은창자(소장)의 첫 부분인 십이지장(duodenum)은 날문조임근(pyloric sphincter)에서 샘빈창자굽이(duodenojejunal flexure)까지 부분으로 일반적으로 디귿자 모양과 비슷하다. 공장(빈창자, jejunum)과 회장(돌창자, ileum)은 샘빈창자굽이(duodenojejunal flexure)에서 돌막창자판막(회맹판, ileocecal valve)까지 부분으로 뒷복벽(posterior abdominal wall)에 달려있다. 큰창자(대장)는 맹장(막창자, cecum)과 충수(vermiform appendix), 오름창자(ascending colon), 가로창자(transverse colon), 내림창자(descending colon), 구불창자(S자결장, sigmoid colon), 직장(곧창자, rectum), 항문관(anal canal)으로 이루어져 있다.

소화계통 – 영상이해를 위한 맨눈해부학 보기 / Alimentary System – Review of Gross Anatomy

앞 면

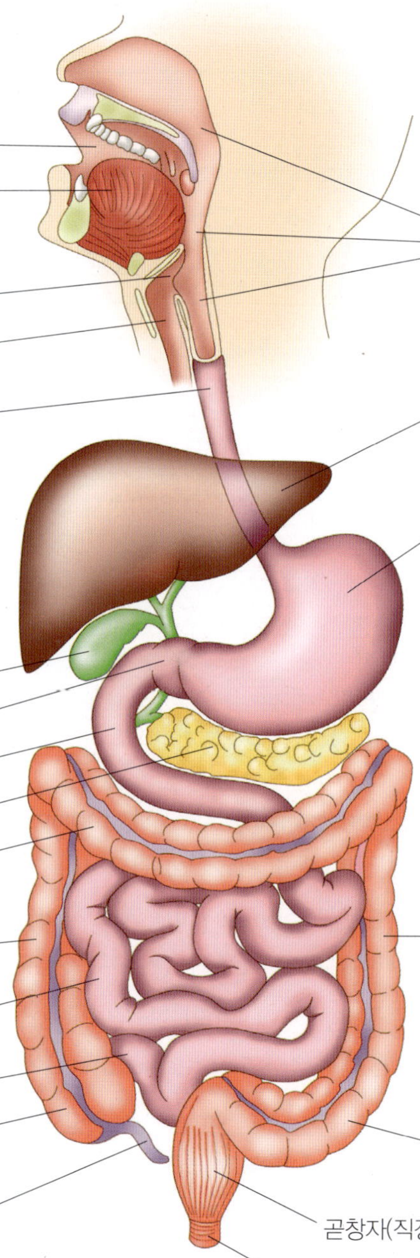

식도의 구역 / segment of esophagus

정면상(A-P view) 제1사위상(RAO view) 제2사위상(LAO view)

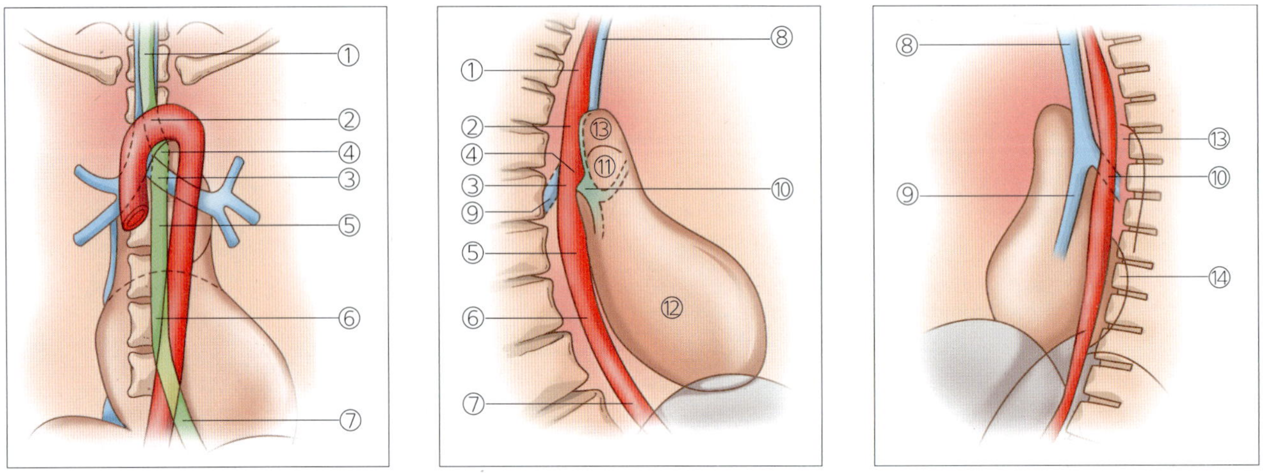

① 기관옆구역(방기관구) *paratracheal segment*
② 대동맥구역 *aortic segment*
③ 기관지구역 *bronchial segment*
④ 대동맥기관지중간삼각 *interaorticobronchial triangle*
⑤ 기관지중간구역 *interbronchial segment*
⑥ 심장뒤구역(심장후구) *retrocardiac segment*
⑦ 가로막위구역(횡격막상구) *epiphrenic segment*
⑧ 기관 *trachea*
⑨ 오른기관지(우기관지) *right bronchus*
⑩ 왼기관지(좌기관지) *left bronchus*
⑪ 허파동맥(폐동맥) *pulmonary artery*
⑫ 왼심방귀(좌심이) *left atrial appendage*
⑬ 대동맥활(대동맥궁) *aortic arch*
⑭ 왼심실(좌심실) *left ventricle*

식도(esophagus)는 해부학적으로 목부분(cervical part), 가슴부분(thoracic part), 배부분(abdominal part)로 나눈다. 바륨조영 상(barium study image)에서는 빗장뼈(쇄골, clavicle) 위모서리(상연, superior margin) 위를 목부분(cervical part), 가로 막(횡격막, diaphragm)까지를 가슴부분(thoracic part), 가로막 아래를 배부분(abdominal part)이라 한다.

식도 가슴부분은 주위장기(organ)와 관련에 의해 그림과 같이 구역(segment)을 부른다. 기관옆구역(방기관구, paratracheal segment)은 허파꼭대기(폐첨부, apex of lung) 섬유화(fibrosis)나 갑상샘(갑상선, thyroid gland) 비대(hypertrophy)에 의해 편위(deviation)한다. 대동맥구역(aortic segment)에서는 선천성 대혈관이상(transposition of great artery)이나 대동맥(aorta)의 직경(diameter) 및 동맥류(aortic aneurism) 범위 등에 대한 정보를 얻을 수 있다.

대동맥기관지중간삼각(interaorticobronchial triangle)에는 내압성 게실(pulsion diverticulum)이 만들어지기 쉽다.

기관지중간구역(interbronchial segment)은 기관(trachea)과 기관지선(glandulae bronchiales)에 둘러싸여 견인성 게실(traction diverticulum)이 만들어지기도 하며, 전이성 림프절(metastatic lymph nodes)에 의해 편위(deviation)를 볼 수 있기도 하며 임상적으로 중요한 구역이다.

심장뒤구역(심장후구, retrocardiac segment)은 승모판 질환(mitral valvular disease)에 의한 왼심방(좌심방, left atrium), 왼심방귀(좌심이, left auricle)의 확대를 잘 나타낸다. 가로막위구역(횡격막상구, epiphrenic segment)에서는 바륨(barium)에 의한 일시적인 확장상을 볼 수 있다. 또한 식도 정맥류(varicocele)를 방사선학적으로 가장 먼저 관찰할 수 있는 구역이다.

식도의 정면촬영상 / A–P projection of esophagus

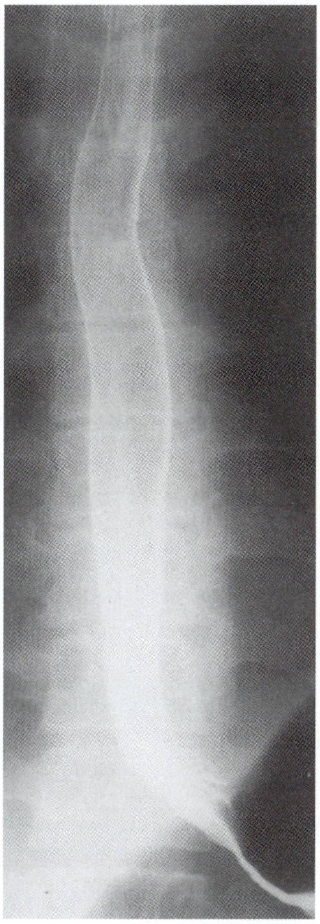

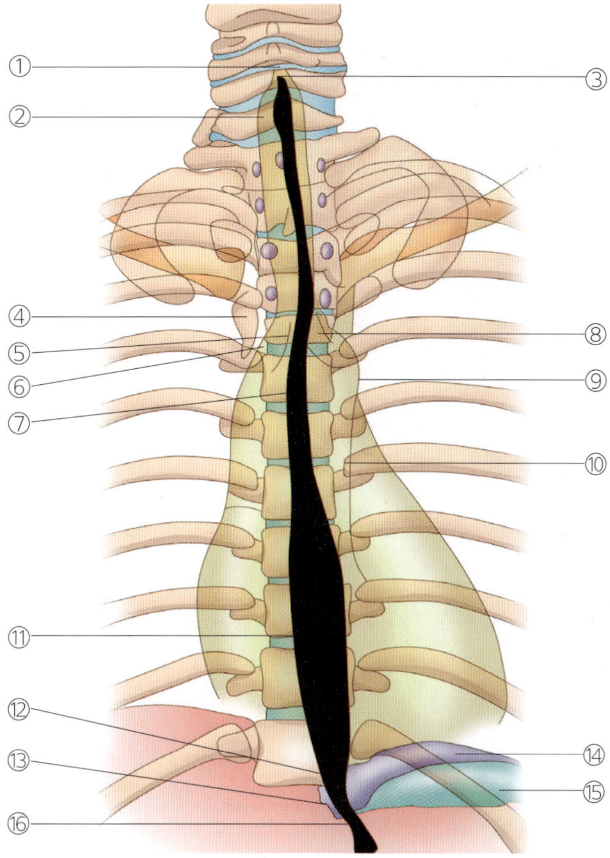

① 후두 공기음영 *laryngeal air shadow*
② 기관 공기음영 *tracheal air shodow*
③ 식도입구부 *beginning of esophagus*
④ 복장뼈자루(흉골병) *manubrium*
⑤ 식도기관분기부잘록(협착)
esophageal narrowness near tracheal carina
⑥ 오른기관지(우주기관지) *right main bronchus*
⑦ 대동맥활(대동맥궁)에 의한 정상편위
normal deviation at aortic knob level
⑧ 왼기관지(좌주기관지) *left main bronchus*
⑨ 대동맥활(대동맥궁) *aortic knob[arch]*
⑩ 내림대동맥(하행대동맥) *descending thoracic aorta*
⑪ 심장뒤식도 *retrocardiac esophagus*
⑫ 가로막잘록식도(식도열행부식도)
esophageal opening through diaphragm
⑬ 가로막아래식도 *subdiaphragmatic esophagus*
⑭ 가로막(횡격막) *diaphragm*
⑮ 위바닥(위저부) *gastric fundus*
⑯ 들문(분문) *cardia*

식도(esophagus) 정면촬영상(front view)에서 식도 목부분(cervical part)은 가슴우리(흉곽, thoracic cage) 입구부에 가까이감에 따라 왼쪽으로 약간 치우쳐 놓이게 되며, 대동맥활[대동맥궁, aortic knob(arch)]에 의해 오른쪽으로 치우쳐 놓인다. 보통 몇 개의 꿈틀운동(연동)파(peristaltic wave)를 볼 수 있으며, 그밖에 대동맥 활·왼기관지(left main bronchus)·내림대동맥(하행대동맥, descending thoracic aorta)·가로막(횡격막, diaphragm) 등에 의해 내강(lumen)이 좁아진 것을 볼 수 있다.

식도의 제1사위상 / right anterior oblique view of esophagus

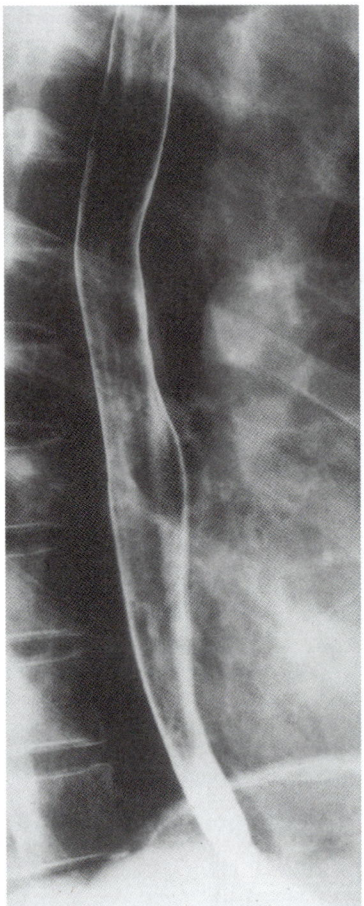

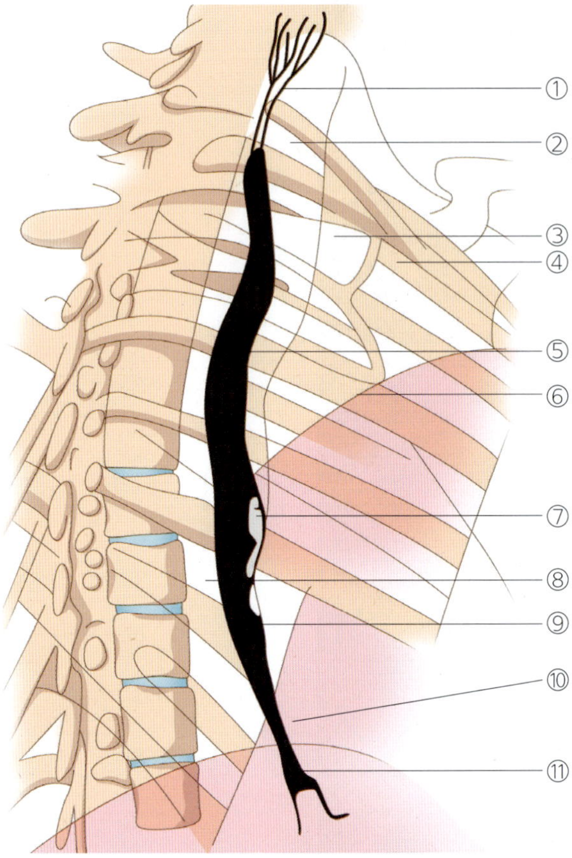

① 식도점막상 *esophagus showing rugae*
② 대동맥굽이(대동맥만곡) *aortic deflection*
③ 오른쪽 빗장뼈(쇄골) *right clavicle*
④ 복장뼈자루(흉골병) *manubrium*
⑤ 기관뒤굽이(후기관만곡) *retrotracheal deflection*
⑥ 어깨뼈(견갑골) *scapula*
⑦ 공기포 *air bubbles*
⑧ 왼심방뒤굽이(후좌심방만곡) *retroatrial(L.A) deflection*
⑨ 뒤가슴세로칸(후종격) *posterior mediastinal space*
⑩ 가로막잘록(횡격막협착) *diaphragmatic constriction*
⑪ 가로막아래식도(횡격막하식도) *subdiaphragmatic esophagus*

右前斜位(제1사위, RAO position)에서는 식도(esophagus) 중앙부에서 아래부분에 걸쳐 그 앞모서리(anterior margin)에 왼심실(좌심실, left ventricle) 앞면이 식도(esophagus)에 투영되어 압박된다. 그 심장 음영(heart shadow)과 척주(spinal column)사이의 투명한 부분을 홀쯔크네히트공간(Holzknecht space)이라 한다.

식도 위부분의 대동맥활(대동맥궁, aortic arch)에 의한 압박만곡상(pressure curve)은 측면상(lateral view)과 마찬가지로 잘 관찰할 수 있다.

식도의 제2사위상 / left anterior oblique view of esophagus

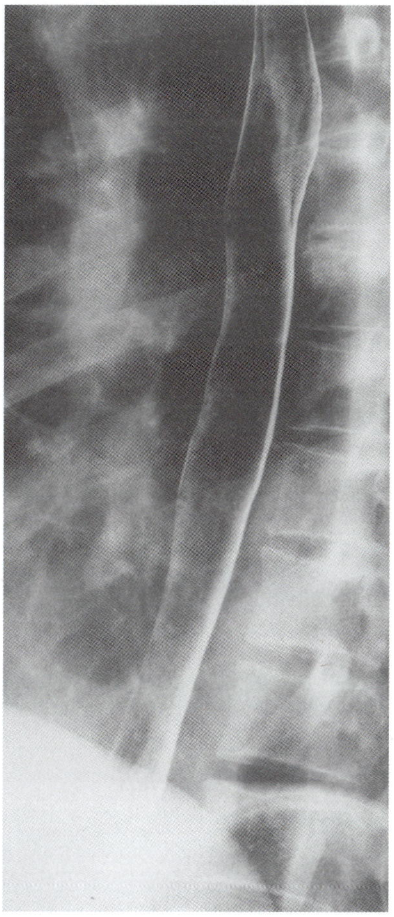

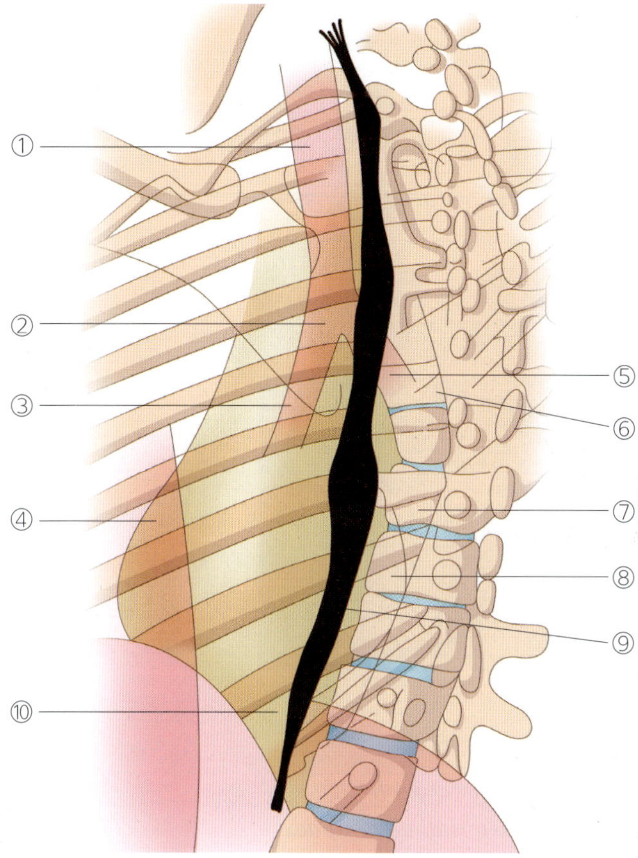

① 기관 *trachea*
② 기관갈림(기관분기부) *tracheal carina*
③ 오른기관지(우기관지) *right bronchus*
④ 심장음영 *heart shadow*
⑤ 왼기관지(좌기관지) *left bronchus*
⑥ 대동맥활(대동맥궁) *aortic arch*
⑦ 대동맥 *aorta*
⑧ 왼심실(좌심실) *left ventricle*
⑨ 식도내 공기 *air in esophagus*
⑩ 가로막팽대부(횡격막팽대부) *phrenic ampulla*

左前斜位(제2사위, LAO position)에서 정상적으로는 대동맥활(대동맥궁, aortic arch)부 이외에 가슴세로칸(종격, mediastinum)의 연조직(soft tissue)때문에 심장(heart)의 각 부분 경계가 뚜렷하지 않게 되는 경우가 많다.

식도의 측방향촬영 충만상 / lateral view of full esophagus

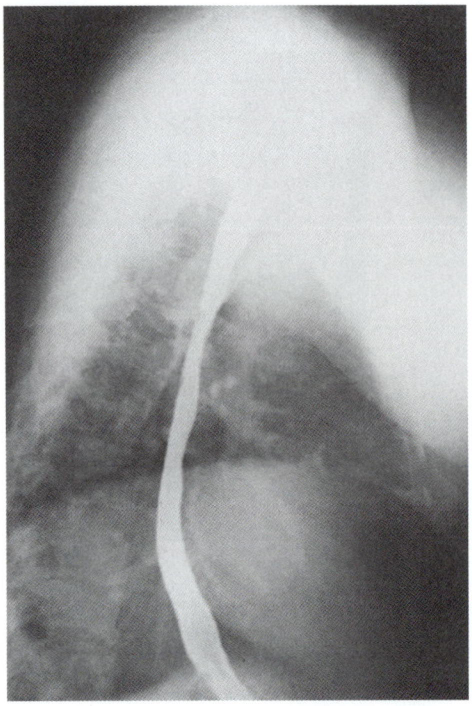

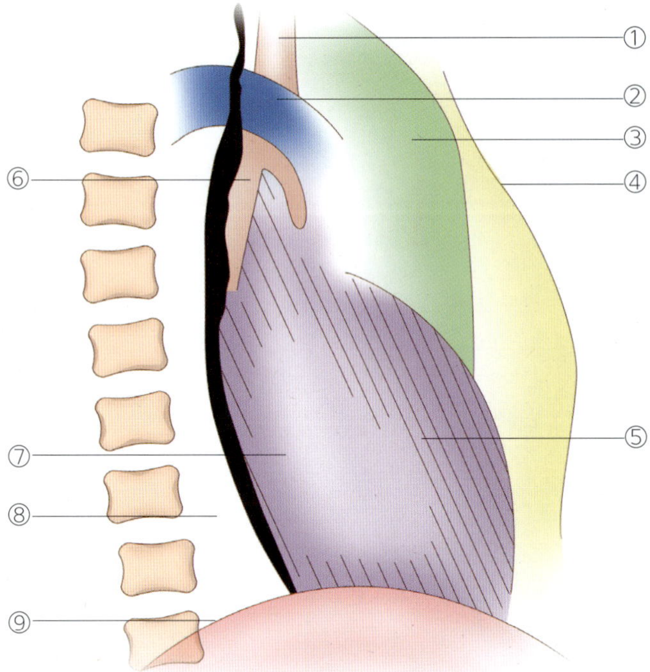

① 기관 *trachea*
② 대동맥활(대동맥궁) *aortic arch*
③ 복장뼈뒤공간 *retrosternal clear space*
④ 복장뼈(흉골) *sternum*
⑤ 심장음영 *cardiac shadow*
⑥ 왼기관지(좌주기관지) *left main bronchus*
⑦ 왼심방(좌심방) *left atrium*
⑧ 심장뒤공간 *retrocardiac clear space*
⑨ 가로막(횡격막) *diaphragm*

측방향촬영상(lateral view)에서는 인접하는 대동맥활(대동맥궁, aortic arch), 왼기관지(좌주기관지, left main bronchus), 왼심방(좌심방, left atrium) 등에 의한 눌린 상을 볼 수 있으며, 이것은 이 기관들의 형태학적 변화를 반영하는 것이 된다. 심장(heart), 대혈관(great vessel) 음영과 복장뼈(흉골, sternum) 사이에 투명한 부분을 복장뼈뒤공간(흉골후공간, retrosternal clear space)이라 하며, 또한 심장아래부(lower part of the heart) 뒷면과 척주와의 사이 투명한 부분을 심장뒤공간(retrocardiac clear space)이라 한다.

식도의 생리적 잘록부위(협착부)와 주변장기 / physiologic narrowing of esophagus

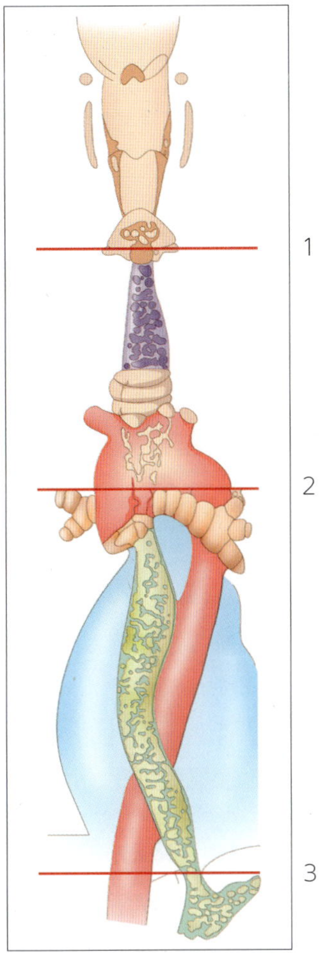

1. 첫째잘록부위
2. 둘째잘록부위
3. 셋째잘록부위

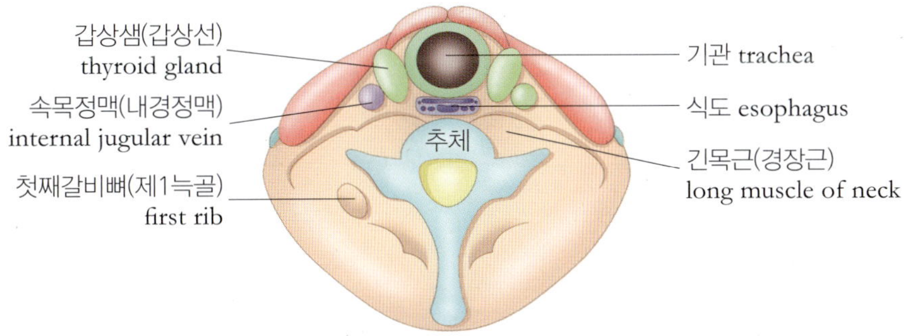

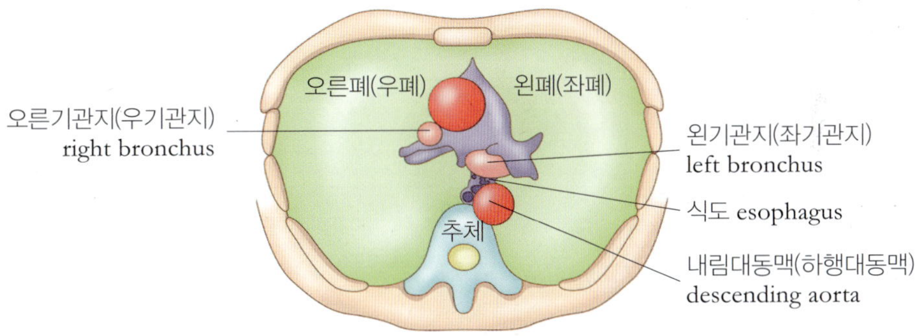

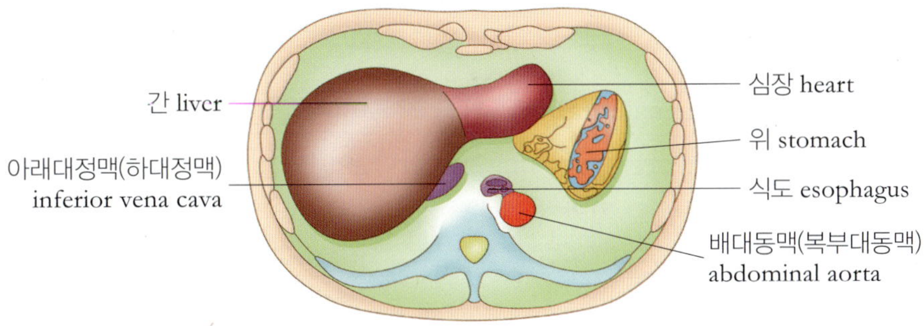

식도(esophagus)는 인두(pharynx)의 아래끝, 반지연골(윤상연골, cricoid cartilage)의 높이에서 시작하여 가슴안(흉강, thoracic cavity) 뒤가슴세로칸(후종격동, postmediastinum)을 지나 가로막(횡격막, diaphragm) 바로 밑에 있는 위들문(cardia)으로 연결되는 관모양(tubular)의 장기(organ)이다.

식도에는 위·아래와 중간부 세군데에 생리적 잘록부위(협착부)(physiologic narrowing)가 있다. 식도의 바륨조영사진(barium angiogram)을 보면, 반지연골(cartilage) 아래모서리(inferior margin)에서 인두가 식도로 이행하는 부위에 첫째잘록부위(제1협착부)가 나타나 있고, 대동맥활(대동맥궁, aortic arch) 높이에 둘째잘록 부위(제2협착부)가 나타나 있으며, 식도구멍(식도열공, esophageal hiatus)을 관통하는 부위에 셋째잘록부위(제3협착부)가 나타난다.

식도위연결부 / esophagogastric(EG) junction

정상(normal)

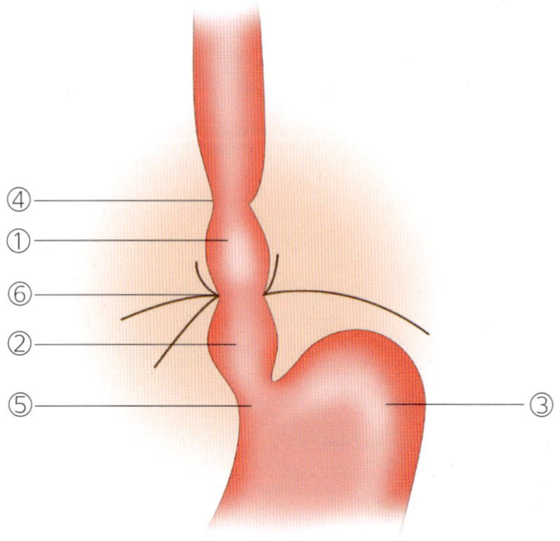

활탈렬구 hernia(sliding hiatal hernia)

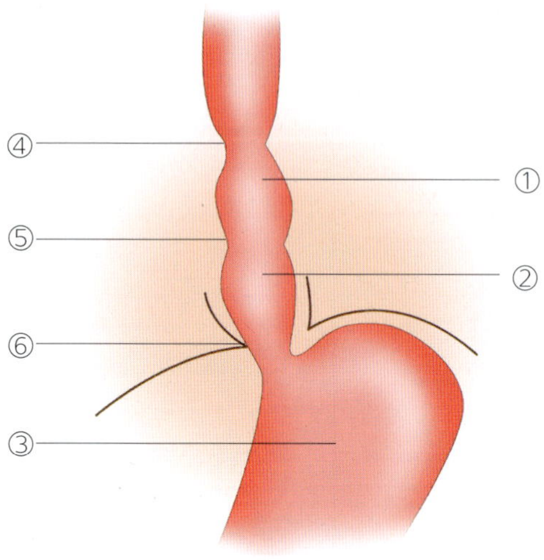

① 식도팽대부 *esophageal ampulla*
② 안뜰(전정) *vestibule*
③ 위바닥(위저부) *gastric fundus*

④ *A-ring*
⑤ *B-ring*
⑥ *C-ring(submerged segment)*

식도팽대부(esophageal ampulla) 위의 잘록테(협착륜)를 A-ring이라 하며, 식도위연결부(esophagogastric junction)의 잘록테(협착륜)를 B-ring이라 한다. 이 B-ring이 가로막(횡격막, diaphragm) 위에 보일 때에는 위점막(gastric mucosa)이 위로 치켜져 있다는 것을 나타내며, 이 상태를 활탈렬구 hernia라 한다.

위의 정면촬영 충만상(선 자세) / barium-filled frontal view of stomach in standing position

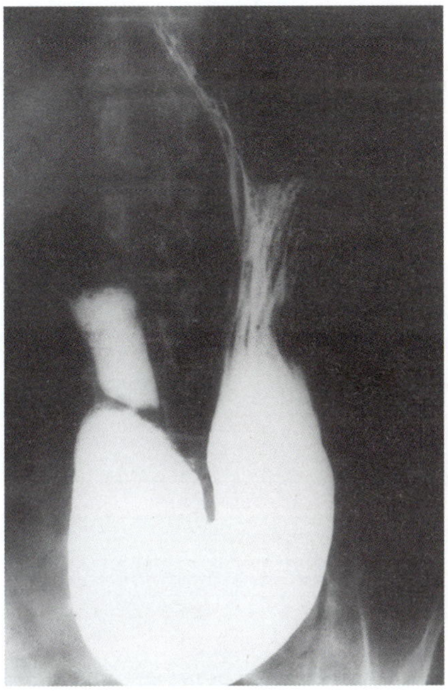

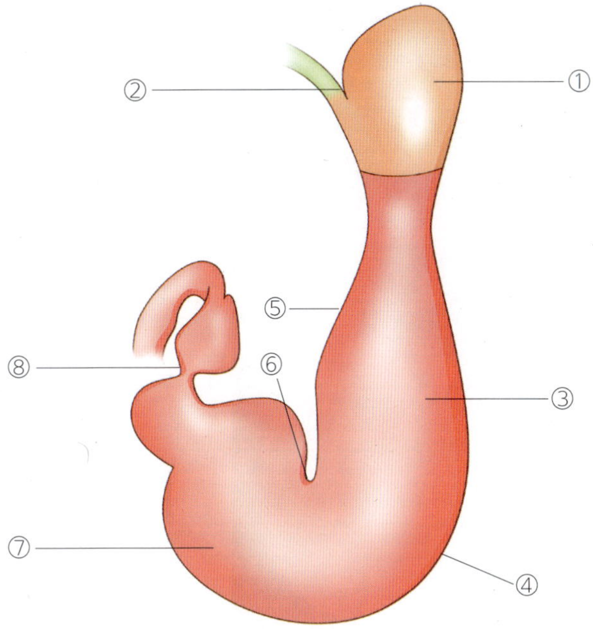

① 위바닥(위저부) *fundus of stomach*
② 들문(분문) *cardia*
③ 위몸통(위체부) *gastric body*
④ 큰굽이(대만) *greater curvature*
⑤ 작은굽이(소만) *lesser curvature*
⑥ 모패임(각절흔) *incisura angularis*
⑦ 날문방(유문동) *pyloric antrum*
⑧ 날문관(유문관) *pyloric canal*

식도(esophagus)와 연결되는 부분을 들문(분문, cardia)이라 하고, 십이지장(샘창자, duodenum)팽대(구부, bulb)와 연결되는 부분을 날문관(유문관, pyloric canal)이라 한다. 위(stomach)는 몇 부분으로 나뉘는데, 들문(cardia)높이보다 윗쪽을 위바닥(위저부, fundus of stomach)이라 하며, 그 밑부분으로 모패임(각절흔, incisura angularis)까지를 위몸통(위체부, gastric body)이라 하고, 모패임에서 날문관(유문관)까지를 날문방(유문동, pyloric antrum)이라 한다.

위의 윤곽(contour)은 내측연(medial border)과 외측연(lateral margin)으로 이루어지는데, 이들을 각각 작은굽이(소만, lesser curvature)와 큰굽이(대만, greater curvature)라 한다.

모패임(incisura angularis)은 작은굽이의 수직부(vertical section) 아래끝에 깊숙이 들어간 곳으로 둥근모양을 띄며 가지런하다. 위바닥에는 선 자세(upright position) 정상상(正常像)에서 공기가 가득차 있기 때문에 바륨 조영제(barium contrast medium)와 2중조영(double contrast study)이 되어 보인다.

바륨충만상(barium filled view)은 위 전체의 형태, 크기 및 위치 등 위 전체의 X선해부와 위의 운동기능을 관찰하는 데에 이용된다.

위의 사방향촬영상 / right anterior oblique view of stomach

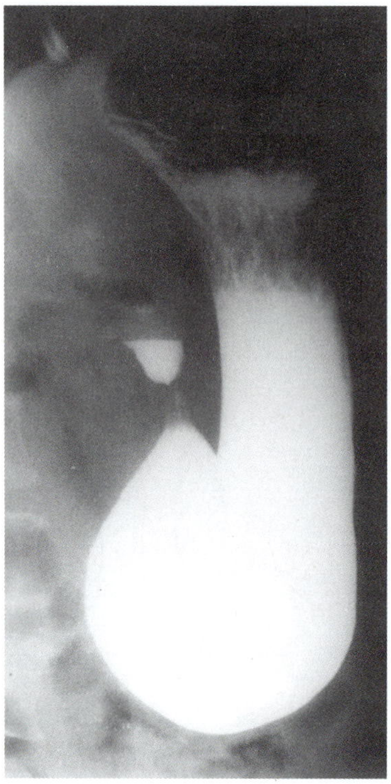

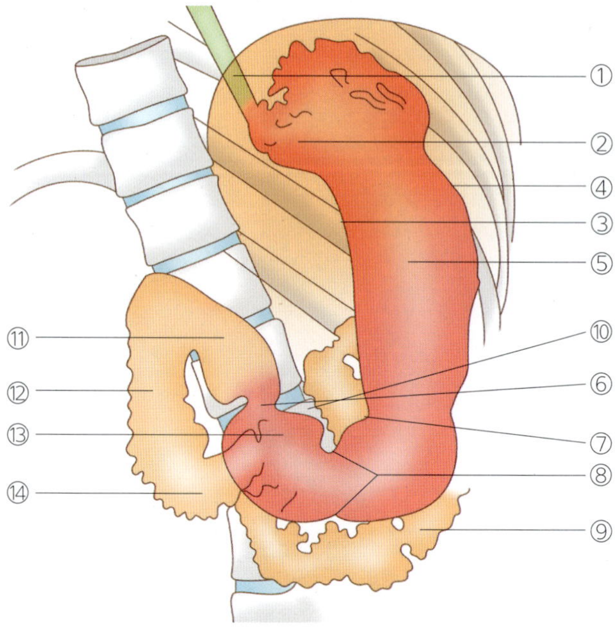

① 식도 *esophagus*
② 들문(분문) *cardia*
③ 작은굽이(소만) *lesser curvature*
④ 큰굽이(대만) *greater curvature*
⑤ 위몸통(위체) *body of stomach*
⑥ 날문관(유문관) *pyloric canal*
⑦ 모패임(각절흔) *incisura angularis*
⑧ 꿈틀운동(연동) *peristalsis*
⑨ 공장[빈창자] *jejunum*
⑩ 트라이쯔인대[샘창자걸이근] *ligament of Treitz*
⑪ 십이지장[샘창자] 팽대(구부) *duodenal bulb(ampulla)*
⑫ 십이지장[샘창자] 내림부분(하행부) *2nd part of duodenum*
⑬ 날문방(유문동) *pyloric antrum*
⑭ 십이지장[샘창자] 수평부분[아래부분] *3rd part of duodenum*

Right P-A oblique projection(RAO자세)은 날문관(유문관, pyloric canal)과 십이지장(샘창자) 팽대(구부)[duodenal bulb(ampulla)]를 잘 나타내고자 할 때에 시행한다. 한편, RPO자세에서의 위는 바륨(barium)이 위바닥(위저부, gastric fundus)에 가득차게 되고, 위몸통(위체, gastric body) 및 날문방(유문동, pyloric antrum)이 2중조영으로 보인다. 보통 유문동(pyloric antrum)이 오른쪽 뒤로 향하므로 이 체위(position)로서 정면상을 촬영할 수 있다. 또한 십이지장(duodenum) 각 부분도 위(stomach)와 겹침이 없어지게 되며 잘 관찰할 수 있다. 이것을 Hampton자세라 한다.

위의 충만상, 2중조영상 및 렐리프상 / barium – filled view, double – contrast view and mucosal relief view of stomach

엎드린 자세 충만상
(barium–filled view in prone position)

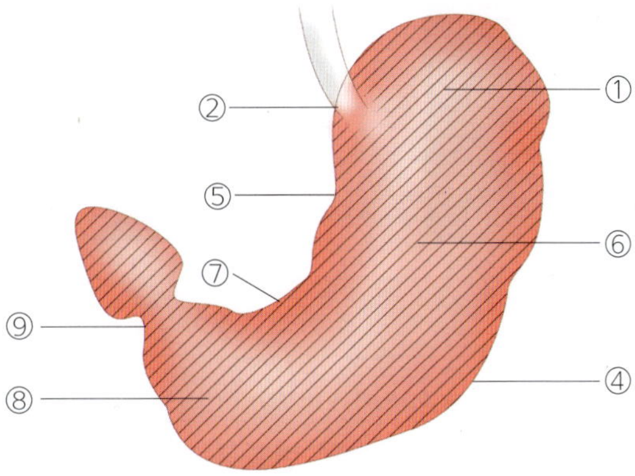

바로 누운 자세 이중조영상
(double–contrast view in supine position)

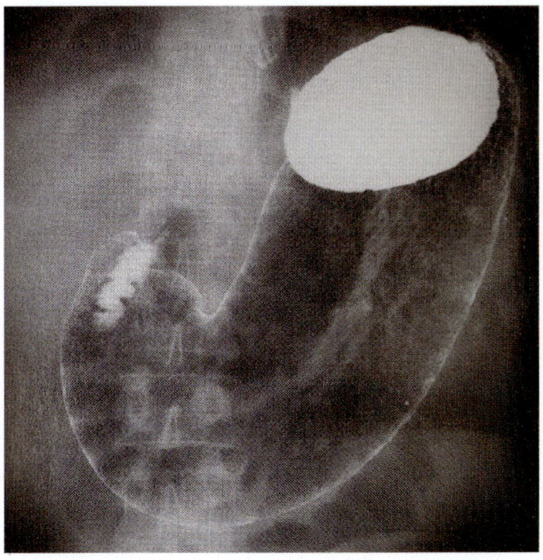

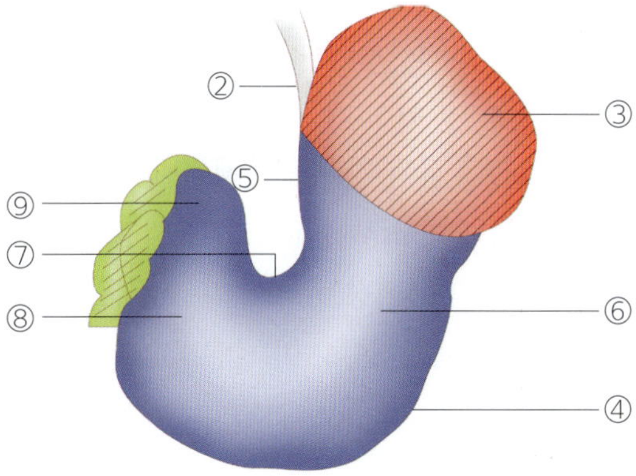

① ③ 위바닥(위저부) *fundus of stomach*
② 들문(분문) *cardia*
④ 큰굽이(대만) *greater curvature*
⑤ 작은굽이(소만) *lesser curvature*
⑥ 위몸통(위체) *gastric body*
⑦ 모패임(각절흔) *incisura angularis*
⑧ 날문방(유문동) *pyloric antrum*
⑨ 날문관(유문관) *pyloric canal*

엎드린 자세 렐리프상
(mucosal relief view in prone position)

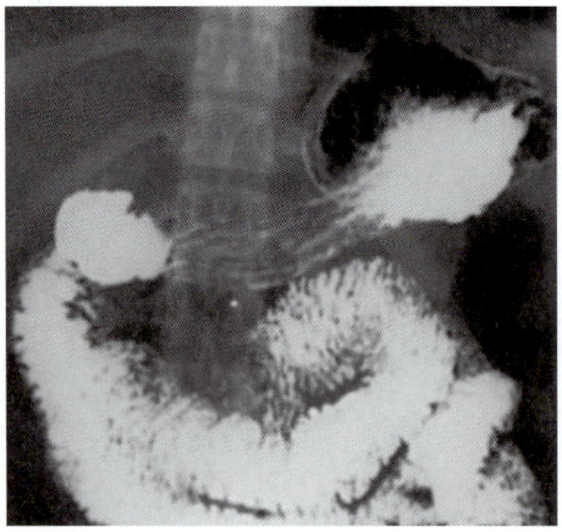

바로 누운 자세 렐리프상
(mucosal relief view in supine position)

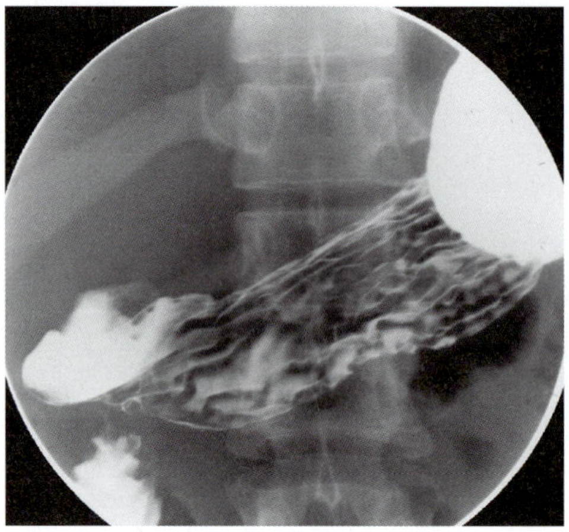

엎드린 자세(prone position) 충만상(barium filled view)에서는, 바륨(barium)이 위 앞벽(anterior wall) 전체에 확장하여 위 앞벽이 잘 나타난다. 가장자리(border)의 변화를 나타내는 것은 선 자세(upright position) 충만상보다 오히려 우수하다. 특히 날문부(유문부, pyloric part), 십이지장(샘창자) 팽대(구부)[duodenal bulb(ampulla)]의 병변을 잘 나타낸다. 날문관(유문관, pyloric canal) 협착(stricture)이나 십이지장(duodenum) 궤양(ulcer) 등 충만불량의 상태를 파악하는 데에 필요하다.

바로 누운 자세(supine position) 2중조영상(double contrast study)에서는 바륨은 위바닥(위저부, fundus of stomach)에 가득차게 된다. 그 때문에 위몸통(위체, gastric body), 날문방(유문동, pyloric antrum)은 음성 조영제(negative contrast medium)인 공기[발포제(vesicant)를 사용]와 양성 조영제(positive contrast medium)인 바륨에 의해 그 뒤벽(posterior wall)의 점막상(mucous pattern)이 나타나게 된다. 미세한 오목볼록(convex)을 가지고 그물모양 구조(retiform architecture)를 한 위작은구역(위소구역, gastric area)을 볼 수 있을 때까지 바륨이 점막(mucous layer)에 잘 부착되도록 체위변환(body position transformation)을 충분히 할 필요가 있다.

적은 양의 바륨액(barium liquid)을 먹인 다음에 점막주름(mucosal fold)에 도포(coating)하고 촬영한 바륨도포상을 렐리프상(점막추벽상, mucosal relief image)이라 하며, 위주름(gastric folds, gastric rugae)을 잘 관찰할 수 있다. 위주름은 위몸통(위체) 및 날문방(유문동)에서는 주로 작은굽이(소만, lesser curvature)를 따라 나타나고, 위바닥(위저부, fundus of stomach) 및 위몸통 위부분에서는 큰굽이(대만, greater curvature) 쪽에 나타난다.

위의 측방향촬영상 / lateral view of stomach

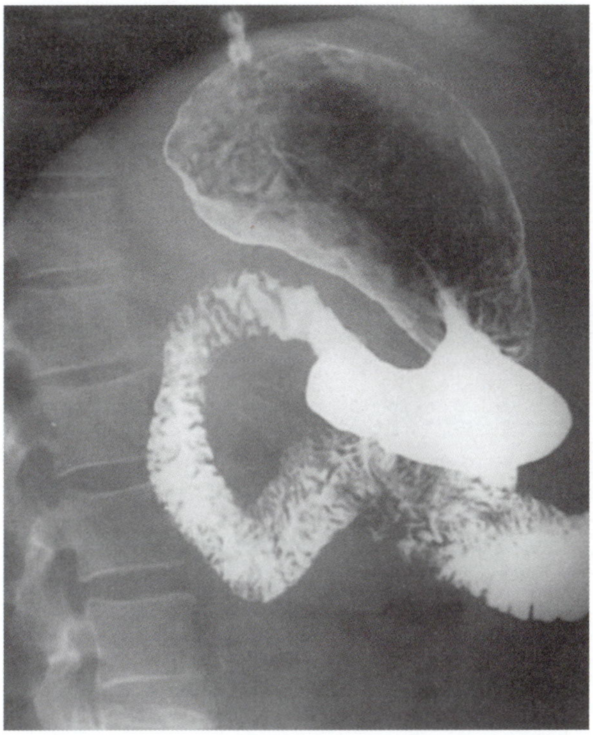

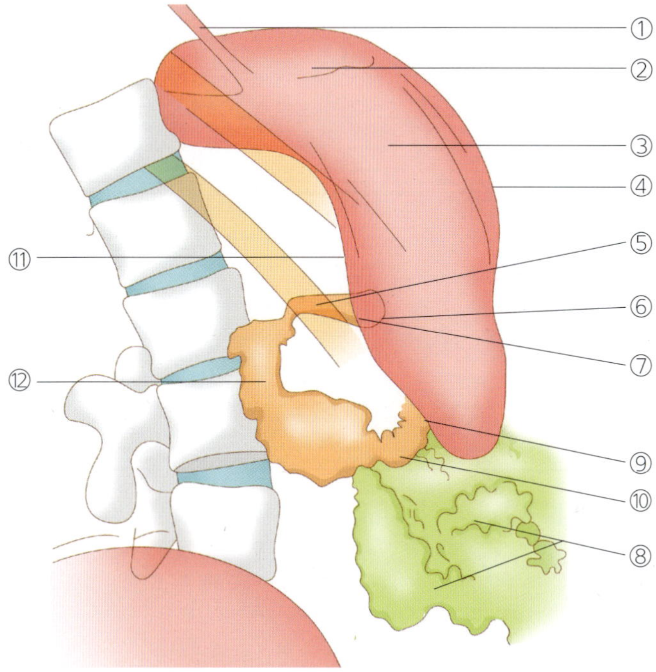

① 식도 *esophagus*
② 위바닥(위저부) *fundus of stomach*
③ 위몸통(위체) *body of stomach*
④ 큰굽이(대만) *greater curvature*
⑤ 십이지장[샘창자] 위부분(상부) *1st part of duodenum*
⑥ 날문관(유문관) *pyloric canal*
⑦ 십이지장[샘창자] 팽대(구부) *duodenal bulb(ampulla)*
⑧ 공장[빈창자] *jejural loop*
⑨ 십이지장[샘창자] 오름부분(상행부) *4th part of duodenum*
⑩ 십이지장[샘창자] 수평부분[아래부분] *3rd part of duodenum*
⑪ 작은굽이(소만) *lesser curvature*
⑫ 십이지장[샘창자] 내림부분(하행부) *2nd part of duodenum*

측방향촬영(lateral view)은 위(stomach)·십이지장(duodenum)의 형태, 위치 및 주위 장기(organ)와의 관계를 알기 위해 필요하다. 특히 이자(췌장, pancreas), 신장(kidney) 등 복막뒤공간(후복막강, retroperitoneum) 장기의 종양(tumor)에 의한 압박(compression)·편위(deviation)를 잘 관찰할 수 있다.

폭포모양 위 / cascade stomach

선 자세 정면촬영상
(erect P-A view)

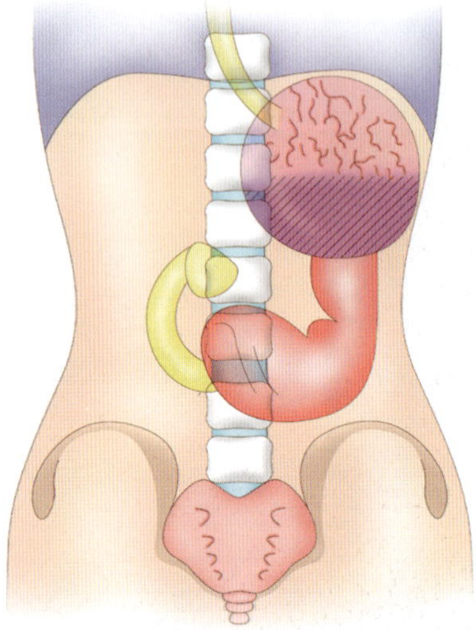

우측방향촬영상
(right lateral view)

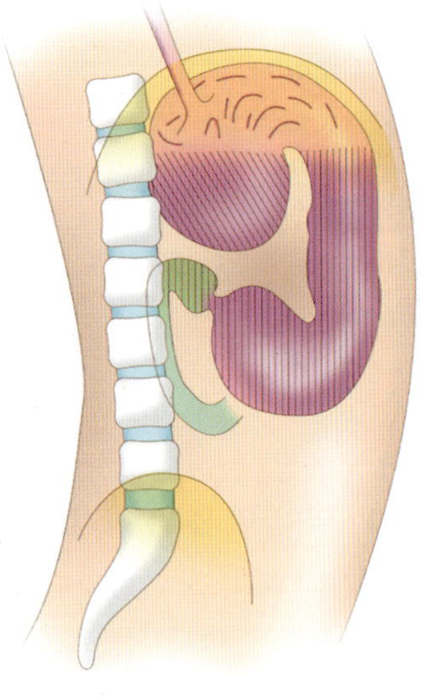

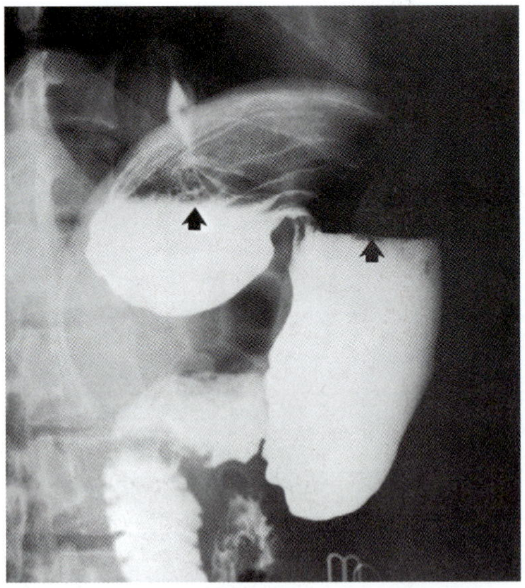

위바닥(위저부, fundus of stomach)이 뒤쪽아래로 구부러져 있으면 식도(esophagus)에서 들어온 음식물(diet)은 잠시 위바닥에 머물고, 일정량에 도달한 다음 위몸통(위체부, body of stomach)으로 흘러넘쳐 들어가게 된다. 이것을 폭포모양 위(cascade stomach)라 한다.

위의 긴장도와 위형 / tonicity and configuration of stomach

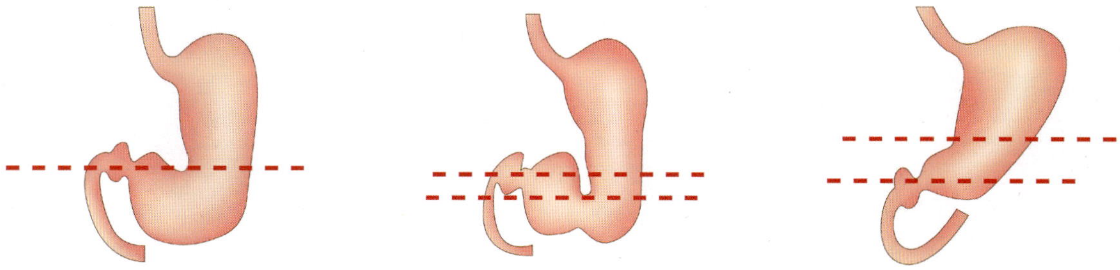

①　　②　　③

① 정긴장성(正緊張性) *eutonic*: 날문관(유문관)과 모패임(각절흔)이 같은 높이
② 저긴장성(低緊張性) *hypotonic*: 날문관이 모패임보다 높다.
③ 우각위(牛角胃) *steerhorn*:날문관이 모패임보다 낮다.

위(stomach)는 음식물(diet)이 들어가는 것에 의해 늘어난다. 이 신전(extension)에 대해 위의 근육(muscle)이 긴장하며 일정한 형태를 유지한다. 긴장(strain) 정도는 위벽 근육(gastroparietal wall)이나 자율신경계(autonomic nervous system)의 상태에 의해 영향을 받는다.

압박상 / compression view

A. 위몸통부(위체부) 압박상

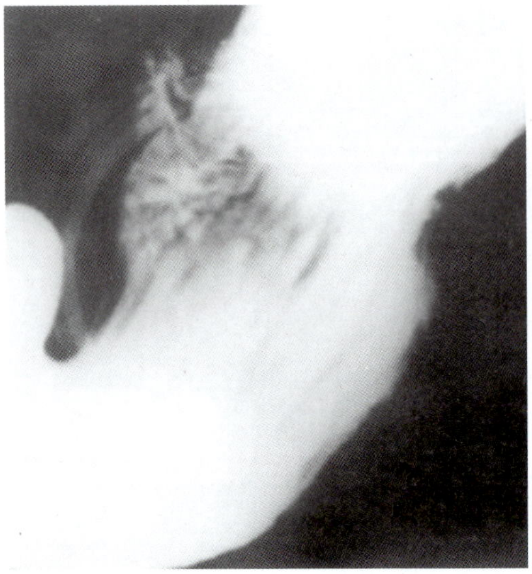

B. 위모패임(각절흔)부 압박상

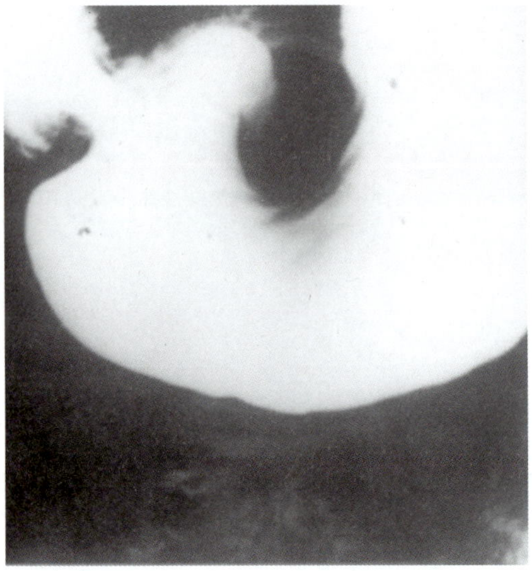

C. 날문부(유문부) 압박상

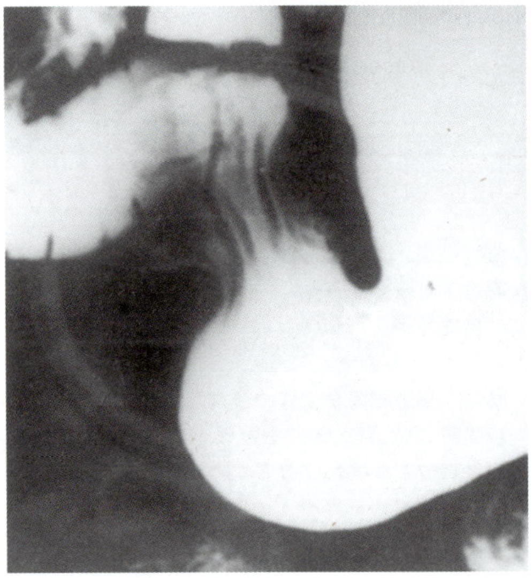

D. 십이지장[샘창자] 팽대(구부) 압박상

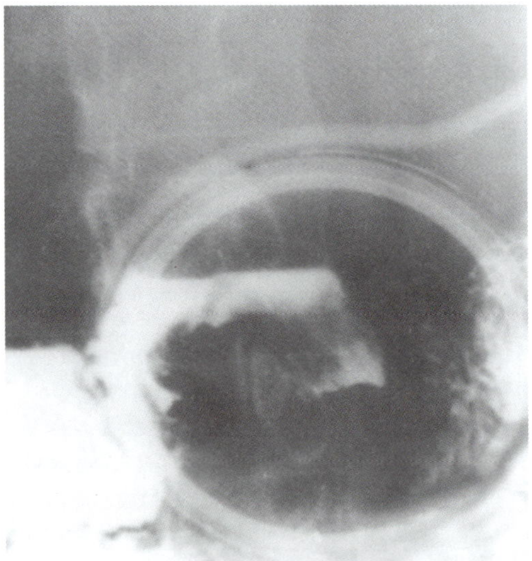

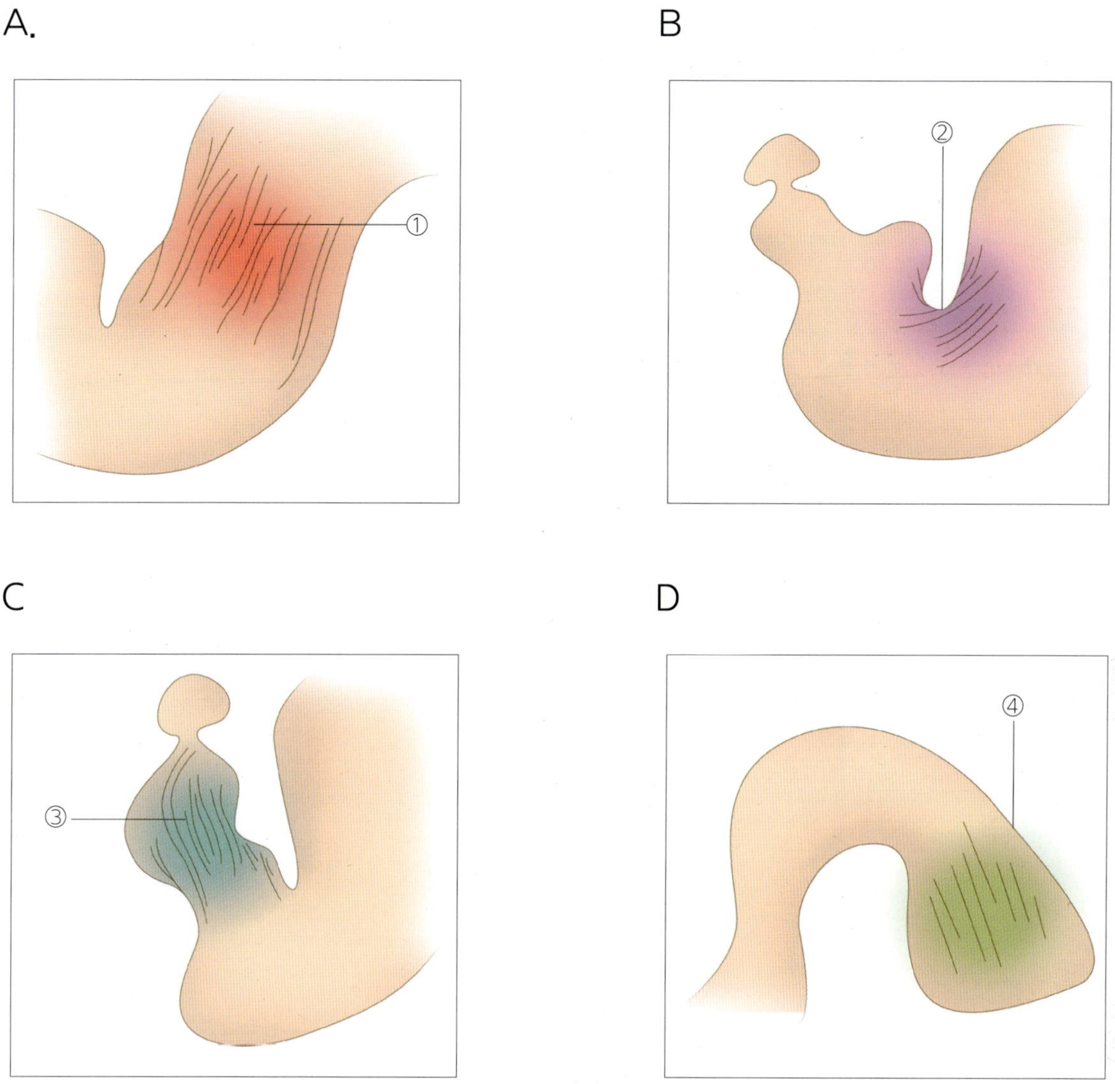

① 위몸통(위체부) *gastric body*
② 모패임(위각부) *gastric angle*
③ 날문방(유문동) *pyloric antrum*
④ 십이지장[샘창자] 팽대(구부) *duodenal bulb(ampulla)*

점막법(mucous membrane method), 충만법(filling method), 이중조영법(double contrast method)과 함께 압박법(compression method)은 위 조영촬영(upper gastrointestinal series)의 4대 촬영법(radiography)이라 한다. 적합한 압박(pressure)으로 미세병변(micro lesion)의 소견(finding)이 나타날 수 있다. 특히, 이중조영법으로 잘 나타나지 않는 융기성 병변(bumpy lesion)에서 효과가 크다. 진단영역(diagnosis area)은 위몸통 가운데부분(위체중부, middle part of gastric body) 아래 모든 층(layer)이 되나, 작은굽이·큰굽이(소만·대만, lesser curvature, greater curvature)에 있는 것은 나타내기 힘들다.

위와 주변장기의 관계 / anatomical location of stomach

앞 면

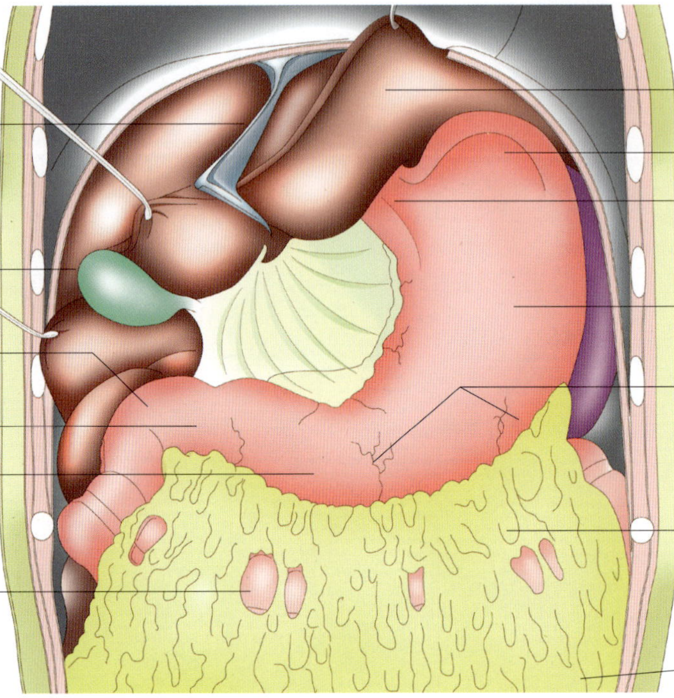

관상면

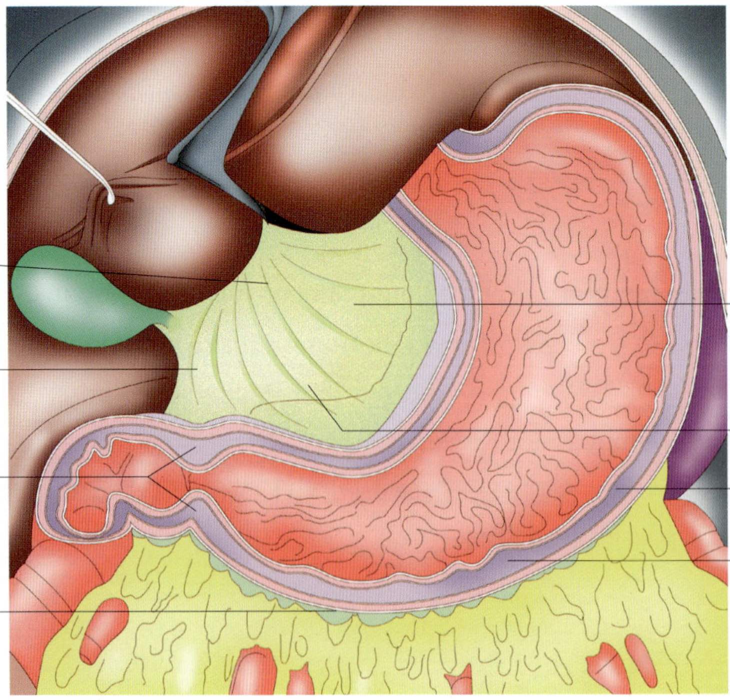

샘창자(십이지장)와 주변장기의 관계 / anatomical location of duodenum

샘창자 구부를 제거한 앞면

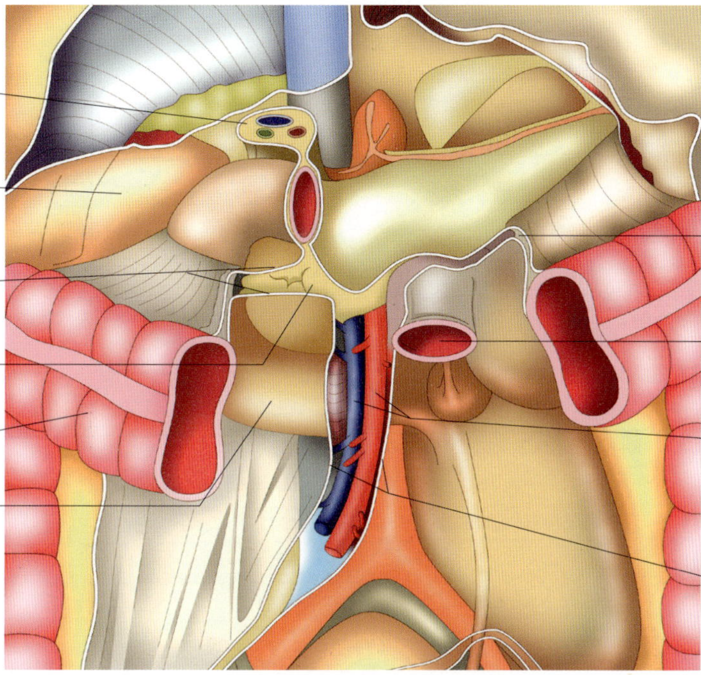

샘창자 관상면

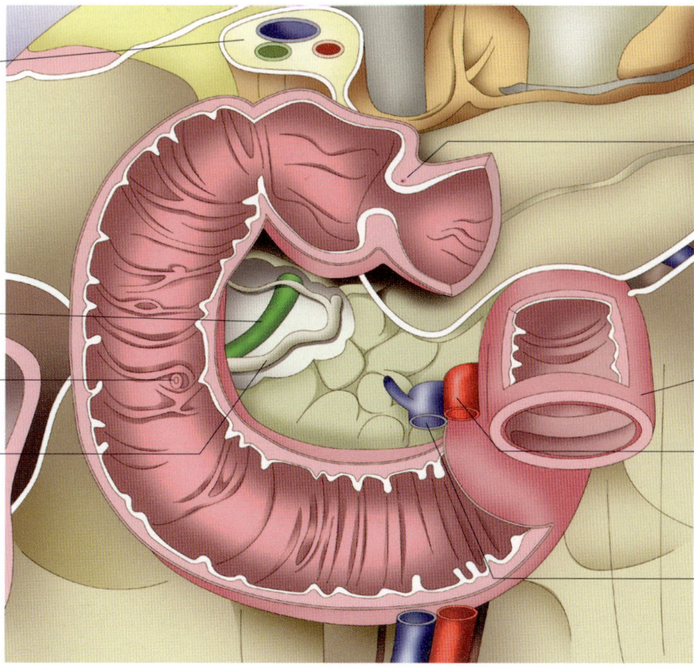

위, 소장, 대장과 주변장기의 관계 / anatomical location of G-Itract

횡단면

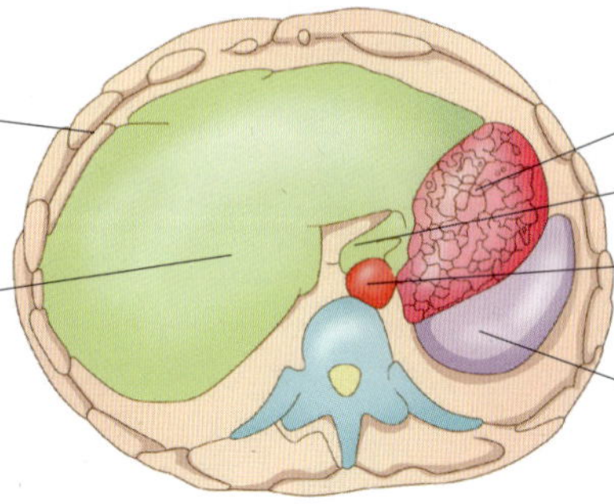

1

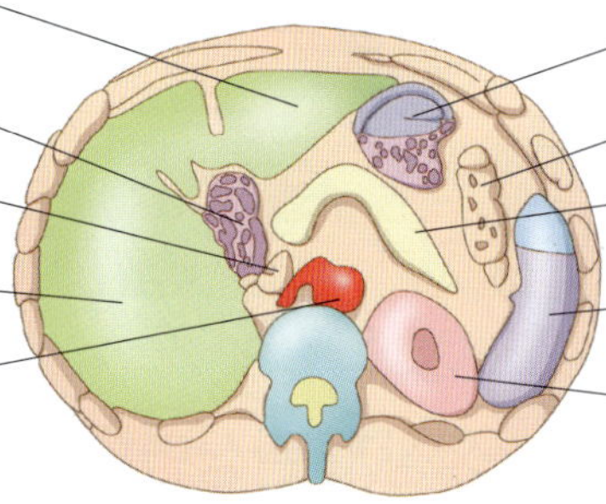

2

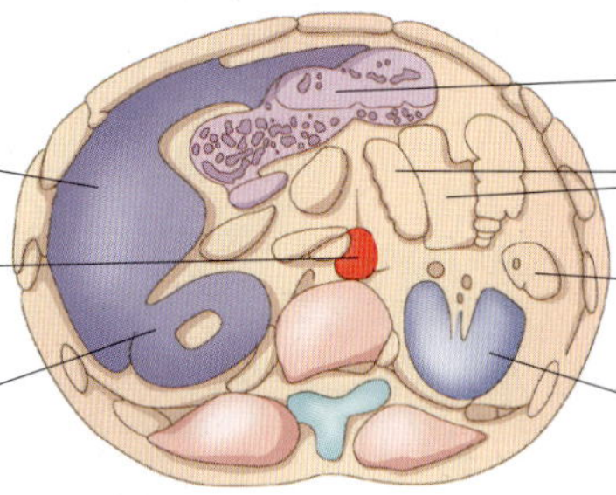

3

1 들문(분문, cardia)부 높이
2 위몸통부(위체부, gastric body) 높이
3 날문방(유문동, antrum of stomach) 높이

십이지장[샘창자]의 각 부분 명칭 / segmental anatomy of duodenum

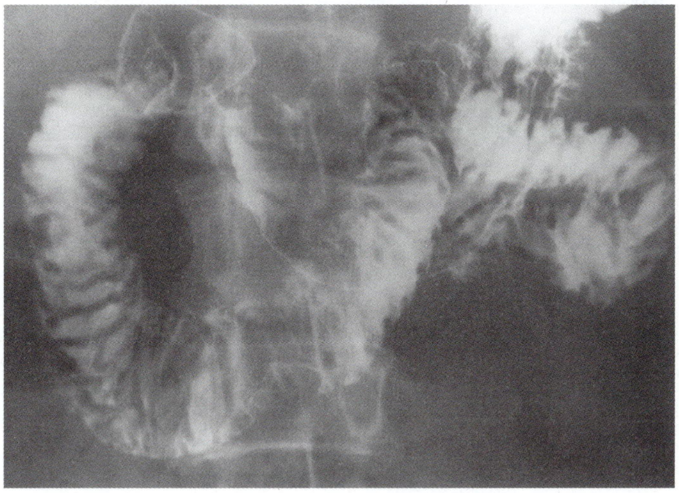

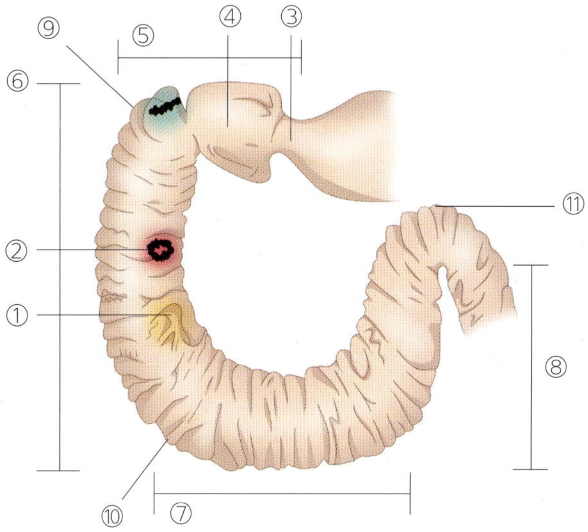

① 파터유두[큰샘창자유두]
papilla Vater(major duodenal papilla)
② 작은샘창자유두(소십이지장유두)
minor duodenal papilla
③ 날문테(유문륜) *pylorus ring*
④ 십이지장[샘창자] 팽대(구부)
duodenal bulb(ampulla)
⑤ 십이지장[샘창자] 위부분(상부)
superior part of duodenum
⑥ 십이지장[샘창자] 내림부분(하행부)
descending part of duodenum
⑦ 십이지장[샘창자] 수평부분(아래부분)
horizontal part of duodenum
⑧ 십이지장[샘창자] 오름부분(상행부)
ascending part of duodenum
⑨ 위샘창자굽이(상십이지장곡)
superior duodenal flexure
⑩ 아래샘창자굽이(하십이지장곡)
inferior duodenal flexure
⑪ 샘빈창자굽이(십이지장-공장곡)
duodenojejunal flexure

십이지장(샘창자, duodenum)은 작은창자(소장, small intestine)의 첫부분으로서, 날문방(유문동, antrum of stomach)에서 시작하여 Treitz인대[Treitz ligament, 십이지장제근, 샘창자걸이근(suspensory muscle of duodenum)]가 부착되있는 샘빈창자굽이(duodenojejunal flexure)(십이지장-공장곡)에서 끝난다. 십이지장은 위부분(superior part)(제1부), 내림부분(descending part)(제2부), 수평부분(horizontal part)(아래부분, 제3부), 오름부분(ascending part)(제 4부)의 네 부분으로 구분된다. 십이지장은 전체적으로 C(디귿)자형을 이루며, 그 가운데에서 이자머리부(췌두부, head of pancreas part)를 싸는듯이 두루고 있다.

팽대(구부, ampulla)는 삼각형 또는 둥그런 모양을 하고 있으며, 십이지장 위부분의 1/2을 차지한다.

십이지장 내림부분은 뒤쪽내측에 Vater유두[대십이지장유두(large duodenal papilla), 큰샘창자유두(greater duodenal papilla)]가 있으며, 여기에 온쓸개관(총담관, common bile duct) 및 이자관(대췌장관, pancreatic duct)이 합류하거나 따로 열리고 있다.

Vater유두의 윗쪽 2~3cm의 약간 앞쪽에서 작은샘창자유두(소십이지장유두, lesser duodenal papilla)를 볼 수 있는 경우가 많으며, 덧이자관(부췌관, accessory pancreatic duct)이 열려 있다.

위와 십이지장의 점막주름 / mucosal folds of stomach and duodenum

위(stomach)

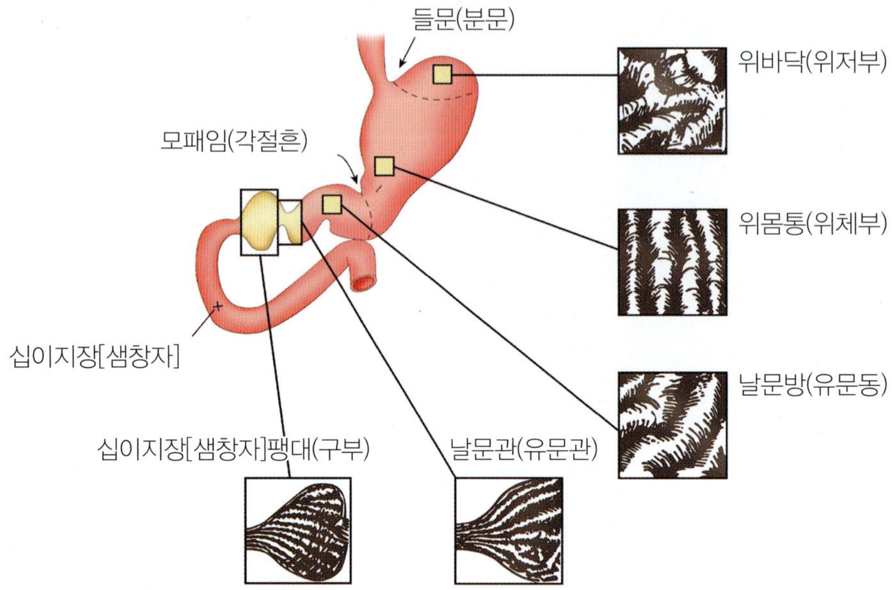

십이지장[샘창자](duodenum)

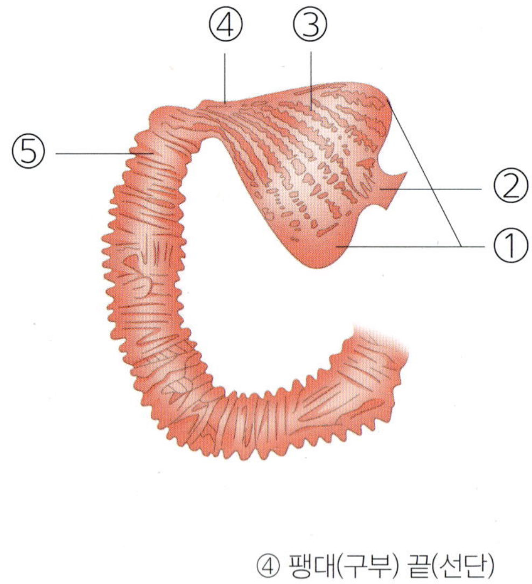

① 팽대(구부) 앞바닥(전저부)
basilar sinuses of duodenal bulb
② 날문관(유문관) *pyloric canal*
③ 팽대(구부) 세로주름
longitudinal mucosal pattern of duodenal bulb
④ 팽대(구부) 끝(선단)
apex of duodenal bulb(ampulla)
⑤ 깃털모양 주름 또는 가로주름
feathery folds or transverse folds

작은창자[소장] / small intestine

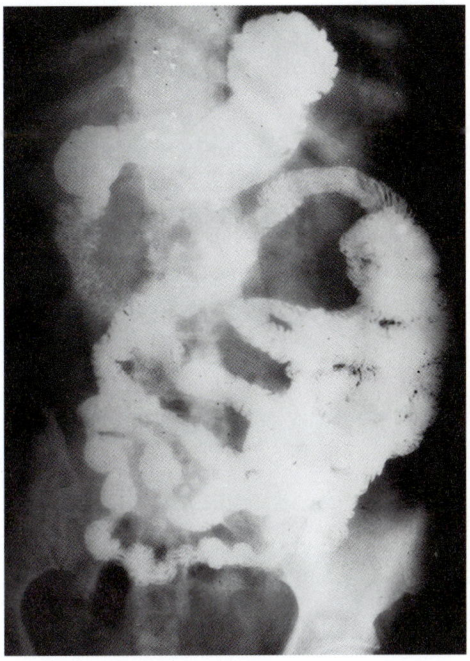

〈바륨을 경구투여한 사진〉

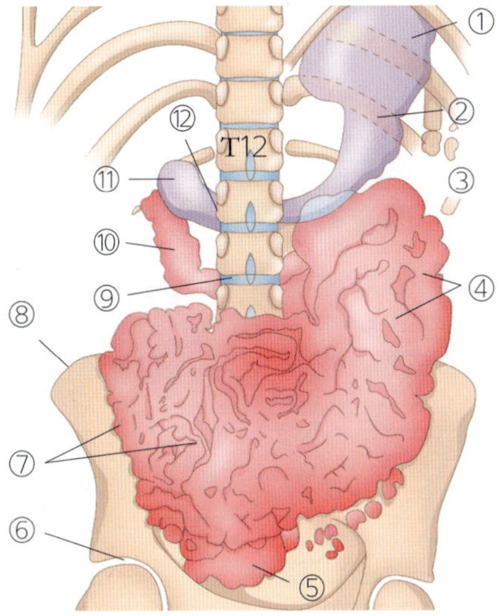

① 위바닥(위저부) *fundus of stomach*
② 위몸통(위체부) *body of stomach*
③ 왼창자굽이(비만곡부)의 가스
gas in left colic(splenic) flexure
④ 빈창자[공장] *jejunum*
⑤ 직장[곧창자]내 가스 *gas in rectum*
⑥ 엉덩관절(고관절) *hip joint*
⑦ 돌창자[회장] *ileum*
⑧ 엉덩뼈능선(장골능) *iliac crest*
⑨ 십이지장[샘창자] 제3부 *third part of duodenum*
⑩ 십이지장[샘창자] 제2부 *second part of duodenum*
⑪ 십이지장[샘창자] 제1부 *first part of duodenum*
⑫ 날문방(유문동) *pyloric antrum*

작은창자(소장, small intestine)의 X선조영(X-ray imaging) 중에서 바륨 경구투여법(barium oral method)은 소장의 기능적 변화(functional change) 또는 운동력(motility)의 검사(inspection)에 이용하며, Miller-Abbott tube 등을 사용하는 관삽입법(intubation method)은 소장을 이중조영(double contrast)하거나 기질적 변화(organic change) 및 폐색부(obliteration)를 확인하거나 소장 일부를 선택적으로 조영하기 위하여 실시한다.

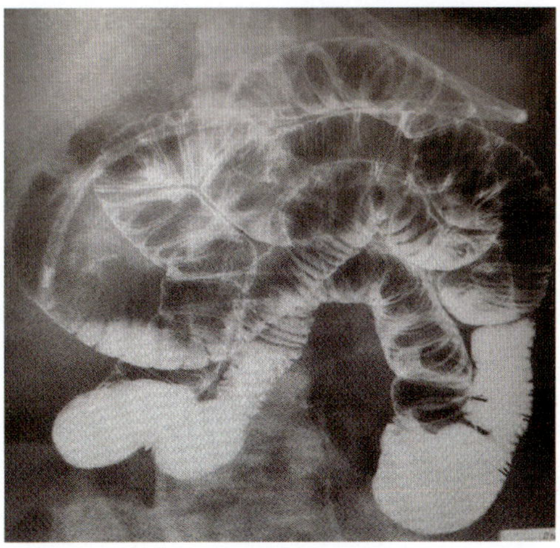

소장(빈창자) 2중조영상

작은창자[소장]의 분포와 명칭 / segmental anatomy of small intestine

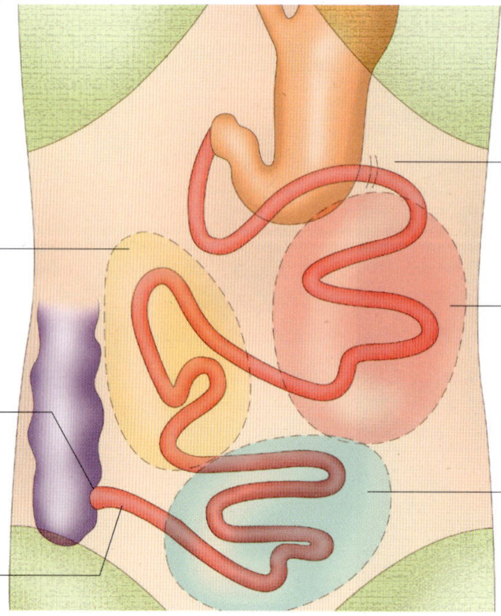

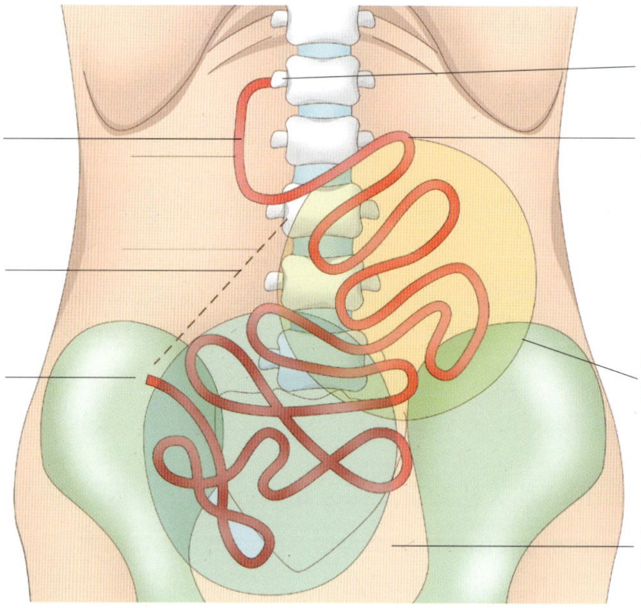

작은창자(소장, small intestine)는 십이지장(샘창자, duodenum), 공장(빈창자, jejunum), 회장(돌창자, ileum)으로 이루어져 있다.

소장의 첫 부분인 십이지장은 날문조임근(유문괄약근, pyloric sphincter)에서 샘빈창자굽이(duodenojejunal flexure)(십이지장-공장곡, flexura duodenojejunalis)까지 부분이다. 공장과 회장은 샘빈창자굽이(duodenojejunal flexure)에서 돌막창자판막(회장맹장판막, ileocecal valve)까지 부분이다.

공장[빈창자] · 회장[돌창자] · 결장[잘록창자]의 점막상 / mucosal pattern of jejunum, ileum and colon

공장[빈창자](jejunum)

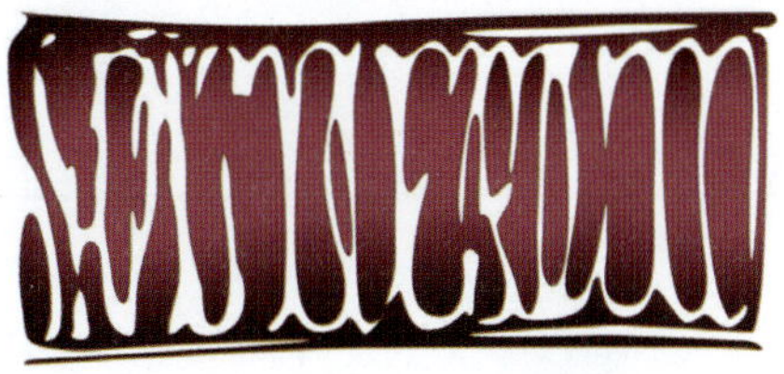

회장[돌창자](ileum)

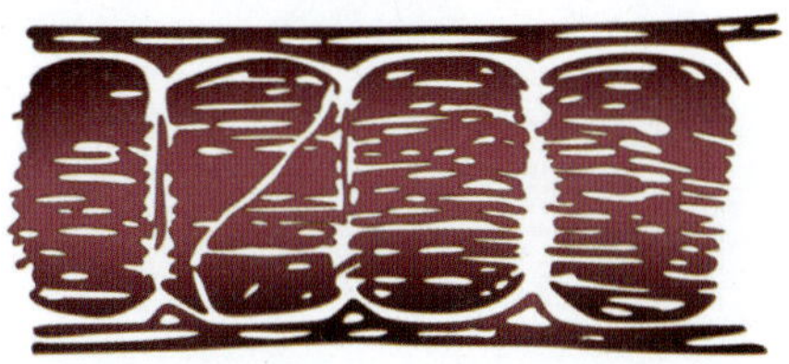

결장[잘록창자](colon)

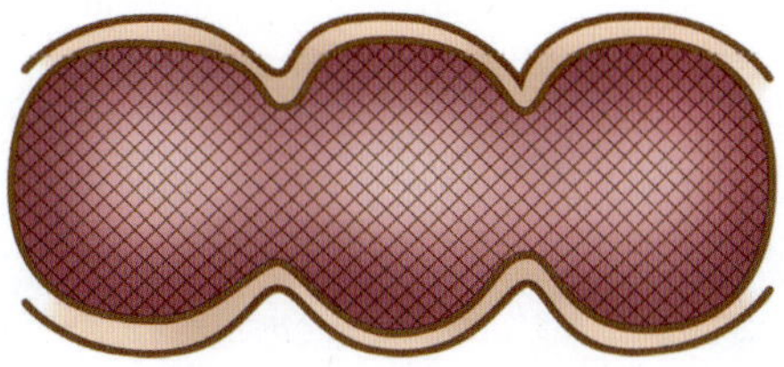

공장(빈창자, jejunum)의 점막상(mucous layer)은 다채롭고 깃털모양(feather shape), 갈비뼈모양(rib shape), 구름조각모양(cloud sculpture) 등으로 표현되며, 회장(돌창자, ileum)이 되면 점막상은 거의 볼 수 없게 된다. 잘록창자(결장, colon)의 점막(mucous layer)은 특징적으로 잘록창자 팽대(결장 팽기, haustrae of colon)가 있으며, 내부에는 이것에 대응하는 잘록창자반달주름(semilunar folds of colon)이 있다.

작은창자[소장]의 이중조영상 / double contrast images of small intestine

A

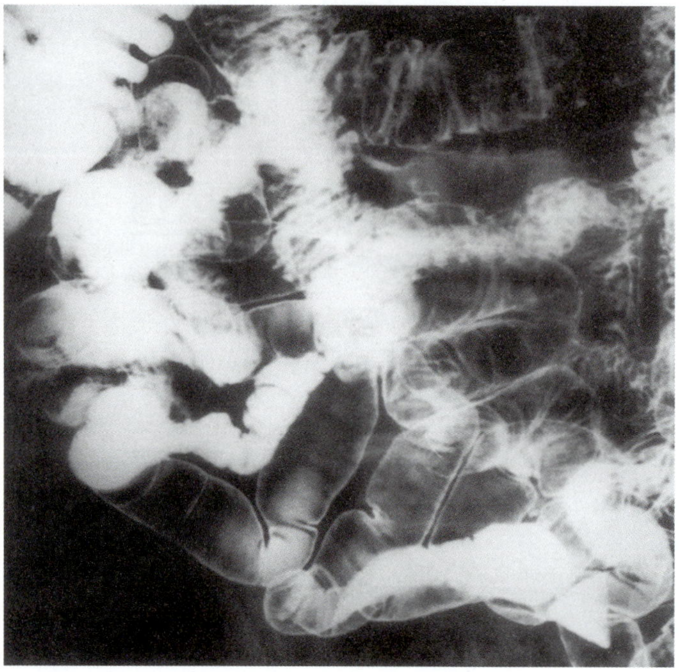

B

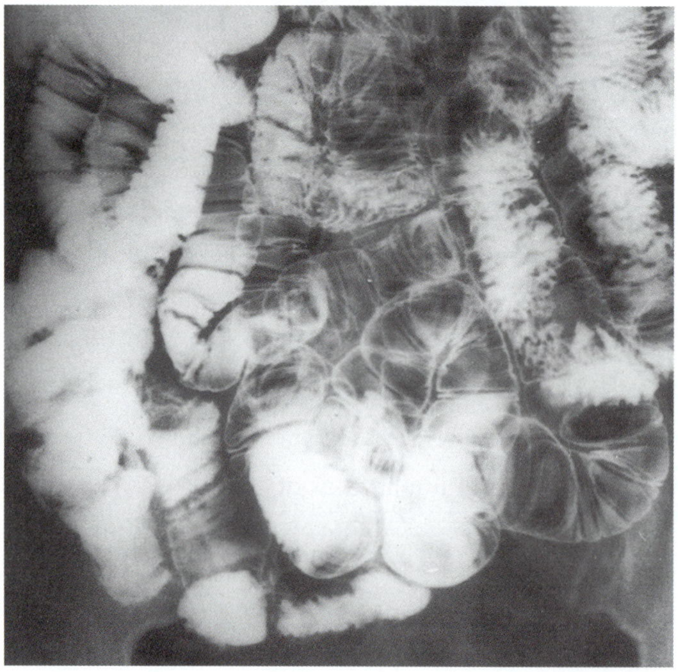

A

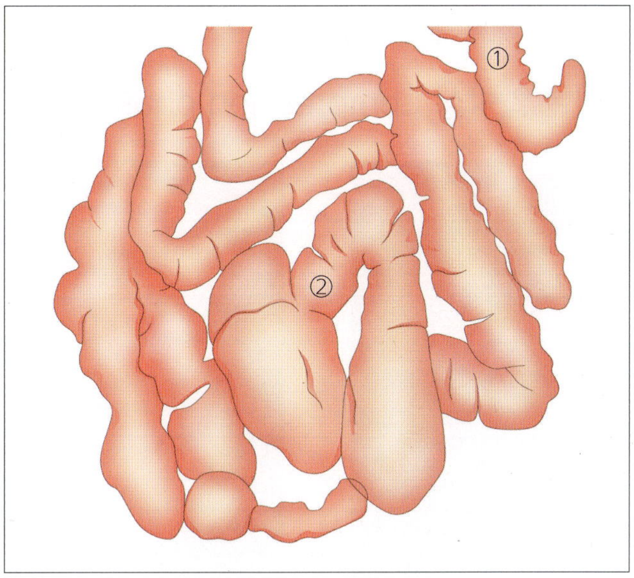

B

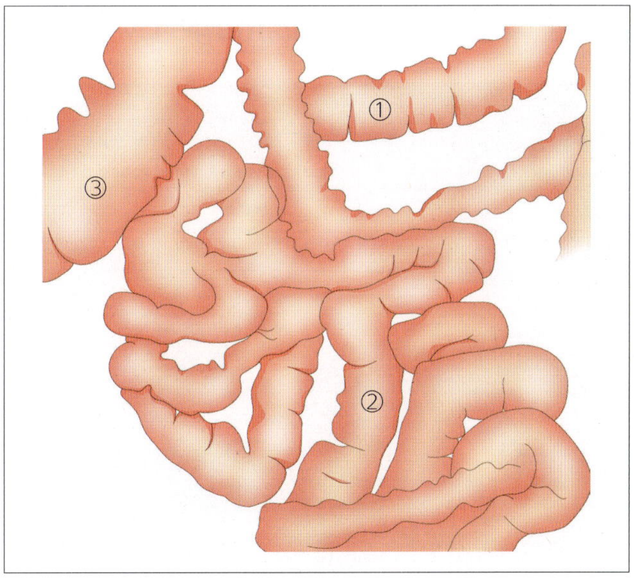

① 공장[빈창자] *jejunum*
② 회장[돌창자] *ileum*
③ 맹장[막창자] *cecum*

작은창자(소장, small intestine)의 진단(diagnosis)에 이중조영촬영(double contrast images)을 이용한다.

A. 경구법에 의한 압박상 Compression phase by oral method

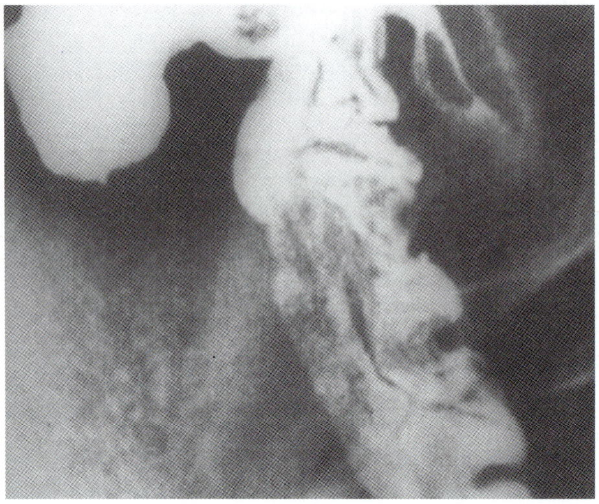

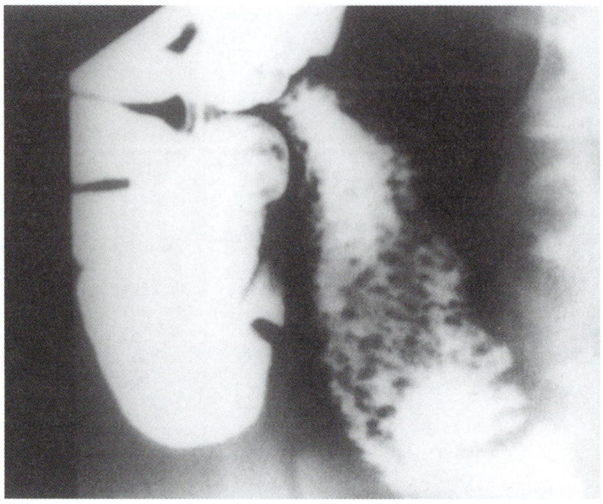

B. 바륨 주장법에 의한 이중조영상 Dual Image by Barium Claim Method

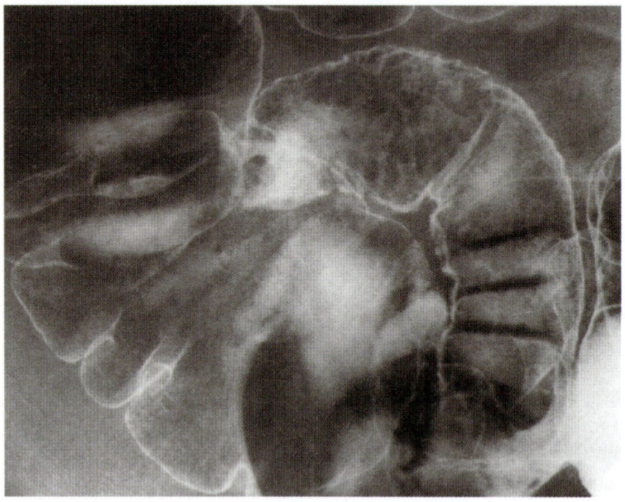

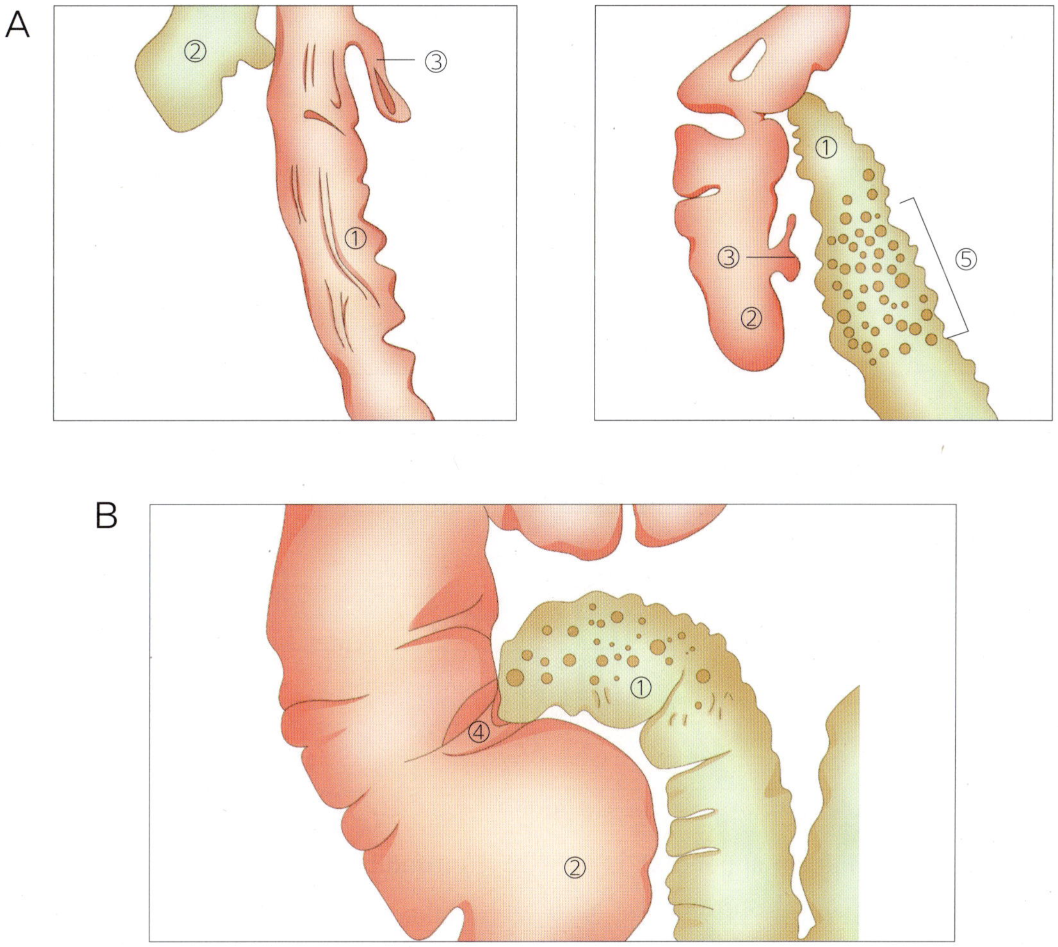

① 돌창자끝부분(회장말단부) *terminal ileum*
② 맹장[막창자] *cecum*
③ 충수[막창자꼬리] *vermiform appendix*
④ 돌막창자판막(회맹판, *Bauhin*판) *ileocecal valve, Bauhin's valve*
⑤ *Peyer*판 *Peyer's plate*

회장맹장부(회맹부, ileocecal region)는 돌창자끝부분(회장말단부, terminal ileum)과 맹장(막창자, cecum)을 포함한 장관(intestine)으로서 비교적 질환이 많은 부위이다. 바륨(barium) 경구 투여법(oral administration)이나 주장검사법(irrigoscopy)으로서도 잘 나타낼 수 있으나, 특히 압박법(compression method)이 중요하다. 압박(pressure) 정도와 환자 체위(patient position)를 변환시켜 투시(fluoroscopy)중 촬영(shooting)을 할 필요가 있다.

충수(막창자꼬리, vermiform appendix)는 검사례의 약 절반정도에서 조영되나, 조영될 때에는 압통(tenderness)이나 끝의 유착(adhesion)이 있는지를 확인해 두어야 한다. 충수 내강(appendix lumen)에서 조영제(contrast agent) 흐름이 중단되어도 병적(pathological) 의미는 없다.

돌창자끝부분이 맹장에 들어있는 상태는 중요하다. 그 주행, 관강의 협소, 점막상(mucosa) 등이 진단의 포인트가 된다.

맹장충수연결부 / cecum-appendix junction

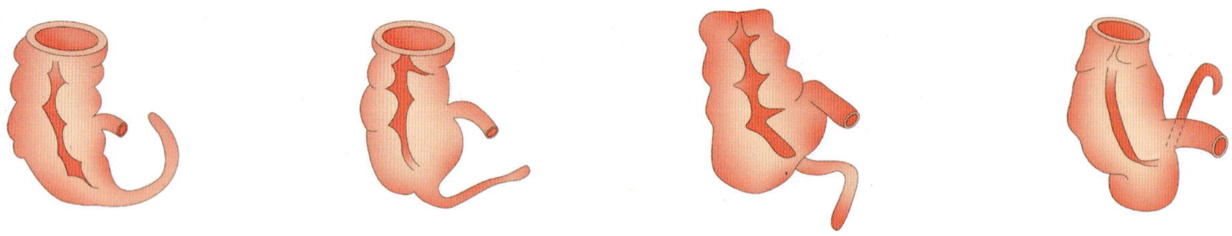

I　　II　　III　　IV

Treves는 맹장충수연결부를 네가지 형으로 분류하였다.

I형 : 충수(막창자꼬리, vermiform appendix)가 깔때기모양(infundibular pattern)으로 맹장(막창자, caecum)에 이어진다. 주로 3~4세 이하의 어린이에게서 볼 수 있다(fetal type).

II형 : 맹장의 가장 낮은 부분에서 충수가 나오며, 이행부(transitional zone)가 확실하게 보인다.

III형 : 충수(appendix) 이행부가 맹장의 가장 낮은 부분이 아니며, 약간 안쪽뒤로 치우쳐 회장(돌창자, ileum)가 열린 부분에 가까이 간 위치에 있다. 전체수의 90%를 차지한다.

IV형 : 이행부가 돌창자끝(회장말단)의 뒤쪽에 있다(retrocecal type).

큰창자[대장]의 기능적 잘록부위(협착부위) / physiological constriction in colon

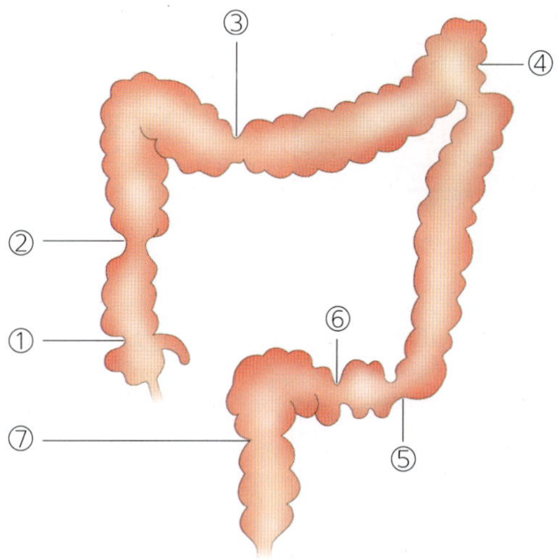

명 칭	나타나는 부위
① *Busi's ring*	돌막창자판막(회장맹장판막) 부근
② *Hirsch's ring*	오름창자(상행결장) 중간
③ *Cannon's ring*	가로창자(횡행결장)의 거의 중간
④ *Payer–Straus's point*	왼창자굽이(비만곡) 부근
⑤ *Balli's ring*	내림창자과 구불창자(*S*자결장)의 이행부
⑥ *Moultier's ring*	구불창자(*S*자결장) 중간정도
⑦ *Rossi's ring*	직장–구불창자연결부 아래

큰창자(대장, colon)에는 일곱 개의 기능적 잘록부위(협착부위, constriction area)가 있으나, X선 사진으로 항상 볼 수 있는 것은 아니다.

그 중 가장 잘 볼 수 있는 것은 Cannon's ring으로 거의 가로창자(횡행결장, transverse colon)의 중앙(center)에서 볼 수 있으며, 이것은 태생기(genetous)의 중간장관(중장, midgut)과 뒤장관(후장, hindgut)과의 경계부분(limitans part)을 나타내고 있다. 이들 협착부(stenosis)는 암(cancer)과의 감별(discrimination)에 있어서 중요하다. 또한 이 부분은 암이 잘 생기는 부위이다.

큰창자[대장]의 미세구조 / fine mucosal structures of colon

충만상(barium-filled study)

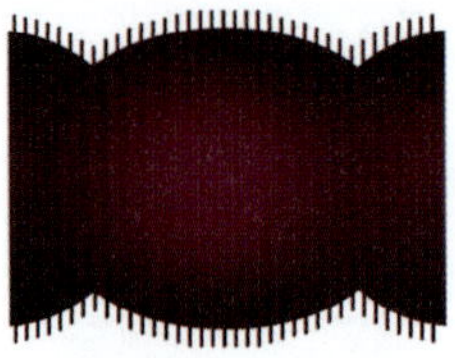

가시모양 음영(spiculation)

2중조영(double contrast study)

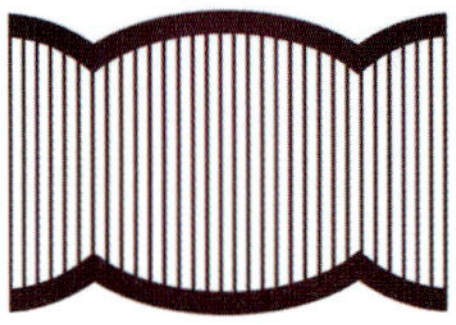

줄모양 음영(linear striations)

2중조영(double contrast study)

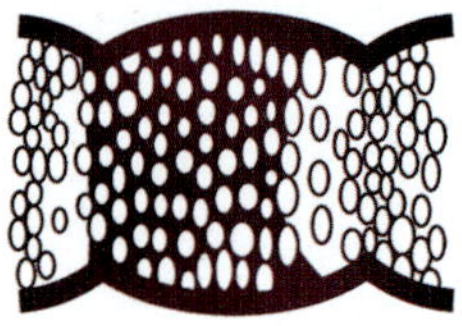

미세한 그물모양 음영(fine netwok pattern)

렐리프상(배설후)(mucosal relief study)

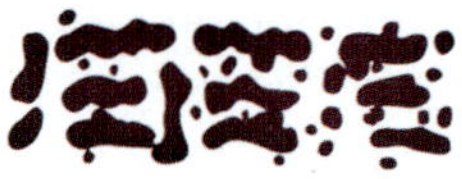

점모양 음영(dotted pattern)

바륨(barium) 충만상(filling method)에서 가장자리에 돌기(condyle) 또는 가시모양(spinate)의 음영(shadow)이 보인다. 이것을 무명고랑(무명구, innominate grooves)이라 하며, 큰창자(대장, colon) X선조영(X-ray image)에 대한 구조상 최소단위(unit)이다.

2중조영(double contrast)에서는 대장점막(colonic mucosa)이 가는 줄모양 음영(fine linear striations)이 되어 있으나, 부분적으로는 그물모양 음영(reticulated striations)이 되어 있다. 이 그물모양 구조를 무명고랑이라 한다. 무명고랑은 장관에 장축과 수직으로 나타나는 가느다란 줄 모양 음영으로 1mm 폭중에 2~3개가 나타난다.

배설(evacuation)후에는 점막(mucous layer) 사이에 점모양 음영(dotted pattern)을 볼 수 있다.

큰창자[대장]의 주행과 주변장기의 관계 / relationship of large intestine and adjacent organs

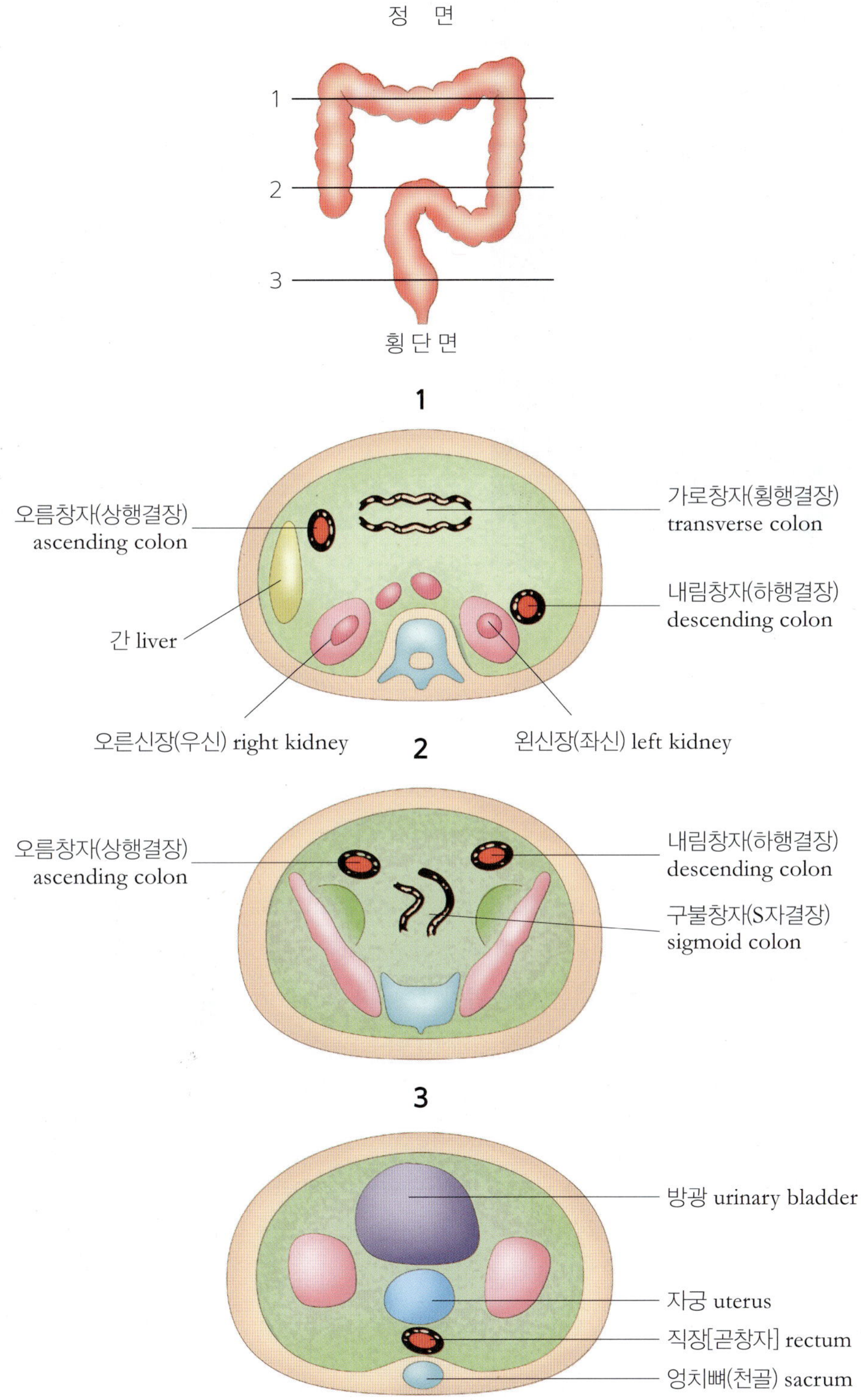

바륨 주장조영의 정면촬영상 / full-column barium enema in supine position

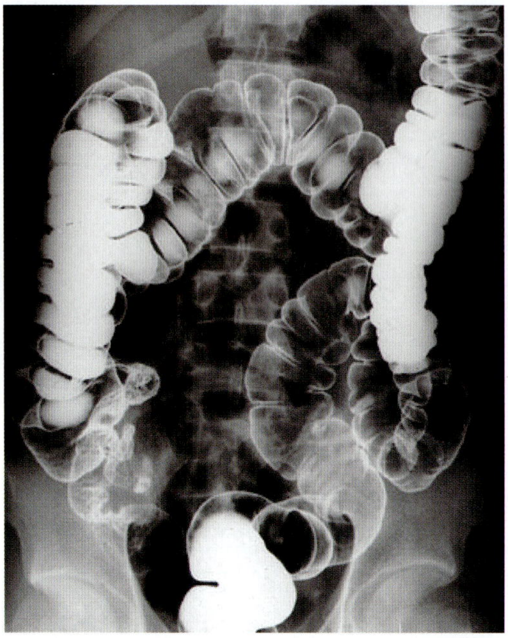

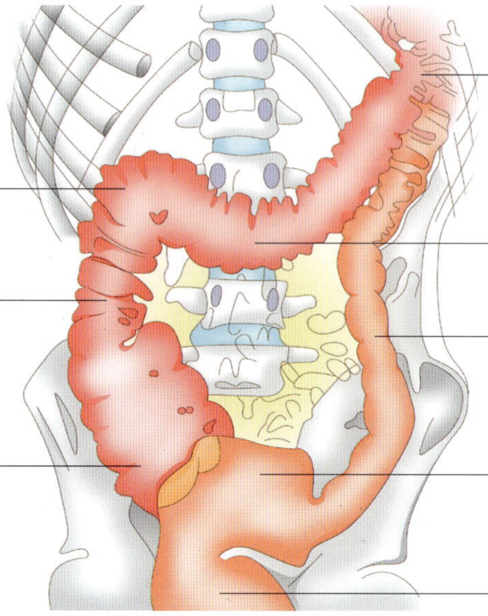

① 맹장[막창자] *cecum*
② 오름창자(상행결장) *ascending colon*
③ 오른창자굽이(간막곡부) *hepatic flexure(right colic flexure)*
④ 가로창자(횡행결장) *transverse colon*
⑤ 왼창자굽이(비만곡부) *splenic flexure(left colic flexure)*
⑥ 내림창자(하행결장) *descending colon*
⑦ 구불창자(*S*자결장) *sigmoid colon*
⑧ 직장[곧창자] *rectum*

바륨 주장조영(注腸造影, barium enema study)은 조영제(contrast media)로서 황산바륨(barium sulfate)를 사용하여 역행성(retrograde)으로 큰창자(대장, large intestine)을 조영하는 촬영법이다. 대장관(colon tube)은 공기(air)에 의해 부풀어지기 때문에 대장(colon) 특유의 잘록창자팽대(결장팽기, haustrae coli)는 보통 상태에 비해 그 수가 적으며 얇다. 왼창자굽이[지라굽이, splenic flexure(left colic flexure)](대개 제10~11흉추골(thoracic vertebra) 높이)는 오른창자굽이[간굽이, hepatic flexure(right colic flexure)](대개 제11흉추골~제1요추골(lumbar vertebra) 높이)보다 보통 윗쪽에 위치하며, 왼창자굽이[비만곡부, splenic flexure(left colic flexure)]는 대장에서 가장 높은 위치이다.

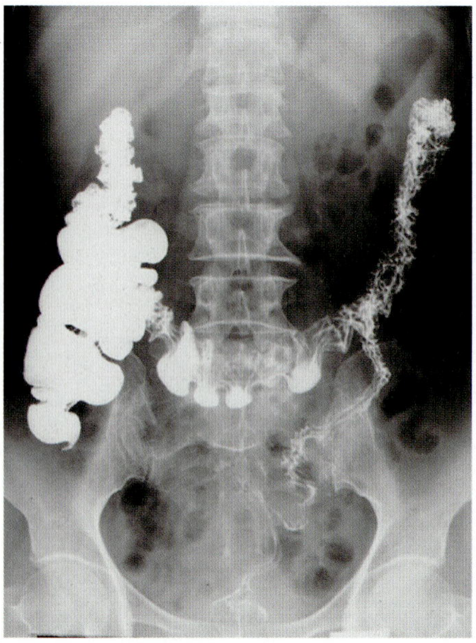

조영제 배설후(post-evacuation) 정면촬영상

큰창자[대장]의 이중조영상 / double – contrast view of large intestiine

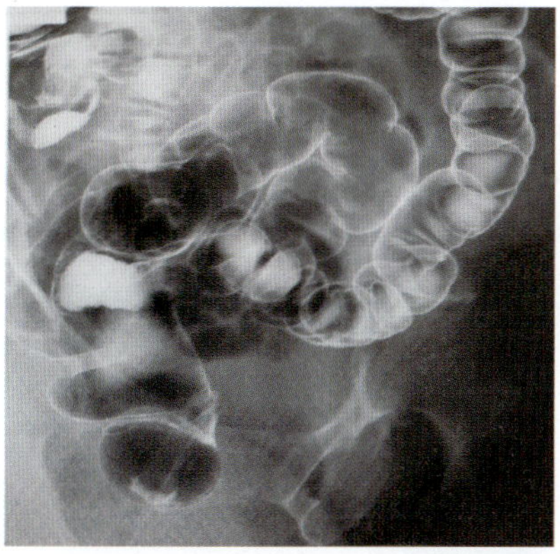

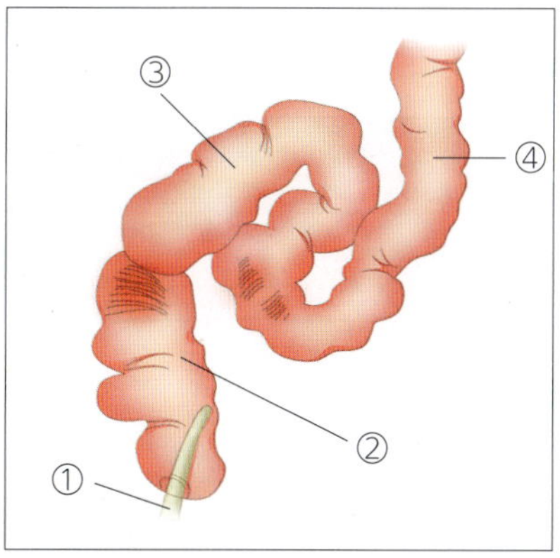

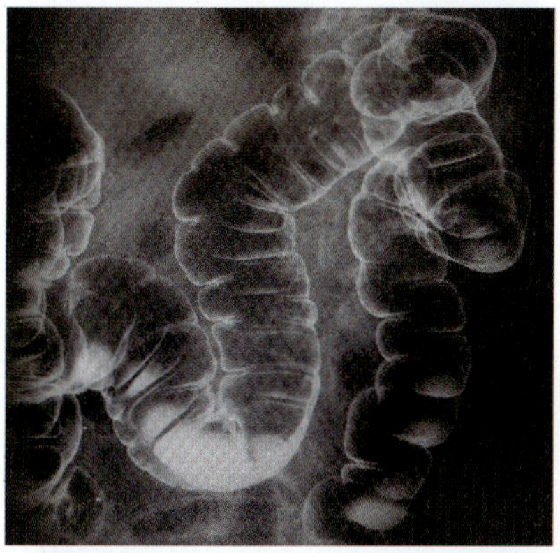

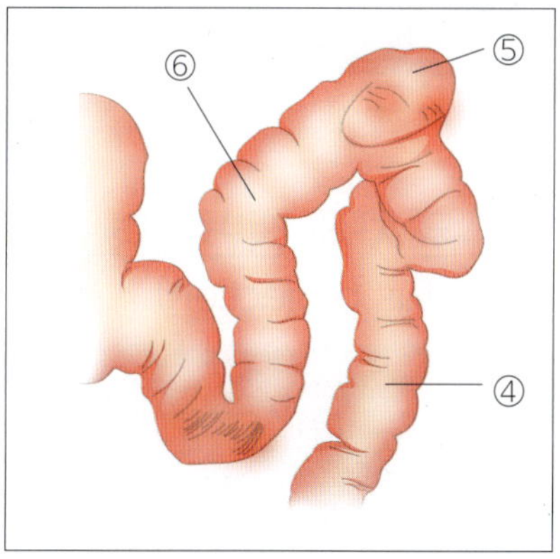

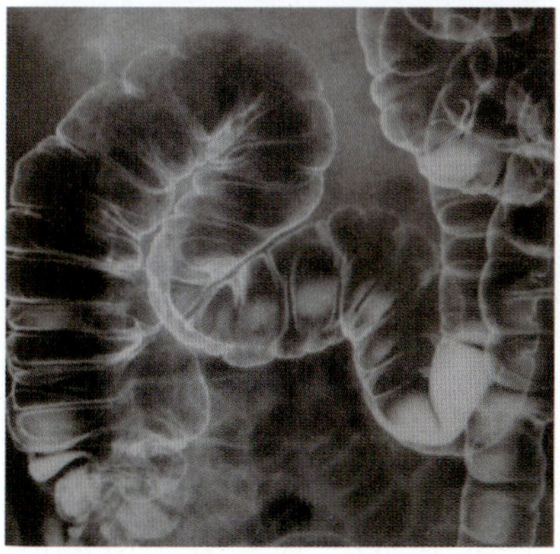

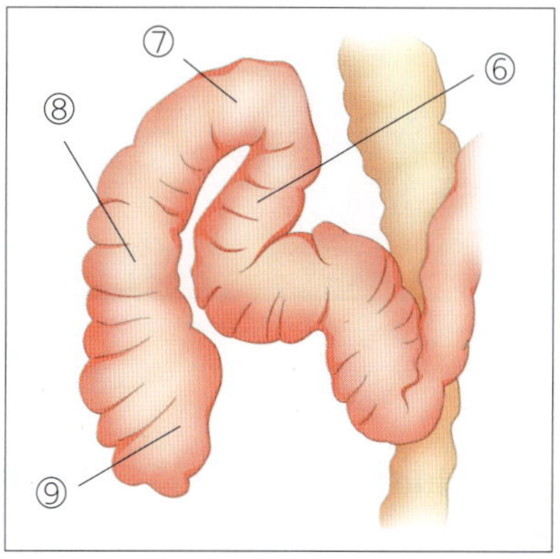

① 대장 주입용 카테터 *rectal catheter*
② 직장[곧창자] *rectum*
③ 구불창자(*S*자결장) *sigmoid colon*
④ 내림창자(하행결장) *descending colon*
⑤ 왼창자굽이(비만곡)
left colic flexure(splenic flexure)
⑥ 가로창자(횡행결장) *transverse colon*
⑦ 오른창자굽이(간만곡)
right colic flexure(hepatic flexure)
⑧ 오름창자(상행결장) *axcending colon*
⑨ 맹장[막창자] *cecum*

큰창자[대장]의 이중조영상 / double-contrast view in large intestine

엎드린자세 측면촬영(ventral decubitus projection)

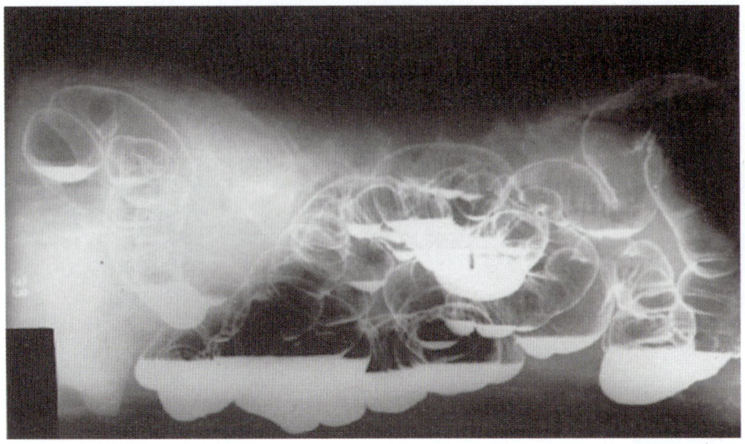

오른쪽 옆으로 누운 자세 정면촬영
(Rt lateral decubitus projection)

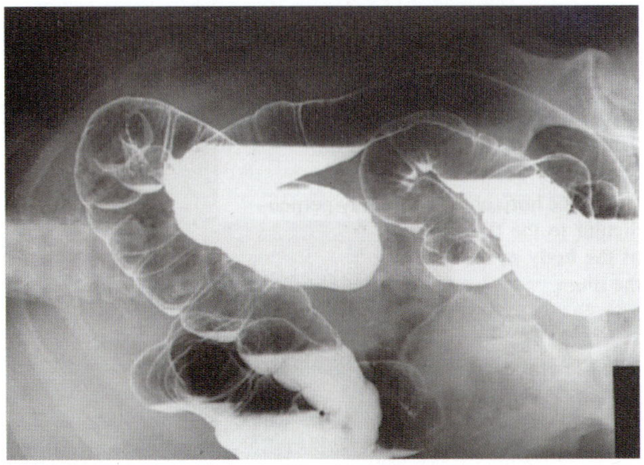

왼쪽 옆으로 누운자세 정면촬영
(Lt lateral decubitus projection)

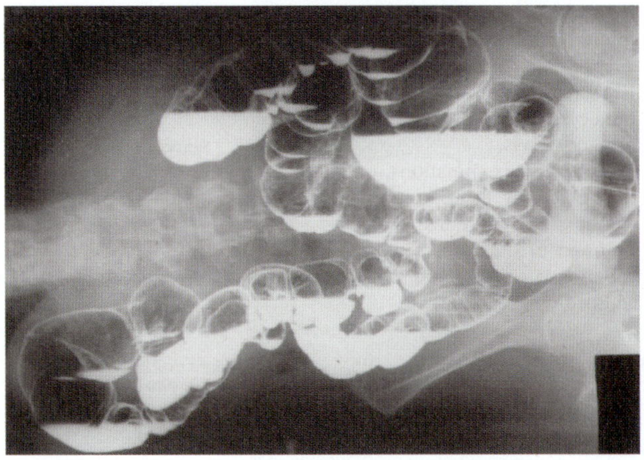

주장조영의 바륨충만상(barium filled view)은 일반적으로 큰창자(대장, large intestine) 윤곽(contour)의 돌출(protrusion) 또는 두드러진 결손을 잘 나타내는 반면에, 이중조영상(double contrast view)은 대장 점막(mucous layer)의 미세병변을 진단하는데 적합하다.

직장[곧창자]의 측방향촬영상 / lateral view of rectum

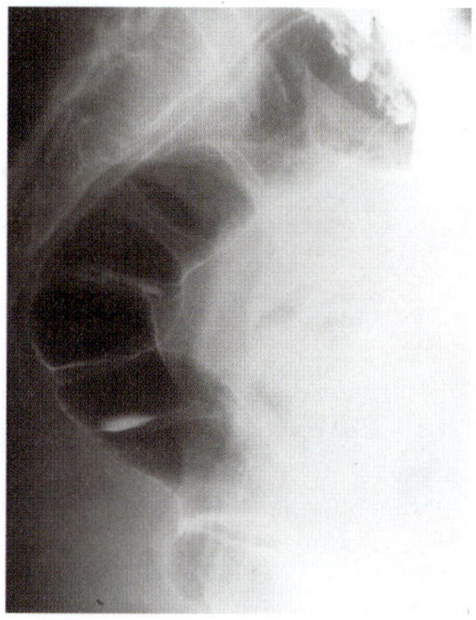

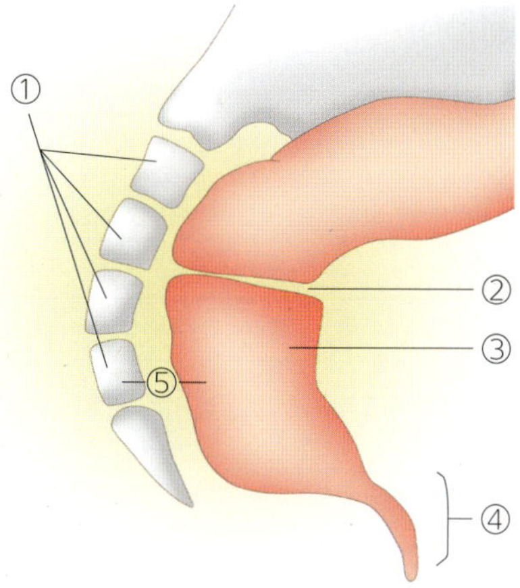

① 엉치뼈(천골) *sacrum*
② *Kohlrausch fold*
③ 직장[곧창자] *rectum*
④ 항문관 *anal canal*
⑤ 엉치뼈-곧창자사이 거리 *distance between sacrum and rectum*

직장(곧창자, rectum)의 측방향촬영(lateral view)에서는 커다란 직장판(rectal valves), 즉 Kohlrausch fold를 볼 수 있다. 이것은 Houston folds 가운데 가장 눈에 띄는 것을 말하는 것이며, 보통은 중간직장판(중직장판, middle rectal valves)이 이에 해당된다.

엉치뼈(천골, sacrum)와 직장(rectum)사이에 있는 투명한 부분은 엉치뼈-곧창자사이 거리(distance between sacrum and rectum)라 하며, 정상인에서는 넷째 엉치뼈(fourth sacral segment) 높이에서 어른은 1cm 이하, 어린 아이는 7mm 이하이다.

직장과 구불창자(S자결장, sigmoid colon)를 위하여서는 Chassard-Lapin 촬영(view)을 시행하기도 하며, 구불창자를 위하여 사방향촬영(oblique view)을 시행하기도 한다.

Chassard – Lapine촬영상

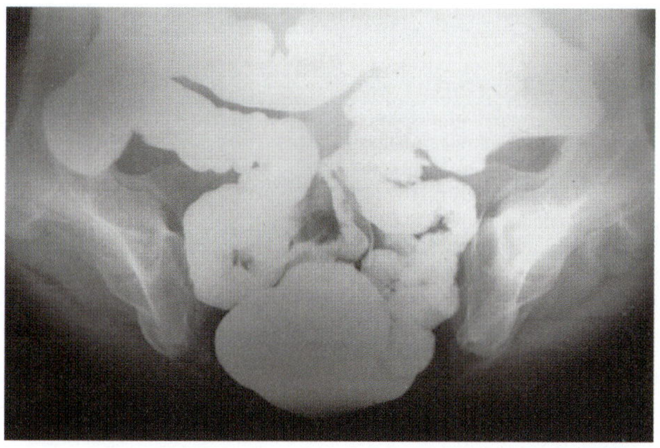

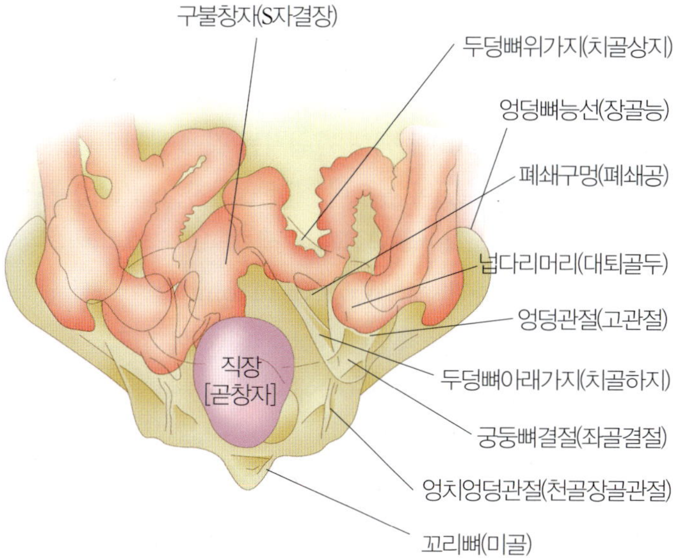

직장[곧창자]의 정면촬영상 / frontal view of rectum

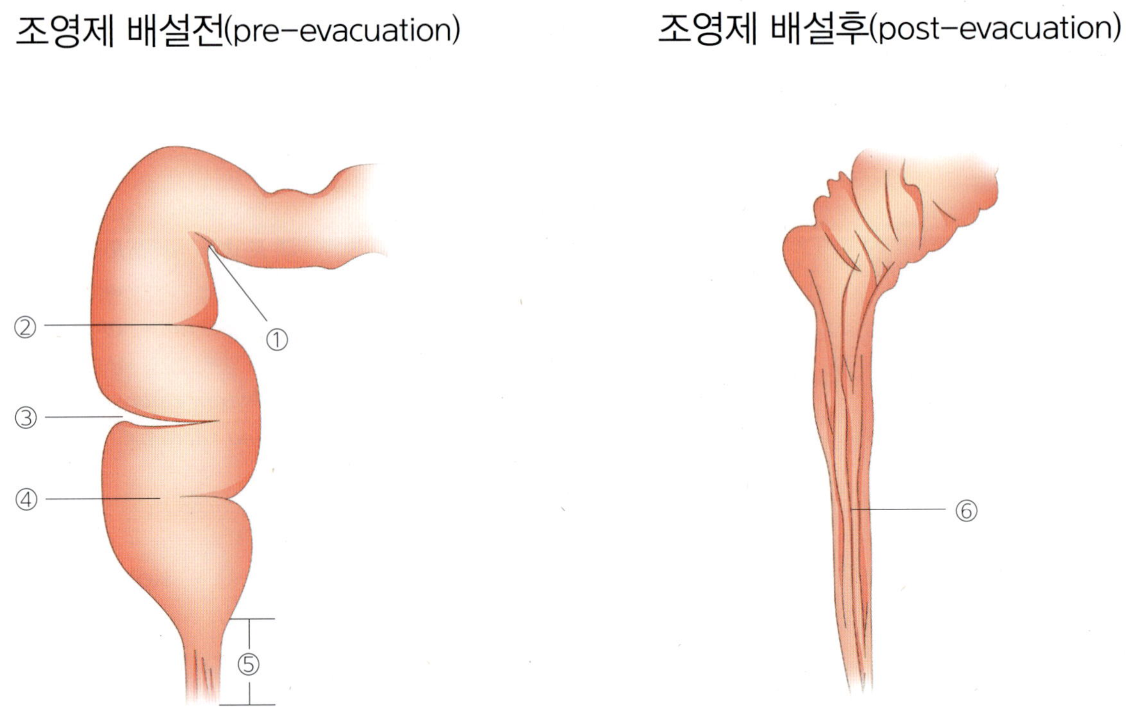

① 직장-*S*자결장[곧창자구불창자]연결부 *rectosigmoid junction*
② 위직장판(상직장판) *superior rectal valve*
③ 중간직장판(중직장판) *middle rectal valve*
④ 아래직장판(하직장판) *inferior rectal valve*
⑤ 항문관 *anal canal*
⑥ 모르가니기둥(모르가니柱) *columns of Morgagni*

보통 직장-S자결장(곧창자구불창자)연결부(rectosigmoid junction)는 가장 내강(lumen)이 좁게 되는 부분이나, 병적(pathological)인 협착(stricture)과 착각하기 쉬우므로 주의가 필요하다. 직장(곧창자, rectum)은 복막뒤공간(후복막강, retroperitoneal cavity)장기(organ)이며, 구불창자(S자결장 sigmoid colon)에서 이어지는 수 cm가 배막(복막, peritoneum)에 의해 감춰지는 것에 불과하다. 배막에 감춰져 있지 않은 부분, 특히 중앙부(center part)는 팽창성(distensibility)이 높으며 직장(곧창자, rectum)팽대부(rectal ampulla)라 한다.

정면촬영상(frontal view)에서는 셋째~넷째 엉치뼈(천추골, third~fourth sacrum) 높이에서 오른쪽으로, 엉치꼬리관절(천골미골관, sacrococcygeal joint) 높이에서 왼쪽으로 느리게 굽어진다. 직장은 세 개의 뚜렷한 Houston fold를 가지며, 이것을 직장판(rectal valve)이라고도 한다. 배설(evacuation)후에 팽대부(ampullary region)가 수축(contraction)하면 항문(anus)에 퍼지는 3~4개의 모르가니기둥(columns of Morgagni)을 볼 수 있다.

위 · 아래창자간막동맥(상 · 하장간막동맥)과 그 분지 / superior and inferior mesenteric arteries and their branches

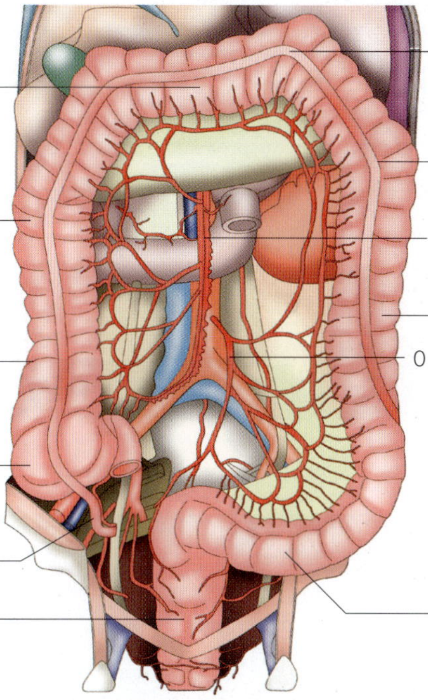

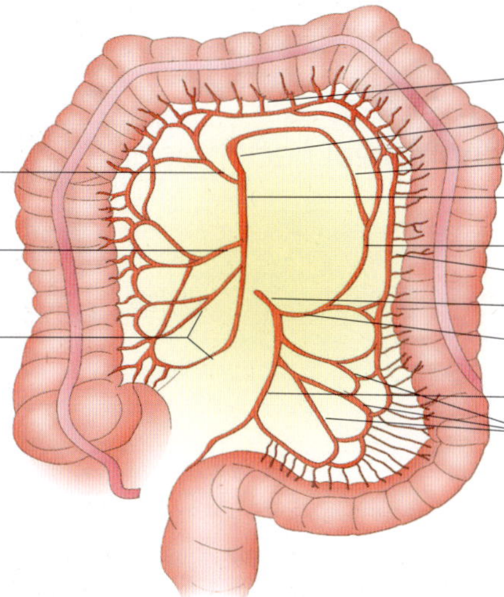

① 돌잘록창자동맥(회결장동맥) *ileocolic artery*
② 오른창자동맥(우결장동맥) *right colic artery*
③ 중간창자동맥(중결장동맥) *middle colic artery*
④ 중간창자동맥 왼가지(좌지) *left branch of middle colic artery*
⑤ 덧중간창자동맥(부중결장동맥) *accessory middle colic artery*
⑥ 리올란동맥활(리올란동맥궁) *arch of Riolan*
⑦ 위창자간막동맥(상장간막동맥) *superior mesenteric artery*
⑧ 왼창자동맥 오름가지(좌결장동맥 상행지) *ascending branch of left colic artery*
⑨ 드러몬드의 모서리동맥(변연동맥) *marginal artery of Drummond*
⑩ 아래창자간막동맥(하장간막동맥) *inferior mesenteric artery*
⑪ 왼창자동맥(좌결장동맥) *left colic artery*
⑫ 위곧창자동맥(상직장동맥) *superior rectal(hemorrhoidal) artery*
⑬ 구불창자동맥(*S*자결장동맥) *sigmoid artery*

위창자간막동맥(상장간막동맥, superior mesenteric artery)은 공장(빈창자, jejunum), 회장(돌창자, ileum), 맹장(막창자, caecum) 및 오름창자(상행결장, ascending colon), 가로창자(횡행결장, transverse colon)에 영양을 주고 있다.

아래창자간막동맥(하장간막동맥, inferior mesenteric artery)은 내림창자(하행결장, descending colon), 구불창자(S자결장, sigmoid colon), 직장(곧창자, rectum)위부분에 영양을 준다.

위창자간막동맥 및 아래창자간막동맥의 분지(branching)들의 결합상태(combined state)에는 상당한 변이(variation)가 있다. 혈관조영(vasography)은 소화관 질환(alimentary canal dyscrasia)의 진단(diagnosis)에 있어서도 유용하다.

식도의 CT영상(1) / axial CT images of esophagus

A. 식도 목부분 높이
(esophageal neck height)

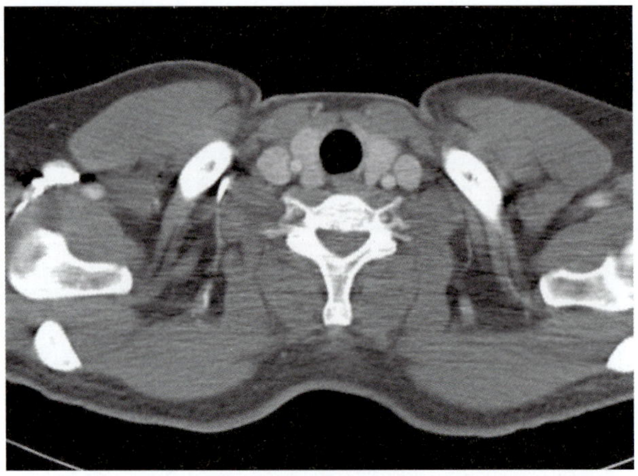

B. 식도 목부분~
식도 가슴부분
이행부 높이
(neck of the esophagus~esophageal chest transit height)

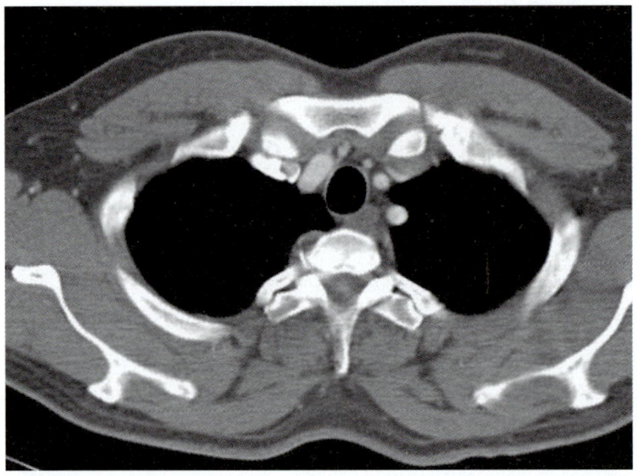

C. 식도 가슴부분
(esophageal chest)
위부분 높이
(stomach part height)

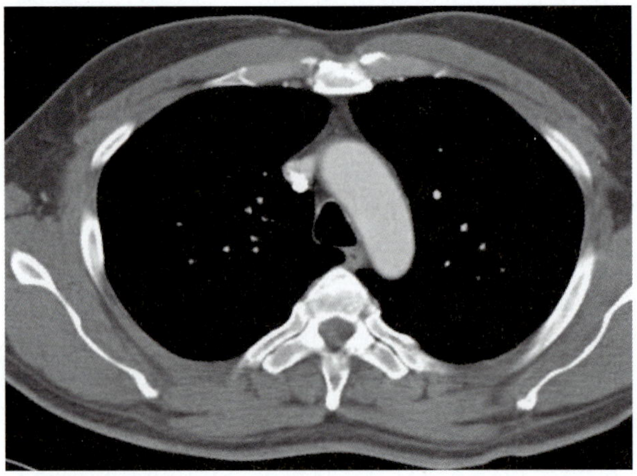

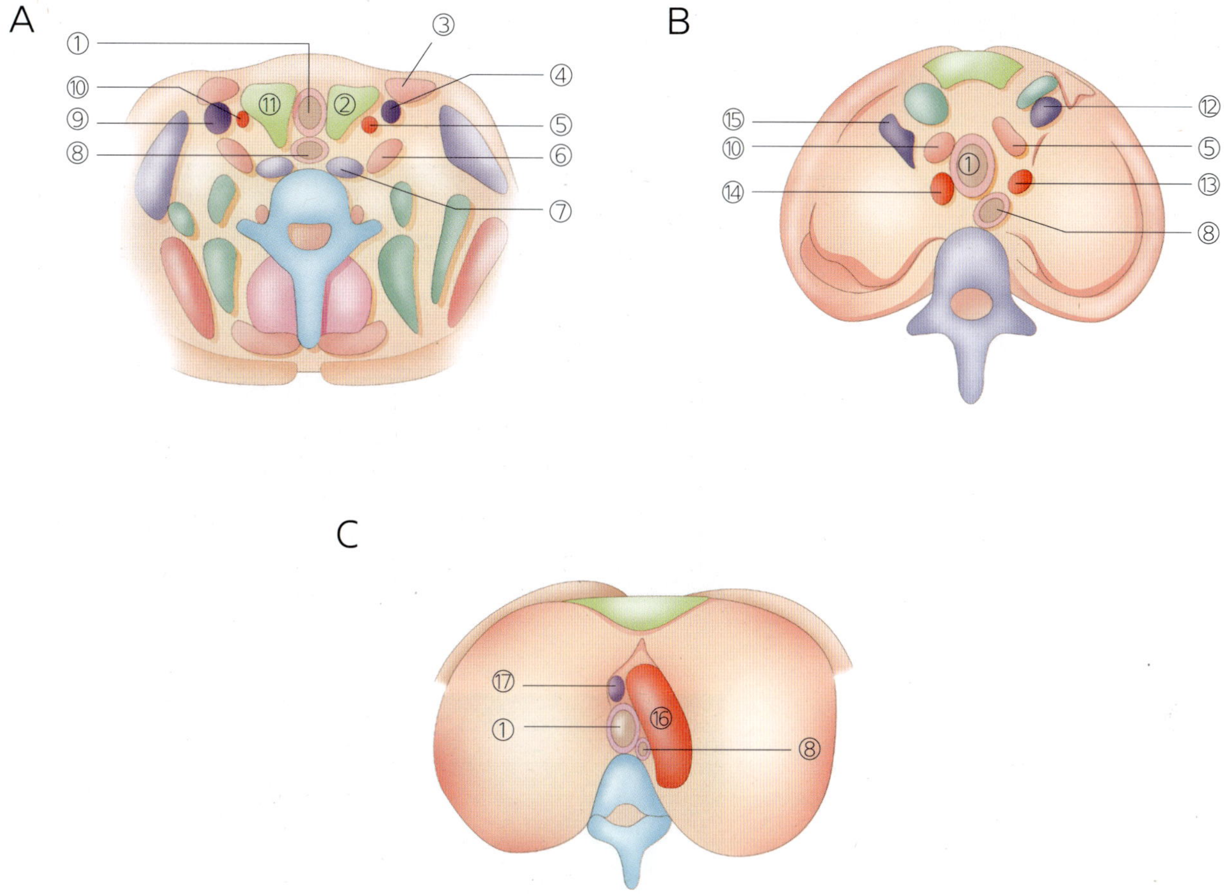

① 기관 *trachea*
② 갑상샘 왼엽(갑상선 좌엽) *thyroid gland, left lobe*
③ 목빗근(흉쇄유돌근) *sternocleidomastoid muscle*
④ 왼속목정맥(좌내경정맥) *left internal jugular vein*
⑤ 왼온목동맥(좌총경동맥) *left common carotid artery*
⑥ 앞목갈비근(전사각근) *scalenus anterior muscle*
⑦ 속긴목근(내경장근) *internal cervical long muscle*
⑧ 식도 *esophagus*
⑨ 오른속목정맥(우내경정맥) *right internal jugular vein*
⑩ 오른온목동맥(우총경동맥) *right common carotid artery*
⑪ 갑상샘 오른엽(갑상선 우엽) *thyroid gland, right lobe*
⑫ 왼팔머리정맥(좌완두정맥) *left brachiocephalic vein*
⑬ 왼빗장밑동맥(좌쇄골하동맥) *left subclavian artery*
⑭ 오른빗장밑동맥(우쇄골하동맥) *right subclavian artery*
⑮ 오른팔머리정맥(우완두정맥) *right brachiocephalic vein*
⑯ 대동맥활(대동맥궁) *aortic arch*
⑰ 위대정맥(상대정맥) *superior vena cava*

식도(esophagus)는 부위에 따라 인접장기(adjacent organ)가 다르다. 식도 목부분(cervical esophagus)에서는 앞쪽에 기관(trachea), 뒤쪽에 척추뼈몸통(추체, vertebral body)이 있고, 식도 가슴부분(thoracic esophagus)에서는 앞쪽에 기관, 왼쪽 뒤에 내림대동맥(하행대동맥, descending aorta)이 보인다. 기관분기부(carina)에서는 식도와 왼기관지(좌주기관지, left main bronchus)가 잇대어져 있다.

식도의 CT영상(2) / axial CT images of esophagus

A. 식도(esophagus) 가슴부분
중간부분(lower middle part)
높이(height)

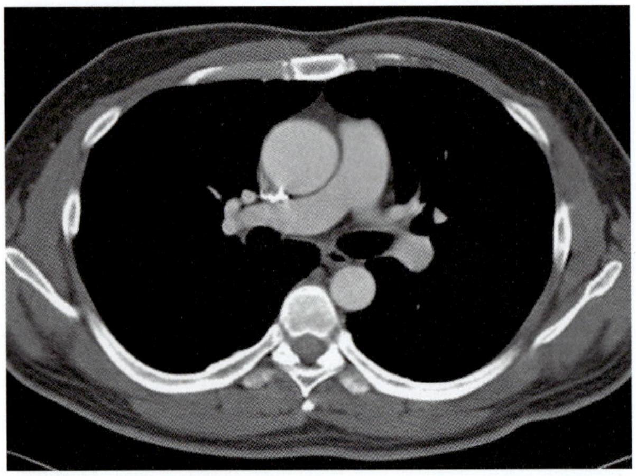

B. 식도(esophagus) 가슴부분
아래부분(lower chest part)
높이(height)

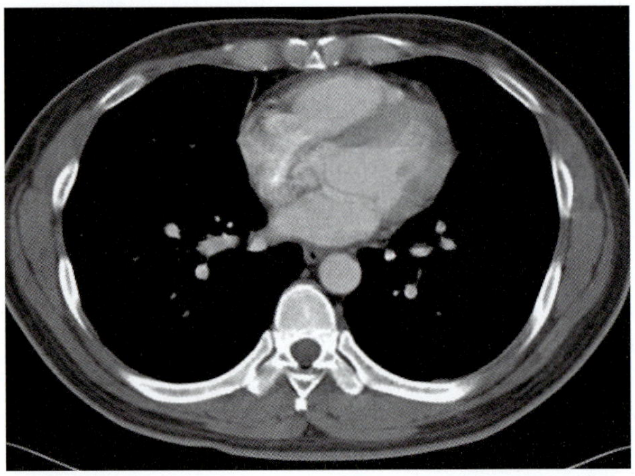

C. 식도(esophagus)
배부분(abdominal part)
높이(height)

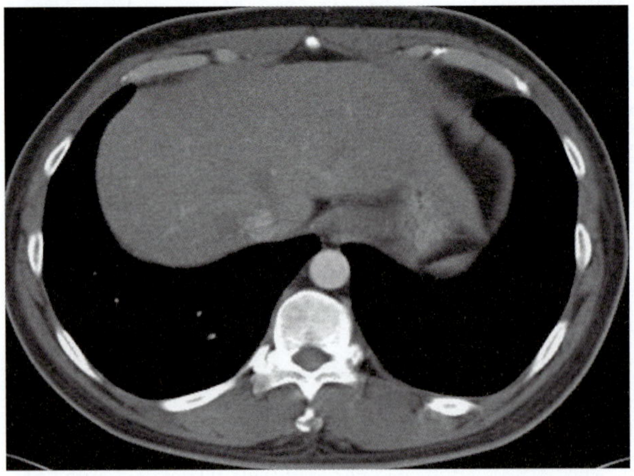

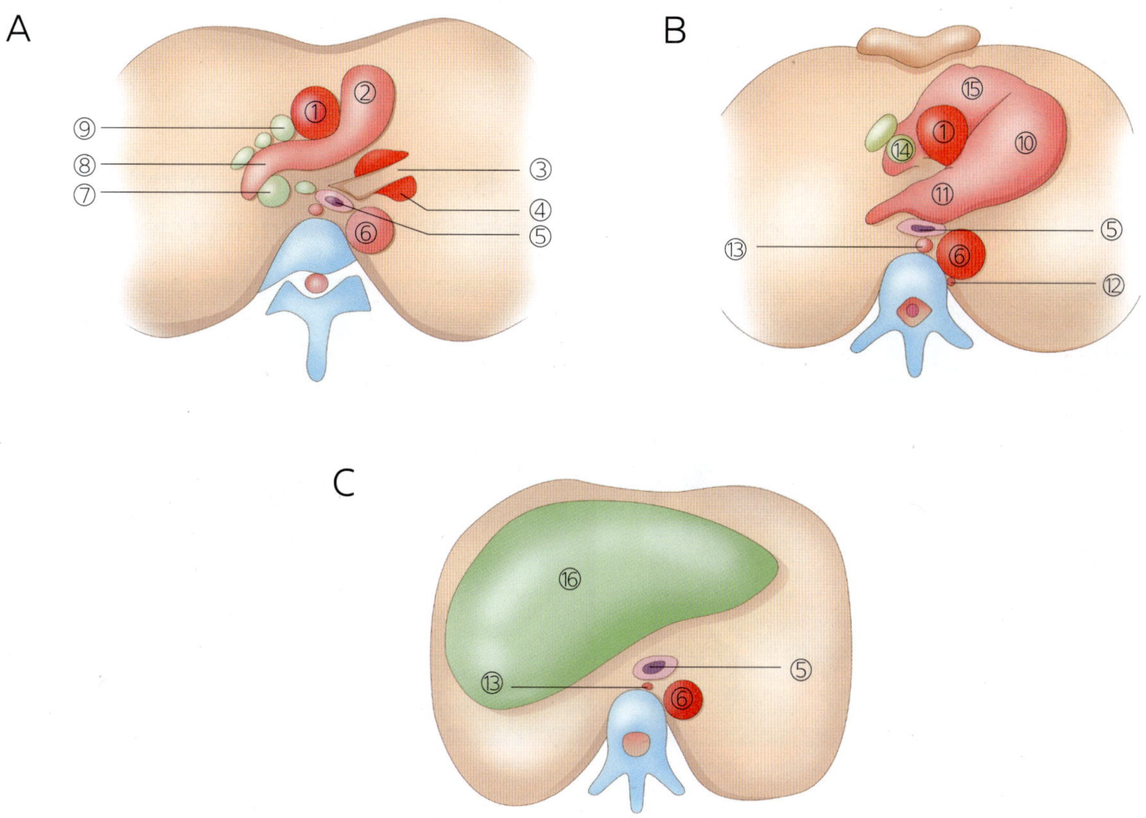

① 오름대동맥(상행대동맥) *ascending aorta*
② 허파동맥(폐동맥간) *pulmonary trunk*
③ 왼위엽기관지(좌상엽기관지)
left upper lobe bronchus
④ 왼허파동맥(좌폐동맥) *left pulmonary artery*
⑤ 식도 *esophagus*
⑥ 내림대동맥(하행대동맥) *descending aorta*
⑦ 오른중간기관지(우중간기관지간)
right intermediate bronchial trunk
⑧ 오른허파동맥(우폐동맥간) *right pulmonary trunk*
⑨ 위대정맥(상대정맥) *superior vena cava*
⑩ 왼심실(좌심실) *left ventricle*
⑪ 왼심방(좌심방) *left atrium*
⑫ 반홀정맥(반기정맥) *hemiazygous vein*
⑬ 홀정맥(기정맥) *azygous vein*
⑭ 오른심방(우심방) *right atrium*
⑮ 오른심실(우심실) *right ventricle*
⑯ 간 *liver*

식도 가슴부분 중간부분(middle intrathoracic esophagus) · 식도 가슴부분 아래부분(lower intrathoracic esophagus)에서 인접장기(adjacent organs)는 앞쪽에 왼심방(좌심방, left atrium), 왼쪽뒤에 내림대동맥(하행 대동맥, descending aorta), 오른쪽에 홀정맥(기정맥, azygos vein)이 보인다.

식도 가슴부분 아래부분에서 홀정맥(azygous vein)과 식도는 약간 떨어져 있다.

식도 배부분(abdominal esophagus)에서는 식도위연결부(esophagogastric junction)가 잘 보이며, 때로는 pseudo-tumor effect를 생기게 한다. 뒤쪽은 내림대동맥과 잇대어 있다.

위의 CT영상 / axial CT images of stomach

A. 위바닥(위저부, fundus of stomach)~
위몸통부(위체부, gastric body)

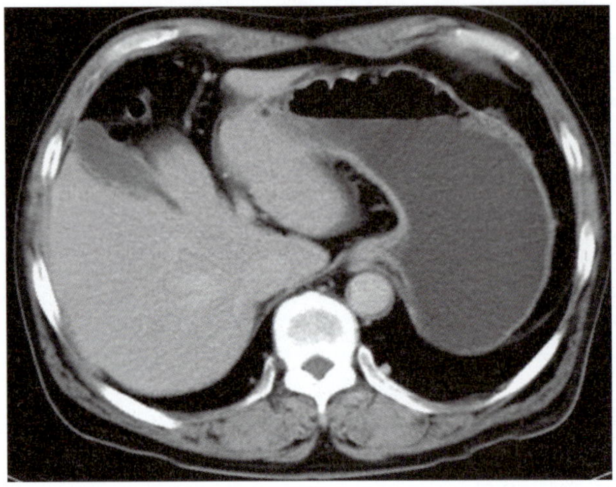

B. 위몸통부(gastric body)~
날문방(유문동, antrum of stomach)

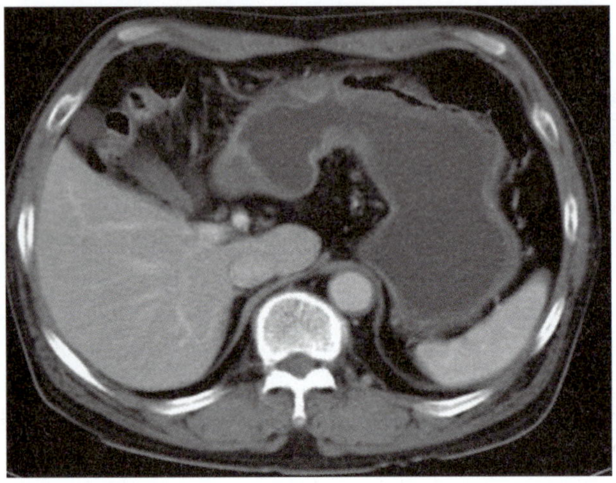

C. 날문방(유문동)~십이지장[샘창자]
팽대(구부, duodenal bulb)

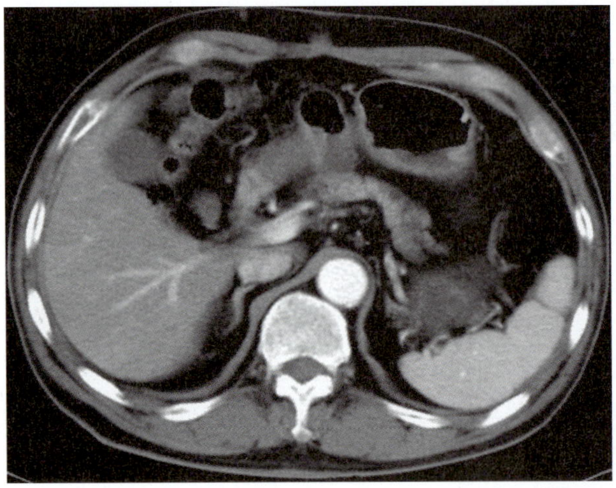

D. 위몸통부와 이자(췌장, pancreas)의 관계

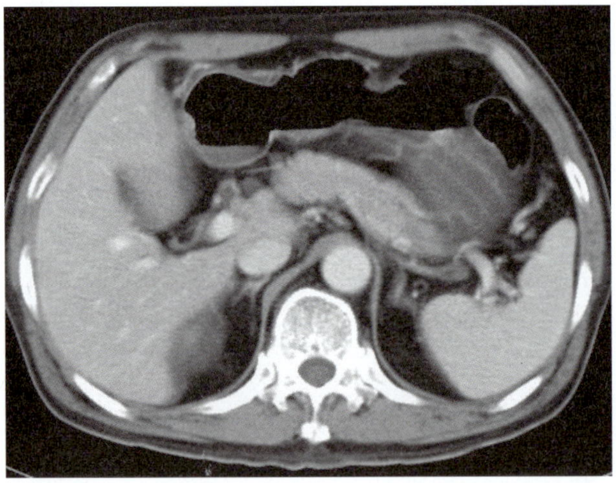

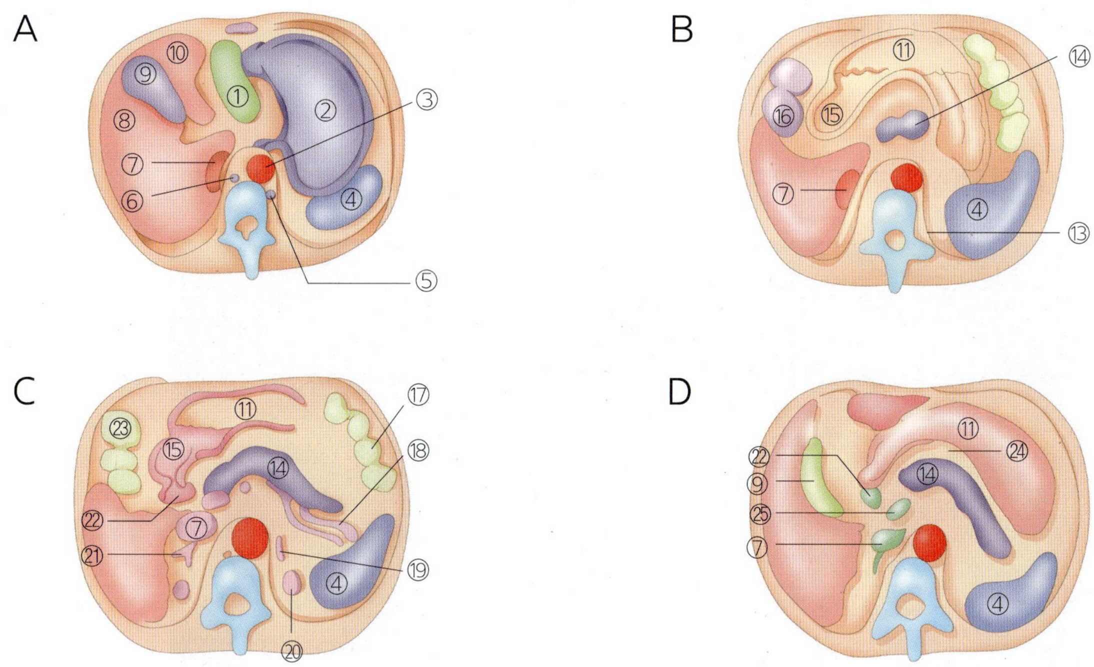

① 간왼엽가쪽구역(간좌엽외측구) *lateral segment of left hepatic lobe*
② 위바닥(위저부) *gastric fundus*
③ 배대동맥(복부대동맥) *abdominal aorta*
④ 지라(비장) *spleen*
⑤ 반홀정맥(반기정맥) *hemiazygous vein*
⑥ 홀정맥(기정맥) *azygous vein*
⑦ 아래대정맥(하대정맥) *inferior vena cava*
⑧ 간오른엽(간우엽) *right hepatic lobe*
⑨ 담낭[쓸개] *gallbladder*
⑩ 간왼엽안쪽구역(간좌엽내측구) *medial segment of left hepatic lobe*
⑪ 위몸통(위체부) *body of stomach, gastric body*
⑫ 내림창자, 왼창자굽이(하행결장, 좌결장곡) *descending colon, left flexure of colon*
⑬ 가로막(횡격막) *diaphragm*
⑭ 이자(췌장) *pancreas*
⑮ 날문방(유문동) *antrum of stomach*
⑯ 오름창자(상행결장) *ascending colon*
⑰ 결장[잘록창자] *colon*
⑱ 지라정맥(비장정맥) *splenic vein*
⑲ 왼콩팥위샘[좌부신] *left adrenal gland*
⑳ 왼신장[왼콩팥](좌신) *left kidney*
㉑ 오른콩팥위샘[우부신] *right adrenal gland*
㉒ 십이지장[샘창자]팽대(구부) *duodenal bulb(ampulla)*
㉓ 오른창자굽이(우결장곡) *right flexure of colon*
㉔ 그물막주머니(망낭) *lesser sac*
㉕ 간문맥(문맥) *partal vein*

식도위연결부(esophagogastric junction)에 이어서 위바닥(위저부, gastric fundus)~위몸통(위체부, body of stomach)은 뒤쪽에서 앞쪽으로, 위몸통~날문부(유문부, pyloric part)는 앞쪽에서 뒤쪽으로 향하고 있다. 위 몸통 뒤쪽에는 소망낭(lesser omentum)이 있거나, CT영상에서는 지방조직(fat tissue)이 나타나 이자몸통(췌체, body of pancreas)부 앞면과 잇대어 있다. 날문부부터 십이지장(샘창자, duodenum) 팽대(구부, duodenal bulb)·내림부분(하행부, descending part)·수평부분(아래부분, horizontal part)은 이자(췌장, pancreas)의 몸통부(body part)에서 머리부(head part)를 둘러싸고 있다.

CT에서 위(stomach) 조영을 위해서는 희석(dilution) gastrografin 조영제(contrast agent)를 사용한다.

십이지장[샘창자]의 CT영상 / axial CT images of duodenum

A. 십이지장[샘창자] 팽대(구부) (duodenal bulb)(gastrografin 경구투여 후)

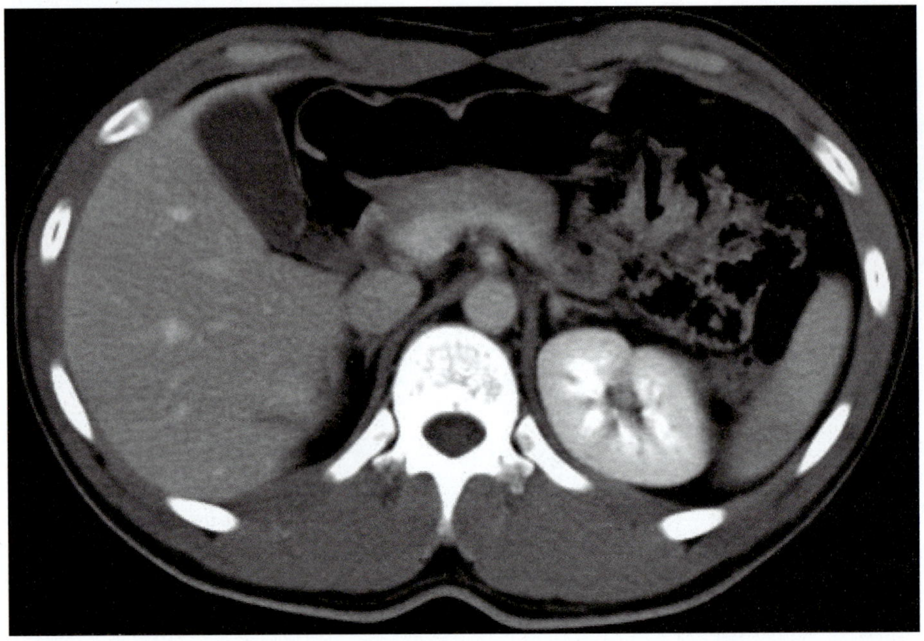

B. 십이지장[샘창자] 수평부분[아래부분]
horizontal portion of duodenum(gastrografin 경구투여 후)

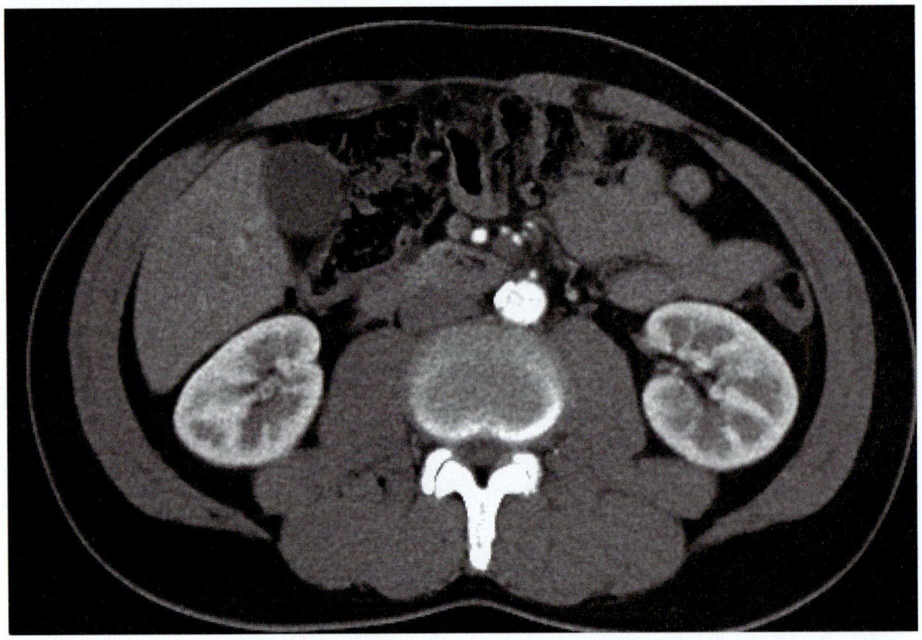

A

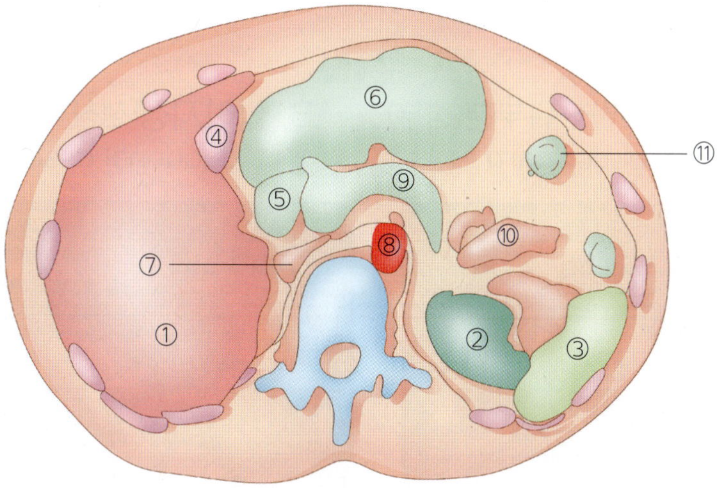

B

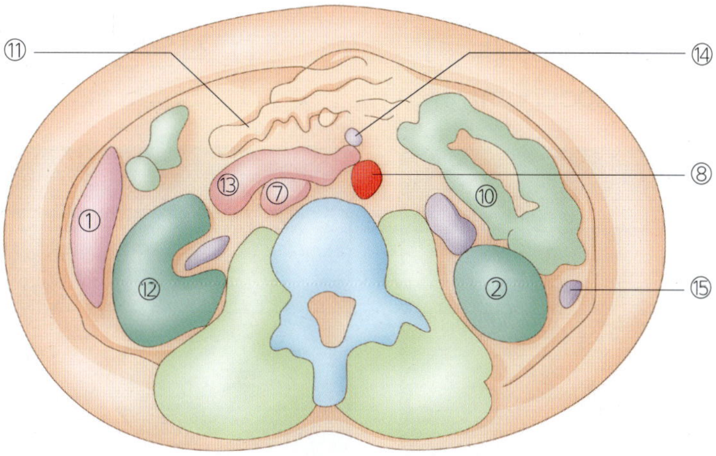

① 간 *liver*
② 왼신장[왼콩팥](좌신) *left kidney*
③ 지라(비장) *spleen*
④ 담낭[쓸개] *gallbladder*
⑤ 십이지장[샘창자] 팽대(구부) *duodenal bulb(ampulla)*
⑥ 위 *stomach*
⑦ 아래대정맥(하대정맥) *inferior vena cava*
⑧ 배대동맥(복부대동맥) *abdominal aorta*
⑨이자(췌장) *pancreas*
⑩ 빈창자[공장] *jejunum*
⑪ 가로창자(횡행결장) *transverse colon*
⑫ 오른신장[오른콩팥](우신) *right kidney*
⑬ 십이지장[샘창자] 수평부분[아래부분] *horizontal portion of duodenum*
⑭ 위창자간막정맥(상장간막정맥) *superior mesenteric vein*
⑮ 내림창자(하행결장) *descending colon*

작은창자[소장]의 CT영상 / axial CT images of small intestine

A. 십이지장[샘창자] 팽대(구부)~위부분(상부)
(duodenal bulb~superior part)

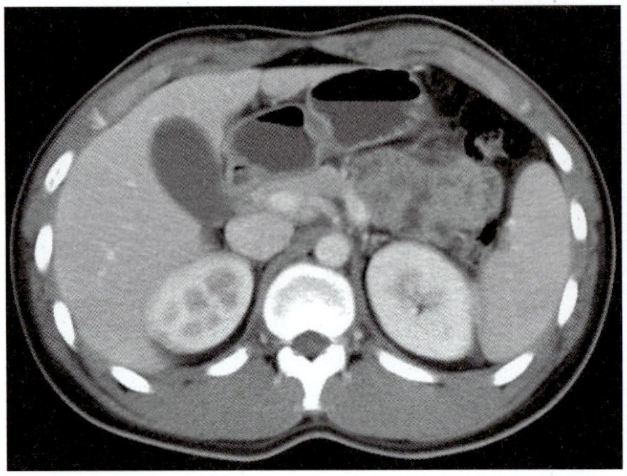

B. 십이지장[샘창자] 내림부분(하행부)
(duodenal descending part)

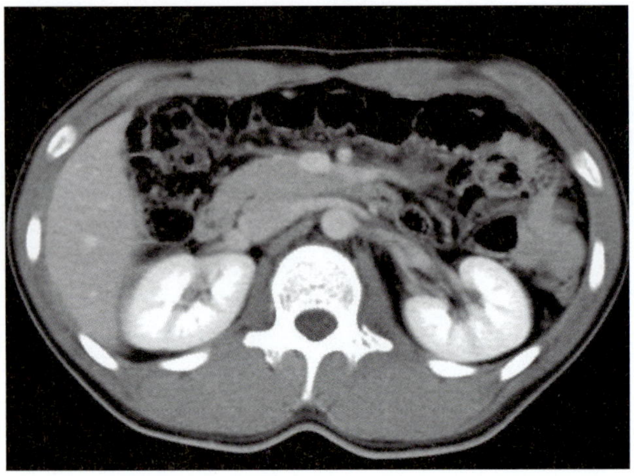

C. 십이지장[샘창자] 수평부분[아래부분]
(horizontal portion of duodenum)

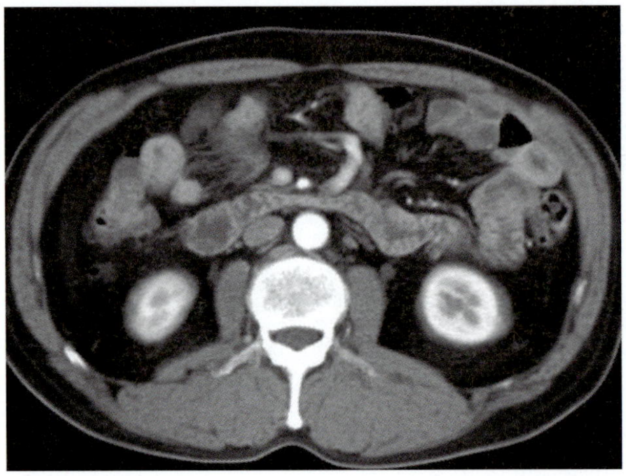

D. 작은창자[소장](공장~회장)

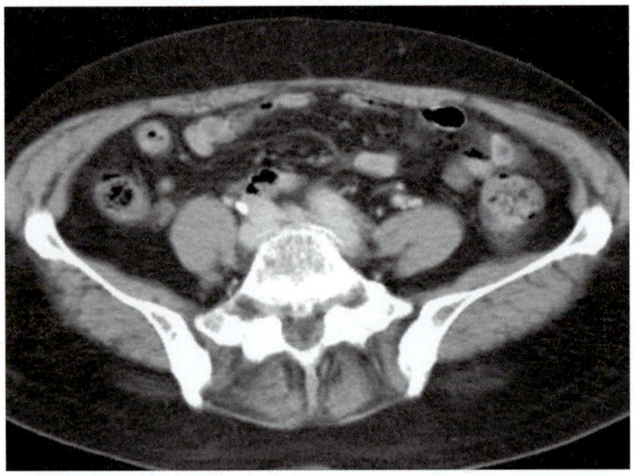

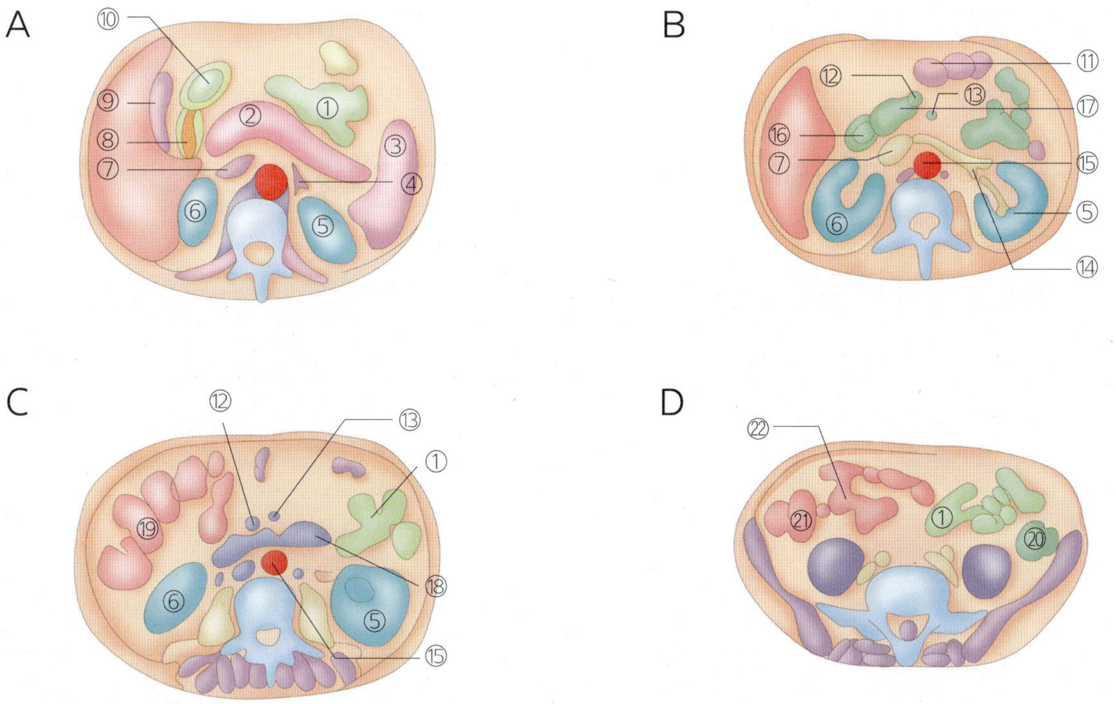

① 공장[빈창자] *jejunum*
② 이자(췌장) *pancreas*
③ 지라(비장) *spleen*
④ 왼콩팥위샘[좌부신] *left adrenal gland*
⑤ 왼신장[왼콩팥](좌신) *left kidney*
⑥ 오른신장[오른콩팥](우신) *right kideny*
⑦ 아래대정맥(하대정맥) *inferior vena cava*
⑧ 십이지상[샘창자](구부~위부분)
duodenum(duodenal bulb~1st portion)
⑨ 담낭[쓸개] *gallbladder*
⑩ 위날문방(위유문동) *gastric antrum*
⑪ 가로창자(횡행결장) *transverse colon*
⑫ 위창자간막정맥(상장간막정맥)
superior mesenteric vein
⑬ 위창자간막동맥(상장간막동맥)
superior mesenteric artery
⑭ 왼콩팥정맥(좌신정맥) *left renal vein*
⑮ 배대동맥(복부대동맥) *abdominal aorta*
⑯ 십이지장[샘창자] 내림부분(십이지장 하행부)
duodenum, 2nd portion
⑰ 이자머리(췌두부) *pancreatic head*
⑱ 십이지상[샘창자] 아래부분[십이지상 수병부]
duodenum, 3rd portion
⑲ 잘록창자[결장] *colon*
⑳ 내림창자(하행결장) *descending colon*
㉑ 오름창자(상행결장) *ascending colon*
㉒ 회장[돌창자] *ileum*

십이지장(duodenum) 팽대(구부, ampulla)~내림부분(하행부, descending part)에는 담낭(쓸개, gallbladder), 큰창자(대장, large intestine), 오른창자굽이(간막곡부, right colic flexure)가 인접(proximal contact)되어 있고, 내림부분은 아래대정맥(하대정맥, inferior vena cava)에 인접하여 있다. 아래대정맥과 이자머리(췌두, head of pancreas)부의 사이 portocaval space에는 작은 혈관(small blood vessels)이나 종대된 림프절(lymph nodes)이 보이기도 한다. 수평부분(horizontal part)은 이자머리부(head of pancreas)와 혼동될 수가 있으나, 수평부분은 위창자간막동·정맥(상장간막동·정맥, superior mesenteric artery, vein)과 배대동맥(복부대동맥, abdominal aorta) 사이를 통한다.

CT영상에서 공장(빈창자, jejunum)과 회장(돌창자, ileum)의 식별(discrimination)은 곤란하다. 소장장간막(small intestine mesentery)은 통상 지방조직(fat tissue), 결합조직(connective tissue), 혈관(blood vessel)과 때로는 정상크기의 림프절(lymph nodes)을 포함하고 있으며, 영상(image)에 나타난다.

큰창자[대장]의 CT영상 / axial CT images of large intestine

A. 소장(small intestine) 회장맹장부 · 잘록창자 (결장, colon)

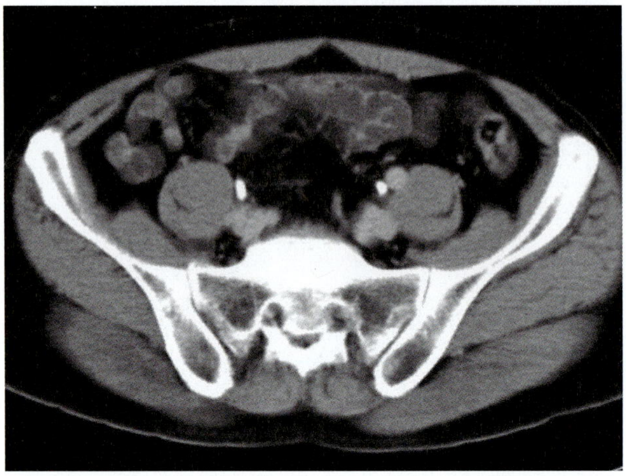

B. 구불창자(S자결장)

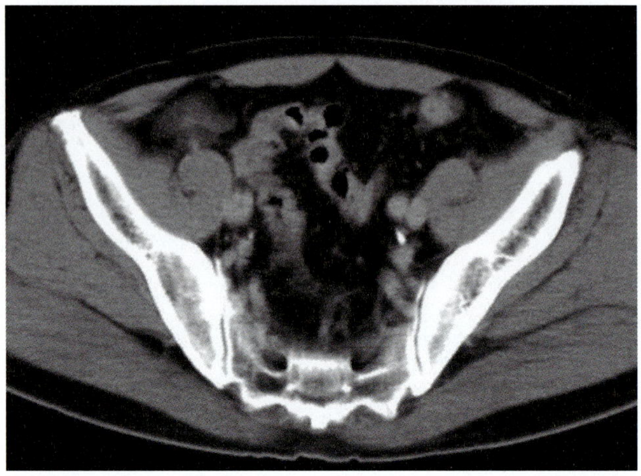

C. 직장(rectum)(여성, women)

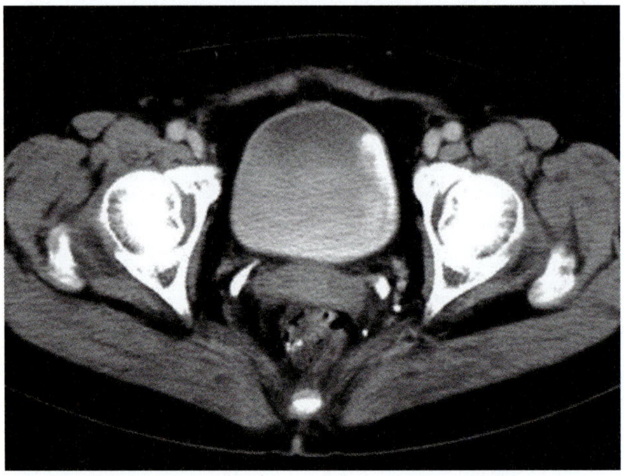

D. 직장(여성)

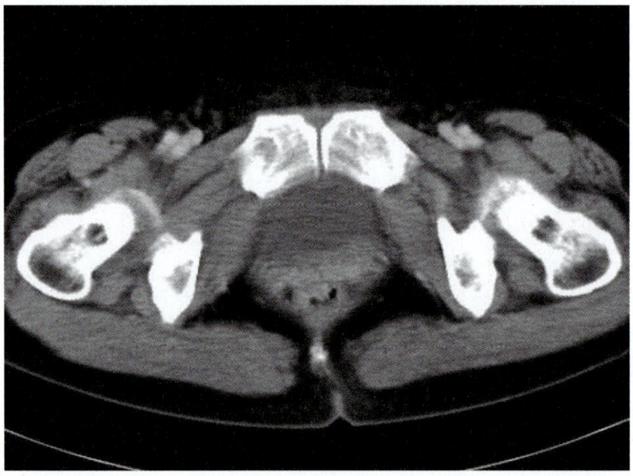

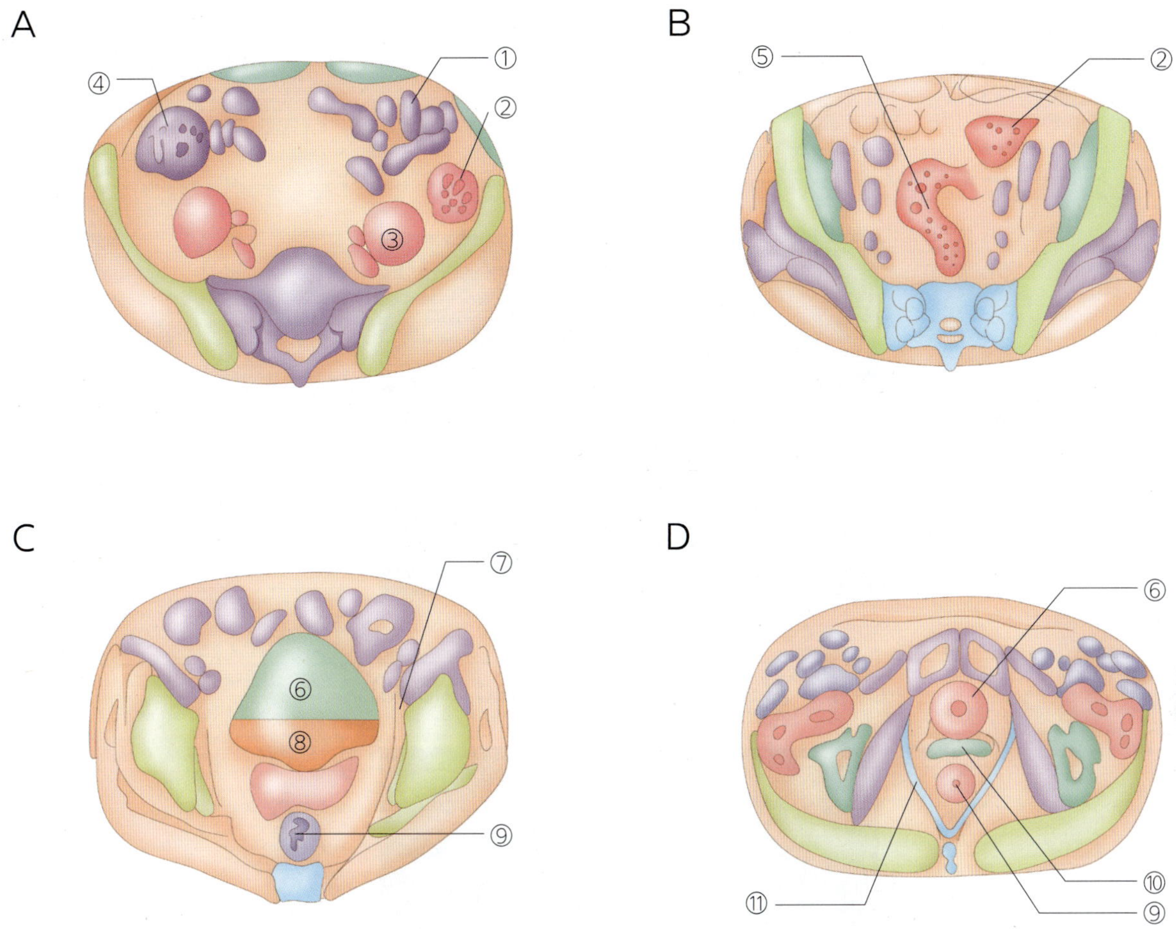

① 작은창자[소장] *small intestine*
② 내림창자(하행결장) *descending colon*
③ 엉덩허리근(장요근) *iliopsoas muscle*
④ 맹장[막창자] *cecum*
⑤ 구불창자(S자결장) *sigmoid colon*
⑥ 방광 *urinary bladder*
⑦ 속폐쇄근(내폐쇄근) *internal obturator muscle*
⑧ 자궁 *uterus*
⑨ 직장[곧창자] *rectum*
⑩ 질 *vagina*
⑪ 항문올림근(항문거근) *levator ani muscle*

큰창자(대장, large intestine)는 공기(air)와 음식물 찌꺼기(food waste)에 의해서 CT영상에서 그 위치를 대략 파악할 수 있다.

맹장(막창자, cecum)은 오름창자(상행결장, ascending colon)을 아래로 따라가면 알 수 있으며, 회장맹장부(회맹부, ileocecal part)가 파악되는 수도 있다.

또 충수(막창자꼬리, vermiform appendix)가 작은 관모양(tubular)의 구조로서 보이기도 한다. 오름창자와 내림창자(하행결장, descending colon)은 앞신장옆공간(전신방강, anterior pararenal space)에 있으며, 가로창자(횡행결장, transverse colon)은 결장간막(mesocolon)에 지지되어 있고 가동성(mobility)이 있다.

위의 MR영상 / axial MR images of stomach

A. T1 강조영상

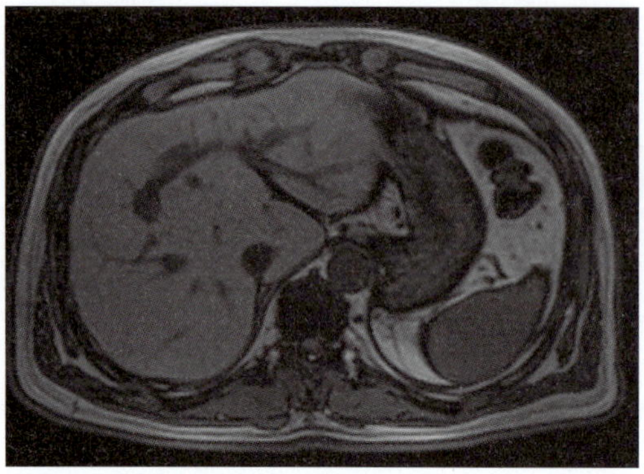

B. T1 강조영상(T1 weighted image)

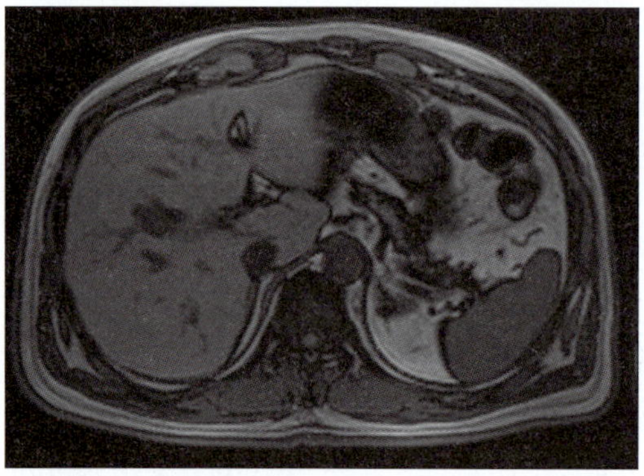

C. T2 강조영상(T2 weighted image)
(B와 같은 높이)

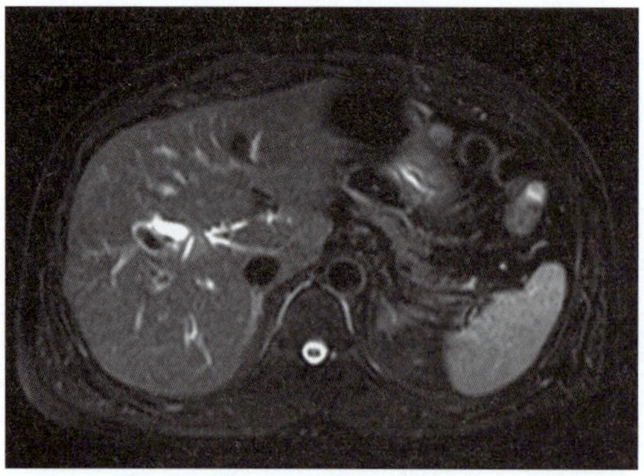

A

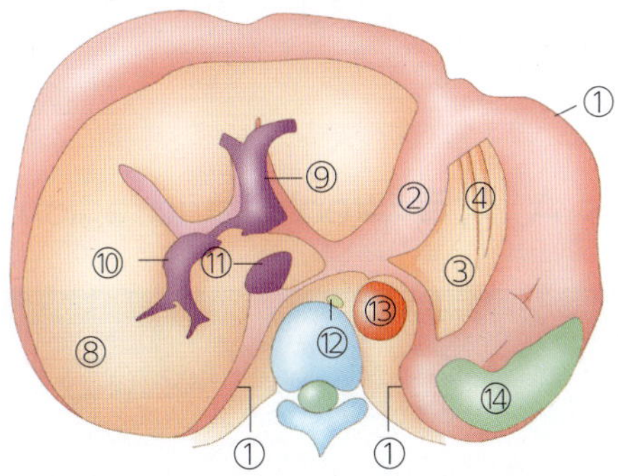

B

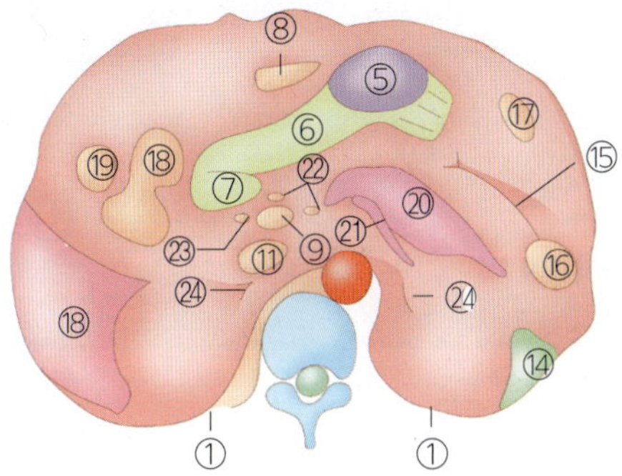

① 가로막(횡격막) *diaphragm*
② 식도위연결부 *esophagogastric(EG) junction*
③ 위들문부(위분문부) *gastric cardia*
④ 위몸통부(위체부) *gastric body, corpus*
⑤ 모패임(위각부) *gastric angle*
⑥ 위날문방(위유문동) *gastric antrum*
⑦ 십이지장[샘창자] 팽대(구부) *duodenal bulb*
⑧ 간 *liver*
⑨ 간문맥왼가지(문맥좌지) *left portal vein*
⑩ 간문맥오른가지(문맥우지) *right portal vein*
⑪ 아래대정맥(하대정맥) *inferior vena cava*
⑫ 홀정맥(기정맥) *azygous vein*
⑬ 배대동맥(복부대동맥) *abdominal aorta*
⑭ 지라(비장) *spleen*
⑮ 혈관 *blood vessel*
⑯ 내림창자(하행결장) *descending colon*
⑰ 가로창자(횡행결장) *transverse colon*
⑱ 오른창자굽이(우결장곡, 간만곡) *hepatic flexure of colon*
⑲ 담낭[쓸개] *gallbladder*
⑳ 이자꼬리(췌미부) *pancreatic tail*
㉑ 지라동·정맥(비동·정맥) *splenic artery and vein*
㉒ 간동맥 *hepatic artery*
㉓ 온쓸개관(총담관) *common bile duct*
㉔ 콩팥위샘[부신] *adrenal gland*

정상 위벽은 T1강조영상(T1 weighted image)(그림 A, B), T2강조영상(T2 weighted image)(그림 C)에서 골격근(skeletal muscle)과 똑같은 낮은 신호(low signal)를 나타낸다. 때에 따라서는 그림과 같이 위의 근층(tunica muscularis)이 명확하게 확인되는 경우도 있다. 관강(lumen)안의 공기(air)는 항상 무신호(signal void)가 되어 내용액의 신호는 T1강조영상에서는 포함되고 있는 액체(liquid)의 성상(stellate)에 따라 틀린다. T2강조영상에서는 일반적으로 뚜렷한 높은 신호(high signal)로 된다.

작은창자[소장]의 MR영상 / MR images of small intestine

A. 상복부(epigastric region)

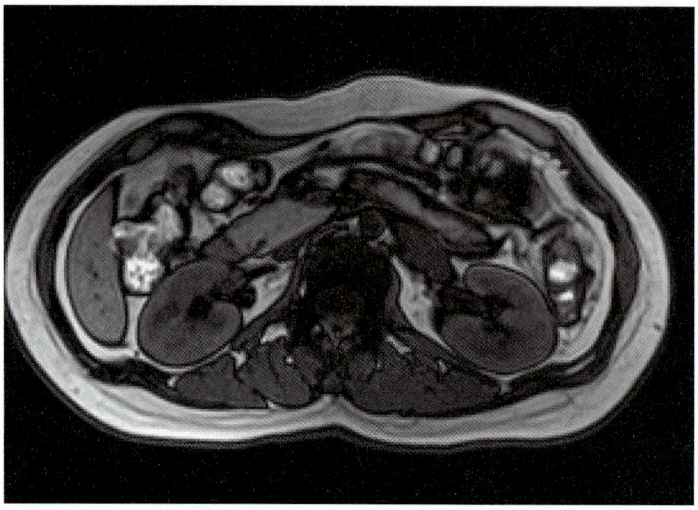

B. 골반부(pelvic part)

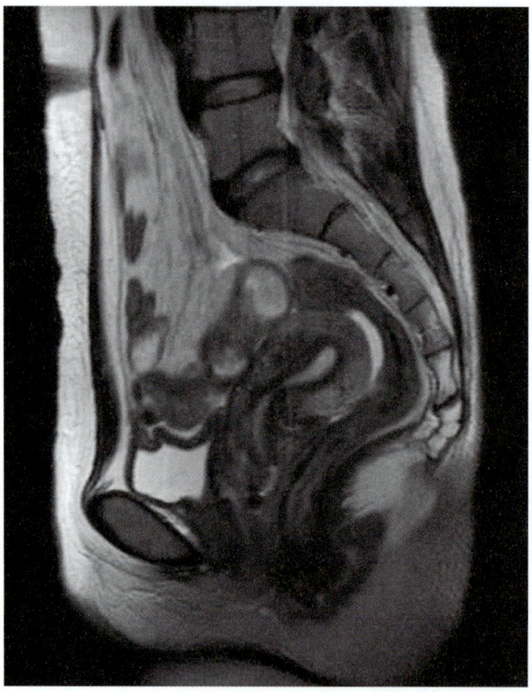

C. 골반부

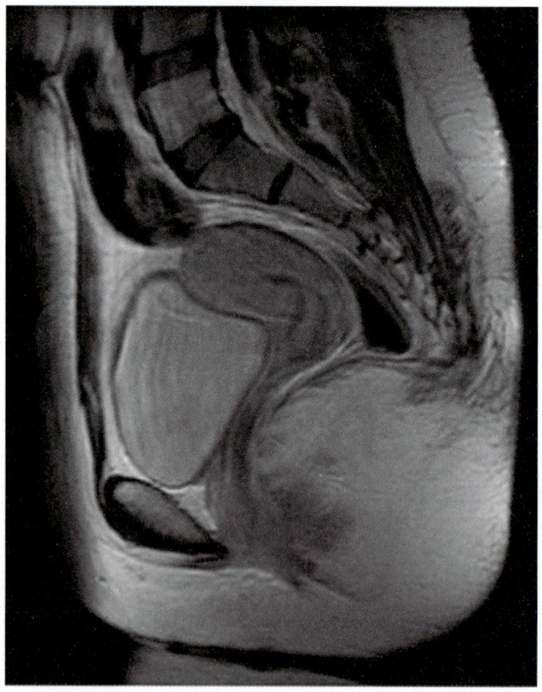

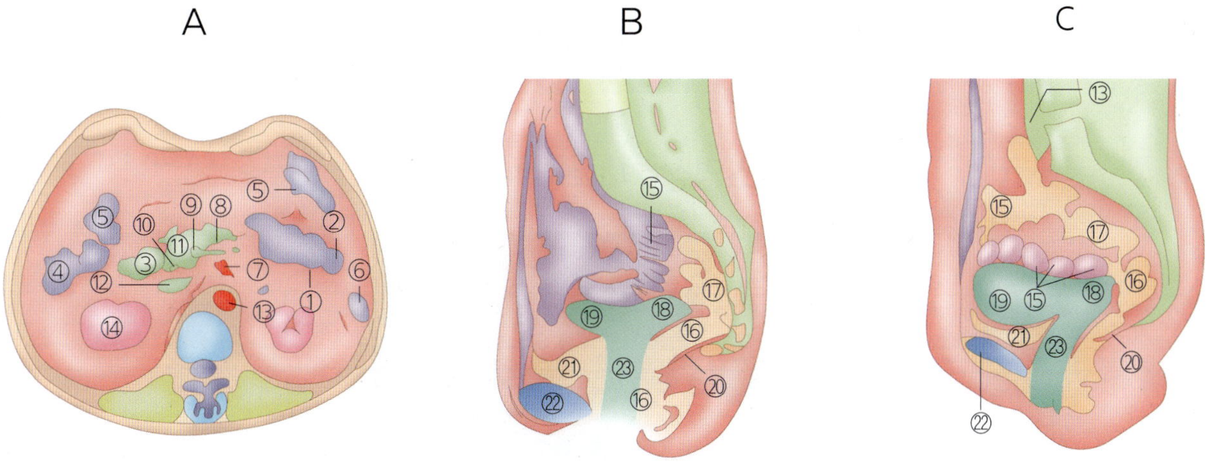

① 공장[빈창자] 벽 *jejunum wall*
② 공장[빈창자] 내용액 *jejunum(lumen)*
③ 십이지장[샘창자] 내림부분(하행부) *duodenum, 2nd portion*
④ 오름창자(상행결장) *ascending colon*
⑤ 가로창자(횡행결장) *transverse colon*
⑥ 내림창자(하행결장) *descending colon*
⑦ 위창자간막동맥(상장간막동맥) *superior mesenteric artery*
⑧ 지라정맥(비정맥) *splenic vein*
⑨ 위창자간막정맥(상장간막정맥) *superior mesenteric vein*
⑩ 온쓸개관(총담관) *common bile duct*
⑪ 이자머리(췌두부) *pancreatic head*
⑫ 아래대정맥(하대정맥) *inferior vena cava*
⑬ 배대동맥(복부대동맥) *abdominal aorta*
⑭ 신장[콩팥] *kidney*
⑮ 작은창자[소장] *small intestine*
⑯ 직장[곧창자] *rectum*
⑰ 구불창자(S자결장) *sigmoid colon*
⑱ 질천장(질원개), 자궁목(자궁경부) *vaginal fornix, neck of uterus*
⑲ 자궁몸통(자궁체부) *body of uterus*
⑳ 항문올림근(항문거근) *levator ani muscle*
㉑ 방광 *urinary bladder*
㉒ 두덩결합(치골결합) *pubic symphysis*
㉓ 질, 요도 *vagina, urethra*

작은창자(소장, small intestine)는 포함하고 있는 액체(liquid)의 양과 성상에 따라 신호(signal)가 여러 가지로 변화한다. 내용액이 작은 경우에는 장관벽(enteral wall) 자체의 신호에 따라 T1, T2강조영상(T1, T2weighted image)과 함께 비교적 낮은 신호(low signal)로 된다. 한편, 내용물(contents)이 많은 경우에는 T2강조영상(T2weighted image)에서는 항상 뚜렷한 높은 신호(high signal)를 보이나, T1강조영상(T1 weighted image)에서는 낮은 신호~높은 신호(low~high signal)와 다양한 신호를 나타낸다.

때에 따라서는 장관벽의 확인이 가능하게 되는 수도 있다.

그림 A는 상복부(epigastrium) T1강조영상이다. 이 예에서는 소장(small intestine)[십이지장(duodenum), 공장(jejunum)]은 이자머리(췌두부, pancreatic head)보다 약간 낮은 신호를 나타내고, 이자머리와 십이지장(샘창자) 내림부분(하행부, descending part)의 확인이 가능하다. 또한, 공장(빈창자)에서는 장관벽의 확인이 가능하다.

그림 B, C는 골반부 T1강조영상 이다. 소장은 자궁(uterus), 난소(ovary)와 똑같이 중간~낮은 신호(middle~low signal)를 나타낼 경우도 있으며(그림 B), 지방(fat)과 같은 정도의 높은 신호를 나타낼 경우도 있다(그림 C).

직장[곧창자]의 MR영상 / sagittal MR images of rectum

A. T1 강조영상(T1 weighted image)

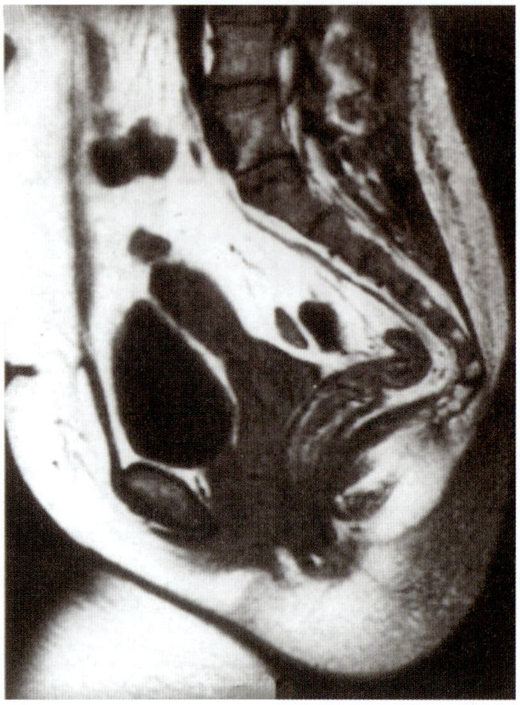

B. T2 강조영상(T2 weighted image)

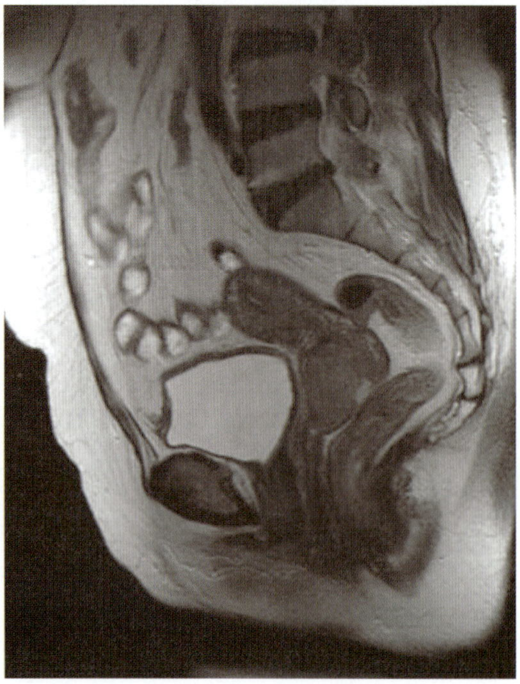

A

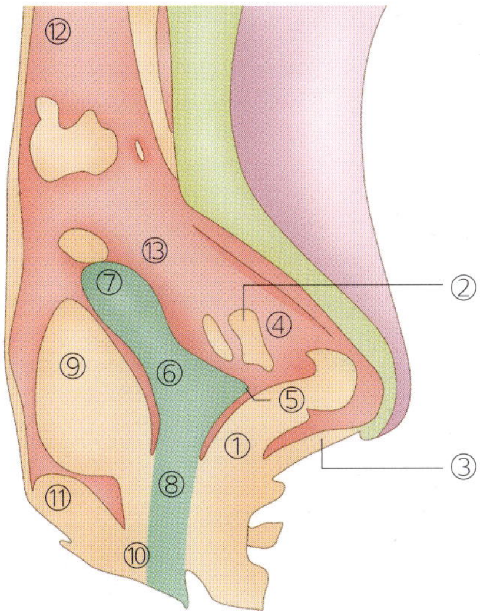

B

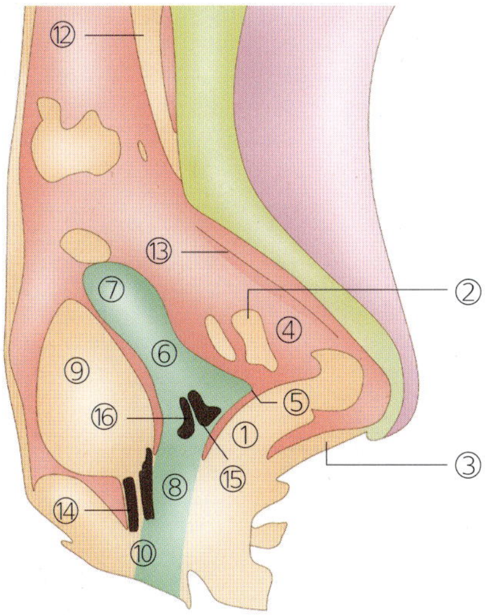

① 직장[곧창자] *rectum*
② 구불창자(*S*자결장) *sigmoid colon*
③ 항문올림근(항문거근) *levator ani muscle*
④ 직장자궁오목(직장자궁와, *Douglas*와) *rectouterine fossa(Douglas'pouch)*
⑤ 질천장(질원개) *vaginal fornix*
⑥ 자궁목(자궁경부) *neck of uterus*
⑦ 자궁몸통(자궁체부) *body of uterus*
⑧ 질 *vagina*
⑨ 방광 *urinary bladder*
⑩ 요도 *urethra*
⑪ 두덩결합(치골결합) *pubic symphysis*
⑫ 배대동맥(복부대동맥) *abdominal aorta*
⑬ 혈관 *blood vessel*
⑭ 바깥요도조임근(외요도괄약근) *external sphincter of urethra*
⑮ 자궁목관(자궁경관) *cervical canal*
⑯ 자궁질부분 *portio vaginalis(vaginal part)*

MRI에서는 여러 단면상(sectional images)의 촬영이 가능하며, 정중면(median plane)에 가까운 시상단면(sagittal cross section)에서 직장(rectum)의 전체상을 나타낼 수 있다. T1강조영상(T1 weighted image)(그림 A)에서는 높은 신호(high signal)의 지방(fat)과 좋은 contrast에 의해서 직장과 자궁(uterus), 질천장(질원개, vaginal fornix), Douglas오목(fossula), 항문올림근(항문거근, levator ani muscle)의 관계가 뚜렷해진다.

T2강조영상(T2 weighted image)(그림 B)에서는 직장벽(rectum wall)이 줄모양(funicular)의 낮은 신호(low signal)로서 확인된다. 그러나, 직장이 공기(air)로 충만되어 있는 예는 적고, 일반적으로 통상의 영상에서 직장벽의 상태를 상세하게 평가하는 것이 곤란하다. 구불창자(S자결장, sigmoid colon)는 위치가 일정하지 않아서 평가하기가 곤란하다.

IMAGING ANATOMY

영상해부학 ①

발 행 일 2015년 8월 28일 초판 발행
2019년 2월 20일 개정판 발행
2020년 3월 9일 개정2판 발행
2025년 2월 24일 개정3판 발행

편 저 자 강은보 · 김창복 · 김문찬 · 김아영 · 박종배 · 임인철 · 임재동
장현철 · 정강교 · 정봉재 · 조평곤 · 최종학 · 최준구 · 한동균

발 행 인 윤진영
발 행 처 도서출판 대학서림

주 소 서울시 종로구 혜화로 2길 8
전 화 (02)763-1220, (02)744-2811
팩 스 (02)744-1210
등 록 1965. 1. 20
번 호 1-88
홈페이지 www.daihaks.com
I S B N 978-89-6940-344-5 93510

정 가 40,000원